化学工业出版社"十四五"普通高等教育规划教材

医用有机化学

Medical Organic Chemistry

赵庆杰 邹 燕 主 编

庄春林 张培超 副主编

化学工业出版社

·北京·

内容简介

《医用有机化学》涵盖有机化学学科的基本理论和基础知识，突出有机化学在医药中的应用。全书以结构和性质关系的阐述为主线，以各类化合物的分子结构和特定官能团为切入点，分析结构以揭示其理化性质，进而与医药及军事方面的应用相联系。全书共14章，分为绪论，烷烃与环烷烃，烯烃与炔烃，立体化学，芳烃，卤代烃，醇、酚、醚，醛、酮、醌，羧酸、羧酸衍生物和取代羧酸，有机含氮化合物，杂环化合物和生物碱，糖类，氨基酸、多肽、蛋白质和核酸，脂类、萜类和甾族化合物。书中配有医学实例连接，覆盖前沿领域。

《医用有机化学》可供高等医学院校临床医学、口腔、麻醉、护理等本科专业作为教材，同时可供相关科研人员参考。

图书在版编目（CIP）数据

医用有机化学 / 赵庆杰，邹燕主编；庄春林，张培超副主编. -- 北京：化学工业出版社，2025. 12.
（化学工业出版社“十四五”普通高等教育规划教材）.
ISBN 978-7-122-49677-5

Ⅰ. R313

中国国家版本馆 CIP 数据核字第 20258Y38H8 号

责任编辑：刘志茹　宋林青
责任校对：宋　玮　　　　装帧设计：史利平

出版发行：化学工业出版社
（北京市东城区青年湖南街 13 号　邮政编码 100011）
印　　装：三河市航远印刷有限公司
787mm×1092mm　1/16　印张 18　字数 438 千字
2025 年 12 月北京第 1 版第 1 次印刷

购书咨询：010-64518888　　售后服务：010-64518899
网　　址：http://www.cip.com.cn
凡购买本书，如有缺损质量问题，本社销售中心负责调换。

定　　价：45.00 元

《医用有机化学》编写人员名单

主　　编：赵庆杰　邹　燕

副 主 编：庄春林　张培超

编写人员：柴晓云（海军军医大学）

盖聪昊（海军军医大学）

胡宏岗（上海大学）

刘　路（华东师范大学）

苏　娟（海军军医大学）

谢　斐（海军军医大学）

许　冰（海军军医大学）

俞世冲（海军军医大学）

张培超（海军军医大学）

张文文（海军军医大学）

张展鸣（复旦大学）

赵庆杰（海军军医大学）

庄春林（海军军医大学）

邹　燕（海军军医大学）

前言

本书以高等医学院校临床、口腔、麻醉、护理等本科专业的培养目标为依据，深度结合医学院校骨干教师丰富的教学实践经验编写而成。以有机化学学科的基本理论和基础知识为核心，在内容编排上精准契合临床医学类专业的需求。

为确保知识的科学性与先进性，本书在编写过程中，广泛征集一线师生的教学反馈与学习建议，同时参考国内外经典的有机化学教材。教材注重理论知识与临床实践相结合，精心引入常见临床药物案例，通过分析有机药物分子结构如何影响其药理活性、体内代谢及毒副作用，帮助学生搭建起有机化学知识与临床应用之间的桥梁，真正实现“学以致用”的学习目标。此外，为避免知识冗余，本教材在内容上力求精练简洁，通过突出核心要点，引导学生快速把握有机化学知识的关键所在。

考虑到有机化学知识体系庞大且知识点间联系紧密，本书将结构和性质关系作为主线贯穿始终。以各类化合物的分子结构和特定官能团为切入点，深入剖析其理化性质。在坚守学科经典理论的基础上，及时引入有机化学学科新进展，让学生在扎实掌握基础知识的同时，紧跟学科前沿动态。每章结尾精心设计的习题，不仅涵盖本章核心知识点的考察，还注重对学生知识应用能力的培养，为学生预习和复习提供有效指引。此外，本书配套的《医用有机化学学习指导》可作为教材的重要补充，其包含各章内容的思维导图、内容精讲、练习题、综合测试题及参考答案，助力学生系统巩固所学知识；章节重难点思维导图帮助学生梳理知识脉络，构建清晰的知识体系。《医用有机化学》线上数字资源打破传统教材的局限，其中数字人课程紧扣“结构-性质”这条主线，突出重难点；教学课件为教师教学和学生自主学习提供优质素材。

本书的编写凝聚了众多教师的心血，参与编写的教师均在有机化学相关领域深耕多年，具备扎实的学科功底与丰富的教学经验，为教材质量提供了坚实保障。在编写过程中，还得到了多位有机化学领域及医学教育领域专家的悉心指导与帮助，他们提出的宝贵意见对教材的完善起到了重要作用，在此，我们向所有参与编写、指导及支持本书出版的人员致以最诚挚的谢意。

尽管我们在编写过程中全力以赴，力求做到尽善尽美，但由于编者水平有限且编写时间仓促，书中难免存在疏漏与不足之处。我们恳请广大师生和读者在使用过程中不吝批评指正，提出宝贵的改进建议。我们将认真吸纳每一条意见，不断对教材修订与完善，努力让本教材更好地服务于我国医学教育事业，为培养高素质临床医学人才贡献一份力量。

编者

2025 年 10 月

目录

第一章
绪 论

第一节 ▸ 有机化合物和有机化学

有机化合物(organic compound)都含碳元素，绝大多数含有氢元素，部分含有氮、氧、硫和卤素。有机化学(organic chemistry)是关于碳及其化合物的化学，它研究有机化合物的组成、结构、性质、合成、应用、反应机理及化合物之间的相互转变和内在联系。对于医学生而言，有机化学是理解生命体分子机器运转规律的“语言”和“工具”。

有机化合物广泛存在于自然界中，在漫长的历史进程中，人类对有机化合物的认识遵循着辩证唯物主义的认识论：实践、认识、再实践、再认识和逐渐由浅入深，由表及里。在人类早期的生活和生产实践中，人们逐渐探索知道了从动植物中提取加工可得到一些有用的物质，如糖、酒、染料和药物等。据《周礼》记载，当时已设专司管理染色、制酒和制醋工作；周王时代已知用胶。《神农本草经》中记载有几百种药物，其中大部分是植物，是世界上最早的一部药典。18 世纪末已得到了许多纯的化合物，如酒石酸、尿酸和乳酸。将这些化合物与从矿物中得到的化合物相比，人们认为前者来自生命体，这些化合物只有在“生命力”影响下才能产生，而后者来自无生命的矿物质。为区别这两类不同来源的化合物，把它们分别称为有机化合物和无机化合物。

1824 年，德国化学家韦勒(F. Wöhler)在研究氰酸铵的同分异构体的过程中，意外观察到氰酸铵受热分解生成了一种白色晶体——尿素。此后，他进一步通过实验验证：将无机化合物氰酸铅、水和氨共同加热，成功转化得到了有机化合物尿素。1828 年，韦勒在《物理学和化学年鉴》第 12 卷中发表了题为“论尿素的人工合成”的论文。这一研究成果具有划时代意义：它直接宣告了长期主导化学界的“生命力”学说的破产，彻底打破了“有机化合物只能从有机体中提取”的传统禁锢。自此，有机化学研究迎来重大转折。科学家们以简单的无机和有机原料为基础，相继合成出数万种有机化合物，不仅推动了有机合成理论的完善，更开辟了人工合成有机化合物的全新时代，为现代有机化学工业的发展奠定了坚实基础。

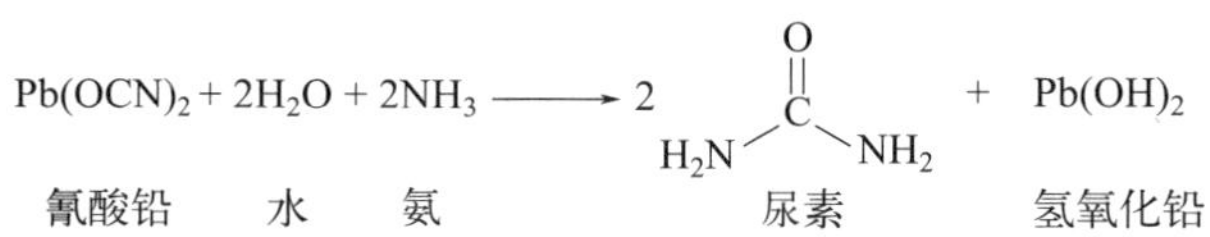

随着科学技术的不断进步，有机化合物的种类已经突破数千万种。在有机化学和药学研究与应用中，人们常以自然界存在的天然产物或合成的有机化合物为先导化合物(leading compound)，通过修饰和改造它们的化学结构，合成出具有更优异性能的各类衍生物，以满

足人类在生产、生活、医疗卫生领域的多样化需要。这些有机化合物既包括有天然存在的物质，如抗生素青霉素(Penicillin)和抗肿瘤药紫杉醇(Taxol)，也涵盖了通过人工设计合成的全新化合物。作为化学学科的重要分支，有机化学经过长期发展已形成丰富的学科体系。除本教材重点阐述的基础有机化学外，还衍生出多个专门领域：如合成有机化学，以研究有机化合物的合成方法为核心，探索高效构建复杂分子结构的策略与技术；药物有机化学，聚焦有机药物的结构设计、合成方法及理化性质与生物活性研究，为新药研发提供理论与实践支撑；天然有机化学，主要研究动植物(包括海洋生物、陆地生物及微生物)体内次级代谢产物的化学结构、生物合成途径及生理活性；物理有机化学，运用物理化学的理论与方法探究有机化合物的结构、反应机理及反应活性规律，揭示有机反应的本质；元素有机化学，专门研究分子中除碳、氢元素外，还含有金属元素或磷、氟、硼等非金属元素的有机化合物的合成、结构与性质；生物有机化学，将有机化学的理论与实验方法应用于核酸、蛋白质、多糖等生物分子的结构与功能研究，架起有机化学与生命科学的桥梁。这些分支学科的蓬勃发展，充分彰显了有机化学领域的繁荣景象。随着生物技术的日新月异，有机化学与生物学、医学等学科的交叉融合日益加深，新的学科分支不断涌现。这一发展趋势不仅体现了有机化学的强大生命力，更凸显了其在现代科技发展中的核心地位与重要价值。

随着有机化学的不断发展，有机化合物的种类日益繁多，其概念也经历了历史演变。如今的有机化合物概念已不同于早期定义，更多是出于学术习惯的延续。从现代化学视角来看，有机化合物的科学定义为：除一氧化碳、二氧化碳、碳酸及碳酸盐等少数含碳无机物外，所有含碳元素的化合物。

有机化合物之所以数目庞大，核心原因与其组成的基本元素——碳的结构特性密切相关。碳原子最外层有四个电子，在化学反应中，既难以完全失去这四个电子，也难以完全获得四个电子以形成稳定的八电子外层结构。因此，碳原子通常通过与其他原子形成共用电子对，即共价键的方式相结合。在有机化合物中，这种成键方式具有高度灵活性：碳原子不仅能与氢、氧、氮等原子形成共价键，碳原子之间更能通过共价键连接，形成长短不一的链状结构或各种环状结构。这使得有机化合物的分子量跨度极大，可从几十、几百延伸至几百万甚至更高，为有机化合物的多样性奠定了结构基础。与主要以离子键结合的无机化合物相比，以共价键为主要成键方式的有机化合物表现出一系列显著的共同特性。

可燃性：大多数有机化合物具有可燃性。燃烧过程中，这类化合物通常先发生炭化变黑，最终完全燃烧生成二氧化碳和水；若分子中含有氮、硫、卤素等其他元素，则会同时生成相应的氧化物或其他产物。这一特性成为区分有机物与多数无机物(通常不可燃)的简便方法。

熔点低：固体有机化合物的熔点普遍低于无机化合物，很少有超过 400 ℃的情况。这是因为在有机化合物的晶体结构中，分子间主要依靠较弱的范德华力相互作用，而无机化合物大部分通过强离子键形成晶体。熔点作为有机化合物的重要物理常数，可用于化合物的鉴别及纯度判定。

溶解性：有机化合物通常极性较小，根据“相似相溶”原理，它们一般难溶于极性较强的水，而易溶于非极性或弱极性的有机溶剂(如苯、乙醚、乙醇等)。但当有机化合物分子中含有羟基、羧基、氨基、磺酸基等能与水分子形成氢键的基团，或含有离子型基团时，其在水中的溶解度会显著增大。氢键不仅影响化合物的理化性质，而且对保持大分子(如蛋白质、核酸和多糖等)的空间结构起着重要作用。例如，DNA 双螺旋结构的稳定主要依靠两条链之间碱基对的氢键来维持；蛋白质的二级结构（如 α-螺旋）也主要由骨架上的羰基和氨基之间形成的氢键所稳定。这些精确的氢键网络是生命活动得以正常进行的基础。

反应特性：有机化学反应多为分子间的反应，反应速率取决于分子间的有效碰撞概率，因此反应速率通常较慢。为加快反应进程，往往需要通过加热、加入催化剂或施加压力等条件促进反应。此外，有机化学反应的复杂性较高，除目标主反应外，常伴随副反应发生，导致产物中除主产物外还含有副产物，使产物组成较为复杂，需要通过分离提纯获得纯品。

有机化学作为一门与人类生产生活紧密相关的核心学科，其研究成果已深度融入社会发展的各个领域。在日常生活中，合成纤维、合成燃料、塑料、涂料、洗涤剂等常见物质的研发与生产，均依赖于有机化学的理论支撑和技术突破。而在医药研发领域，有机化学为新药物的分子设计、合成优化提供关键方法；在农业生产中，高效低毒农药的创制离不开有机化学的技术支持；香料香精的调配、有机功能材料的开发、石油产品的深度加工、农林牧资源的高效利用以及工农业废弃物的资源化转化等领域，有机化学的核心作用更是不可或缺。可以说，人类社会的衣、食、住、行等方方面面都与有机化学存在着密切关联。然而，在有机化学推动生产发展和生活品质提升的过程中，人类在化学产品的生产与使用环节也对生态环境造成了不容忽视的污染问题。随着工业化进程的加快，有毒有害化学物质的排放、废弃物的不当处理等问题日益凸显，对生态平衡和人类健康构成潜在威胁。

有机化学作为医学教育体系中的核心基础课程，为后续学习生物化学、分子生物学、免疫学、营养学、药理学、遗传学、卫生学以及临床诊断学等医学相关学科提供了不可或缺的基础知识支撑。其理论体系与实验方法构成了理解生命现象和医学原理的重要化学基础。在生命科学研究领域，有机化学同样具有不可替代的基础作用。组成人体的物质中，除水分子和无机离子外，几乎所有具有生命活性的物质均为有机化合物，例如携带遗传信息的核酸、执行生命功能的蛋白质、储存能量的多糖、调节生理活动的激素、维持代谢平衡的维生素以及提供能量储备的脂肪等。这些生物分子的结构特征与化学性质，直接决定了它们在生命活动中的功能。机体的各种生命过程，本质上是生物分子遵循有机化学反应规律进行相互作用的结果。例如，酶与底物通过特定的化学键结合实现催化功能，核酸的复制与转录依赖于碱基配对的化学作用，糖蛋白和糖脂在细胞识别与信息传递中通过分子间的特异性相互作用完成信号传导。这些生命活动的分子机制，均需要基于有机化学的基本原理进行阐释。因此，从抗生素抑制细菌细胞壁合成，到麻醉药作用于神经受体，再到基因的复制与表达，其本质都遵循着有机化学的反应规律。掌握这门学科，是未来探索疾病机制、理解药物作用，乃至研发新药的基石。

第二节 ▸ 有机化合物的结构

在有机化学的理论体系中，“结构决定性质，性质反映结构”是贯穿始终的核心规律。结构和性质的辩证关系是有机化学学科的精髓。有机化合物的结构是多层次概念体系，包括：分子组成比例；原子连接顺序与成键方式；共价键的极性、键长、键角等价键特征；电子云分布状态；三维空间结构（构型与构象）；以及原子或原子团间的电子效应、空间效应等相互作用。这些理论源于长期实践，通过大量化合物的结构测定、性质研究及反应规律总结，然后经实践检验与理论升华逐步形成并完善，为有机化学研究提供了坚实理论框架。

一、经典的结构理论

19 世纪后期，凯库勒(A. Kekulé)和古柏尔(A. Couper)在前人有关结构学说的基础上，提出了有机化合物分子中原子间相互结合的几个基本原则：碳原子为四价，氢和氯为一价，氧为二价等；碳原子除了能与其他原子结合外，还可以自身以单键、双键和叁键相互结合成碳链或碳环。有机化合物可用化学式表示，如甲烷、乙烷、乙烯、乙炔和环己烷等，以下这些化学式代表了分子中原子的种类、数目以及彼此结合的顺序和方式，称为 Kekulé 结构式，现称为构造式(constitutional formula)。他们也从理论上阐明了产生同分异构体(isomers)的原因，如 $C_4H_{10}O$ 的多个同分异构体中，丁醇和乙醚是典型代表，两者分子式相同，但属于两种不同的化合物，差别在于分子内原子间相互结合的顺序不同。

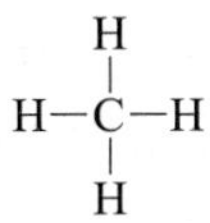
甲烷

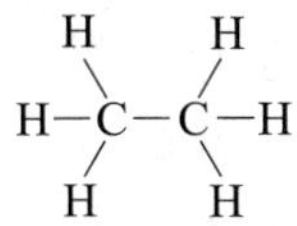
乙烷

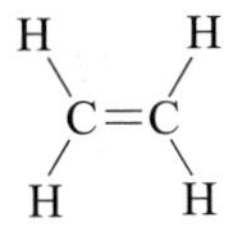
乙烯

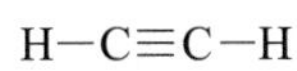
乙炔

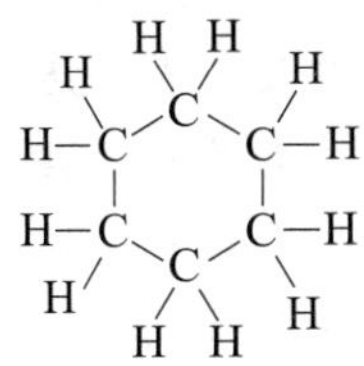
环己烷

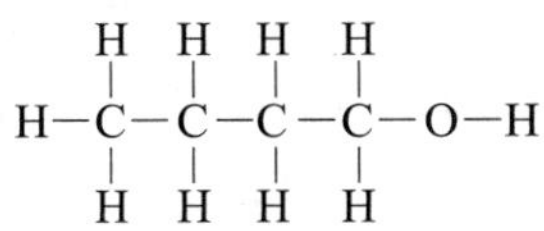
正丁醇

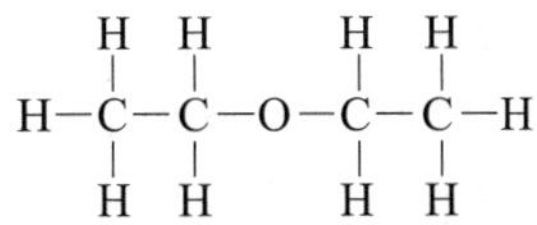
乙醚

19 世纪中期，布特列洛夫在原子价结构理论的基础上提出了化学结构(chemical structure)的概念。他认为分子不是原子的简单堆积，而是通过复杂的化学结合力按一定顺序连接形成的整体，这种原子的连接方式与相互关系即为化合物的化学结构。化学结构不仅仅包括分子中原子的排列顺序，还反映了原子间的化学作用关系。基于这一理论，可以从分子的化学结构推测分子的化学性质，反之也能通过分子的化学性质反推分子结构，这就是现代有机化学中“结构决定性质，性质反映结构”辩证关系的早期理论雏形。

20 世纪初，有机化学家认识到传统的构造式仅能在平面上表示分子中各原子的排列次序和结合方式，是二维的，无法反映有机化合物分子结构的真实立体特征。例如，按照原始结构理论，分子是平面的，二氯甲烷就应该有 2 种异构体：氯原子位于邻位(a)和间位(b)。但是实验证明二氯甲烷只有一个，并没有异构体。

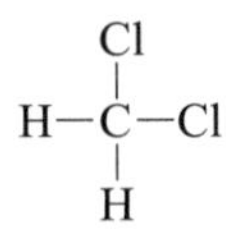
a

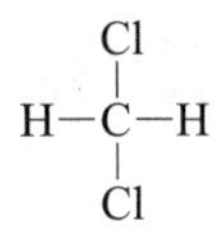
b

1874 年，荷兰化学家范霍夫(J. H. van’t Hoff)和法国化学家贝尔(J. A. Le Bel)根据有关立体化学的初步认识和某些化合物的旋光性提出了饱和碳原子的四面体结构[图 1-1(a)]。在甲烷分子中，碳原子处在四面体的中心，四个氢原子处在四面体的四个顶点上[图 1-1(b)]。四个碳氢键完全相同，各键之间的夹角为 109°28′。

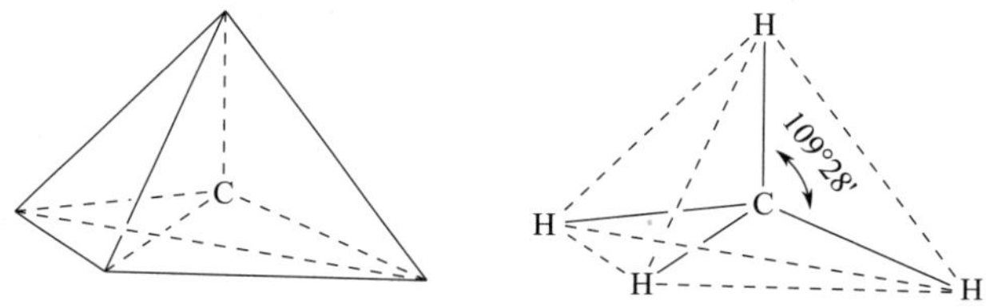

(a)　　　　(b)

图 1-1　碳原子的四面体结构和甲烷分子的立体结构

二、经典共价键理论

1916 年，柯塞尔(W. Kossel)和路易斯(G. N. Lewis)提出了离子键和共价键的概念。原子或分子失去电子后形成阳离子或正离子(cation)，得到电子则形成阴离子或负离子(anion)。离子键(ionic bond)是正负离子之间静电相互吸引所形成的化学键。无机化合物分子大多是通过离子键结合，例如氯化钠。离子键没有方向性和饱和性。而共价键(covalent bond)是成键的原子通过共用电子对形成的化学键，有机化合物分子主要是以共价键结合。离子键和共价键的本质都是通过电子转移或共用电子对的方式达到稳定的惰性气体的电子构型，即最外层八个电子(八隅体规则，octet rule)或两个电子(两隅体)。如甲烷、乙烷和四氯化碳等分子中，两原子间都是共用 1 对电子形成的单键；乙烯和乙炔分子中两个碳原子分别是共用两对和三对电子形成的双键和叁键，碳原子和氢原子之间则是共用一对电子形成的单键。例如：

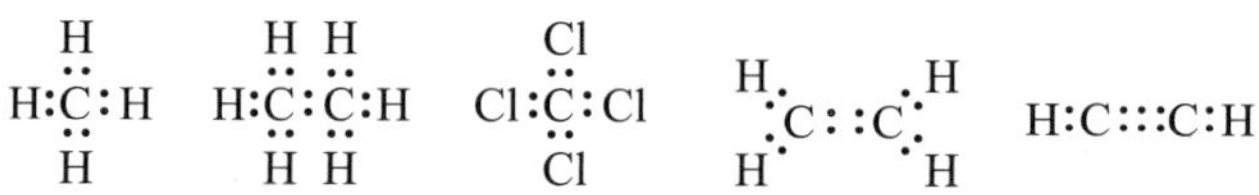

甲烷　乙烷　四氯化碳　乙烯　乙炔

这些电子式称为路易斯结构式，为了方便书写，也可以将共价键的电子对用短横线表示，每一短横线表示一对电子。有时要标出某些原子上的未共用电子对(unshared pair of electrons)，化合物的一些理化性质往往与未共用电子对有关，虽然大多数情况下并不标出它们。

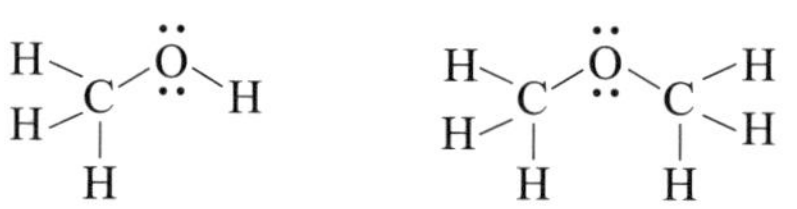

一些含有硝基的化合物情况与 HNO_3 一样，在其路易斯结构式中氮氧键往往带有正负分离的电荷：

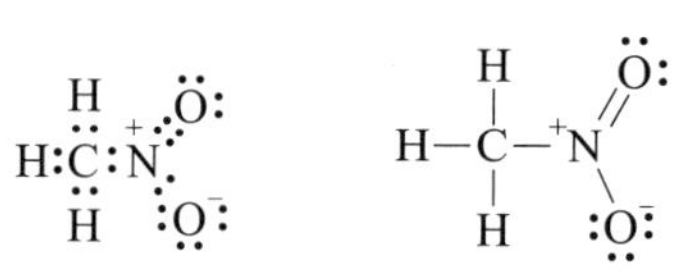

三、现代化学键理论

路易斯价键理论虽然首次提出共价键的共用电子对概念，但是未能从本质上阐明共价键的形成机制，也无法解释共价键的饱和性和方向性等实验事实。随着量子力学的建立，化学家们用量子力学的观点来描述核外电子在空间的运动状态和处理化学键问题，解释了共价键的本质，建立了现代共价键理论。

1. 原子轨道和电子云

共价键是由成键电子所在的原子轨道重叠(overlap)形成的。s 轨道围绕原子核球形对称，p 轨道是以通过原子核的直线为轴对称分布的哑铃形，三个 p 轨道(在 x 轴、y 轴和 z 轴上各有一个轨道)能量相同，它们的对称轴相互垂直(图 1-2)。电子云形象地描述电子在核外出现的概率密度，离核越近，电子云密度越高。电子云的形状与原子轨道类似。

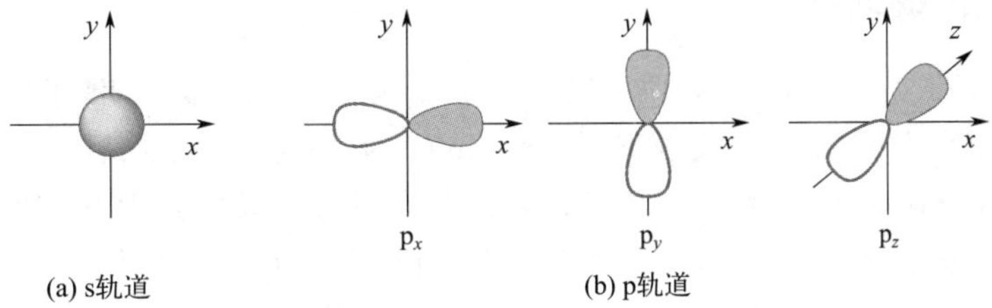

图 1-2　s 轨道和 p 轨道位相

2. 价键法则

1927 年，德国化学家海特勒(W. Heitler)和伦敦(F. London)首次利用量子力学的方法解释了氢分子(H_2)中化学键的成键过程。当两个各含一个未成对电子且自旋方向相反的氢原子相互靠近时，随着核间距的减小，两个氢原子的 1s 原子轨道发生有效重叠。轨道重叠导致核间区域的电子云密度显著增大，形成电子云密集区。这一区域对两个原子核产生强烈的静电吸引作用，同时削弱了原子核之间的排斥力，使整个体系的能量逐渐降低。当体系能量达到最低值时，两个氢原子稳定结合形成氢分子，这种原子间通过轨道重叠形成的相互作用力即为共价键的本质。其基本要点是：①形成共价键的两个电子必须自旋方向相反(⥯)；②共价键有饱和性，元素原子的共价数等于该原子的未成对电子数；③当形成共价键时，原子轨道重叠越多，形成的键越强，称最大重叠原理。因此，成键的两个原子轨道必须按一定方向重叠，以满足两个轨道最大程度的重叠，形成稳定的共价键，这就是共价键的方向性(图 1-3)。

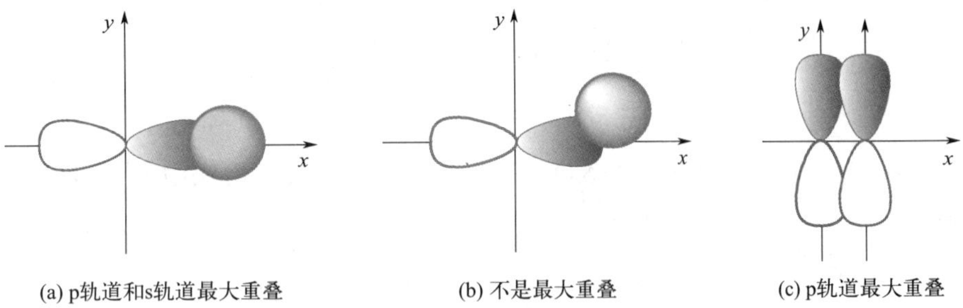

图 1-3　s 轨道和 p 轨道及 p 轨道和 p 轨道之间的重叠

共价键的饱和性和方向性决定了有机化合物分子具有特定的大小和立体形状。根据形成共价键时电子云重叠方式的不同将共价键分为两种类型：σ 键和 π 键。

σ 键：两个成键原子沿原子轨道对称轴方向“头对头”相互重叠形成的共价键称为 σ 键。其电子云集中于两个原子核之间围绕键轴呈圆柱形对称分布，任一成键原子围绕键轴旋转都不会改变两个原子轨道的重叠程度，因此 σ 键可以自由旋转。有机化合物分子中的单键都是 σ 键。

π 键：两个成键原子相互平行的 p 轨道从侧面重叠，“肩并肩”形成的键称为 π 键。其电子云分布于键轴参考平面(节面)的上、下方，节面电子云密度几乎为零。π 键没有轴对称性，成键原子旋转时 π 键断裂，所有 π 键不能自由旋转。π 键的电子云不是集中于两个成键原子核之间，受核约束力小，易受外界影响而极化，所以 π 键的反应活性高于 σ 键。

3. 杂化轨道理论

碳原子的电子构型为 $1s^2 2s^2 2p_x^1 2p_y^1 2p_z^0$，仅含有两个未成对电子，这一构型与两个实验事实存在矛盾：一是有机化合物中碳原子呈四价；二是甲烷分子呈正四面体结构[图 1-1(b)]。20 世纪 30 年代杰出化学家鲍林(L. Pauling)在价键理论的基础上提出了杂化轨道(hybridized orbital)理论。杂化轨道理论认为，元素的原子在成键时不但可以变成激发态，而且能量近似的原子轨道可以重新组合成新的原子轨道，称杂化轨道。杂化轨道的数目等于参与杂化的原子轨道数目，并包含原子轨道的成分。杂化轨道的方向性更强，成键的能力增大。

20 世纪 50 年代，化学家吉莱斯皮(R. J. Gillespie)和尼霍尔姆(R. S. Nyholm)提出价层电子对互斥理论，即 VSEPR 原则(valence shell electron pair repulsion)，其核心思想是：中心原子价层电子对(成键电子对＋孤电子对)因相互排斥，倾向于远离以降低能量，使体系稳定。该原则用于预测分子或离子空间结构的化学理论，也用于解释杂化轨道的空间结构。

(1)碳原子的 sp^3 杂化

碳原子在成键过程中把一个 2s 电子激发到 $2p_z$ 空轨道，组成 $1s^2 2s^1 2p_x^1 2p_y^1 2p_z^1$，然后一个 2s 轨道和三个 2p 轨道进行线性组合，得到四个能量相同的 sp^3 杂化轨道[图 1-4(a)]，其形状为一头大、一头小的类葫芦形[图 1-4(b)]，根据价电子层互斥原则，轨道轴之间的夹角为 109°28′[图 1-4(c)]。甲烷分子是由碳的 sp^3 杂化轨道和氢的 1s 轨道沿着轴向重叠形成的，这种“头对头”方式形成的键就是 σ 键，四个 C—H 键完全相同，相互间的夹角为 109°28′，整个分子呈四面体形。

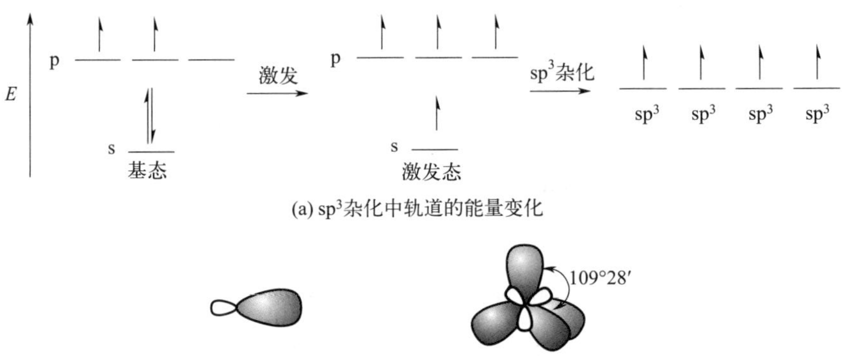

(a) sp^3杂化中轨道的能量变化

(b) 单个sp^3杂化轨道　(c) sp^3杂化轨道的空间分布

图 1-4　碳原子 sp^3 杂化

(2)碳原子的 sp^2 杂化

碳原子在成键过程中把一个 2s 电子激发到 $2p_z$ 空轨道，组成 $1s^2 2s^1 2p_x^1 2p_y^1 2p_z^1$，然后将碳原子激发态中 2s 轨道和两个 2p 轨道重新组合杂化，得三个能量相同的 sp^2 杂化轨道，它们的对称轴在同一平面上，彼此间的夹角为 120°，未参与杂化的 p 轨道与三个杂化轨道对称轴所在平面垂直(见图 1-5)。

在乙烯($H_2C=CH_2$)和甲醛(HCHO)等分子中，碳原子都是 sp^2 杂化，整个分子呈平面形。

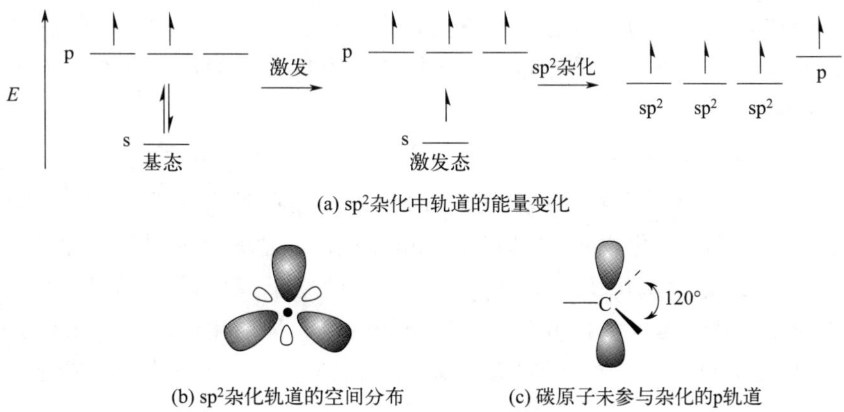

图 1-5　碳原子 sp^2 杂化

(3)碳原子的 sp 杂化

碳原子激发态中 2s 轨道和一个 2p 轨道进行线性组合，可得到两个能量相同的 sp 杂化轨道，它们之间的夹角正好为 180°，两个未参与杂化的 p 轨道与杂化轨道对称轴的平面相互垂直(见图 1-6)。

乙炔(HC≡CH)和氢氰酸(H—C≡N)分子中的碳原子都是 sp 杂化，整个分子呈直线形。

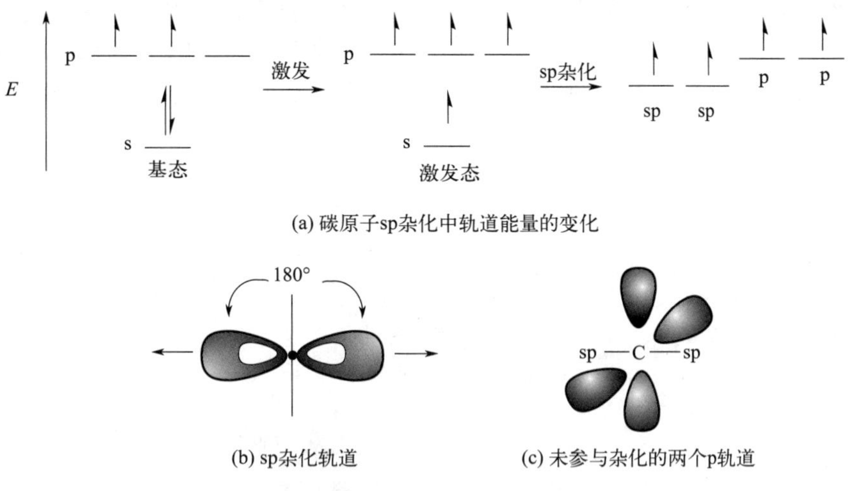

图 1-6　碳原子的 sp 杂化

4. 分子轨道理论

价键法则认为成键的两个电子定域在成键的两个原子间运动，没有从分子的整体考虑，因而有不完善之处，但较形象、直观、易理解。而分子轨道(molecular orbital，简写为 MO)理论是从分子整体出发，认为分子中电子围绕整个分子在多核体系内运动，成键电子是非定域的，即离域的。此法则比价键法则更确切，多用于处理有明显离域现象的有机分子，如丁-1,3-二烯和苯分子等。

四、共价键的性质

由于形成共价键的原子电负性和杂化类型的不同，各种共价键的键长、键角、键能和键的极性有差别。这些差别影响了键的强度(即分子热力学上的稳定性)、分子构型和理化性质。

1. 键长

两个成键原子之间的平均核间距离称键长(bond length)，是描述分子结构、理解物质性质、预测反应行为和研究化学键本质不可或缺的基础概念。一些常见共价键的键长见表 1-1。

表 1-1 常见共价键的键长

共价键	键长/nm	共价键	键长/nm	共价键	键长/nm	共价键	键长/nm
C—H	0.109	C—F	0.141	C—N	0.147	C═O	0.122
N—H	0.103	C—Cl	0.177	C—O	0.143	C≡C	0.120
O—H	0.096	C—Br	0.191	C═C	0.134	C≡N	0.116
C—C	0.154	C—I	0.212	C═N	0.128		

2. 键角

共价键有方向性，两价以上的原子与其他原子成键时，键与键之间的夹角称为键角(bond angle)。键角反映分子的立体构型。键角的大小与成键的原子特别是成键的中心原子的杂化状态有关，如前面已提到甲烷、乙烯和乙炔分子中的碳原子分别是 sp^3、sp^2 和 sp 杂化，这些碳原子上 2 个 σ 键之间的键角分别是 109°28′、120°和 180°。键角的大小还受分子中其他原子的影响，是影响化合物性质的因素之一，例如环丙烷的 C—C—C 键角比正常的环己烷 C—C—C 键角小，因而具有不稳定的特性。

为了形象地表示分子中各原子在空间的排列情况，通常使用各种模型，最常用的是凯库勒模型(球棒模型)和斯陶特模型(比例模型)，如图 1-7(a)和(b)。斯陶特模型是按各种原子半径和键角以及键长比例设计出来的，可以更精确地表示分子中各原子的立体关系。而书写时常用楔线式表示中心碳原子(或其他原子如氧和氮等)上各个价键在三维空间的位置，其中细线表示键在纸面上；楔形实线表示键伸向纸面前方；虚线或楔形虚线表示键伸向纸面后方。这些键连接的原子或基团分别在纸面上、纸面前方和纸面后方，如图 1-7(c)。

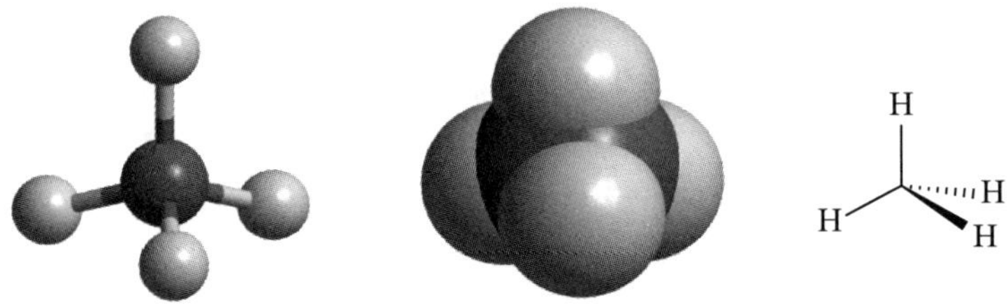

(a) (b) (c)

图 1-7 表示甲烷立体结构的模型和楔线式
(a)凯库勒模型；(b) 斯陶特模型；(c) 楔线式

3. 键能(解离能和平均键能)

在一定温度和压力下，由两原子形成共价键所放出的能量，或共价键断裂所需吸收的能量称为键能(bond energy)，又称为解离能(D,dissociation energy)，其单位为 $kJ \cdot mol^{-1}$。键能反映了成键两原子相互结合的牢固程度，键能愈大，键愈牢固。例如，在 25 ℃氢分子(气态)解离成氢原子时吸收 436.0 kJ·mol^{-1}的能量，此为 H—H 键能，也称为 H—H 键解离能。在多原子分子中，即使相同的键，其解离能也不相同，一般将各键解离能的平均值作为该种键的平均键能，简称键能。例如，甲烷四个 C—H 键的各解离能为：

$$H_3C—H \longrightarrow \dot{C}H_3 + H \qquad 439.3\ kJ \cdot mol^{-1}$$

$$H_2\dot{C}—H \longrightarrow \cdot\dot{C}H_2 + H \qquad 442\ kJ \cdot mol^{-1}$$

$$H\dot{\underset{\cdot}{C}}—H \longrightarrow \cdot\dot{\underset{\cdot}{C}}H + H \qquad 442\ kJ \cdot mol^{-1}$$

$$\cdot\dot{\underset{\cdot}{C}}—H \longrightarrow \cdot\dot{\underset{\cdot}{C}}\cdot + H \qquad 338.6\ kJ \cdot mol^{-1}$$

断裂这四个 C—H 键共需 1661.9 kJ·mol^{-1}的能量，所以甲烷分子中 C—H 的平均键能为 1661.9÷4=415.5 kJ·mol^{-1}。

4. 键的极性和极化度

(1)键的极性

由两个相同原子组成的共价键，成键电子云对称地分布在两核周围，为非极性共价键，例如 H—H、Cl—Cl 键等。由两个不同原子形成共价键时，由于两原子的电负性不同，即吸引电子的能力不同，形成极性(polarity)共价键，成键电子云不是对称地分布在两核之间，而是靠近电负性大的原子一端，使其带有部分负电荷，用 δ^- 表示；另一端原子电子云密度较小，带有部分正电荷性质，用 δ^+ 表示。例如氯化氢和氯甲烷分子中的 H—Cl、C—Cl 键。键的极性大小主要取决于成键两原子的电负性值之差，与外界条件无关，是永久的性质。

$$\underset{\longmapsto}{\overset{\delta^+}{H}-\overset{\delta^-}{Cl}} \qquad \underset{\longmapsto}{H_3\overset{\delta^+}{C}-\overset{\delta^-}{Cl}}$$

键的极性用偶极矩(dipole moment)来度量，偶极矩 μ 定义为正负电荷中心的距离 d(单位为米，m)和正电荷或负电荷中心上的电荷量 q(单位为库仑，C)的乘积：

$$\mu = q \cdot d$$

偶极矩的单位为 C·m,也可用 D 或 Debye 表示，1 D=3.336×10^{-30} C·m。

偶极矩是一个矢量，其方向从正电荷中心指向负电荷中心，用符号$\longmapsto$表示。常见共价键的偶极矩列入表 1-2 中。

表 1-2 常见共价键的偶极矩

共价键	$\mu/10^{-30}$ C·m	共价键	$\mu/10^{-30}$ C·m	共价键	$\mu/10^{-30}$ C·m
H—C	1.33	H—I	1.27	C—Br	4.60
H—N	4.37	C—N	0.73	C—I	3.97
H—O	5.04	C—O	2.47	C═O	7.67
H—S	2.27	C—S	3.00	C≡N	11.67
H—Cl	3.60	C—F	4.70		
H—Br	2.60	C—Cl	4.78		

分子的极性由分子的偶极矩度量。双原子分子的偶极矩就是键的偶极矩；多原子分子的偶极矩是组成分子的所有共价键的偶极矩的向量之和。例如，四氯化碳分子的偶极矩为 0，氯甲烷的偶极矩为 6.47×10^{-30}C·m。

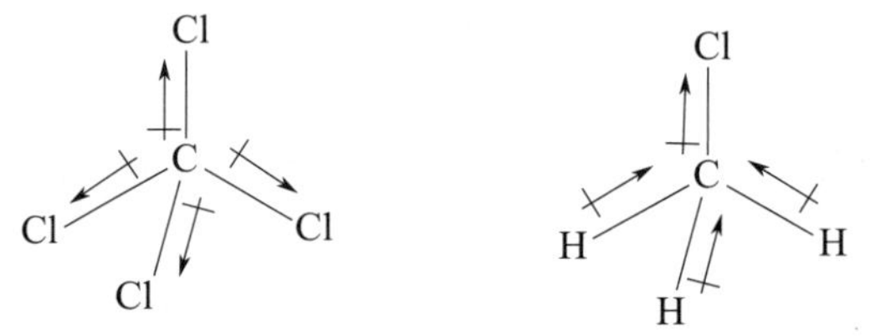

μ 0 6.47×10^{-30} C·m

键的极性不仅能够影响物质的理化性质，如熔点、沸点和溶解度等，而且还能决定该键的化学反应类型，并影响与其相连的键的反应活性。

(2)键的极化度

在外界电场作用下，共价键的电子云重新分布。无论极性分子还是非极性分子的极化状态都将发生变化，使极性分子的极性增强，非极性分子变为极性分子。这种由外界电场的作用引起共价键的极性发生变化的现象称为极化。共价键发生这种变化的能力称为极化度(polarizability)，它表示成键电子被成键原子的核电荷约束的相对程度。极化度除了与成键原子的体积、电负性和键的种类有关外，还与外界电场强度有关。成键原子的体积越大，电负性越小，核对成键电子的约束越小，键的极化度就越大，例如碳卤键的极化度顺序为C—I>C—Br>C—Cl>C—F。当外界电场移去后，共价键及分子的极化状态又恢复原状。因此这种极化是暂时的。

五、分子间力

有机物分子间的作用力以范德华力为主，部分含强极性基团的有机物还会存在氢键，这两类力共同决定有机物的熔点、沸点、溶解度等物理性质。

1. 范德华力

范德华力（van der Waals force）本质上是一种电性引力，其强度比化学键的键能要小1～2个数量级，一般只有几到几十千焦每摩尔。根据产生机制不同，范德华力可分为取向力、诱导力以及色散力三类。

取向力，即存在于非离子型的极性分子之间偶极-偶极作用力，由极性分子固有偶极的定向排列产生，作用力较强，且随分子极性增大而增强，例如，极性分子氯甲烷之间通过偶极-偶极相互吸引缔合在一起。

诱导力，当极性分子与非极性分子（如Br_2）相邻时，则非极性分子受极性分子的诱导而变形极化，产生诱导偶极矩，这种固有偶极与诱导偶极之间的相互作用力称为诱导力。其大小与分子的偶极矩及分子的极化率有关，极性分子的偶极矩越大，极性与非极性分子的极化率越大，则诱导力越大。

色散力，非极性分子（如烷烃）之间由于电子的概率运动，可以相互配合产生一对方向相反的诱导偶极矩，这种诱导偶极-诱导偶极相互作用力称为色散力，是范德华力的主要来源。

范德华力的大小会影响有机化合物的熔点、沸点和密度等物理性质。分子间作用力越大，分子相互缔合的程度就越大，分子由液态（缔合状态）转变为气态（自由分子）所需克服的能量就越大，故沸点就越高。

2. 氢键

含有—OH、═NH、—NH_2基团的有机化合物分子和无机化合物分子（如HF等）在液态时，这些基团或分子中带部分正电荷的氢原子被另一分子中电负性很强、带有未共用电子对的原子（F、O、N）所吸引，形成分子间很强的吸引力，这种吸引力称为氢键（hydrogen bond），键能约为 21kJ・mol^{-1}。氢键的强度比范德华力大，氢键不仅影响化合物的物理性质，而且对保持大分子（如蛋白质、核酸和多糖等）的空间结构起着重要作用。

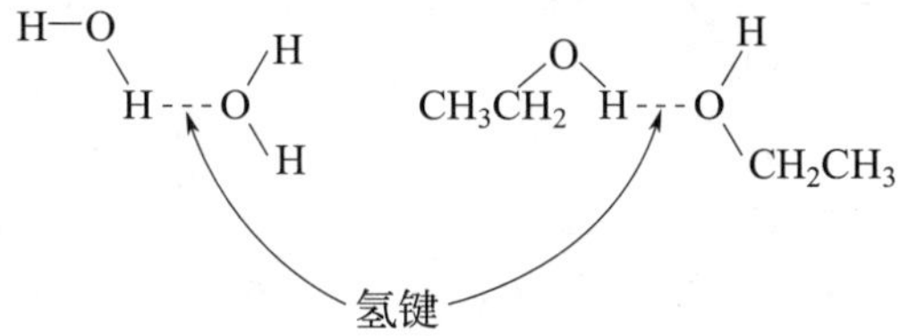

氢键不仅可以在分子间形成，也可以在分子内形成。如邻硝基苯酚的沸点比具有分子间氢键的间硝基苯酚、对硝基苯酚低得多，邻硝基苯酚在 25 ℃水中的溶解度比间硝基苯酚、对硝基苯酚小得多。原因是间硝基苯酚、对硝基苯酚与水分子间形成氢键，溶剂化作用增强；邻硝基苯酚形成了分子内氢键，大大降低了它与水分子之间的氢键作用。

六、共价键的断裂方式

任何一个有机化学反应过程，都涉及原有化学键的断裂和新键的形成。共价键的断裂方式有两种：均裂(homolysis)和异裂(heterolysis)。

1. 均裂

均裂是共价键断裂时形成共价键的两个电子平均分布到两个原子 X 和 Y 上：

$$X \cdot \cdot Y \longrightarrow X\cdot + Y\cdot$$

生成的 X 和 Y 各带有一个未配对电子，带有一个或几个未配对电子的原子或基团称为自由基(free radical)或游离基，它是电中性的。有自由基参加的反应称为自由基型反应，一般为光、辐射、加热或过氧化物所催化。自由基反应的特点是没有明显的溶剂效应，酸、碱等催化剂对自由基反应没有明显的影响，反应有诱导期，加入能与自由基偶合的物质可以终止反应。碳与其他原子间的 σ 键均裂时，得到碳自由基。自由基反应是有机化学中的一类重要反应，生物体内有许多自由基反应参与生理病理过程(如免疫细胞杀伤病原体)。然而，当机体受到电离辐射、严重创伤或感染时，会产生过量自由基，导致“氧化应激”，攻击细胞内的蛋白质、脂质和 DNA，从而引发组织损伤、加速衰老并参与多种疾病(如动脉粥样硬化、癌症)的发生。因此，自由基平衡是维持健康的关键。

2. 异裂

异裂是共价键断裂时形成共价键的两个电子转移到 X 或 Y 上：

$$X \cdot \cdot Y \longrightarrow X^{+} + Y^{-}$$

$$X \cdot \cdot Y \longrightarrow X^{-} + Y^{+}$$

发生共价键异裂的反应称为异裂反应，或称为有机离子型反应。异裂反应一般为酸、碱或极性试剂所催化，在极性溶剂中进行。碳与其他原子间的 σ 键异裂时得到碳正离子(carbocation)或碳负离子(carbanion)。

根据有机化学反应中进攻试剂性质的不同，可分为亲核和亲电两种反应类型。

亲核反应(nucleophilic reaction)：是由负离子或带有孤对电子的分子(如 NH_3、H_2O)

进攻反应物分子中电子云密度低的原子形成新化合物的反应，所用试剂称为亲核试剂(nucleophilic reagent)。

亲电反应(electrophilic reaction)：是由正离子或能接受一对电子的分子(如 $FeCl_3$、$AlCl_3$)进攻反应物分子中电子云密度高的原子形成新化合物的反应，所用试剂称为亲电试剂(electrophilic reagent)。

第三节 ▸ 有机化合物的分类和构造式的表示

一、根据官能团分类

有机化合物的理化性质主要取决于分子中某些特殊的原子或原子团，这些原子或原子团称为官能团(又称功能基，functional groups)，如甲醇、乙醇和丙醇等醇类化合物有共同的理化性质，是因为它们分子中都含有羟基(—OH)，羟基是它们的官能团。一些常见官能团的名称和所属化合物的类别见表 1-3。

表 1-3　一些常见的官能团和化合物类别

化合物的类别	官能团		实例	
烯烃	$>C=C<$	碳碳双键	$H_2C=CH_2$	乙烯
炔烃	$—C\equiv C—$	碳碳叁键	$HC\equiv CH$	乙炔
卤代烃	—X	卤素	$CH_3CH_2—Cl$	氯乙烷
醇	—OH	羟基	$CH_3CH_2—OH$	乙醇
酚	—OH	酚羟基	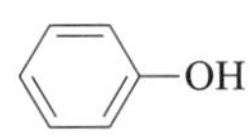	苯酚
醚	$-\overset{\mid}{\underset{\mid}{C}}-O-\overset{\mid}{\underset{\mid}{C}}-$	醚键	$CH_3CH_2—O—CH_2CH_3$	乙醚
醛、酮	$-\overset{O}{\overset{\Vert}{C}}-$	羰基	$H_3C-\overset{O}{\overset{\Vert}{C}}-CH_3$	丙酮
羧酸	$-\overset{O}{\overset{\Vert}{C}}-OH$	羧基	$H_3C-\overset{O}{\overset{\Vert}{C}}-OH$	乙酸
胺	$—NH_2$	氨基	$H_3C—NH_2$	甲胺
磺酸	$—SO_3H$	磺酸基	$H_3C—SO_3H$	甲烷磺酸

二、根据碳架分类

有机化合物的碳架是指由碳原子相连而成的骨架，根据碳架可将有机化合物分成以下几类。

1. 链状化合物

这类化合物的分子中碳原子相互连接成链状结构，因为最早它们是从有长链结构的油脂中分离出来的，是链状化合物的代表，所以又称脂肪族化合物。例如：

$$H_3C—CH_2—CH_2—CH_3 \qquad H_3C—CH_2—CH_2—CH_2—CH_3$$

正丁烷　　　正戊烷

2. 碳环化合物

在有机化学中，碳原子除了可以形成开链结构外，其链状骨架的首尾还能相互连接形成环状结构，由此构成的化合物称为碳环化合物。根据分子结构中是否含有苯环(或芳香环)，碳环化合物又可分为以下两类。

(1)脂环族化合物

脂环族化合物是指不含苯环的碳环化合物。它们的性质与脂肪族化合物相似。例如：

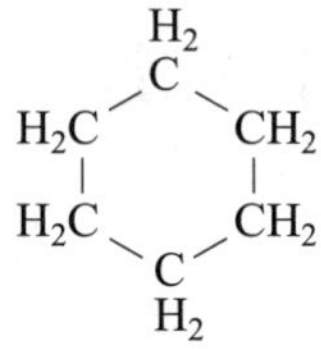
环己烷

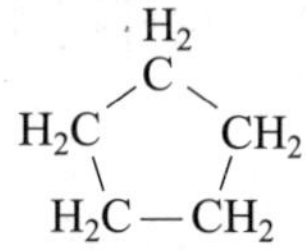
环戊烷

(2)芳香族化合物

芳香族化合物大多数含苯环，它们有一些特殊的性质。例如：

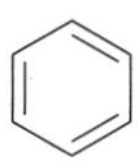
苯

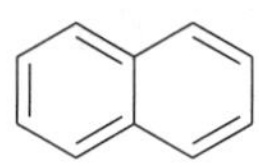
萘

3. 杂环化合物

若成环的原子除碳原子外还含有其他原子，如含 N、O、S 的化合物则称为杂环化合物。例如：

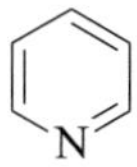
吡啶

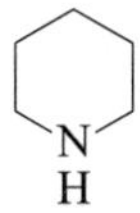
哌啶

三、有机化合物构造式的表示方法

在有机化学里分子中原子间相互连接的方式和顺序称构造(constitution)，表示分子构造的化学式称构造式。分子结构(structure)的含义比“构造”更广，除分子构造以外，还包括分子的三维结构和电子云等。因此国际纯粹与应用化学联合会(International Union of Pure and Applied Chemistry，IUPAC)建议，把过去有些称为结构式的化学式改称为构造式。

有机化合物的构造式有下列几种表示方法：蛛网式、缩写式和键线式。

	蛛网式	缩写式	键线式
正丁烷	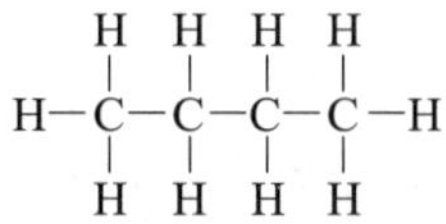	$CH_3CH_2CH_2CH_3$ $H_3C-CH_2-CH_2-CH_3$	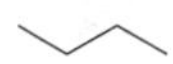
2-丁醇	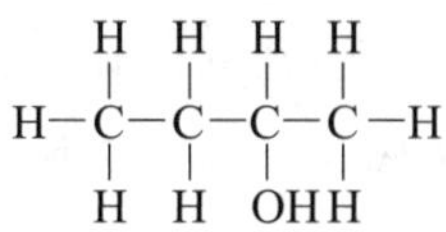	$CH_3CH_2CH(OH)CH_3$ 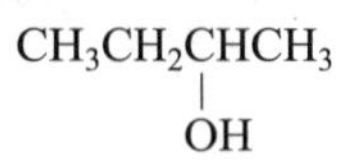 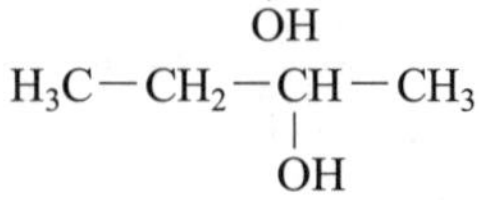	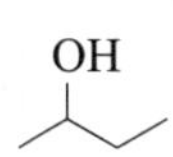

丁-1,3-二烯 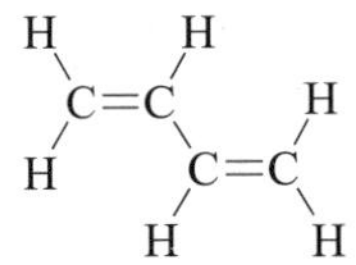 $H_2C=CHCH=CH_2$ $H_2C=\underset{H}{C}-\underset{H}{C}=CH_2$ 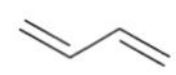

键线式最简单方便，它只写出碳链或碳环(统称碳架)以及官能团，无须写出碳原子和氢原子。

第四节 ▶ 有机化合物的结构确证

有机化合物的来源主要有两条途径，一是从天然产物中获得，如从动植物(包括海洋、陆地和微生物的次级代谢产物)中分离得到；从煤、石油、天然气中加工获得；二是化学合成得到。对于得到的有机化合物要测定其结构一般要经过以下过程。

一、分离纯化

从天然产物中分离或化学合成的有机化合物中常含有杂质，常用的纯化方法有蒸馏、分馏、重结晶和色谱法等。有机化合物的纯度可通过测定物理常数如熔点(固体)、沸点(液体)和色谱法等得以验证。

色谱技术包括薄层色谱、纸色谱、柱色谱、气相色谱和高效液相色谱(high performance liquid chromatography，HPLC)，在化合物的分离、纯化和定性定量等方面的应用日趋广泛，尤其是 HPLC，由于分离效率高、分离速度快和样品用量少，在有机化学、药物化学、生物化学和医学等领域已被广泛应用。

二、元素定性和定量分析

有机化合物中所含的元素常用钠熔融法(Lassaigne’s test)检测氮、硫和卤素的存在。将少量样品与金属钠一起熔化，使样品中与碳共价结合的卤素、氮和硫转化成卤化钠、氰化钠和硫化钠，然后用常规方法进行定性分析。此外，通过燃烧法(如 Liebig 法)和 Carius 法等方法可以检测碳、氢、卤素和硫等元素。

三、实验式和分子式的确定

化合物的实验式(也称最简式)表示化合物中各元素原子的最简整数比，可由各元素的百分含量计算求出。首先将各元素的百分含量除以相应元素的原子量，得出该化合物各元素原子的数值比例，然后将这些数值分别除以这几个数值中最小的一个数值，就得各元素原子的整数比——实验式。例如某化合物由元素分析得知含有 C、H、N、O 四种元素，各元素的质量百分含量分别为碳 49.3%、氢 9.6%、氮 19.6%、氧 22.7%，则该化合物的实验式计算如下：

含各元素原子的数值比$=\frac{49.3}{12.01}:\frac{9.6}{1.0081}:\frac{19.6}{14.01}:\frac{22.7}{16.00}=4.1:9.6:1.39:1.42$

碳氢氮氧原子的最小数值比$=\frac{4.1}{1.39}:\frac{9.6}{1.39}:\frac{1.39}{1.39}:\frac{1.42}{1.39}=3:7:1:1$

该化合物的实验式为 C_3H_7NO。

实验式只是分子中各元素间原子个数的比例，可能并不代表分子中实际所含的原子数目。因此不能简单地用实验式代表化合物的分子式，只有知道了分子量之后，用分子量除以经验式的式量，才能确定化合物的分子式，它们之间是倍数关系，有时实验式就是分子式。如测得上述化合物的分子量为 146，因 C_3H_7NO 的式量为 73，因此该化合物的分子式为 $(C_3H_7NO)_2$，即 $C_6H_{14}N_2O_2$。

现在有机化合物的分子量可用质谱(mass spectrum，MS)法测定，如用高分辨质谱只要几毫克的样品就可精密测得化合物的分子量。

四、有机化合物的结构测定

有机化合物普遍存在同分异构现象，不同构造式的化合物可能具有相同的分子式，因此在分子式确定以后，还要测定其结构。过去测定有机化合物结构主要依靠化学方法，近三十年来，运用物理方法测定有了很大的进展。由于物理方法试样用量少，分析数据可靠，现已成为研究有机化合物结构不可缺少的工具。红外吸收光谱(infrared spectrum，IR)可以确定化合物分子中存在何种官能团。紫外吸收光谱可揭示化合物分子中是否有共轭体系存在。核磁共振谱(nuclear magnetic resonance，NMR)可以提供分子中氢原子或碳原子与其他原子的结合方式，它是测定有机化合物结构的最主要方法。在现代药物研发中，NMR 和质谱(MS)等技术被广泛应用于鉴定天然产物活性成分的结构、确定药物与靶标蛋白的相互作用位点(基于结构的药物设计)，以及在临床检验中进行代谢组学分析。X 射线衍射可以揭示化合物结晶体中各原子的几何形状，对确定复杂分子的空间构型非常有用。

第五节 ▶ 有机酸碱的概念

在有机化合物中有很多化合物是酸或碱，许多反应是酸碱反应，也有不少是酸或碱催化的反应。酸碱概念对理解反应机制，选择试剂、溶剂和催化剂等方面都十分有用，因此了解酸碱理论在有机化学中的应用十分必要。

1884 年，阿伦尼乌斯(S. A. Arrhenius)提出了酸碱概念：在水中能解离出质子(H^+)的称为酸，能解离出氢氧根离子(OH^-)的称为碱。阿伦尼乌斯的理论为理解酸碱行为和化学反应提供了基础，是化学领域的重要组成部分。随着科学的发展，人们逐渐认识到阿伦尼乌斯的酸碱理论具有较大的局限性，它仅适用于水溶液，无法解释非水溶剂或气体中的酸碱反应。1923～1938 年间布朗斯特和路易斯分别提出了新的酸碱理论。

一、布朗斯特酸碱理论

布朗斯特酸碱理论，也称为布朗斯特-劳里酸碱理论(Brönsted-Lowry acid-base theory)，是由丹麦化学家布朗斯特(J. N. Brönsted)和英国化学家劳里(T. M. Lowry)于 1923 年独立提出的。该理论是酸碱理论的重要发展，扩展了阿伦尼乌斯酸碱理论的定义范围，将酸碱反应的范围从水溶液扩展到了非水溶液和气相反应。根据布朗斯特酸碱理论，酸是质子的给予体，碱是质子的接受体，因此布朗斯特酸碱理论也称酸碱质子理论。

$$\underset{\text{碱}}{B:} + \underset{\text{酸}}{H{-}A} \rightleftharpoons \underset{\text{共轭酸}}{HB^+} + \underset{\text{共轭碱}}{A^-}$$

酸碱质子理论的要点是酸碱可以通过质子的得失相互转化，是一种共轭关系，酸失去质子后生成的酸根是原来酸的共轭碱。酸性越强，其共轭碱碱性就越弱；碱得到质子后生成的质子化产物为原来碱的共轭酸，碱性越强，其共轭酸酸性就越弱。

化合物的酸性强度通常用酸在水中的解离常数 K_a 或其负对数 pK_a 表示，K_a 值越大或 pK_a 值越小，酸性越强；反之，pK_a 值越大，酸性越弱。一般 K_a 值大于 1 或 pK_a 值小于 0 为强酸；化合物的碱性强度可用碱在水中的解离常数 K_b 或其负对数 pK_b 表示，K_b 值越大或 pK_b 值越小，碱性就越强；反之，pK_b 值越大，碱性越弱。但通常用碱的共轭酸的解离常数 K_a 或其负对数 pK_a 表示碱性强弱，pK_a 值越大，碱性越强。

按此理论，除无机和有机酸外，含 O—H、S—H、N—H 和 C—H 的有机化合物都可看作酸，因为它们在适当的碱存在下都可给出质子。除负离子(B^-)可作碱以外，能与质子结合具有未共用电子对的中性分子亦可作为碱。如：

$\ddot{N}H_3$	$\ddot{N}R_3$	$H_2\ddot{O}$	$R\ddot{O}H$	$R_2\ddot{O}$	$R_2C{=}\ddot{O}$	$RCH\ddot{O}$	B:
氨	胺	水	醇	醚	酮	醛	碱通式

$$\underset{\text{碱}}{CH_3CH_2-\ddot{O}-H} + \underset{\text{酸}}{HOSO_2OH} \rightleftharpoons \underset{\text{共轭酸}}{CH_3CH_2\overset{+}{O}H_2} + \underset{\text{共轭碱}}{HOSO_2O^-}$$

同一个物质所表现出的酸碱性还可能取决于介质，如乙酸在水中是酸，水作为碱，这是因为乙酸的酸性比水强；而在酸性更强的硫酸中，乙酸则表现为碱，硫酸是酸。

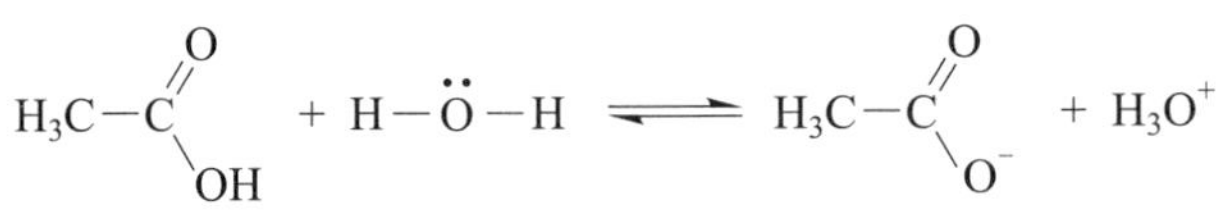

酸　　碱　　共轭碱　　共轭酸

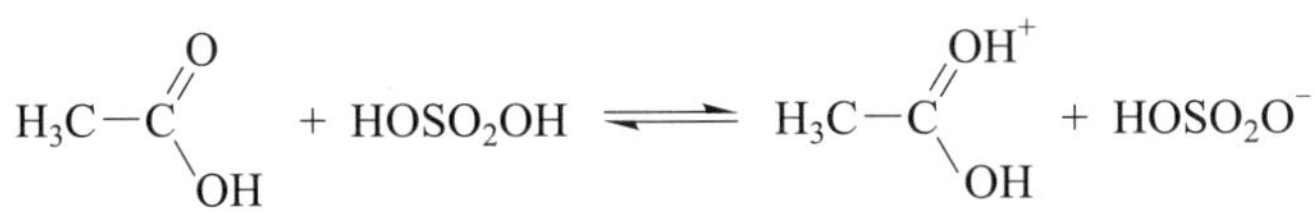

碱　　酸　　共轭酸　　共轭碱

二、路易斯酸碱理论

路易斯酸碱理论由美国化学家路易斯(G. N. Lewis)于 1923 年提出，该理论拓展了酸碱的概念，其定义：酸是电子对的接受体，碱是电子对的给予体，所以路易斯酸碱理论亦称酸碱电子理论。路易斯酸碱理论的核心在于分子或离子间的电子对转移，弥补了布朗斯特酸碱理论的不足。

按此理论，酸碱反应是酸从碱接受一对电子的反应。缺电子的分子、原子和正离子等都属于路易斯酸。例如下式中三氟化硼的硼原子最外层电子只有六个，可以接受电子，是电子对的接受体，三氟化硼为路易斯酸；氨的氮原子上有一对未共用电子对，是电子的给予体，氨为路易斯碱。

$$\underset{\text{碱}}{H_3\ddot{N}} + \underset{\text{酸}}{BF_3} \longrightarrow \underset{\text{酸碱配合物}}{H_3\overset{+}{N}\overset{-}{B}F_3}$$

同样下式中 $AlCl_3$ 的铝原子外层也只有六个电子，也易于接受一对电子形成稳定的八隅体，所以 $AlCl_3$ 为路易斯酸；乙酰氯的氯原子上有未共用电子对，是电子的给予体，乙酰氯为路易斯碱。两者可形成酸碱配合物。

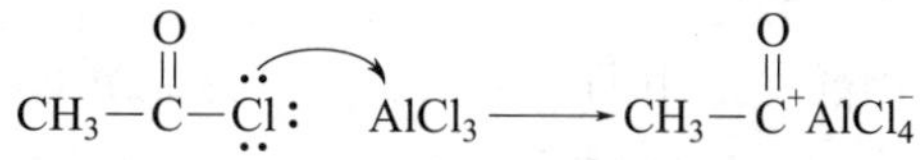

碱　　酸　　酸碱配合物

路易斯酸具有下列几种类型：可以接受电子的分子如 BF_3、$AlCl_3$、$SnCl_4$、$ZnCl_2$ 和 $FeCl_3$ 等；金属离子如 Li^+、Ag^+ 和 Cu^{2+} 等；正离子如 R^+（碳正离子）、Br^+、NO_2^+ 和 H^+ 等。H^+、BF_3、$AlCl_3$ 和 $ZnCl_2$ 等路易斯酸在有机反应中常作为催化剂。

路易斯碱主要有下列几种类型：负离子如碳负离子、OH^-、RO^-、SH^-；烯或芳香化合物等；具有未共用电子对的化合物。

$\ddot{N}H_3$	$\ddot{N}R_3$	$H_2\ddot{O}$	$R\ddot{O}H$	$R_2\ddot{O}$	$R_2C{=}\ddot{O}$	$RCH\ddot{O}$	B:
氨	胺	水	醇	醚	酮	醛	碱通式

和 Brönsted 酸碱定义相比，Lewis 酸碱中碱的范围基本一致，而酸的范围更大，路易斯酸碱几乎包括了所有的有机和无机化合物，因此又称广泛酸碱。路易斯碱都是富电子的，在反应中倾向于和有机化合物分子中缺电子的部分结合，易于向带正电荷的核进攻，因此属于亲核性试剂(nucleophile)。

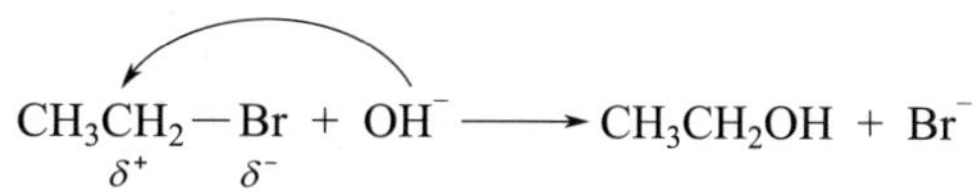

路易斯酸　　路易斯碱（亲核性试剂）

而路易斯酸一般是缺电子的，在反应中倾向于与有机化合物分子中富电子的部分结合，易于向带负电荷的原子或原子团进攻，属于亲电性试剂(electrophile)。在生物体内，许多酶的活性中心含有金属离子(如 Zn^{2+}、Mg^{2+}、Fe^{2+}、Fe^{3+})，它们在催化过程中作为路易斯酸，接受底物分子的电子对，从而激活底物并促进反应的进行。

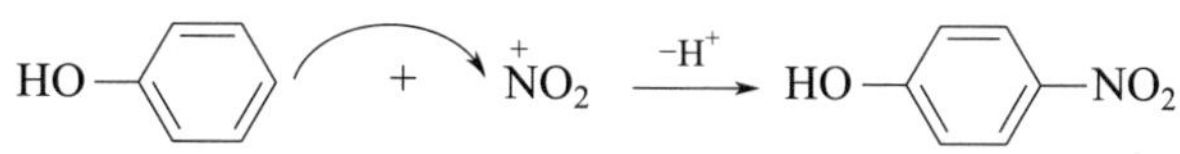

路易斯碱　　路易斯酸（亲电性试剂）

很显然，路易斯碱都是亲核性试剂，路易斯酸都是亲电性试剂。

习题

1. 有机化合物和有机化学的定义是什么？

2. 写出下列化合物或基团的路易斯结构式。

(1) CH_4　　(2) CH_3OCH_3　　(3) CCl_4　　(4) $—NO_2$

(5) —CN　　(6) $H_2C{=}CH_2$　　(7) $HC{\equiv}CH$

3. 已知某化合物 A 含有 C、H、Cl、O 四种元素，其质量百分含量分别为 C 33.6 %，H 5.6 %，Cl 49.6 %，O 11.2 %，写出该化合物的实验式。

4. 指出下列化合物中标有星号(*)碳原子的杂化方式。

(1) 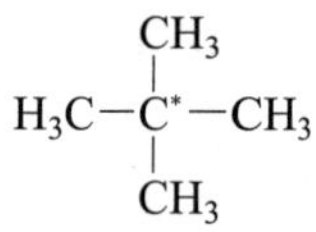

(2) 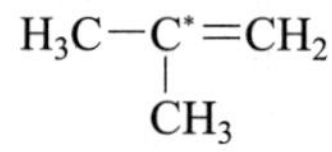

(3) $H_3C—\overset{*}{C}H_2—OCH_2CH_3$

(4) $H_3C—\overset{*}{C}≡C—CH_3$

5. 分析下列各组概念的异同点。

(1) 均裂和异裂

(2) 离子型反应和自由基反应

(3) 亲电反应和亲核反应

(4) 键的极性和键的极化度

(5) 键能和键的解离能

6. 写出下列酸的共轭碱。

(1) $CH_3O^+H_2$ (2) H_3O^+ (3) CH_3OH (4) CH_3SH

(5) H_2O (6) CH_3COOH (7) H_2CO_3 (8) HCl

7. 指出下列化合物或离子哪些是路易斯酸，哪些是路易斯碱。

(1) H^+ (2) $:NH_3$ (3) BF_3 (4) $AlCl_3$

(5) $C_2H_5O^-$ (6) CH_3OCH_3 (7) CH_3OH

8. 给下列离子的碱性强弱排序(由强至弱)。

(1) F^- (2) Cl^- (3) Br^- (4) I^-

第二章

烷烃和环烷烃

分子中只含有碳和氢两种元素的有机化合物称为烃(hydrocarbon)。烃是有机化合物的母体，其他各类有机化合物都可视为烃的衍生物(derivatives)。烃的种类很多，根据烃的结构特征，可将烃类化合物分为脂肪烃(aliphatic hydrocarbon)和芳香烃(aromatic hydrocarbon)两大类。脂肪烃可进一步分为饱和烃(saturated hydrocarbon)和不饱和烃(unsaturated hydrocarbon)，以及它们的环状类似物——脂环烃(alicyclic hydrocarbon)。烷烃是饱和烃，烯烃和炔烃是不饱和烃。芳香烃可分为苯型芳香烃和非苯型芳香烃。由于烃中碳原子相连的方式不同，可形成链烃(chain hydrocarbon)和环烃(cyclic hydrocarbon)。

烃的分类(classification)如下：

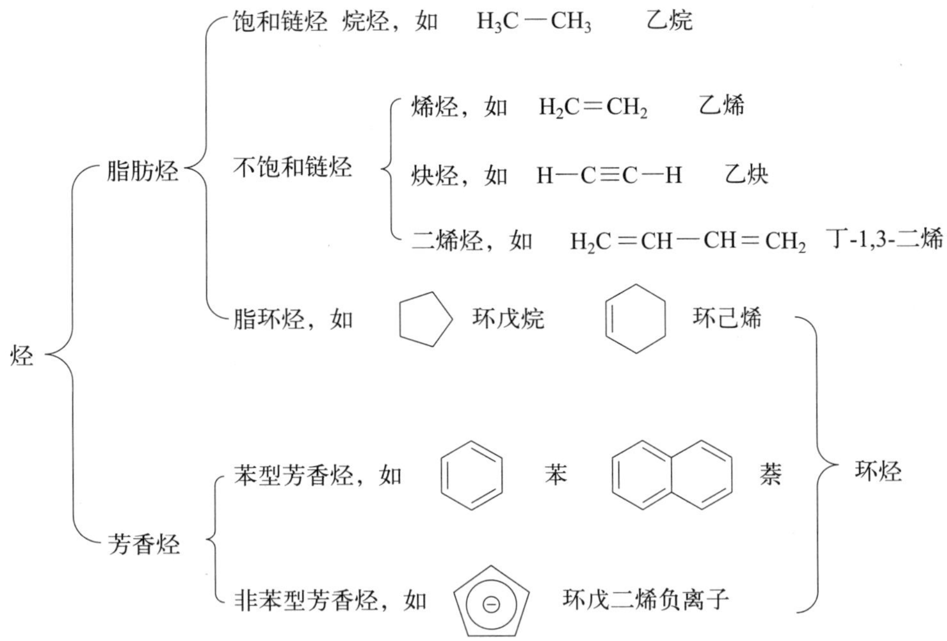

第一节 ▸ 烷烃

一、烷烃的结构

烷烃(alkane)广泛存在于自然界中，石油和天然气是其两个主要来源。烷烃主要用作燃料及医药化工原料，如医药中常用的液体石蜡、固体石蜡和凡士林等都是烷烃的混合物。烷烃的结构特点是：分子中的碳原子都是 sp^3 杂化，各原子之间均以单键(σ 键)相连，分子中的键角均接近 109°28′。σ 键是指两个成键原子的原子轨道沿轨道对称轴方向互相重叠而形成的共价键。σ 键电子云沿键轴呈近似圆柱形对称分布，当成键原子绕键轴旋转时，不会改变成键轨道的电子云重叠程度，即 σ 键成键原子可绕键轴自由旋转。

烷烃的通式可用 C_nH_{2n+2} 表示，即在含 n 个碳原子的烷烃分子中，含氢原子数为 $2n+2$ 个。具有相同通式和结构特征的一系列化合物称为同系列(homologous series)，同系列中的各化合物称为同系物(homolog)。同系物的结构相似，化学性质也相近，但反应速率往往有很大的差异。含有一个和两个碳原子的烷烃分子结构如图 2-1 所示。

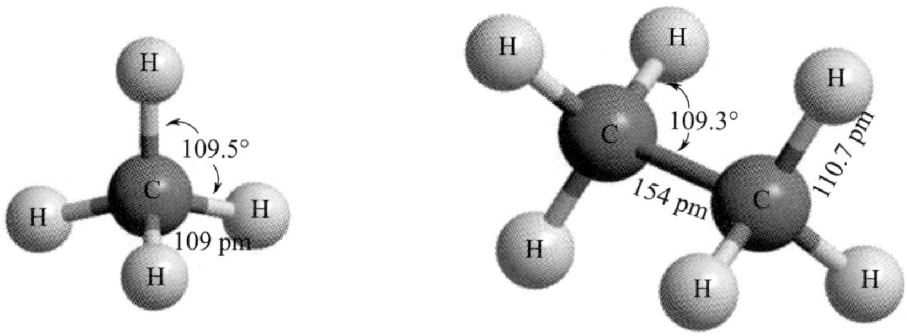

(a)　　(b)

图 2-1　甲烷(a)和乙烷(b)的球棍结构

甲烷是烷烃中最简单的分子，在甲烷分子中，碳原子的四个 sp^3 杂化轨道分别沿键轴方向与四个氢原子的 1s 轨道重叠成键，形成四个 C—H σ 键，呈正四面体排布，碳原子位于正四面体的中心，H—C—H 之间的夹角均为 109°28′(图 2-2)。乙烷分子中的两个碳原子之间以 sp^3 杂化轨道重叠形成 C—C σ 键，其余的杂化轨道分别和六个氢原子的 s 轨道重叠形成六个 C—H σ 键。

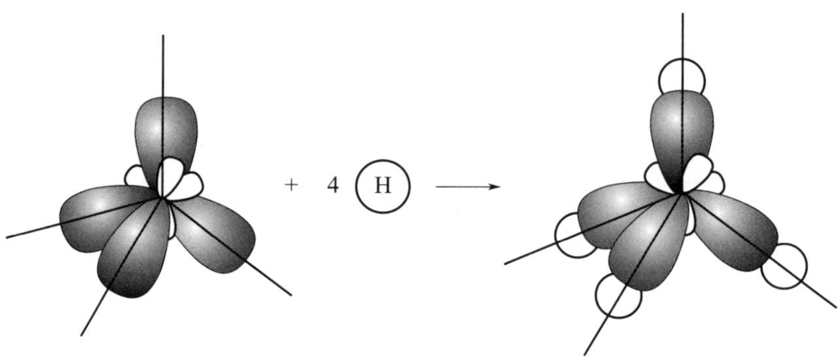

图 2-2　甲烷的成键过程

除甲烷外，其他烷烃的结构与乙烷相似。由于烷烃分子中的各个碳原子上所连的四个原子或原子团不尽相同，因此其键角稍有变化，但仍接近于 109°28′。因为这样的排布能量最低，体系最稳定。

二、烷烃的异构和命名

1. 烷烃的异构

(1)碳链异构

结构决定化学性质。因此，要了解有机物的特性和反应，通常要研究它们的结构。在研究烷烃的同系物时，发现随着碳原子数的逐渐增加，会出现同分异构(isomerism)现象。例如，分子式为 C_4H_{10} 的烷烃，碳原子的连接方式有两种可能，其构造式分别为：

	正丁烷	异丁烷
构造式	$CH_3CH_2CH_2CH_3$	$CH_3CH(CH_3)CH_3$
熔点/℃	−138	−160
沸点/℃	−0.5	−12

分子式为 C_5H_{12} 的烷烃，碳原子的连接方式则有三种可能，其构造式分别为：

	正戊烷	异戊烷	新戊烷
构造式	$CH_3CH_2CH_2CH_2CH_3$	$(CH_3)_2CHCH_2CH_3$	$(CH_3)_3CCH_3$
熔点/℃	−130	−160	−17
沸点/℃	36.1	28	9.5

像这样分子式相同，而结构不同的化合物互为同分异构体(isomer)，简称异构体。若分子式相同，由于碳链结构的不同而产生的异构体叫作碳链异构体。例如，正丁烷和异丁烷；正戊烷、异戊烷和新戊烷。这种异构现象是由于组成分子的原子或原子团连接次序不同引起的，所以属于构造异构。随着分子中碳原子数目的增加，同分异构体的数目会快速增加。烷烃中碳链结构的不同主要是由碳原子之间结合方式的不同引起的。烷烃中碳原子与碳原子之间可能有 4 种结合方式，因此把碳原子分为伯(primary，或 1 级以 1°表示)、仲(secondary，2 级，2°)、叔(tertiary，3 级，3°)、季(quaternary，4 级，4°)四类。

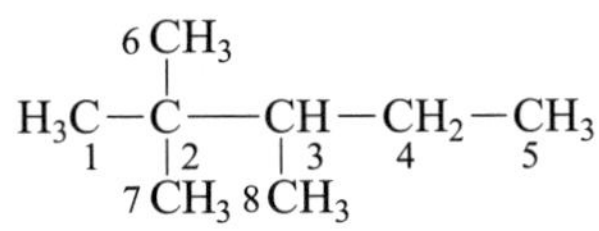

只与另外一个碳原子直接相连的碳，如上式中的 C-1、C-5、C-6、C-7、C-8 叫作伯碳原子；与另外两个碳原子直接相连的碳，如上式中的 C-4 叫作仲碳原子；与另外三个碳原子直接相连的碳，如上式中的 C-3 叫作叔碳原子；与另外四个碳原子直接相连的碳，如上式中的 C-2 叫作季碳原子。

连在伯、仲和叔碳原子上的氢，分别称为伯、仲和叔氢原子。不同类型的氢原子的反应活性不同。

(2)构象异构

有机物的分子中，以单键(σ 键)相连接的两个碳原子，通过沿 C—C 单键的旋转，可使这两个碳原子上的原子或原子团在空间有不同的排布方式。具有一定构型的分子，仅由于围绕单键旋转，使分子中各原子或原子团在空间产生的不同排布方式，称为构象(conformation)异构。每一种排布方式，就是有机分子在空间上的一种构象。构象异构属于立体异构(stereoisomerism)。

① 乙烷的构象　乙烷是含有 C—C 单键的最简单的化合物。当两个碳原子围绕 C—C 单键旋转时，两个碳原子上的两组氢原子之间可以相对处于不同的位置，出现无数的空间排布方式，每一种空间排布方式就是一种构象。

不同的构象可用透视式或纽曼投影式(Newman projection)表示。Ⅰ和Ⅱ是乙烷的两种典型的构象。

Ⅰ
Ⅱ

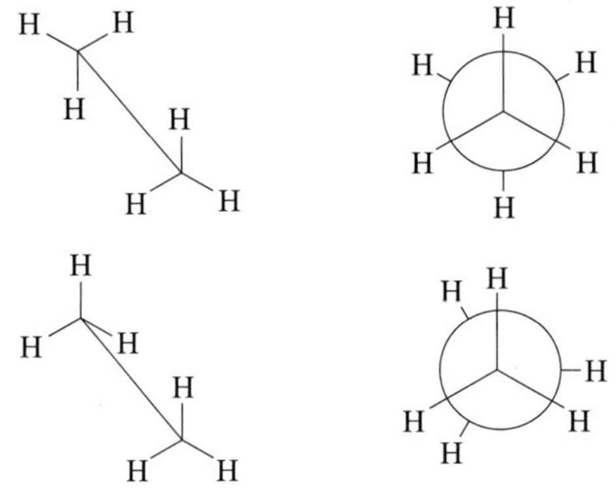

锯架式　　Newman式

纽曼投影式中，离观察者较远的碳原子用圆圈表示，它的三个 C—H 键用圆圈上的实线表示；离观察者较近的碳原子用圆心的点表示，它的三个 C—H 键则用与圆心相连的三条实线表示。

Ⅰ中两组氢原子处于交叉的位置，这种构象称交叉式(gauche form)。Ⅰ中两组氢原子彼此相距很远，C—H 键上的 σ 电子对的相互斥力最小，能量最低，因而稳定性最大，这种构象叫作优势构象。Ⅱ 中两组氢原子两两相对重叠，C—H 键上的 σ 电子对的相互斥力最大，这种构象叫重叠式(eclipsed form)。重叠式构象具有较高的内能，是一种相对不稳定的构象。

图 2-3 显示了随着 C—C 键的旋转乙烷分子内能发生变化的情况。由重叠式转变为交叉式，要放出 12.6 kJ·mol^{-1}的能量；由交叉式转变为重叠式必须吸收 12.6 kJ·mol^{-1}的能量。

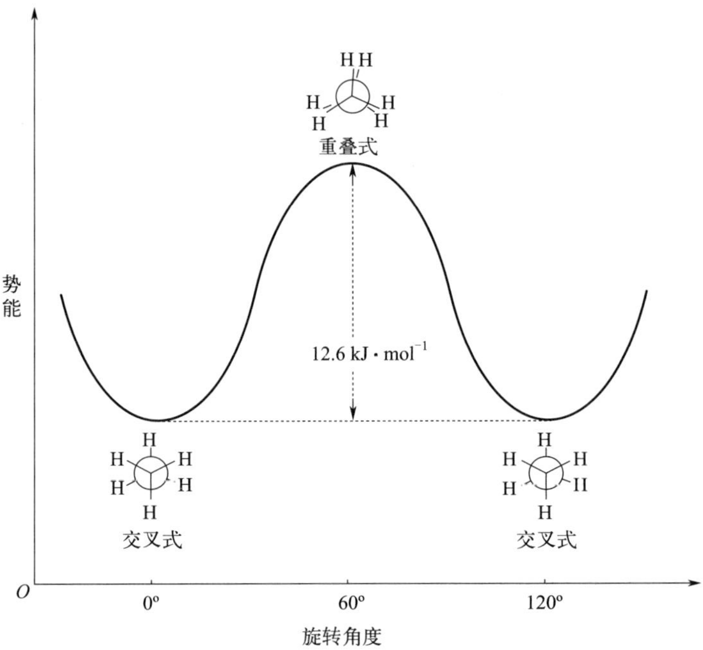

图 2-3　乙烷中 C—C 键旋转过程中的能量曲线

可见，围绕单键旋转不是绝对自由的。不过，由于这个能量差(能垒)很小，越过这个能垒并不困难。在常温下，分子间碰撞时的能量交换为 41.80～83.68 kJ·mol^{-1}，足以使 C—C 键“自由”旋转。所以，在室温时，乙烷分子是交叉式、重叠式以及介于它们两者之间的许多构象的平衡混合物，不容易分离。最稳定的交叉式是优势构象。

② 正丁烷的构象　正丁烷($CH_3—CH_2—CH_2—CH_3$)的构象要比乙烷复杂。当围绕正丁烷的 C-2 和 C-3 σ 单键旋转时，可以有全重叠式、邻位交叉式、部分重叠式和对位交叉式等不同的典型构象。它们的纽曼投影式表示如下：

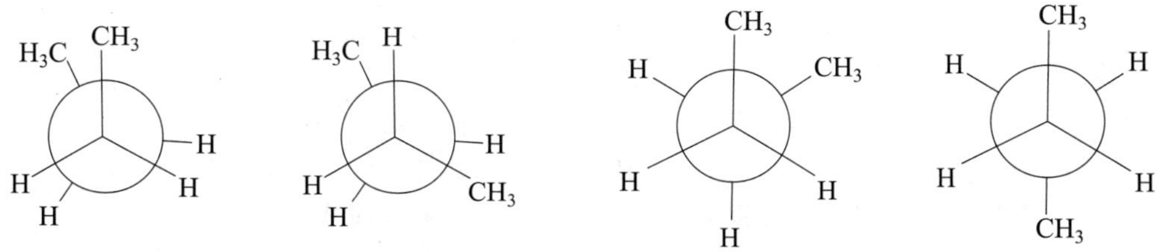

全重叠式　部分重叠式　邻位交叉式　对位交叉式

在正丁烷的构象中，对位交叉的两个甲基相距最远，相互斥力最弱，内能最低，是最稳定的构象。邻位交叉的两个甲基相距较近，所以稳定性稍差。部分重叠式的甲基和氢原子十分靠近，相互斥力较大，稳定性较邻位交叉式差。在全重叠式中，由于两个甲基处于十分靠近的位置，相互排斥作用最大，稳定性最差。因此，这几种构象的位能高低次序为：全重叠式＞部分重叠式＞邻位交叉式＞对位交叉式，其能量曲线如图 2-4 所示。

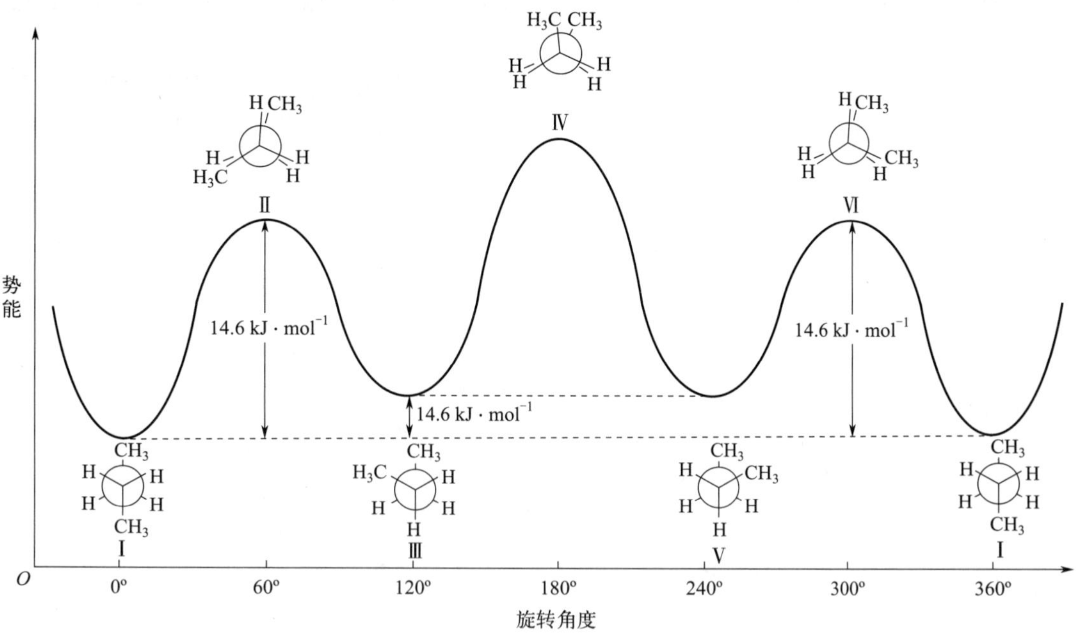

图 2-4　围绕正丁烷中 C-2 和 C-3 σ 单键旋转过程中的能量曲线

可见，对位交叉式是正丁烷的优势构象。应当特别注意，构象异构一般是多种异构体处于动态平衡体系，各构象异构体之间能量差(能垒)较小，不容易分离，故视为同种物质，而其他类型的异构体，一般能够分离。这些异构体在性质上有差别，尤其是生物活性差异更大，如顺丁-2-烯和反丁-2-烯。在链状化合物中，优势构象都是类似于正丁烷对位交叉式的构象，所以直链烷烃都呈锯齿状。但是，分子主要以其优势构象存在，并不意味着其他的构象式不存在，只是所占比例较少而已。

2. 烷烃的命名

烷烃的命名原则是各类有机化合物命名的基础。常用普通命名法（common nomenclature）和系统命名法（systematic nomenclature）两种方法。

（1）普通命名法

① 直链烷烃的命名　1～10 个碳原子的直链烷烃，分别用天干（甲、乙、丙、丁、戊、己、庚、辛、壬、癸）表示碳原子的个数，词尾加“烷”。10 个碳原子以上的烷烃用中文数字表示碳原子个数，按碳原子数叫“正某烷”。例如，甲烷（CH_4）、乙烷（C_2H_6）、丙烷（C_3H_8）……正十二烷（$C_{12}H_{26}$）、正二十烷（$C_{20}H_{42}$）等。

② 含侧链烷烃的命名　若在链的一端含有官能团 $CH_3-CH(CH_3)-$，且无其他侧链的烷烃，则按碳原子总数叫作异某烷。例如：

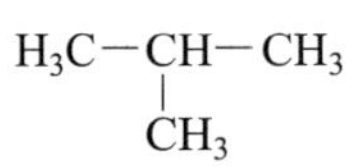
异丁烷

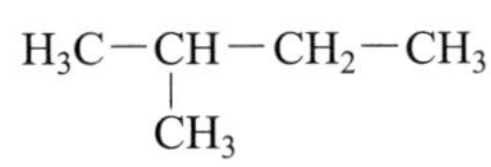
异戊烷

若具有 $CH_3-C(CH_3)_2-$ 且无其他侧链的含五个或六个碳原子的烷烃，分别命名为新戊烷及新己烷。

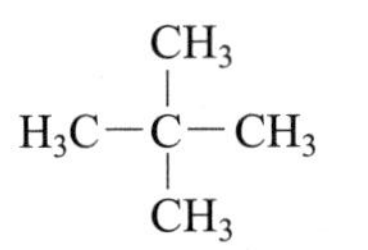
新戊烷

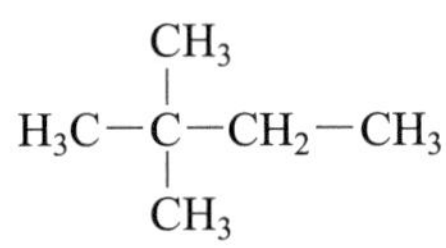
新己烷

（2）系统命名法

结构比较复杂烷烃的命名可采用系统命名法。

① 烷基　烃分子中去掉一个氢原子所剩下的原子团叫作烃基。脂肪烃去掉一个氢原子所剩下的原子团叫作脂肪烃基，通常用 R 表示。烷烃的基团叫作烷基（alkyl group）。烷基的命名根据烷烃而定。多于两个碳原子的烷烃，有可能衍生出多个不同的烷基，如表 2-1 所示。

表 2-1　烷烃与烷基

烷烃		烷基	
甲烷	CH_4	甲基（methyl，缩写 Me）	CH_3-
乙烷	C_2H_6	乙基（ethyl，缩写 Et）	CH_3CH_2-
丙烷	C_3H_8	丙基（*n*-propyl，缩写 *n*-Pr）	$CH_3CH_2CH_2-$
		异丙基（isopropyl，缩写 *i*-Pr）	$CH_3CH(CH_3)-$

续表

烷烃		烷基	
丁烷	C_4H_{10}	正丁基(*n*-butyl，缩写 *n*-Bu)	$CH_3CH_2CH_2CH_2-$
丁烷	C_4H_{10}	异丁基(isobutyl，缩写 *i*-Bu)	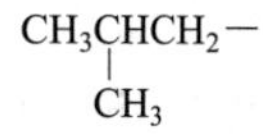
		仲丁基(*sec*-butyl，缩写 *s*-Bu)	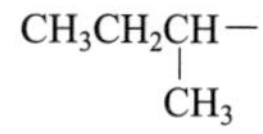
		叔丁基(*tert*-butyl，缩写 *t*-Bu)	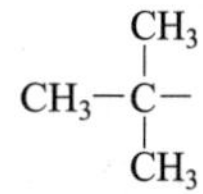

② 系统命名法　系统命名法是我国根据 IUPAC 的命名原则并结合汉字的特点而制定出来的，其要点是确定主链和取代基的位次。

ⅰ 主链选择：选择最长的连续碳链为主链，叫某烷。主链以外的侧链作为取代基。

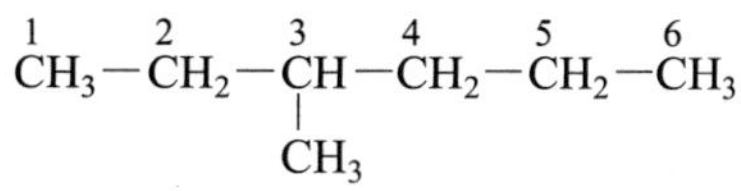

3-甲基己烷
3-methylhexane

ⅱ 主链编号：从靠近取代基的一端开始，对主链的各个碳原子采用“最低位次组”原则进行编号，以确保取代基的位次最低。例如：

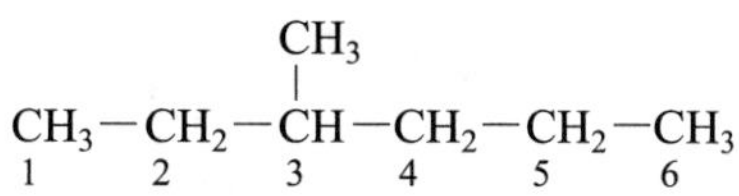

3-甲基己烷
3-methylhexane

如果主链两端相同距离处均有取代基时，则依次比较编号大小。例如下面的化合物，第一个取代基的编号均为 2，则继续比较第二个取代基的编号，选编号小的作为最终编号。

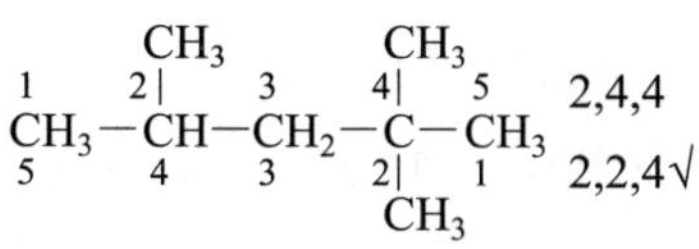

2,2,4-三甲基戊烷
2,2,4-trimethylpentane

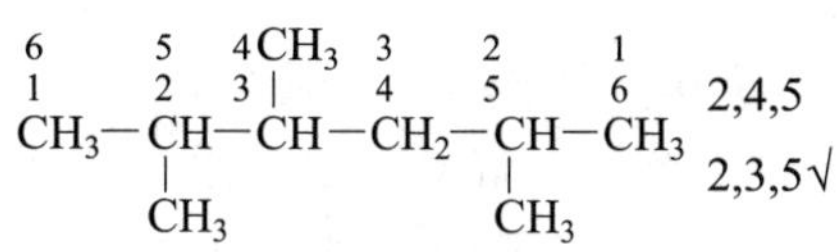

2,3,5-三甲基己烷
2,3,5-trimethylhexane

在符合“最低位次组”原则的前提下，还有不止一种编号选择时，则按照取代基英文名称首字母排列次序，靠前的优先给予较小编号。例如下列化合物：

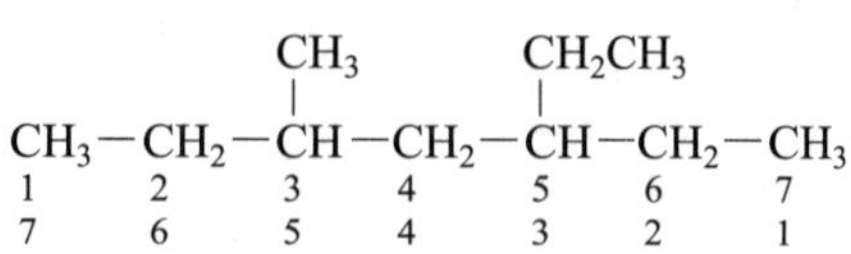

3-乙基-5-甲基庚烷
3-ethyl-5-methylheptane

ⅲ 书写名称：把取代基的位次编号与名称之间用短线相连，依次写在母体名称之前。若有多个取代基时，则按取代基英文名称首字母排列次序依次列出取代基名称。若主链上有相同取代基时，则将取代基合并，用二、三、四等中文数字表示相同取代基的个数。例如下列化合物：

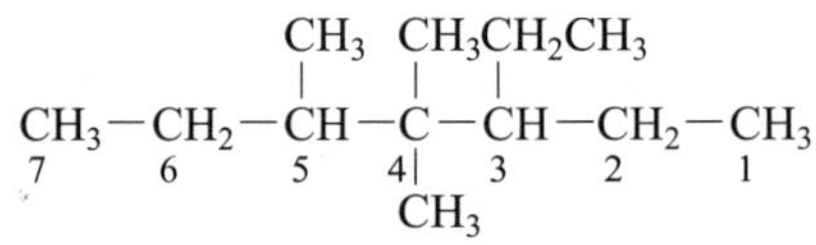

3-乙基-4,4,5-三甲基庚烷

3-ethyl-4,4,5-trimethylheptane

三、烷烃的物理性质

在有机化学中，物理性质(physical properties)通常是指它们的聚集状态、气味、熔点(m. p.)、沸点(b. p.)、密度(ρ)、折射率(n)、溶解度、偶极矩(μ)、比旋光度以及波谱数据等。有机化合物的物理性质不仅与分子组成有关，而且与分子结构有密切关系，纯的有机物在一定条件下都有恒定的物理常数。通过测定物理常数，可以鉴定有机化合物的纯度和分子结构。

1. 溶解度

一般来讲，烷烃都难溶于水和其他强极性溶剂，而容易溶于非极性或极性较小的苯、氯仿、四氯化碳、乙醚等有机溶剂。这是有机化学中“极性相似相溶”原理的一种表现。

2. 熔点、沸点和密度

不仅物态随着烷烃同系物分子量的增加而有明显的改变，其他一些物理性质如熔点、沸点、密度等也呈现出规律性的变化。如表 2-2 所示，熔点和沸点随着碳原子数目的增加而增高。

表 2-2　烷烃的物理常数

名称	熔点/℃	沸点/℃	相对密度(液态时)/$g\cdot cm^{-3}$
甲烷	−183	−164	0.4661
乙烷	−183	−89	0.5462
丙烷	−187	−42	0.5833
正丁烷	−138	−0.5	0.5788
正戊烷	−130	36	0.6262
正己烷	−95	69	0.6603
正庚烷	−91	98	0.6838
正辛烷	−57	126	0.7025

有侧链的烷烃，分子中的分支越多，沸点越低，5 个己烷异构体的沸点如表 2-3 所示。这是因为分子的侧链越多，分子越近于球形。这样表面积减小，分子间的作用力变弱，只需要较少的热能就能使分子汽化，所以沸点比较低。

表 2-3 5 个己烷异构体的沸点

名称	构造式	碳架形式	沸点/℃
正己烷	$CH_3CH_2CH_2CH_2CH_2CH_3$	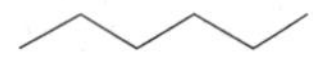	68.75
3-甲基戊烷	$CH_3CH_2CHCH_2CH_3$ | CH_3	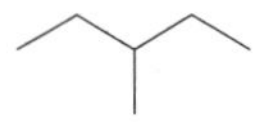	63.30
2-甲基戊烷(异己烷)	$CH_3CHCH_2CH_2CH_3$ | CH_3	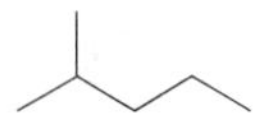	60.30
2,3-二甲基丁烷	$CH_3CH-CHCH_3$ | | CH_3 CH_3	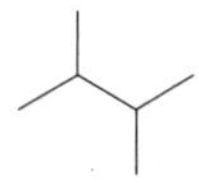	58.05
2,2-二甲基丁烷	CH_3 | $CH_3-C-CH_2CH_3$ | CH_3		49.70

烷烃的熔点变化不像沸点那样有规律，通常是随着分子量及分子的对称性增大而升高。分子越对称，它们在晶体中的排列越紧密，熔点就高。例如，正戊烷、异戊烷、新戊烷的熔点分别为−130 ℃、−160 ℃、−17 ℃。新戊烷的熔点最高。

烷烃的相对密度都小于 1，且随着分子量的增大而有所增加，最后接近于 0.8 左右。这也是由于分子间的作用力随着分子量的增加而增大，使分子间的距离相对减小，相对密度增大。

四、烷烃的化学性质

1. 稳定性

烷烃的分子中没有官能团。除甲烷只有 C—H σ 键外，所有烷烃分子中仅含 C—C σ 键及 C—H σ 键。例如：

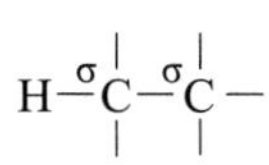

在 C—H 键中，由于碳原子和氢原子的电负性相差很小，σ 电子云几乎均匀地分布在两个原子核之间，所以烷烃中的 C—H 及 C—C 键是非极性键。在一般情况下，烷烃具有极大的化学稳定性，与强酸(如硫酸、盐酸)、强碱(如氢氧化钠、氢氧化钾)及常见的氧化剂(如高锰酸钾)或还原剂(如锌＋盐酸)都不发生化学反应。然而，在一定条件下，如高温、高压和催化剂存在下，烷烃也能进行一些反应。

2. 卤代反应

烷烃在光照、高温或在催化剂的作用下能发生共价键均裂的自由基反应。共价键均裂成自由基需要的能量称为共价键的解离能，解离能越大，共价键越牢固而不易断裂。

烷烃的氯代反应是一种自由基反应。反应过程中，反应物的共价键发生均裂，生成自由基。自由基的化学活性高，很不稳定，极容易与其他化合物分子发生反应，使其自身变成稳定的分子，又使其他化合物分子变为自由基，从而引起一连串反应(连锁反应)。例如，在甲烷的氯代反应中，氯分子在光照下，均裂为氯自由基：

$$Cl:Cl \xrightarrow{h\nu} 2Cl\cdot$$

反应由此开始，所以这个步骤叫作链的引发(chain initiation)。氯自由基很活泼，它夺取甲烷分子中的氢结合为氯化氢，产生甲基自由基。

$$Cl\cdot + CH_4 \longrightarrow HCl + \cdot CH_3$$

$\cdot CH_3$ 和 Cl_2 反应，夺得一个氯原子，生成稳定的 CH_3Cl，同时又有一个新 $\cdot Cl$ 产生。

$$\cdot CH_3 + Cl_2 \longrightarrow CH_3Cl + Cl\cdot$$

如此反应连锁发生：

$$Cl\cdot + CH_3Cl \longrightarrow HCl + \cdot CH_2Cl$$
$$\cdot CH_2Cl + Cl_2 \longrightarrow CH_2Cl_2 + Cl\cdot$$
$$Cl\cdot + CH_2Cl_2 \longrightarrow HCl + \cdot CHCl_2$$

……

这个过程叫作链的增长(chain propagation)。反应过程表明，只要在开始时有少量高能量的氯原子(自由基)，反应即会继续传递下去。最后由于自由基相互结合形成稳定的分子，反应终止。例如：

$$Cl\cdot + Cl\cdot \longrightarrow Cl_2$$
$$\cdot CH_3 + Cl\cdot \longrightarrow CH_3Cl$$
$$\cdot CH_3 + \cdot CH_3 \longrightarrow CH_3CH_3$$

上述过程叫作链的终止(chain termination)。这种类型的反应叫作链反应。

较高分子量的烷烃氯化时，伯、仲、叔碳原子上的氢在卤化时的活性不同。这可用各种C—H 键的解离能大小及自由基的稳定性以及碰撞概率等因素来解释。

丙烷和异丁烷分子中各种 C—H 键的解离能如下：

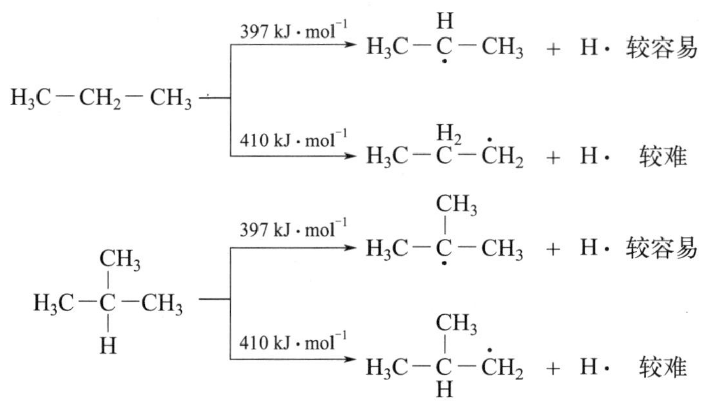

3°C—H 和 2°C—H 的解离能较 1°C—H 的解离能低，容易裂解，因此叔自由基和仲自由基容易生成。正因为形成叔自由基和仲自由基时所需要的能量较低，它们所含的内能也较低，即较稳定。所以，一般自由基的稳定性是 3°>2°>1°>$\cdot CH_3$，而且较稳定的自由基较容易生成。因此，从键的解离能和自由基的稳定性方面，都很好地解释了丙烷的两个一氯代物中，2-氯丙烷的收率较高的原因。

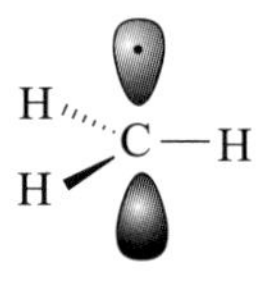

甲基自由基是最简单的自由基，其碳原子为 sp^2 杂化，三个 sp^2 杂化轨道与三个氢原子的 1s 轨道形成的三个 C—H σ 键处于同一平面，未成对的单电子处于未参与杂化的 p 轨道中且垂直于该平面。其他烷基自由基也具有类似甲基自由基的结构。

根据键的解离能和自由基的稳定性，在异丁烷的氯化反应中，应是 2-氯-2-甲基丙烷的收率高于 2-氯-1-甲基丙烷，但实际情况相反。这里还要考虑化学反应中两反应物分子间的碰撞概率因素。在异丁烷分子中有九个伯(1°)氢原子和一个叔(3°)氢原子，故氯原子撞击伯氢的概率比撞击叔氢的大。若只考虑概率因素，1-氯-2-甲基丙烷的收率应是 2-氯-2-甲基丙烷的 9 倍，但实际收率只约 2 倍，显然叔氢原子比伯氢原子更容易被氯原子取代。

第二节 ▶ 环烷烃

性质与饱和烷烃(链烃)类似，结构上碳原子以单键首尾连接成环的烃类化合物称为环烷烃(cycloalkane)。环烷烃属于脂环烃的一种。脂环烃及其衍生物广泛存在于自然界中，例如植物挥发油(精油)中的萜类化合物，石油中含有的环戊烷、环己烷衍生物以及动物体内具有重要生理功能的甾族化合物都是脂环烃的衍生物。

一、环烷烃的结构和稳定性

环烷烃中的碳原子是 sp^3 杂化，根据杂化轨道理论，sp^3 杂化碳原子沿键轴方向重叠成键时，要求键角应为 109°28′。但在环丙烷中，碳原子在一个平面上，按几何学的要求，碳原子之间的夹角应该是 60°，因此环丙烷中的 sp^3 杂化轨道不能沿键轴在两原子核连线的方向上达到最大程度的重叠，而形成了一个弯曲的键，使整个分子像拉紧的弓一样，如图 2-5 所示。所以，环丙烷分子内存在一种达到最大重叠的倾向，这种倾向就叫作“张力”。因此环丙烷的内能较高，环不稳定，易开环，以便恢复正常键角。

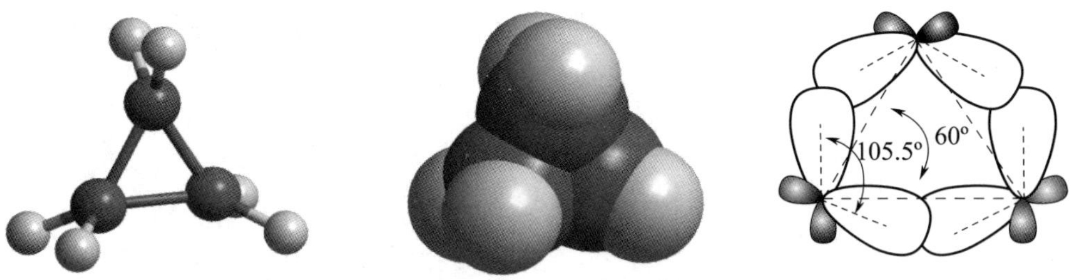

图 2-5 环丙烷的分子模型及其分子结构中的“弯曲键”

环丁烷的情况与环丙烷相似，分子中也存在着张力，但比环丙烷要稳定。

C_4 及 C_4 以上的环烷烃，环上的碳原子并不都在同一平面上，其 C—C—C 键角为 109°28′左右。例如，环戊烷中组成环的五个碳中只有四个碳原子处在同一个平面上，另一个碳是在平面外。这样的结构处于不断地翻动中，处于平面外的碳沿着环迅速地变换，因而环戊烷是一个有一只角向上的近平面结构。

环烷烃稳定性的排列顺序是：环己烷＞环戊烷＞环丁烷＞环丙烷。随着成环碳原子数目的增加，中环环烷烃表现出一定的张力，到十二碳环以上的大环环烷烃便趋近环己烷的稳定性。

二、环烷烃的分类和命名

根据所含碳环的数目可以把环烷烃分为单环、双环和多环环烷烃。

环烷烃中只有一个碳环的称为单环烷烃，它的通式为 C_nH_{2n}，比相应的开链烷烃少两个氢原子，与烯烃互为同分异构体。单环烷烃可分为大环(环上的碳原子数≥12)、中环(含 8～11 个碳原子)、普通环(含 5～7 个碳原子)和小环(含 3～4 个碳原子)几类。到目前为止，已知的大环有三十碳环，小环有三碳环，最常见的是五碳环(环戊烷)和六碳环(环己烷)。

双环和多环环烷烃中，两环共用一个碳原子的环烷烃称为螺环烷烃(spiro cycloalkane)，共用碳原子称为螺原子，含一个螺原子的称为单螺环烷烃。两环间共用两个或两个以上碳原子的环烷烃称为桥环烷烃(bridge cycloalkane)，共用碳原子称为桥头碳原子。

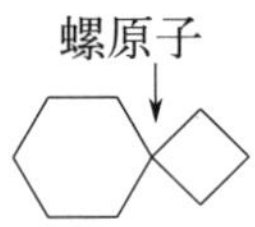

螺环化合物

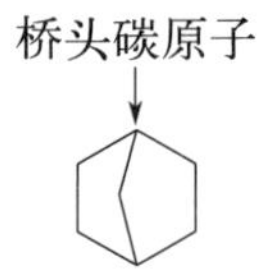

桥环化合物

单环烷烃的命名与烷烃相似，根据组成环的碳原子数称为“某烷”，并在某烷前面冠以“环”字，叫环某烷。例如：

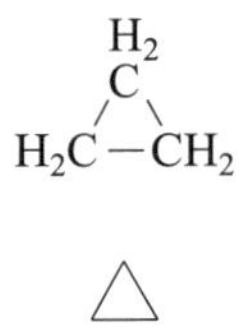
环丙烷
cyclopropane

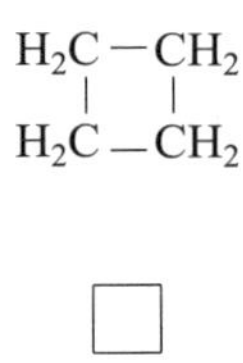
环丁烷
cyclobutane

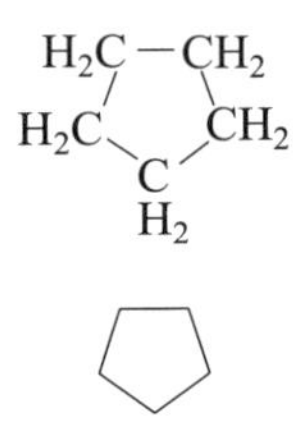
环戊烷
cyclopentane

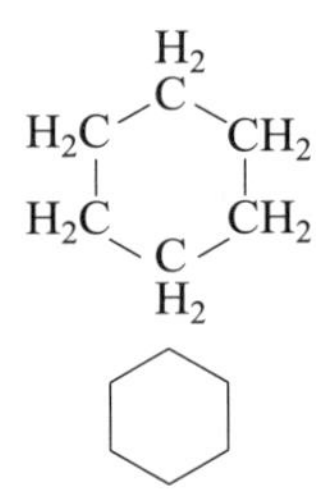
环己烷
cyclohexane

环上有取代基时，无论取代基有多长均以环为母体。当有两个环时，优先选择大环为母体。环上有多个取代基时，按照“最低位次组”原则进行编号。例如：

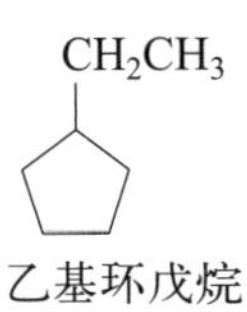
乙基环戊烷
ethylcyclopentane

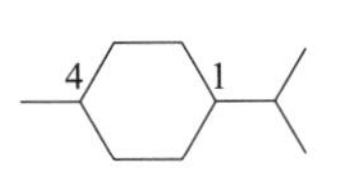
1-异丙基-4-甲基环己烷
1-isopropyl-4-methylcyclohexane

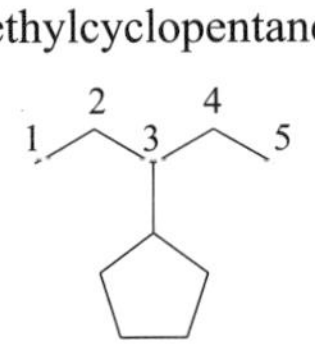
戊-3-基环戊烷
pentan-3-ylcyclopentane

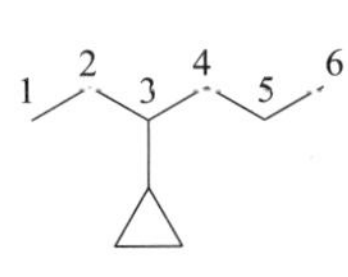
己-3-基环丙烷
hexan-3-ylcyclopropane

三、环烷烃的构象

1. 环己烷的构象

环己烷的六个成环碳原子不共平面，C—C—C 键角保持正常键角 109°28′。通过键的扭动可以得到椅式构象(chair conformation)和船式构象(boat conformation)两种不同构象，见图 2-6。

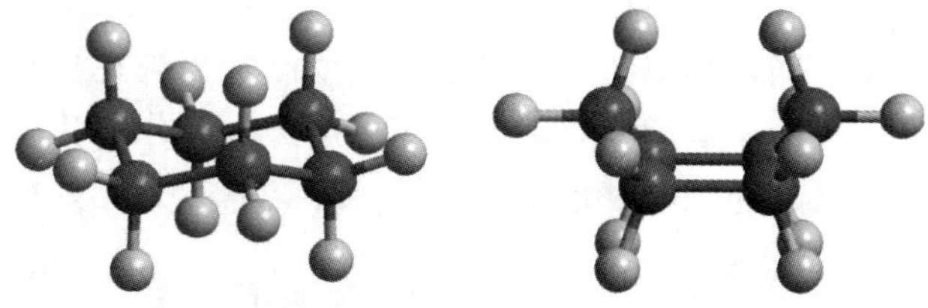

(a) 椅式构象　　(b) 船式构象

图 2-6　环己烷的椅式和船式构象

在环己烷的构象中，最稳定的构象是椅式构象。在椅式构象中，所有键角都接近正四面体键角，所有相邻两个碳原子上所连的氢原子都处于交叉式构象。环己烷椅式构象及其纽曼投影式见图 2-7 所示。

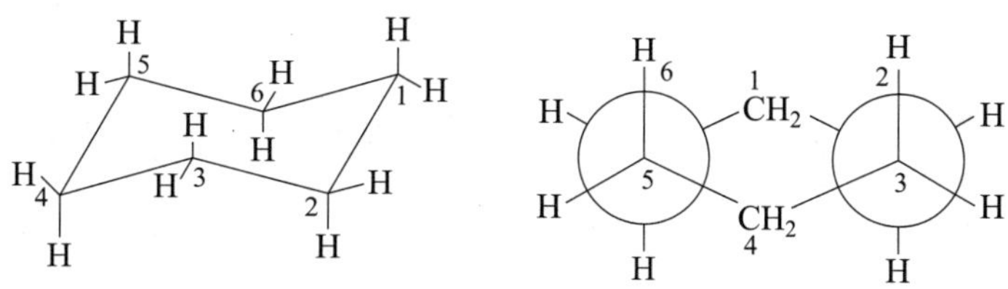

图 2-7　环己烷的椅式构象及其纽曼投影式

环己烷的船式构象比椅式构象能量高。因为构象中 C-2 与 C-3、C-5 与 C-6 存在着全重叠式构象，氢原子之间斥力比较大。另外船式构象中 C-1 与 C-4 船头的两个氢原子相距较近，约 0.183 nm，小于它们的范德华半径，所以斥力较大，造成船式能量升高，环己烷的船式构象及其纽曼投影式，见图 2-8 所示。

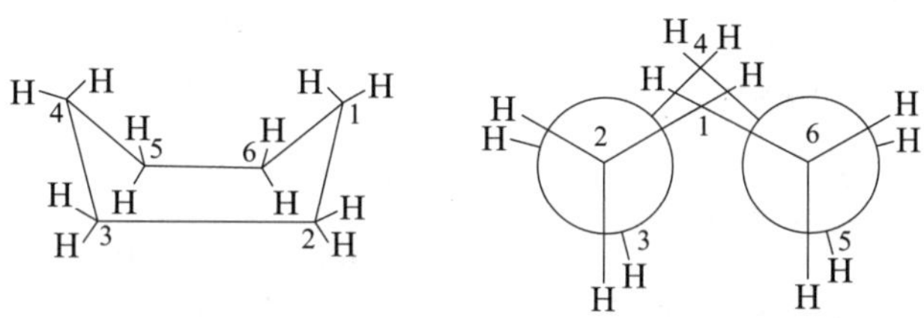

图 2-8　环己烷的船式构象及其纽曼投影式

环己烷的船式构象比椅式构象能量高 29.7 $kJ \cdot mol^{-1}$，虽然它们可以相互转变处于动态平衡，但在室温条件下 99.9% 的环己烷以椅式构象存在，所以椅式构象是环己烷的优势构象。

在环己烷的椅式构象中，六个碳原子在空间分布于两个平面上，C-1、C-3、C-5 在同一平面上，C-2、C-4、C-6 在另一平面上。这样，环己烷中的十二个碳氢键可以分为两种类型，其中六个是垂直于平面而与对称轴平行的，叫直立键或 a 键(axial bond)，三个向上，三个向下，交替排列；另外六个则向外斜伸，称为平伏键或 e 键(equatorial bond)，三个向上斜伸，三个向下斜伸，与对称轴成 109°28′的夹角，如图 2-9 所示。

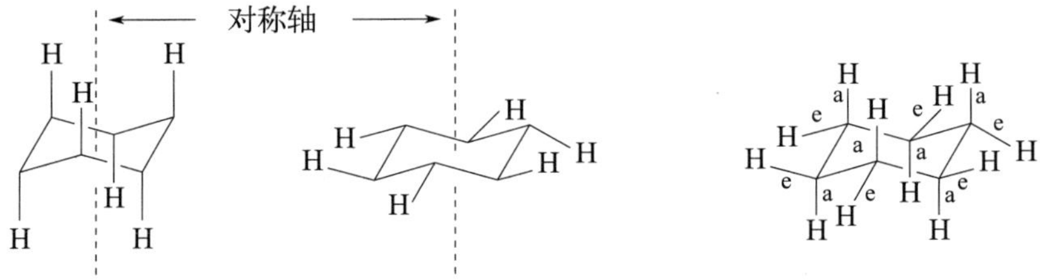

图 2-9　环己烷椅式构象中的 a 键和 e 键

在环己烷分子中，每个碳原子都有一个 a 键和一个 e 键。两个环己烷椅式构象相互转变时，a 键和 e 键也同时转变，即 a 键变为 e 键，e 键变为 a 键，见图 2-10 所示。

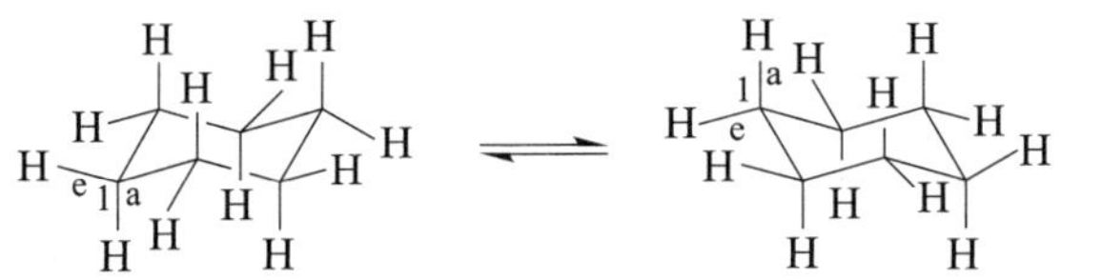

图 2-10　环己烷椅式构象互变

2. 取代环己烷的构象

环己烷的一元取代物有两种可能构象，取代 a 键或是取代 e 键，一般取代 e 键比较稳定。这是因为 e 键上的取代基与环上同侧的两个 a 键上的氢原子距离较远，斥力较小，较为稳定。例如，甲基环己烷的构象如图 2-11 所示。

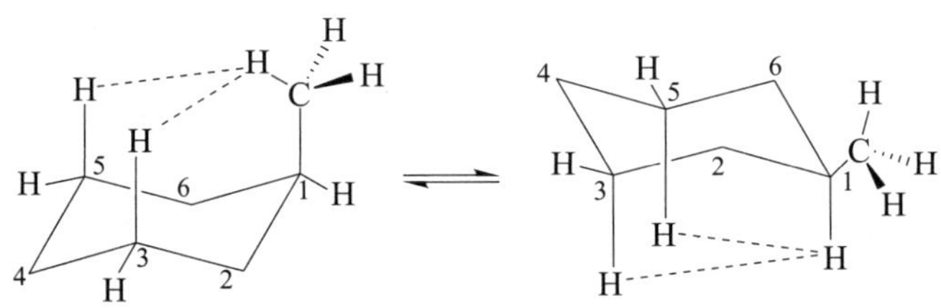

图 2-11　甲基环己烷的优势构象

随着取代基团的增大，这种以 e 键取代的构象为主的趋势也越大，如叔丁基环己烷，叔丁基几乎全部以 e 键形式与环相连。叔丁基环己烷的优势构象如图 2-12 所示。

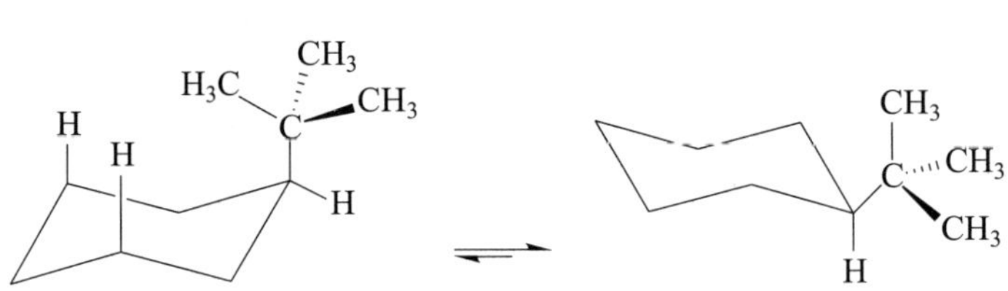

图 2-12　叔丁基环己烷的优势构象

当环己烷分子中有两个或两个以上氢原子被取代时，在进行构象分析时，还要考虑构型顺反问题。但就能量而言，取代基连在 e 键上总是能量最低。二元取代物有反-1，2-、顺-1，3-和反-1，4- 三种，都是 e，e 取代，具有稳定构象的顺、反异构体。二甲基环己烷各种异构体的优势构象如图 2-13 所示。

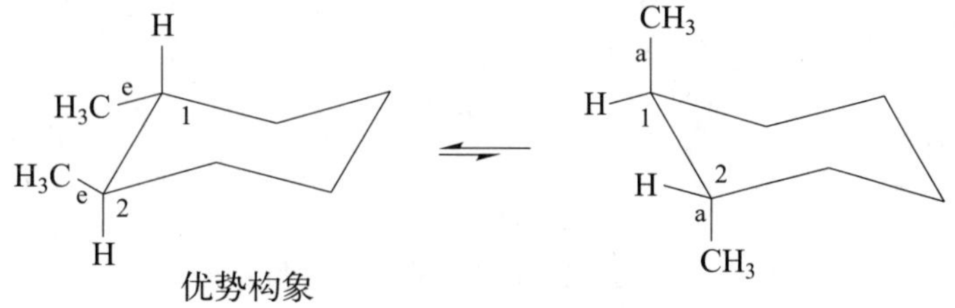

反-1,2-二甲基环己烷

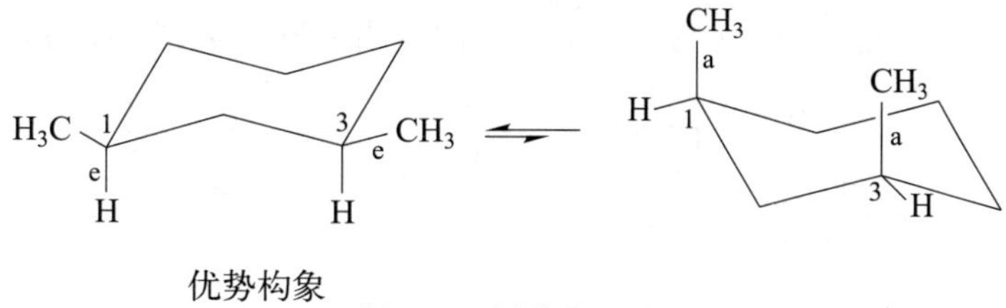

顺-1,3-二甲基环己烷

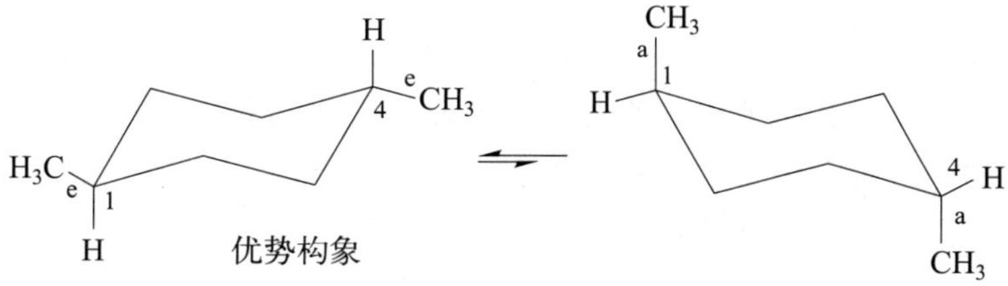

反-1,4-二甲基环己烷

图 2-13 二甲基环己烷各种异构体的优势构象

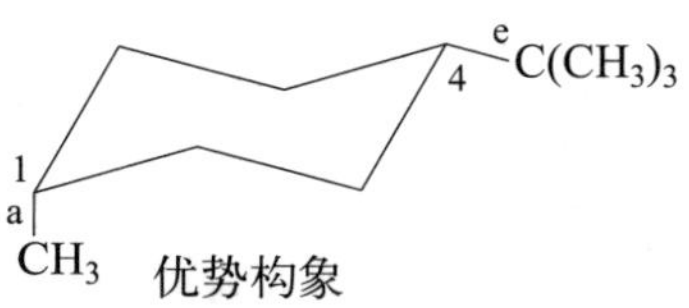

图 2-14 顺-1-甲基-4-叔丁基环己烷的优势构象

根据构象分析得知，当环上有不同取代基时，基团最大的取代基连在 e 键上最稳定，这种构象属于优势构象。对多取代基的环己烷，e 键上连的取代基越多越稳定，所以 e 键上取代基最多的构象是它的优势构象。如顺-1-甲基-4-叔丁基环己烷(图 2-14)，以叔丁基在 e 键，甲基在 a 键的构象为优势构象。

在药物分子结构中环己烷的构象不同，其生理活性也不同。例如：从植物萝芙木中提取的生物碱利血平是一种降压药。异利血平是利血平的异构体，与利血平在结构上的差异，仅在于将利血平分子中的一个六元环从椅式构象变为船式构象，由此导致异利血平失去药效。又如促凝血药凝血酸的反式异构体有较好的止血效果，而顺式异构体的药效却很差。

环己烷和取代环己烷的构象稳定性有如下规律：

① 椅式构象比船式构象稳定；

② 环己烷的一元取代物中，以 e 键取代物最稳定；在多元取代物中，以 e 键取代多的构象较稳定；

③ 环上有不同取代基时，大的取代基结合在 e 键上的构象最稳定。

3. 十氢萘的构象

十氢萘可以看成是萘的加氢产物，其环的编号与萘相似，稠合边定为 C-9 和 C-10，见图 2-15。

十氢萘的一个环可以看作是另一个环的邻位二取代物，顺式十氢萘为 ea 型的二取代物，而反式十氢萘为 ee 型的二取代物。所以，反式十氢萘结构比较平展，能量较低，较稳定。为了书写方便，十氢萘也常用平面式表示(如图 2-16)。

顺式十氢萘是沸点 194 ℃的液体，反式十氢萘是沸点 185 ℃的液体。

十氢萘的构象可以看作是两个环己烷椅式构象并合而成。由于两环相互稠合在一起，化学键不能自由旋转，故可产生顺反异构现象。两环稠合碳原子上的氢处于同侧的叫顺式十氢萘，处于异侧的叫反式十氢萘。电子衍射证明，十氢萘的两个环都以椅式存在，它有两种异构体，如图 2-17 所示。

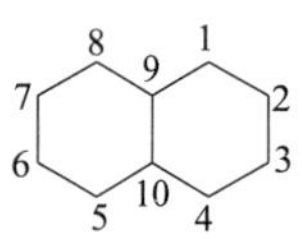

图 2-15 十氢萘的结构和编号

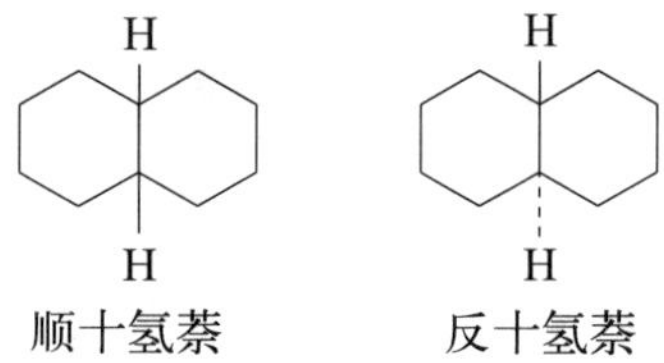

图 2-16 顺十氢萘和反十氢萘的结构

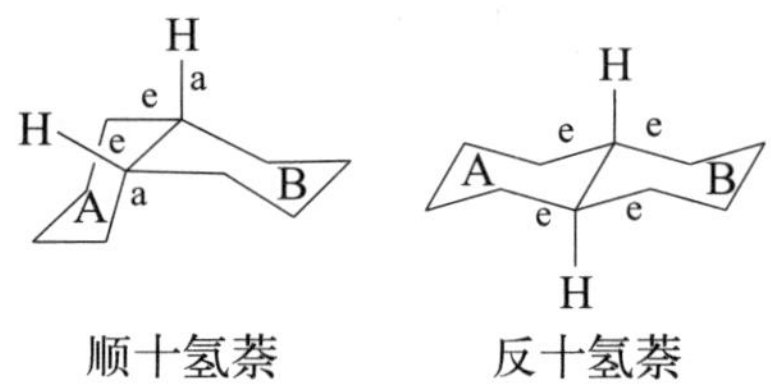

图 2-17 十氢萘的构象

四、环烷烃的性质

1. 物理性质

环烷烃的熔点、沸点和相对密度都比含同数碳原子的烷烃高(表 2-4)。在脂环烃中，小环(C_3～C_4)为气态，如环丙烷和环丁烷在常温下是气体；常见环(C_5～C_6)为液态，如环戊烷是液体；中环(C_7～C_{12})及大环(＞C_{12})为固态。

表 2-4 一些环烷烃及烷烃的物理常数

名称	熔点/℃	沸点/℃	相对密度(液态时)/$g \cdot cm^{-3}$
环丙烷	−128	−33	0.7200
丙烷	−187	−42	0.5833
环丁烷	−90	12.5	0.7030
正丁烷	−138	−0.5	0.5788
环戊烷	−94	49	0.7457
正戊烷	−130	36	0.6262
环己烷	6.5	81	0.7786
正己烷	−95	69	0.6603

2. 化学性质

从饱和键、不饱和键等化学键的角度来分析，环烷烃与烷烃相似，环烯烃和环炔烃分别与烯烃和炔烃相似。但是，由于脂环烃具有环状结构，它仍与烷烃有不同之处，特别是小环烃表现出一些特殊的化学性质。这主要表现在环的稳定性上，小环较不稳定，大环则较稳定，五元环和六元环最稳定。

(1)氢化反应

环烷烃可进行催化氢化反应，两端碳原子与氢原子结合而生成链状的烷烃。

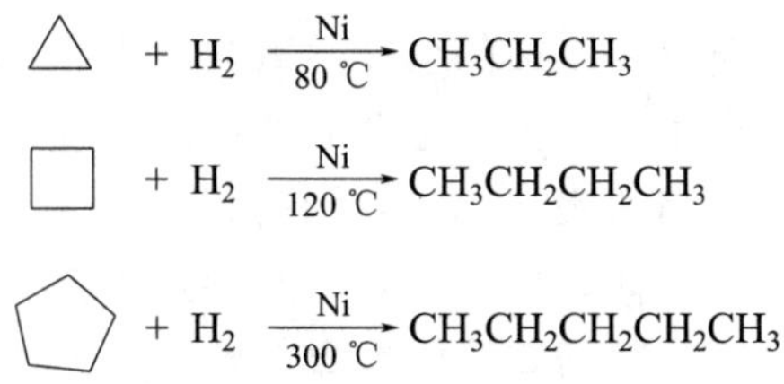

在氢化过程中，由于环烷烃环的大小不同，反应的难易程度也不一样。例如，在催化剂 Ni 的作用下，环丙烷在 80 ℃时即可氢化生成丙烷；环丁烷在 120 ℃时生成丁烷；而环戊烷则在 300 ℃时才能生成戊烷。

(2)卤化反应

环丙烷在常温下，环丁烷在加热时分别与氯或溴发生加成反应，分别开环得 1,3-和 1,4-二卤代烷。

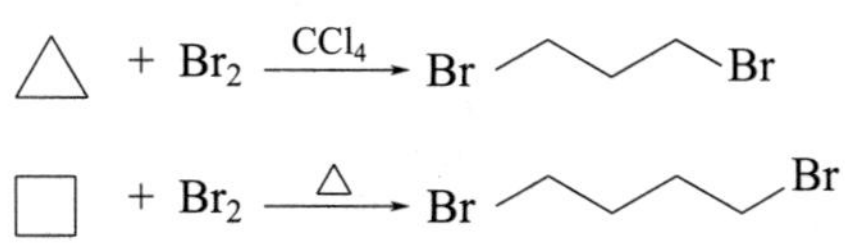

环戊烷及更高级的环烷烃与卤素不发生加成反应，但能进行自由基取代反应。例如：

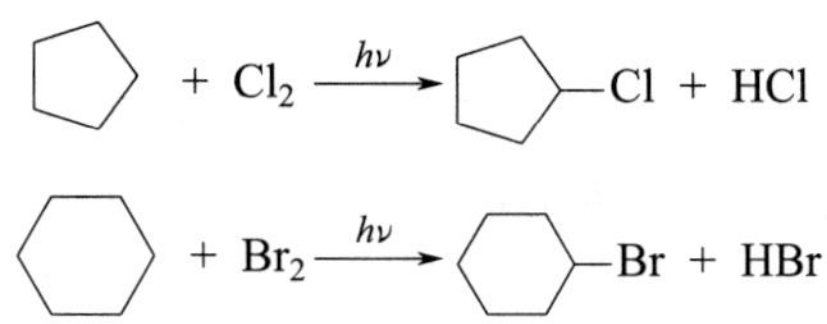

(3)加氢卤酸

环丙烷在常温时与卤化氢发生加成反应得卤代丙烷。环上有烷基取代的环丙烷衍生物与卤化氢的加成符合马氏规则。

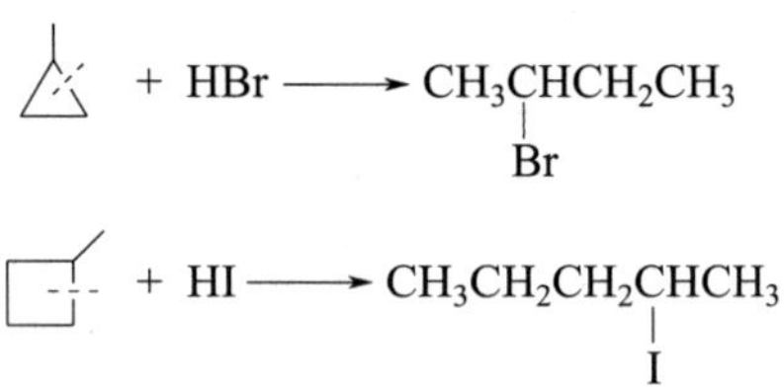

常温时，环丁烷、环戊烷及更高级的环烷烃与卤化氢不起反应。用强氧化剂在加热条件下与环烷烃作用时，则环断裂，生成二元羧酸。例如：

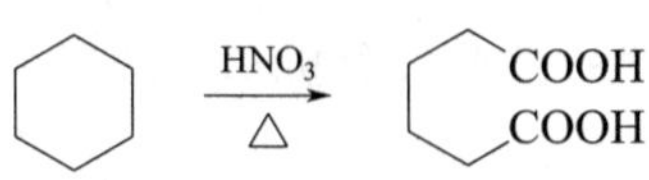

习题

1. 指出下面化合物中各碳原子属于哪一类型(伯、仲、叔、季)。

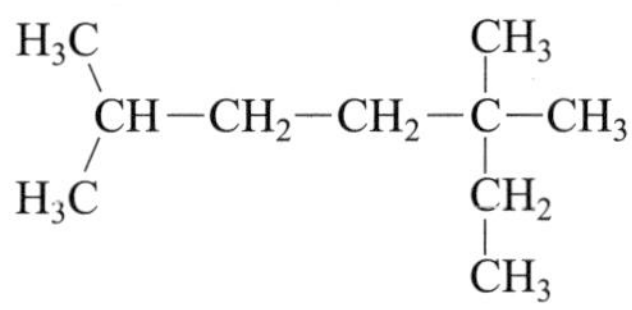

2. 命名下列化合物。

(1) $(CH_3)_2CHCH_2CH_3$　　(2) 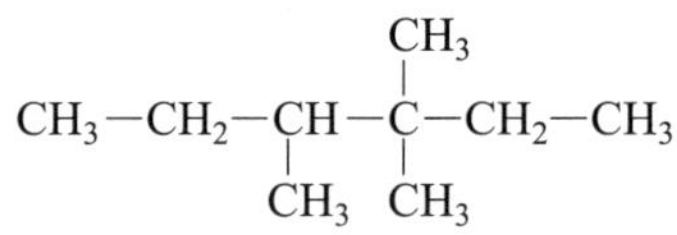

(3) 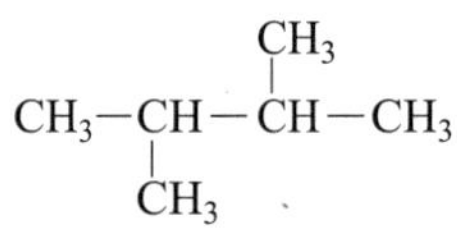　　(4) 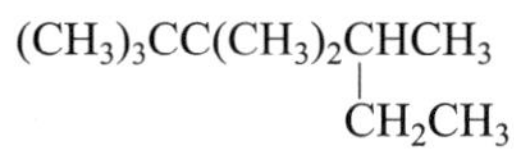

(5) 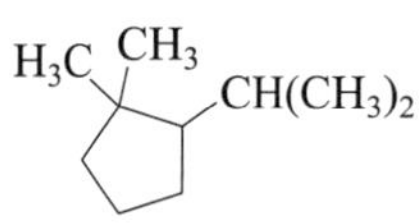　　(6) 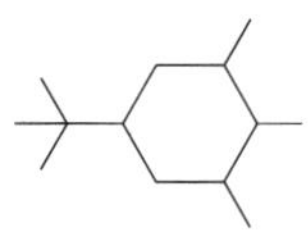

3. 写出下列烷烃或烷基的构造式。

(1) 2,3-二甲基戊烷　　(2) 3-乙基-2-甲基戊烷

(3) 4-乙基-2,3-二甲基己烷　　(4) 新戊基

(5) 4-异丙基十一烷　　(6) 2,3,4-三甲基癸烷

(7) 环戊基甲基　　(8) 1,2-二甲基环己烷

4. 下列各式中，哪几个是同一化合物？

(1) 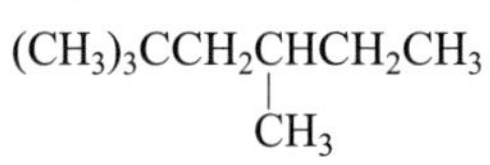　　(2) 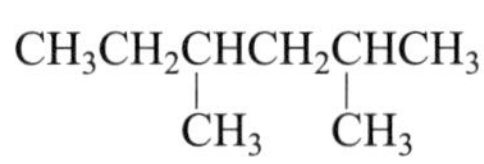

(3) 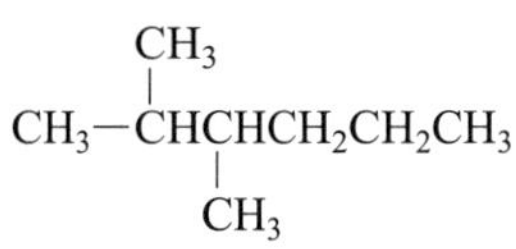　　(4) 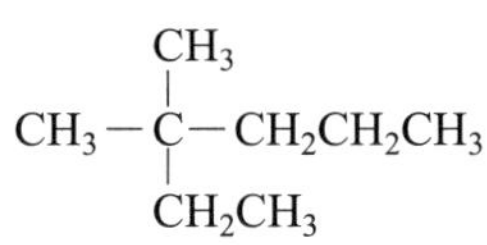

(5) 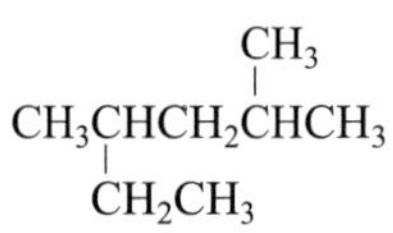

5. 下列各化合物的命名如有错误，请改正。

(1) 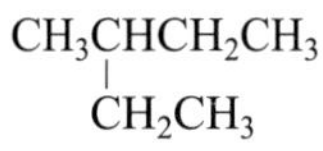
2-乙基丁烷

(2) 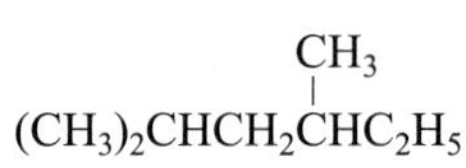
2,4-二甲基己烷

(3) 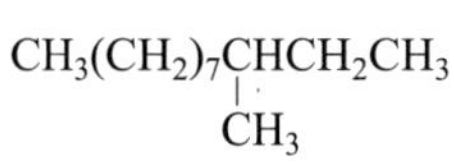
3-甲基十二烷

(4) $CH_3CH_2CH_2C(CH_3)_2(CH_2)_3CH_3$
4-二甲基辛烷

(5) $(CH_3)_3CCH_2\underset{\displaystyle CH_3}{\underset{|}{C}}HCH_2CH_3$

1,1,1-三甲基-3-甲基戊烷

(6) $CH_3CH_2\underset{\displaystyle CH_3}{\underset{|}{C}}HC(CH_3)_3$

2,2,3-三甲基戊烷

6. 下列各反应的主要产物是什么？写出其构造式(简写式)及名称。

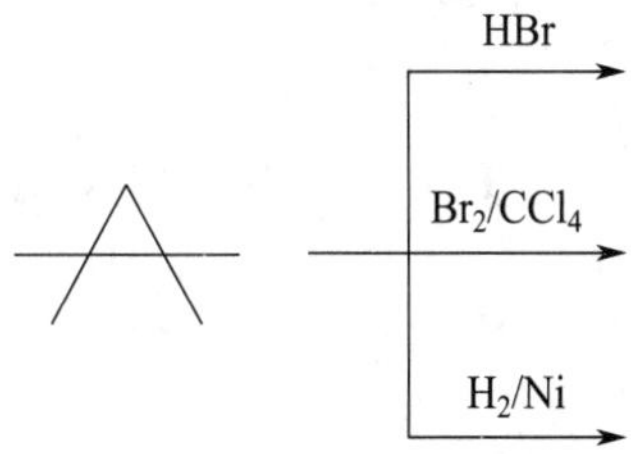

7. 写出下列化合物的构象异构体，并指出较稳定的构象。

(1) 异丙基环己烷　　(2) 1-氯环己烷

8. 将下列自由基按稳定性从大到小的次序排列。

(1) $CH_3\underset{\displaystyle CH_3}{\underset{|}{C}}HCH_2\dot{C}H_2$

(2) $CH_3\underset{\displaystyle CH_3}{\underset{|}{\dot{C}}}CH_2CH_3$

(3) $CH_3\underset{\displaystyle CH_3}{\underset{|}{C}}H\dot{C}HCH_3$

(4) $\dot{C}H_3$

第三章 烯烃和炔烃

烯烃(alkene)和炔烃(alkyne)均属于不饱和烃类化合物，其中烯烃分子中含有碳碳双键(C=C)，炔烃分子中含碳碳叁键(C≡C)，这两类化学键中的碳原子均未达到饱和成键状态，称为不饱和键。由于这两类不饱和键的存在，使得烯烃和炔烃的化学性质比烷烃要活泼得多。这两类不饱和化合物在化学工业、生命科学以及制药行业中都具有十分重要的地位。在医药领域，碳碳双键是许多药物药效团的核心，其化学反应性直接关系到药物的合成、代谢及其与生物靶点的相互作用模式。

本章将重点讨论烯烃和炔烃中碳碳双键和碳碳叁键的形成和结构特点；主要化学性质——亲电加成反应及其反应机理；电子效应对亲电加成反应的影响等。

第一节 ▶ 烯烃

一、结构与分类

烯烃是分子中含有碳碳双键(C=C)的烃类化合物。含有一个碳碳双键的开链烯烃比相同碳原子数的烷烃少两个氢原子，通式为 C_nH_{2n}。

乙烯($H_2C{=}CH_2$)是最简单的烯烃。结构研究表明，乙烯分子中的所有原子均在同一平面上，其结构如图 3-1(a) 所示。乙烯的键长与键角见图 3-1(b)。杂化轨道理论认为，双键碳原子为 sp^2 杂化，两个碳原子各以一个 sp^2 杂化轨道轴向重叠形成碳碳 σ 键，并各以两个 sp^2 杂化轨道与两个氢原子的 1s 轨道重叠形成碳氢 σ 键；与此同时，两个碳原子上还各有一个未参与杂化的 p 轨道，这两个 p 轨道垂直于 sp^2 杂化轨道所在的平面，彼此侧面重叠形成另外一种共价键，这种由 p 轨道侧面重叠形成的共价键称为 π 键[图 3-1(c)]，故碳碳双键是由一个 σ 键和一个 π 键组成的。π 键垂直于 σ 键所在的平面，其 π 电子云分布在平面上方和下方。

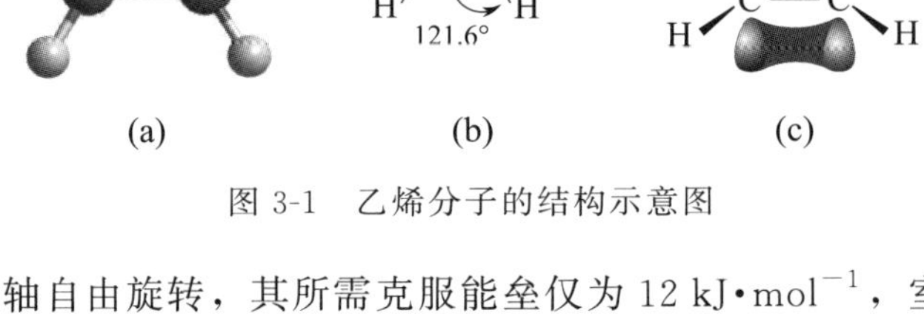

(a) (b) (c)

图 3-1 乙烯分子的结构示意图

σ 键可以围绕键轴自由旋转，其所需克服能垒仅为 12 kJ·mol^{-1}，室温足以克服此能量。如果围绕碳碳双键的键轴旋转，则会造成 π 键断裂。因此，在室温下围绕碳碳双键旋转受阻。π 键不能自由旋转，这是烯烃产生顺反异构体的根本原因。

根据分子中含有的 C═C 的数目，烯烃可以分为单烯烃（含一个 C═C，简称为烯烃）、二烯烃（含两个 C═C）和多烯烃（含两个以上 C═C）。

二烯烃分子中的两个 C═C 的位置和它们的性质密切相关。根据两个 C═C 的相对位置，可将二烯烃分为三类：孤立二烯烃、共轭二烯烃和累积二烯烃，其中以共轭二烯烃最为重要。

① 孤立二烯烃

两个 C═C 被两个或两个以上的单键隔开，即含有“C═C—(C)$_n$—C═C($n\geqslant1$)”结构的二烯烃，如戊-1,4-二烯（$H_2C═CH—CH_2—CH═CH_2$）。

② 共轭二烯烃

两个 C═C 间有一个单键，即含有“C═C—C═C”结构体系（单、双键交替的共轭体系）的二烯烃，如丁-1,3-二烯（$H_2C═CH—CH═CH_2$）。

③ 累积二烯烃

两个 C═C 与同一个碳原子相连，即含有“C═C═C”结构体系的二烯烃，如丁-1,2-二烯（$H_2C═C═CH—CH_3$）。

二、命名和异构现象

1. 命名

烯烃系统命名法的关键是选择主链和确定编号。主要遵循如下规则：

① 选择最长的碳链作为主链，当 C═C 作为主链的一部分时，根据主链碳原子的数目命名为“某烯”；从靠近双键的一端开始编号，使双键碳原子的编号尽可能最小，将双键中编号较小的碳原子的序号写在“某烯”的“烯”字前面，以表示双键在碳链中的位置。取代基名称、数目和位置表示方法与烷烃类似。例如：

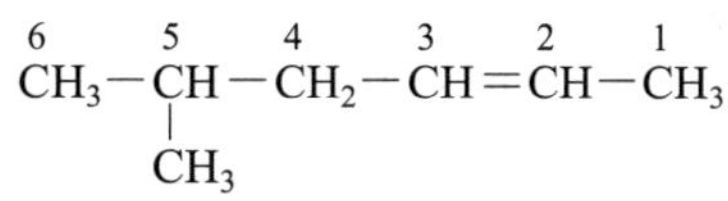

5-甲基己-2-烯

5-methylhex-2-ene

② 如双键在主链的中央，则从靠近取代基的一端开始编号。例如：

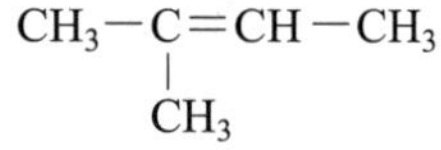

2-甲基丁-2-烯

2-methylbut-2-ene

③ 烯烃主链碳原子数在十个以上时，用中文数字表示主链碳数并在其后加上“碳烯”，将双键中编号较小的碳原子的序号写在“某碳烯”的“烯”字前面，例如：

$$CH_3—(CH_2)_{13}—CH═CH_2$$

十六碳-1-烯

hexadec-1-ene

④ 如果最长的碳链不包括 C═C，则将烯烃部分作为取代基。例如：

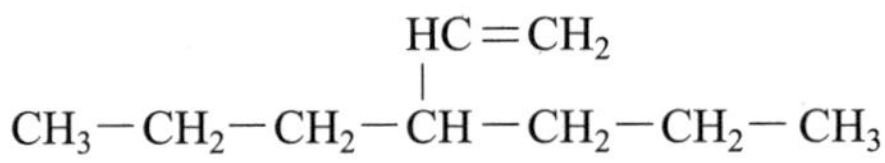

4-乙烯基庚烷
4-vinylheptane

烯烃分子中去掉一个氢原子生成的基团叫作烯基。常见的烯基如下：

$CH_2=CH-$	$CH_3-CH=CH-$	$CH_2=CH-CH_2-$	$CH_2=CH-CH_2-CH_2-$
乙烯基	丙烯基(丙-1-烯基)	烯丙基(丙-2-烯基)	丁-3-烯-1-基
ethenyl or vinyl	prop-1-enyl	allyl or prop-2-enyl	but 3-en-1-yl

⑤ 烯烃分子中，双键的两个碳上有相同基团时，可将相同基团在双键同侧的命名为顺式，在异侧的命名为反式。例如：

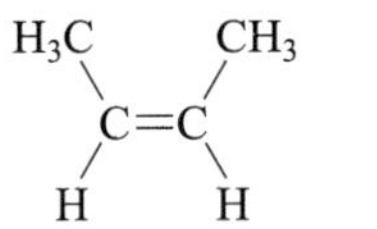

顺丁-2-烯(*cis*-丁-2-烯)
cis-but-2-ene

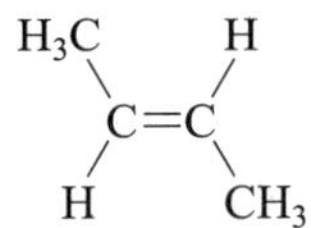

反丁-2-烯(*trans*-丁-2-烯)
trans-but-2-ene

对于双键碳原子上连有四个不同取代基的烯烃，采用顺反异构体的命名方法往往会遇到困难。例如：

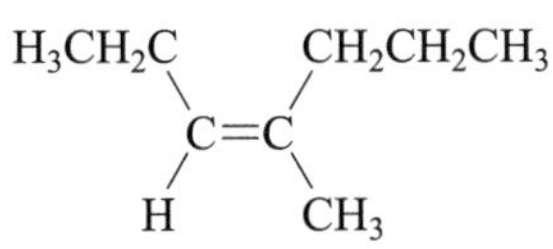

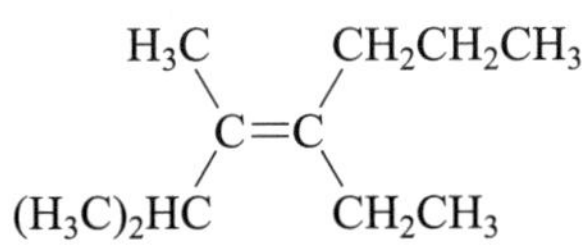

这时应根据 Cahn-Ingold-Prelog 的顺序规则对其命名。此顺序规则是为了表达某些立体化学关系，需要确定有关原子或原子团的排列次序时所用的方法。其主要内容如下。

a. 将各种取代基的原子(与 C=C 中的一个碳相连的原子)按原子序数大小排列，大者为“较优”基团。若为同位素，则将质量数大的定为“较优”基团。例如：

$$I>Br>Cl>S>P>O>N>C>D>H$$(其中“>”表示“优于”)

b. 如两个基团的第一个原子相同，则“层层后推”比较与它直接相连的几个原子。比较时，按原子序数排列，先比较最大的；若仍相同，再依次比较第二、第三个。例如，$(CH_3)_3C-$、$(CH_3)_2CH-$、CH_3CH_2-、CH_3- 四个基团中，它们的第一个原子都是碳，因此要进一步比较与第一个碳相连的其他几个原子，在叔丁基中是 C、C、C；在异丙基中是 C、C、H；在乙基中是 C、H、H；在甲基中是 H、H、H。因此，它们的次序为

$$(CH_3)_3C->(CH_3)_2CH->CH_3CH_2->CH_3-$$

此规则只是比较原子序数的大小，而不是几个原子的原子序数之和。

c. 有双键或叁键的基团，可以认为是连有两个或三个相同原子。例如：

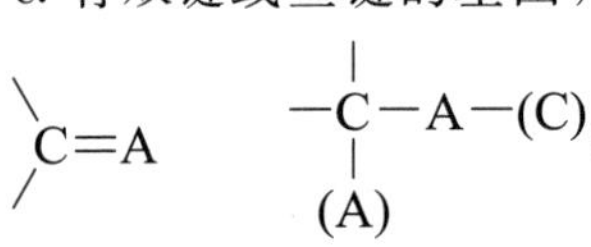

(C 和两个 A 连接，A 也和两个 C 连接)

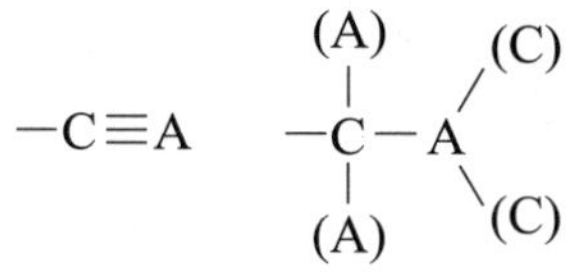 （C 和三个 A 连接，A 也和三个 C 连接）

因此

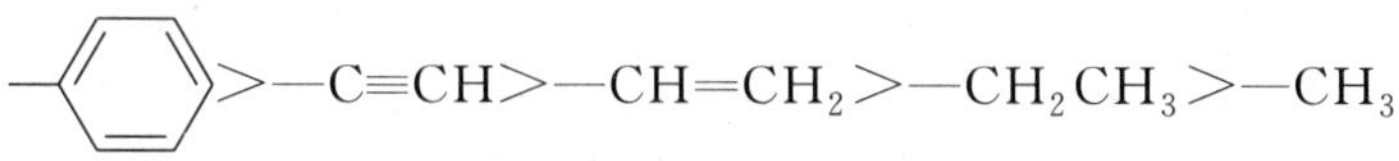

按顺序规则决定了双键上每个碳所连的两个原子或原子团的优先次序后，在下式中，如 a＞b、c＞d，则当 a 与 c 在参考平面（π 键所在平面，即与 >C=C< 平面相垂直的平面）同侧时，叫作 *Z* 构型（*Z* 取自德文 Zusammen）；当 a 与 c 在参考平面两侧时，叫作 *E* 构型（*E* 取自德文 Entgegen）。*Z*、*E* 写在括号里，放在化合物系统名称的前面。

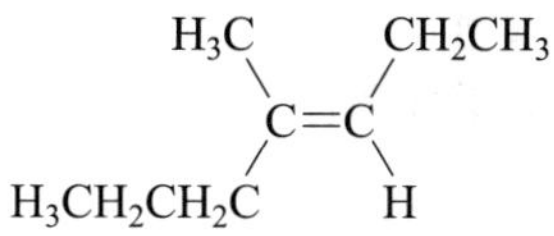

(*E*)-4-甲基庚-3-烯

(*E*)-4-methylhept-3-ene

$-CH_2CH_3 > -H$

$-CH_2CH_2CH_3 > -CH_2CH_3$

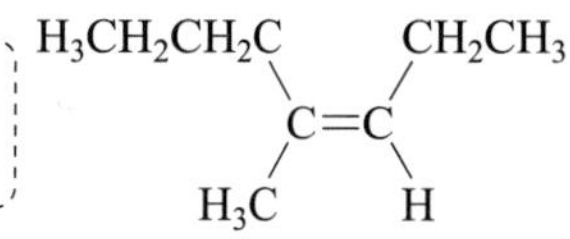

(*Z*)-4-甲基庚-3-烯

(*Z*)-4-methylhept-3-ene

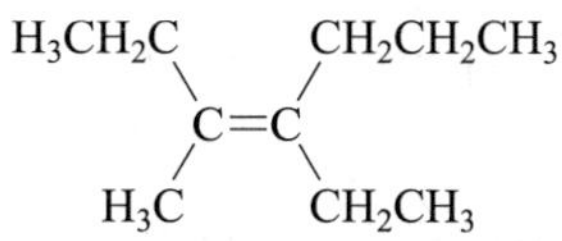

(*E*)-4-乙基-3-甲基庚-3-烯

(*Z*)-4-ethyl-3-methylhept-3-ene

$-CH_2CH_3 > -CH_3$

$-CH_2CH_2CH_3 > -CH_2CH_3$

⑥ 二烯烃的系统命名与烯烃相似，也是选择最长的连续碳链作为主链。当两个双键都包含在主链之中时，母体名称则称为某二烯，编号从靠近链端的双键开始，双键的位置写在“某”字与“二烯”之间。如碳链上还有烷基，将其位置和名称写在某二烯名称的前面。例如：

$H_2C=CH-CH=CH_2$

丁-1, 3-二烯

buta-1,3-diene

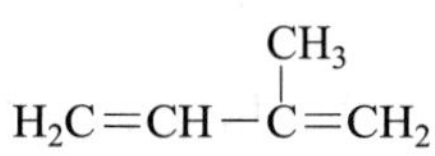

2-甲基丁-1, 3-二烯（异戊二烯）

2-methylbuta-1,3-diene (isoprene)

2. 异构现象

（1）位置异构

烯烃由于存在双键，使它的异构体数目比相应的烷烃多。如丁烷只有两种构造异构体，而分子式为 C_4H_8 的烯烃则有三种构造异构体，即

$CH_2=CH-CH_2-CH_3$

丁-1-烯

but-1-ene

$CH_3-CH=CH-CH_3$

丁-2-烯

but-2-ene

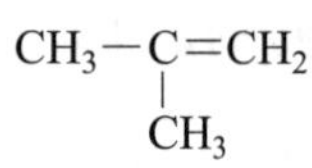

2-甲基丙-1-烯

2-methylprop-1-ene

在烯烃的构造异构体中，一种是碳链异构，即碳骨架不同的异构现象，如丁-1-烯(或丁-2-烯)与2-甲基丙-1-烯；另一种是由于双键的位置不同而引起的异构现象，如丁-1-烯与丁-2-烯。这种由于官能团位置的不同而产生的异构现象叫作位置异构。碳链异构与位置异构都属于构造异构(constitutional isomer)。

(2)顺反异构

由于以双键相连的两个碳原子不能围绕σ键轴自由旋转，所以当两个碳原子上各连有两个不同的原子或基团时(如丁-2-烯)，双键上的四个基团在空间就可以有两种不同的排列方式，即两种构型。

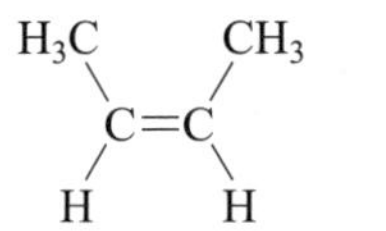

顺丁-2-烯 (*cis*-丁-2-烯)
(*Z*)-but-2-ene
(沸点3.7 ℃)

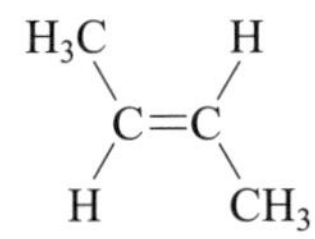

反丁-2-烯 (*trans*-丁-2-烯)
(*E*)-but-2-ene
(沸点0.9 ℃)

这两个异构体在原子或基团的连接顺序及官能团的位置上均无区别，即构造相同；它们的区别仅在于基团在空间的排列方式不同。在顺丁-2-烯中，相同的基团(两个甲基或两个氢原子)在双键的同侧，叫作顺式异构体(词头 *cis* 是拉丁文，意指在一边)，而反丁-2-烯的相同的基团(两个甲基或两个氢原子)则在双键的异侧，所以叫作反式异构体(词头 *trans* 是拉丁文，意指交叉)。这种异构现象叫作顺反异构(或称几何异构，stereoisomer)，是立体异构的一种。立体异构是构造相同，但分子中的原子或基团在空间排布不同的同分异构现象。

顺反异构体(*cis-trans* isomers)是两种不同的化合物。顺式比反式能量高，较不稳定，可用物理或化学方法使其转变为较稳定的反式。顺反异构体不仅在理化性质上不同，它们的生理活性也往往有差异，如具有降血脂作用的亚油酸，它的两个双键都是顺式结构；而两种己烯雌酚中只有反式异构体可用于治疗某些妇科疾病。这深刻揭示了在药物分子中，特定的三维构型是实现其生物功能的前提。

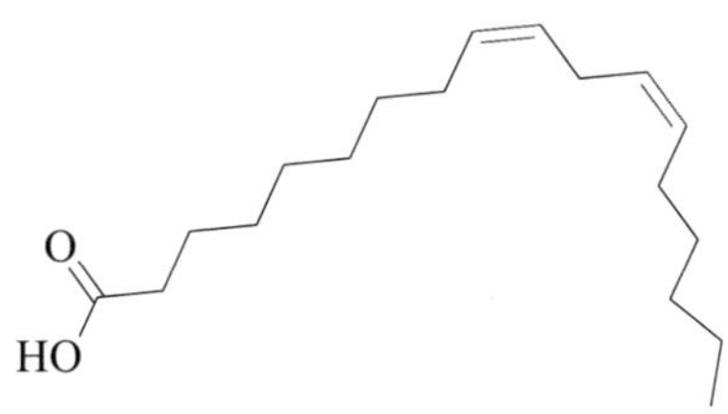

亚油酸

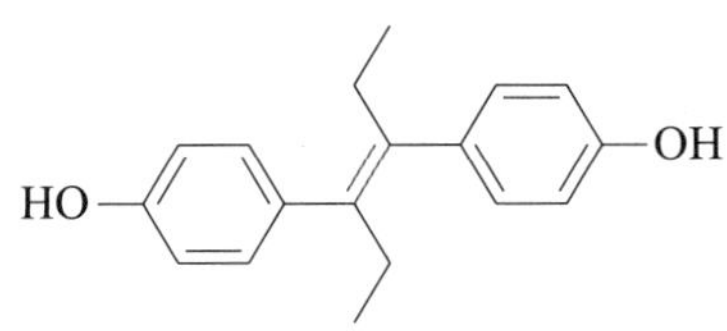

反式己烯雌酚

顺反异构体在物理和化学性质上的差异在自然界，尤其是在生命体系中，被演化到了极致，用于调控至关重要的生理过程。比如视觉的产生，视觉过程的起点发生在视网膜感光细胞内的视紫红质分子上，而其化学本质，正是视网膜上的视黄醛分子中一个特定双键的光驱动顺反异构化。

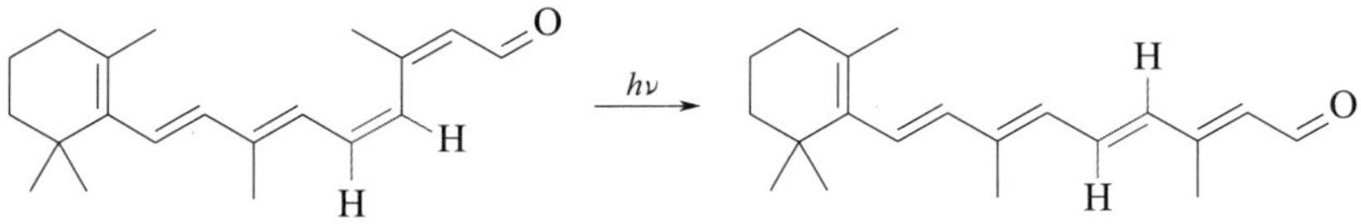

11-顺视黄醛　　11-反视黄醛

三、物理性质

烯烃的物理性质与相应的烷烃相似。常温时，含有 2～4 个碳原子的烯烃是气体，含有 5～18 个碳原子的烯烃是液体，含有 18 个碳原子以上的烯烃是固体。烯烃的熔点和沸点都随碳原子数的增加而升高。通常直链烯烃沸点比支链烯烃高；顺式比反式沸点高，但顺式异构体的熔点则比反式低。这是由于顺式异构体的偶极矩比反式的大，液态下，偶极矩大的分子之间引力较大，故顺式异构体的沸点较反式的高。而反式异构体则比顺式异构体在晶格中排列更紧密，因此反式异构体的熔点高。部分烯烃的物理常数见表 3-1。

表 3-1　部分烯烃的物理常数

名称	熔点/℃	沸点/℃	相对密度(液态时)/g·cm^{-3}
乙烯	−169	−102	0.5790
丙烯	−185	−48	0.5100
丁-1-烯	−185	−6.5	0.5946
顺丁-2-烯	−139	3.7	0.6210
反丁-2-烯	−106	0.9	0.6040
戊-1-烯	−165	30.0	0.6411
己-1-烯	−140	63.4	0.6731
庚-1-烯	−119	94	0.6970
辛-1-烯	−102	121	0.7419
壬-1-烯	—	146	0.7300
癸-1-烯	−66	172	0.7400

四、化学性质

烯烃的官能团是碳碳双键(C═C)，含有一个容易断裂的 π 键。下面将讨论烯烃的化学性质。

1. 加成反应

(1)加氢

在常规条件下，烯烃与氢并不发生反应。如有适当的催化剂(Pt、Pd、Ni)存在时，烯烃在液相或气相下能够氢化，变成相应的烷烃。例如：

$$H_2C{=}CH_2 + H_2 \xrightarrow{\text{催化剂}} H_3C{-}CH_3$$

由于催化氢化反应可以定量地进行，所以在鉴定化学结构上可用微量氢化法来测定双键的数目。

(2)加卤素

烯烃与卤素的加成反应，通常指的是烯烃与氯或溴反应。这个反应在常温下就能迅速地发生。例如：

$$H_2C{=}CH_2 + Br{-}Br \longrightarrow \underset{\displaystyle H_2C{-}CH_2}{\overset{Br\quad\ Br}{|\qquad |}}$$

如果用溴的四氯化碳溶液时，反应结束后溴水的棕红色消失，所以常用这个方法来鉴定化合物是否含有碳碳双键。例如：

$$H_3C-CH=CH-CH_3 + Br-Br \xrightarrow{CCl_4} H_3C-\underset{}{\overset{Br}{\overset{|}{C}}}H-\overset{Br}{\overset{|}{C}}H-CH_3$$

卤素的相对反应活性顺序是：$F_2>Cl_2>Br_2>I_2$。氟与烯烃反应十分剧烈，无法控制。碘则几乎不发生反应。因此常用溴和氯与烯烃发生加成反应。

反应机理：非极性的溴分子由于受乙烯 π 电子或极性条件(如微量的水、玻璃容器的器壁等)的影响而极化变成了偶极分子，加成反应分两步进行。第一步 $Br^{\delta+}—Br^{\delta-}$ 中带部分正电的 $Br^{\delta+}$ 进攻乙烯分子，使 C=C 中的 π 键变弱，Br—Br 中的共价键也变弱，生成一个带正电荷的环状溴鎓离子及 Br^-。

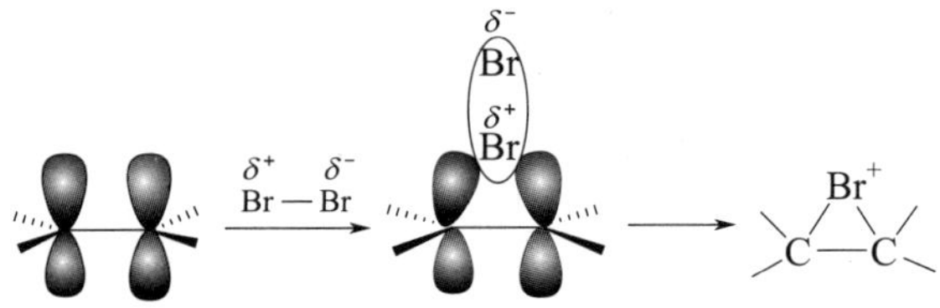

第二步 Br^- 从环状溴鎓离子的反面进攻，得加成产物。

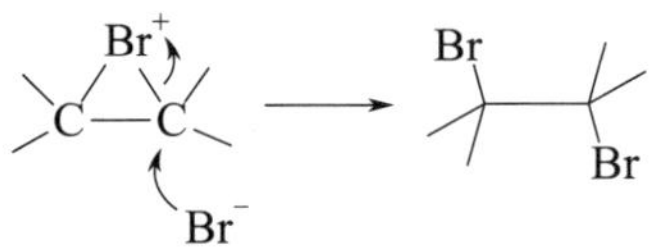

如果将乙烯通入氯化钠的水溶液中时，不发生反应；如将乙烯通到含溴的氯化钠水溶液中时，不但有二溴化合物生成，而且还产生溴氯代物和溴代醇。这充分说明了是被极化的 $Br^{\delta+}$ 先与乙烯作用生成溴鎓阳离子，然后它再与 Cl^- 或 H_2O 作用生成溴氯化物和溴代醇。

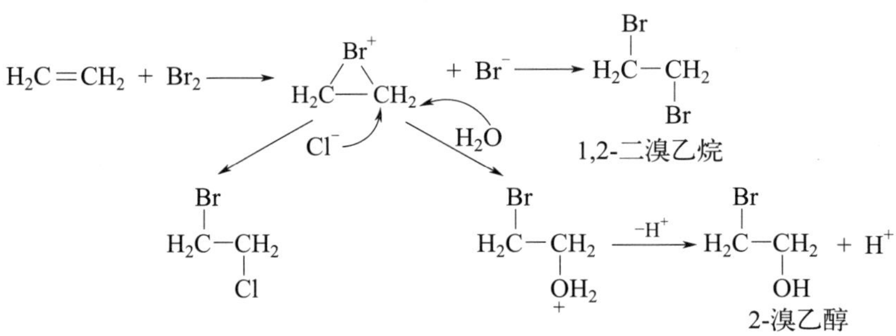

在乙烯与溴的加成反应中，第一步进行得较慢，是决定反应速率的步骤；第二步是带相反电荷的两个离子结合，反应较快。决定反应的一步是由亲电试剂发动进攻的，所以这个反应是亲电反应。又由于整个反应是加成反应，故叫作亲电加成反应(electrophilic addition)。

(3)加卤化氢

烯烃与卤化氢(HI、HBr、HCl)的加成反应也是亲电加成反应，生成卤代烷。例如：

$$H_2C=CH_2 + HI \longrightarrow \underset{\text{碘乙烷}}{CH_3CH_2I}$$

像 HX 一类试剂，加在双键上的两部分(H 与 X)不一样，所以叫作不对称试剂，丙烯是不对称的烯烃(即双键两个碳原子上含氢原子的数目不同)，发生加成反应时，加成反应产物有两种可能。例如，丙烯与氯化氢加成：

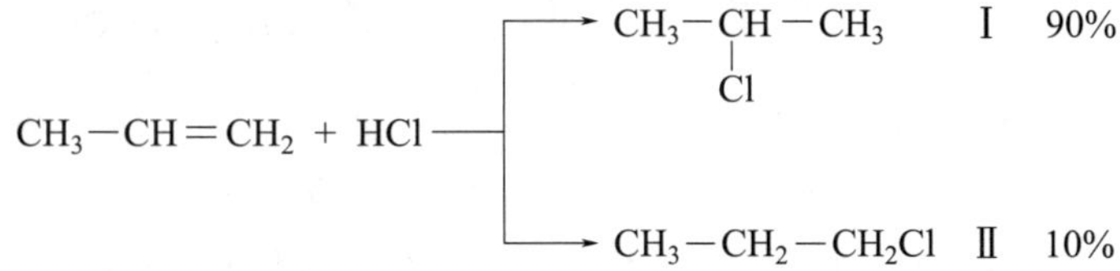

产物有两种，产物Ⅰ占 90%，是主产物。当不对称烯烃和卤化氢加成时，氢原子主要加在含氢较多的双键碳原子上，这个经验规律叫作马尔科夫尼可夫(Markovnikov)规则，简称马氏规则。

加成反应的第一步是质子(H^+)与烯烃生成碳正离子。这是决定反应速率的一步。

$$H_2C{=}CH_2 + H^+ \longrightarrow \overset{sp^3}{CH_3}-\overset{sp^2}{\overset{+}{C}H_2}$$

乙基阳离子
(碳正离子)

碳正离子中，带正电荷的碳是 sp^2 杂化的，这个碳上有空的未参与杂化的 p 轨道。第二步，X^- 与碳正离子结合，生成卤代烷。

$$CH_3-\overset{+}{C}H_2 + X^- \longrightarrow CH_3-CH_2Cl$$

不对称烯烃(如丙烯)与 HX 的加成反应符合马氏规则。反应第一步生成的碳正离子有两种可能：一种是Ⅰ，即正电荷在中间仲碳原子(C-2)上；另一种是Ⅱ，即正电荷在末端的伯碳原子(C-1)上。

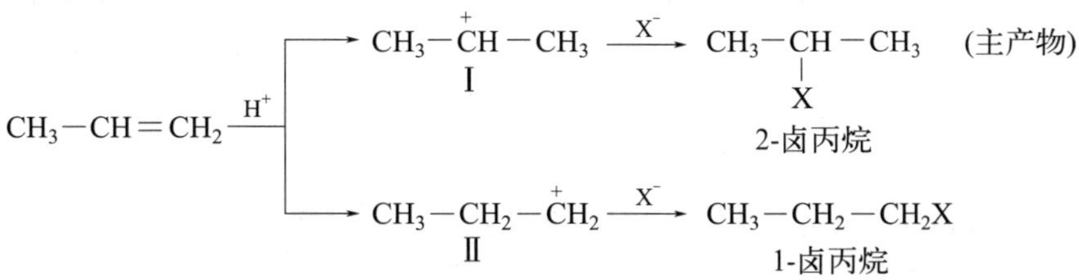

实验表明，生成这两种碳正离子(Ⅰ和Ⅱ)所需的活化能不同，生成Ⅰ的活化能较小，生成Ⅱ的活化能较大；同时，Ⅰ能量较小而Ⅱ能量较大。所以，各种烷基碳正离子的稳定性次序为：3°>2°>1°>$^+CH_3$。异丙基碳正离子Ⅰ比丙基碳正离子Ⅱ更容易生成。因此，反应的主产物是 2-卤丙烷。碳正离子稳定性规律不仅是理解马氏规则的关键，也有助于预测在生物体内的碳正离子中间体(如在甾体生物合成中的环化反应)的反应路径和产物。

马氏规则还可以用甲基的诱导效应来解释。丙烯是不对称烯烃，与乙烯不同。乙烯双键的两个碳原子各连两个氢，其分子中 π 电子云的分布是均匀的。丙烯双键的两个碳原子中，有一个连两个氢，另一个连着氢和甲基。由于氢与甲基的电负性不同，氢的电负性大，甲基的电负性小，是给电子基。所以，丙烯分子中 C=C 双键上的电子云密度比乙烯的大，π 电子云的分布也不均匀。

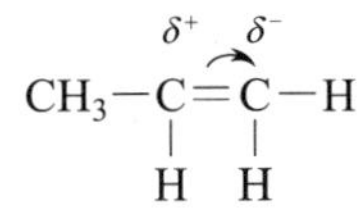

式中，弯箭号“⌒”表示一对 π 电子的转移方向，δ^+ 及 δ^- 表示双键两个碳原子上电荷的分布不均匀。δ^+ 和 δ^- 各代表部分正、负电荷。甲基的这种影响叫作给电子诱导效应(inductive effect，$+I$ 效应)。因而，当亲电试剂 H^+ 向丙烯发动进攻时，其攻击部位是丙烯分子中带部分负电荷的碳。这样，生成的中间体主要是 $CH_3—\overset{+}{C}H—CH_3$(Ⅰ)，加成的主要产物是 $CH_3-CH(X)-CH_3$，符合马氏规则。

丙烯与溴化氢的加成，若有过氧化物存在时，结果与马氏规则相反，主要产物是1-溴丙烷，这种现象叫作过氧化物效应。

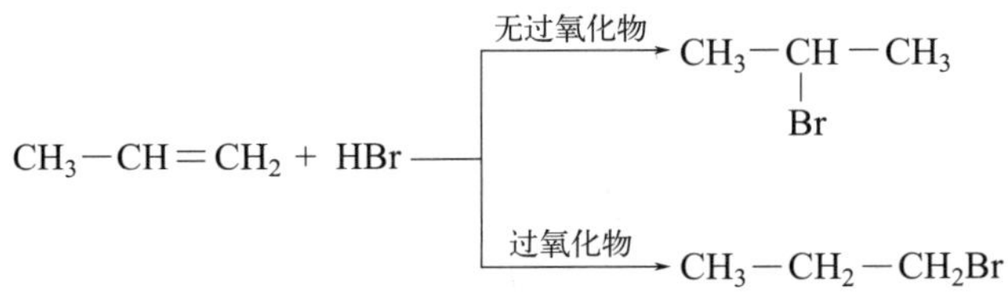

这是由于过氧化物使 HBr 生成溴自由基，故反应历程不再是亲电加成而变为自由基加成反应历程。其反应过程可简单表示如下。

链引发：$HBr \xrightarrow{过氧化物} Br\cdot$

链增长：

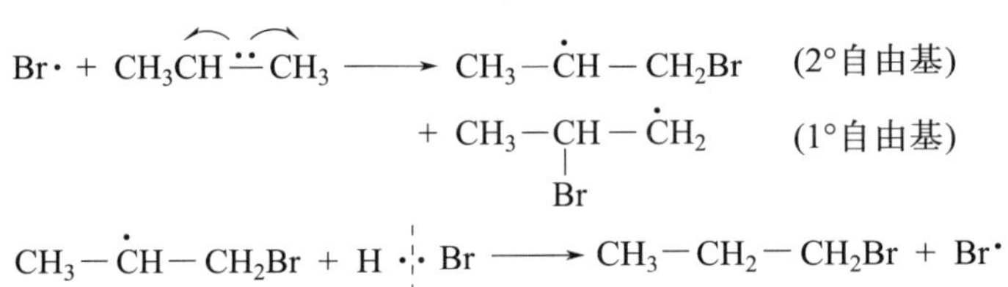

链终止：

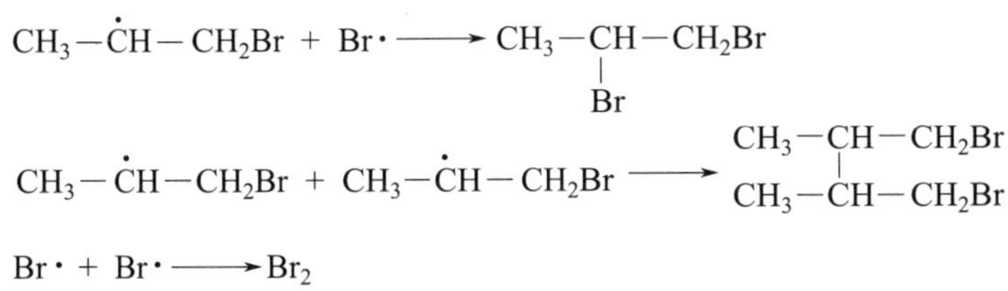

式中，“⌒”表示单个电子的转移。

Br·与丙烯的加成，有可能形成两种自由基：$CH_3—\dot{C}H—CH_2Br$(2°自由基)和 $CH_3-CH(Br)-\dot{C}H_2$(1°自由基)，而自由基的稳定性为：3°＞2°＞1°＞·CH_3，故此反应的主要产物是1-溴丙烷，是反马氏规则的。

过氧化物效应只发生于溴化氢，而不发生于氯化氢和碘化氢。因为 H—Cl 的键能较大，在链增长阶段与烷基自由基反应产生氯原子(Cl·)。这一步是吸热反应，因此 Cl·虽活泼，但不易生成。H—I 虽易产生 H·，但 I·不活泼，与烯烃加成这一步是吸热反应，不易和烯烃加成。

(4)加水

在酸的催化下，烯烃也可与水进行加成反应生成醇。例如：

$$H_2C{=}CH_2 + H_2O \xrightarrow{H^+} CH_3CH_2OH$$

乙醇

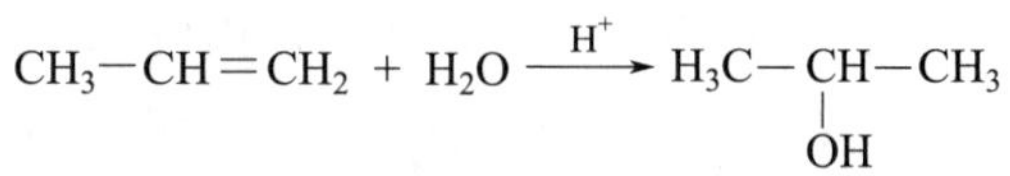

异丙醇

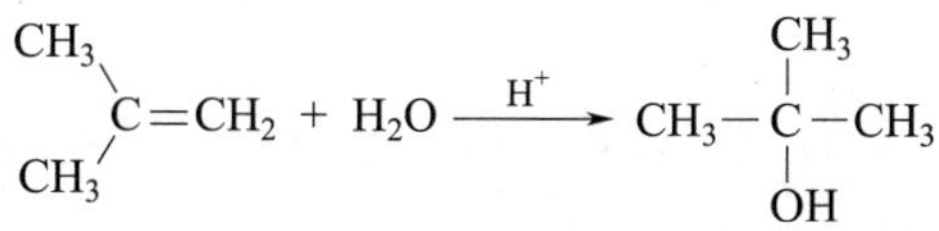

叔丁醇

常用的催化剂是硫酸和磷酸。烯烃与水的加成反应也遵循马氏规则。

2. 氧化反应

烯烃很容易被氧化，主要发生在 π 键上。首先是 π 键断裂，条件强烈时 σ 键也可以断裂，随着氧化剂及反应条件的不同，氧化产物也不同。常用的氧化剂是高锰酸钾溶液。

烯烃与冷/稀的碱性高锰酸钾水溶液反应得到邻二醇：

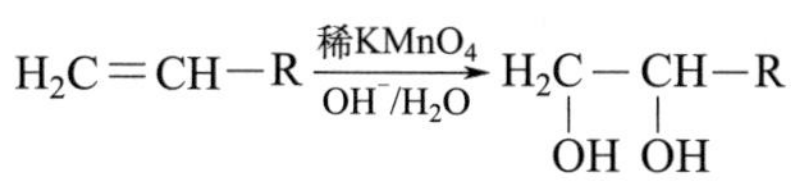

烯烃与热/浓的酸性高锰酸钾水溶液反应，碳链在双键处断裂，生成碳原子数较少的羧酸和酮：

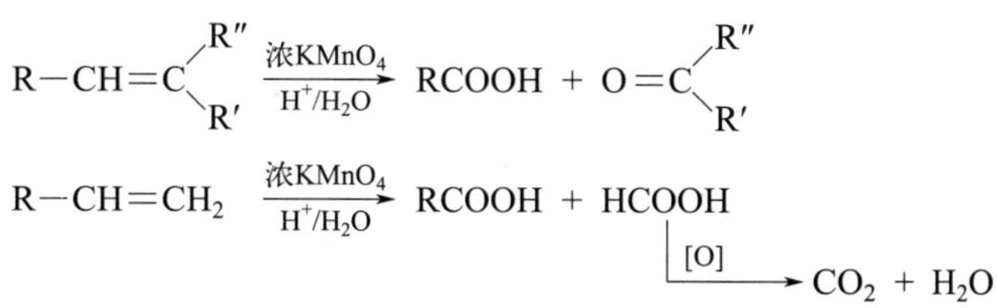

用高锰酸钾氧化烯烃虽然可以得到邻二醇、酮或羧酸，但这个反应的用途不在于化学合成，而主要用于分析中。因为发生反应后，溶液的紫色褪去，且有褐色的二氧化锰沉淀生成。所以，在有机分析中常用它检验双键的存在和推测分子的结构。虽然现代波谱技术已成为主流，但这些经典的降解反应，仍是理解复杂分子(如不饱和脂肪酸、萜类)结构解析逻辑的基础。

臭氧(常用含 6%～8% O_3 的氧气)能与烯烃迅速进行反应，烯烃中双键断裂，生成环状的臭氧化物，这个反应叫作臭氧化反应。

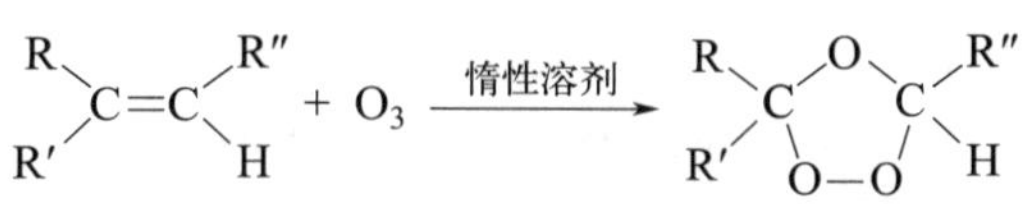

臭氧化物

臭氧化物含有过氧键（—O—O—），很不稳定，容易发生爆炸。因此，通常不分离出来，而是使它在溶液中进行下一步反应，或加水分解。如在锌粉存在下，此环状的过氧化物与水发生水解，断裂部位是原来的碳碳双键处。根据原来烯烃的结构，水解后的产物是醛或酮和过氧化氢。

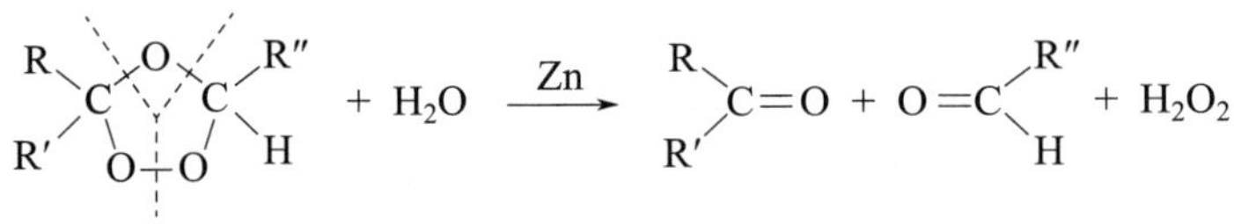

加 Zn 粉的目的是避免生成的醛被 H_2O_2 氧化。

用臭氧氧化烯烃后再水解，可以用来鉴定双键的位置。例如，丁-1-烯、丁-2-烯和 2-甲基丙烯是同分异构体，它们都能使高锰酸钾溶液褪色，但臭氧化物的分解产物不同。从这些产物可以鉴定三种烯烃的结构。

$$CH_3CH_2CH{=}CH_2 \xrightarrow[2)\ H_2O/Zn]{1)\ O_3} \underset{丙醛}{CH_3CH_2CHO} + \underset{甲醛}{HCHO}$$

$$CH_3CH{=}CHCH_3 \xrightarrow[2)\ H_2O/Zn]{1)\ O_3} \underset{乙醛}{2CH_3CHO}$$

$$CH_3\underset{\displaystyle CH_3}{\underset{|}{C}}{=}CH_2 \xrightarrow[2)\ H_2O/Zn]{1)\ O_3} \underset{丙酮}{CH_3COCH_3} + \underset{甲醛}{HCHO}$$

从上述例子可以看出，对于不同结构的烯烃，氧化产物不同，当双键碳上连有两个烷基（$R'(R)C{=}C\langle$）时，氧化产物为酮（$R'(R)C{=}O$）；当双键碳上连有一个烷基和一个氢原子（$R{-}CH{=}C\langle$）时，氧化产物为醛（$R(H)C{=}O$）；当双键碳上没有烷基（$H_2C{=}C\langle$）时，即末端烯烃氧化产物为甲醛（甲醛继续氧化为水和二氧化碳），因此常用此反应推测烯烃的结构和双键的位置。

3. 聚合反应

在一定的条件下，烯烃能发生自身的加成反应。这种由低分子结合成为较大分子的过程叫作聚合反应（polymerization），生成的产物叫作聚合物（polymer）。烯烃的聚合是通过加成反应进行的，所以这种聚合方式称为加成聚合反应，简称加聚。例如，乙烯在 160～285 ℃和高于 100 MPa 的压力下，加入少量过氧化物作为引发剂，乙烯分子能彼此发生加成，形成分子量达 40000 左右的聚乙烯。

$$nCH_2{=}CH_2 \longrightarrow \left[CH_2{-}CH_2\right]_n \quad (n{=}500\sim2000)$$

苯乙烯的聚合反应常用在医用高分子化学中。例如，制作医用高分子微球。此外，聚乙烯、聚丙烯等聚烯烃材料因其生物惰性和可加工性，被广泛用于制造注射器、输液袋、人造关节等医疗器械。

五、共轭烯烃

两个双键被一个单键隔开，即具有—CH=CH—CH=CH—结构的二烯烃称为共轭二烯烃，由于两个双键的相互影响，它们有一些独特的物理性质和化学性质，在理论研究和生产上都具有重要价值。在共轭二烯烃（conjugated dienes）中，最简单且最重要的是丁-1，3-二烯。

1. 共轭二烯烃的结构与共轭效应

在丁-1，3-二烯分子中，两个C=C的键长为0.137 nm，比一般烯烃分子中的C=C的键长（0.133 nm）长；C-2与C-3之间的σ键的键长为0.146 nm，比一般烷烃分子中的C—C的键长（0.154 nm）短，这种现象叫作键长的平均化（图3-2）。

在丁-1，3-二烯分子中，四个碳原子都是以sp^2杂化轨道形成C—C σ键，所有的σ键都在同一平面内。此外，每个碳原子还留下一个未参与杂化的p轨道，它们的对称轴都垂直于σ键所在的平面，因而彼此互相平行（图3-3）。丁-1，3-二烯的C-2与C-3的p轨道也是重叠的，这种重叠虽然不像C-1和C-2或C-3和C-4轨道之间重叠程度那样大，但它已具有部分双键性质。在这种情况下，这个p轨道相互平行重叠，使四个p电子不是分布在原来两个定域的π轨道中，而是分布在四个碳原子之间，即发生离域，形成了包括四个碳原子及四个π电子的体系。这种体系叫作共轭体系，这种键称为共轭π键或大π键。

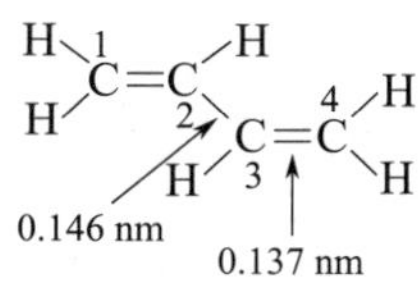

图3-2　丁-1，3-二烯

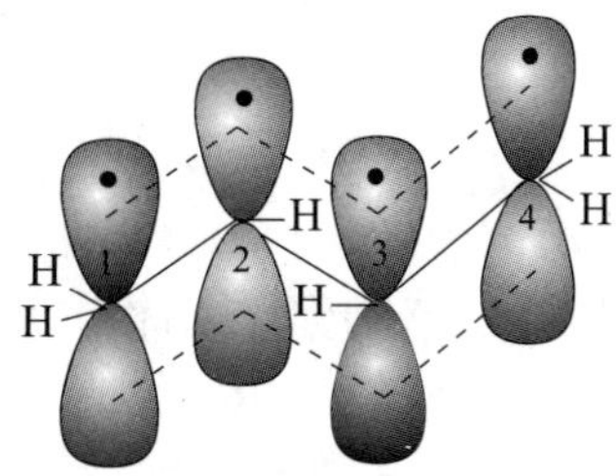

图3-3　丁-1，3-二烯分子中p轨道的重叠

像丁-1，3-二烯这样的共轭体系是由两个π键组成。由于共轭π键的形成，π电子能围绕更多的原子核运动，电荷分散，体系的能量降低，共轭体系比相应的非共轭体系更加稳定。共轭体系必须满足下列条件：①形成共轭体系的原子必须在同一个平面上；②必须有可以平行重叠的p轨道，还要有一定数量的供成键用的p电子。共轭体系具有下列特点：①键长平均化和π电子离域；②体系能量降低，分子较稳定等。

2. 共轭二烯烃的性质

共轭二烯烃的化学性质和烯烃相似，可以发生加成、氧化、聚合等反应，但由于两个双键共轭的影响，又显出一些特殊的性质。

（1）共轭二烯烃的1，2-加成和1，4-加成

共轭二烯烃可以与等摩尔量或两倍摩尔量的卤素或卤化氢加成。例如：

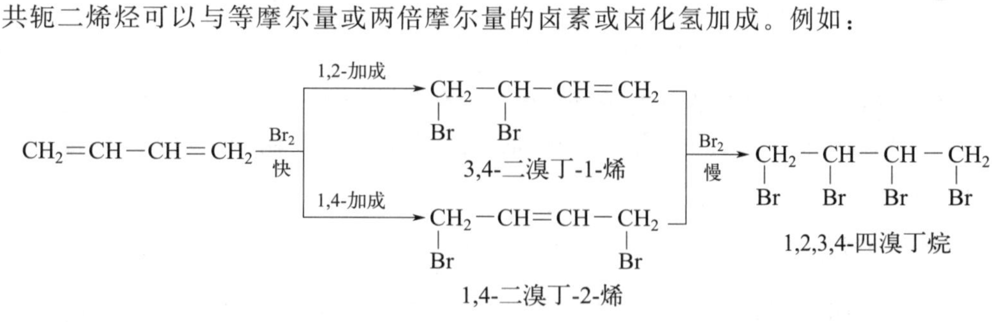

加第一分子溴的反应速率要比加第二分子溴快得多，反应可以控制在二溴代物阶段，生成的二溴代物也不是一种而是两种：3,4-二溴丁-1-烯和 1,4-二溴丁-2-烯。从结构中可以看出 3,4-二溴丁-1-烯是由溴和一个双键加成而生成的 1,2-加成产物，1,4-二溴丁-2-烯是溴加在共轭双键两端而生成的 1,4-加成产物。

共轭二烯烃的 1,2-加成与 1,4-加成产物的比例取决于反应条件。通常在较低温度及非极性溶剂中，有利于 1,2-加成；在较高温度及极性溶剂中，有利于 1,4-加成。

(2)双烯加成

1928 年，德国化学家狄尔斯(O. P. H. Diels)和阿尔德(K. Alder)发现，共轭二烯烃与含有双键或叁键的化合物能发生 1,4-加成反应，生成六元环状化合物，这类反应称为狄尔斯-阿尔德反应，又称双烯合成反应(其发现者狄尔斯和阿尔德的生平简介见本章后附)。

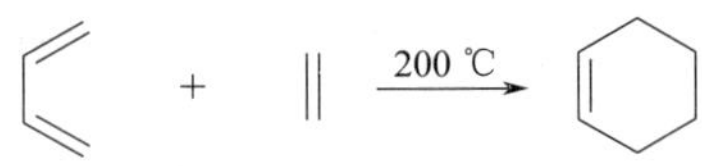

丁-1,3-二烯　　乙烯　　环己烯

在这类反应中，旧键的断裂与新键的生成同时进行，反应是一步完成的，没有活性中间体(如碳正离子或自由基等)。

双烯合成反应中，通常将共轭二烯烃称为双烯体，与双烯体反应的不饱和化合物称为亲双烯体。实践证明，亲双烯体上连有吸电子取代基(如硝基、羧基、羰基等)、双烯体上连有给电子取代基时，反应容易进行。

六、诱导效应和共轭效应

有机化合物的性质不仅取决于分子中原子的组成、连接顺序和方式，而且还取决于分子中原子间的相互影响和空间排布。一般把原子间的相互影响归结为电子效应。电子效应阐述分子中电子云密度的分布对性质所产生的影响；把空间排布归结为空间效应，空间效应阐述分子中的空间结构对性质的影响。电子效应又可分为诱导效应(inductive effect，简称 *I* 效应)和共轭效应(conjugative effect，简称 *C* 效应)。

1. 诱导效应

在多原子分子中，由于原子或原子团电负性不同，使分子中电子云分布发生变化，从而造成键的极化，并且这种影响可沿分子链传递下去。原子间的这种相互影响叫作诱导效应。

诱导效应的方向以 C—H 键作为比较标准(*I* 效应为 0)。当其他原子或原子团(X)取代 C—H 的氢原子后，成键的电子云密度分布不同于 C—H 键。如果 X 的电负性大于氢原子，则当 X 取代氢后，C—X 键的电子偏向 X，产生偶极。

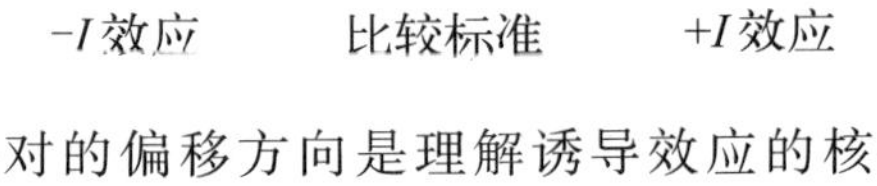

−*I* 效应　　比较标准　　+*I* 效应

在共价键中，成键电子对的偏移方向是理解诱导效应的核心。当不同原子或基团相连时，由于电负性的差异，电子云会向电负性较大的一方偏移，通常用箭头(→)来标示这种电子偏移的方向。当基团 X 取代碳链中的氢原子时，若 X 的电负性大于氢原子(如卤素、羟基、硝基等)，则 C—X 键的电子云会向 X 偏移(即箭头方向为 C→X)。这种情况下，与氢相比，X 表现出吸电子性，这类基团称为吸电子基(electron-withdrawing group，EWG)。由吸电子基引起的电子偏移现象，会使分子中电子云密度沿共价键发生定向传递，这种效应叫作吸电子诱导效应，通常用$-I$表示。反之，如果 X 的电负性小于氢原子，则当 X 取代氢后，C—X 键的电子云向碳偏移。与氢相比，X 表现出给电子性，这类基团称为给电子基(electron-donating group，EDG)，由给电子基引起的电子云定向传递效应称为给电子诱导效应，或供电子诱导效应，用$+I$表示。

在多原子分子中，$+I$效应或$-I$效应都可以沿着分子中原子的链(σ 键)由近及远地传递下去。例如：

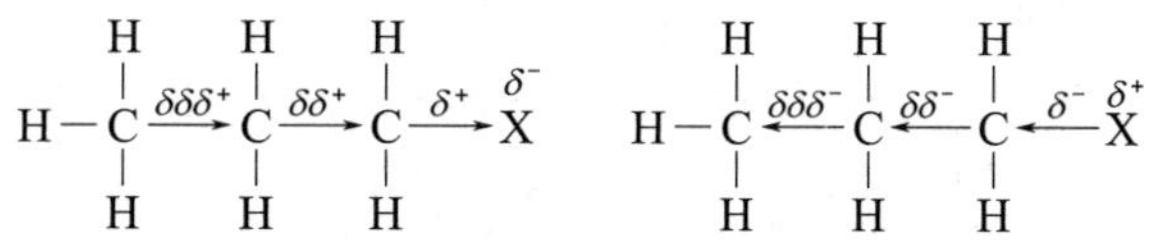

式中，δ^+、δ^-分别表示带部分正、负电荷，带电荷量顺序为$\delta^+>\delta\delta^+>\delta\delta\delta^+$；$\delta^->\delta\delta^->\delta\delta\delta^-$。但是，诱导效应将随着传递距离的增加而迅速减弱，一般经过三四个键以后，影响已经很小了。

诱导效应只是使共价键中的电子云密度由于电负性的差异而引起的定向偏移，并不改变各原子的电子层结构，故只产生局部的正、负电荷。

根据实验结果，一些原子或原子团电负性大小的次序如下：

$$—F>—Cl>—Br>—I>—OCH_3>—OH>—C_6H_5>—CH=CH_2>$$
$$—H>—CH_3>—C_2H_5>—CH(CH_3)_2>—C(CH_3)_3$$

在—H 前面的原子或原子团是吸电子基，在—H 后面的是给电子基。

上面所述的诱导效应其本质是分子内成键原子间因电负性差异产生的永久性静电作用。这种效应由分子自身的固有结构决定，不受外界环境(如溶剂、电场等)影响，因此称为静态诱导效应。当分子受到外界电场影响(如极性溶剂的偶极作用、反应中亲电/亲核试剂的靠近等)时，分子内的电子云分布会发生额外的极化，使原本的静态诱导效应得到强化，这种现象称为动态诱导效应。

诱导效应是解释有机反应规律的重要理论，有助于理解反应的选择性和取向。例如，丙烯与 HBr 加成符合马氏规则，是甲基的给电子诱导效应的结果。

2. 共轭效应

在有机分子中单双键交替出现的结构体系称为共轭体系。共轭效应是共轭体系中原子间相互影响的另一种形式，其核心特征是电子云密度在整个共轭体系内发生离域化分布。与诱导效应的电子偏移具有定向传递性不同，共轭效应会使电子云在共轭链上形成正负电荷交替分布的状态，这种离域作用不受距离的影响，能贯穿整个共轭体系。根据参与共轭的轨道类型，共轭体系可分为 π-π 共轭、p-π 共轭和 σ-π 超共轭。

(1)π-π 共轭

π-π 共轭是存在于像丁-1,3-二烯这种共轭体系中的一种电子效应。在该 π-π 共轭体系中，四个碳原子的 p 轨道相互平行重叠，形成一个连续的离域 π 键，π 电子可在整个共轭体系中流动，引起分子中电子云密度的重新分布。例如，丁-1,3-二烯与 HBr 加成时，可以有 1,2-加成和 1,4-加成两种产物，这主要是共轭效应影响。

丁-1,3-二烯在极性试剂 HBr 作用下，发生极化，第一步是带正电荷的氢离子进攻极化了的丁-1,3-二烯分子中电子云密度大的部位，可能生成两种活泼的碳正离子中间体 a 和 b。

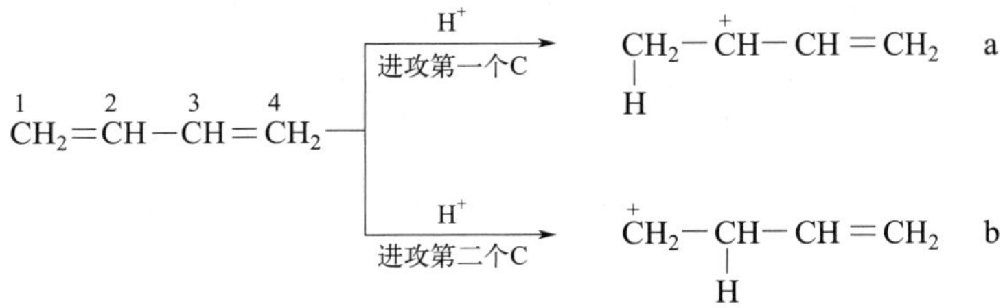

a 碳正离子的空 p 轨道和双键相邻，可以相互重叠，发生电荷分散的现象，称为电子离域，C-2 的正电荷分散到 C-3 和 C-4 上，从而使体系稳定。b 碳正离子与双键相隔两个单键，不能共轭，也就不能发生电子离域。因此第一步主要生成 a。但是经测定 a 中的正电荷并不是均匀分布在 C-2、C-3 及 C-4 上，而是主要集中在 C-2 和 C-4 上，也就是出现了正、负交替现象，这是 π-π 共轭体系的一个特征。因此当第二步 Br^- 加成时，分别可加到 C-2 和 C-4 上，得到 1,2-和 1,4-两种加成产物。

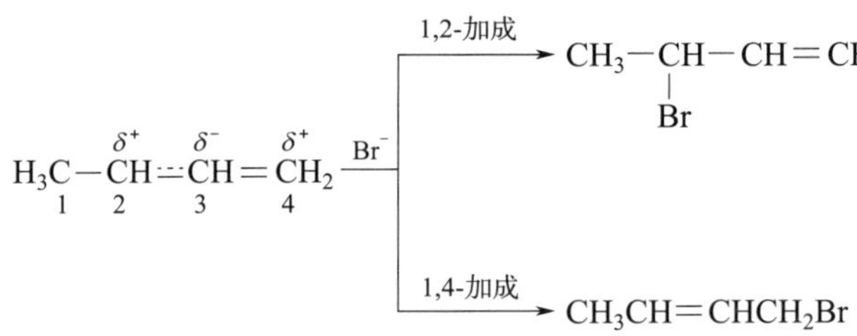

(2)p-π 共轭

p-π 共轭是指由 p 轨道与 π 轨道重叠形成的共轭体系，其性质在于 π 键与相邻原子上的 p 轨道发生相互作用，导致电子云的重叠和离域。这种共轭效应使得分子中的电子云分布更加均匀，从而影响分子的几何结构、键长和电荷分布，导致键长趋于平均化、分子稳定性增强和极化度增加。例如，CH_2═CH—Cl 分子中，含孤对 p 电子的氯原子与 C═C 直接相连，氯原子的 p 轨道和碳原子 π 键的 p 轨道平行重叠，发生 p-π 共轭，其方向是氯原子的一对 p 电子向 C═C 上移动，C—Cl 键变短，导致 C—Cl 活性降低。同样，苯酚分子中也存在氧原子与苯环的 p-π 共轭，氧原子电子云向苯环上移动，C—O 键变短，O—H 极性增强。所以，苯酚酸性大于醇，且环上亲电取代反应活性增强。

(3)σ-π 超共轭

由 σ 键和 π 键所形成的共轭效应叫作 σ-π 超共轭效应(hyperconjugation)。例如，在丙烯 CH_3—CH═CH_2 分子中，甲基与碳碳双键相连，—CH_3 中碳原子 sp^3 杂化轨道与氢原子 1s 轨道重叠形成碳氢 σ 键，这些 C—H σ 键可与 π 键相互作用，重叠，发生电子离域现象，使体系能量降低，变得稳定。

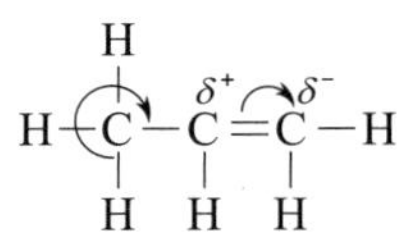

共轭的结果是甲基向双键给电子，与甲基的诱导效应方向一致，增加了双键上的电子云密度。超共轭效应一般是给电子的，它的大小取决于可与 π 键共轭的 C—H σ 键的多少，所

以只有甲基才表现出明显的超共轭效应。在前面讲述的几种共轭效应中，超共轭效应效果最弱。

π-π 共轭、p-π 共轭和 σ-π 共轭三者的特点及相对强度比较见表 3-2。

表 3-2　π-π 共轭、p-π 共轭和 σ-π 共轭三者的特点及相对强度

共轭类型	特点	相对强度
π-π 共轭	电子离域，键长平均化，体系稳定	强
p-π 共轭	使相连原子电子平均化	中
σ-π 超共轭	给电子，稳定碳正离子/自由基	弱

第二节 ▸ 炔烃

炔烃(alkyne)是分子中含有碳碳叁键(—C≡C—)的碳氢化合物。

炔烃的构造式可用 R—C≡C—H 或 R—C≡C—R′来表示。炔烃和烯烃相似，碳原子也没有完全饱和，所以炔烃也是不饱和烃。含有一个碳碳叁键(—C≡C—)开链炔烃的通式可用 C_nH_{2n-2} 表示。

一、结构和命名

碳碳叁键(—C≡C—)是炔烃的官能团。例如：

HC≡CH	CH_3—CH_2—C≡CH	CH_3—C≡C—CH_3
乙炔	丁-1-炔	丁-2-炔
ethyne	but-1-yne	but-2-yne

乙炔(H—C≡C—H)是最简单的炔烃，分子式为 C_2H_2。用电子衍射光谱等物理方法测得乙炔是一直线形分子，键角为 180°，C≡C 键长 120 pm，C—H 键长 106 pm[图 3-4(a)]。杂化轨道理论认为，乙炔叁键的碳原子为 sp 杂化，两个碳原子各以一个 sp 杂化轨道沿对称轴头碰头重叠形成 C—C σ 键；而又各以另一个 sp 杂化轨道与氢原子的 1s 轨道重叠形成 C—H σ 键，分子中的四个原子处于一条直线上[图 3-4(b)]。在形成三个 σ 键的同时，两个碳原子的两对未参与杂化的 p 轨道(相互垂直)分别肩并肩侧面重叠形成两个 π 键[图 3-4(c)]，使得炔键的 π 电子云呈圆筒形分布[图 3-4(d)]。因此，炔烃的碳碳叁键是由一个 σ 键和两个 π 键组成，其键能并非单键键能的三倍。

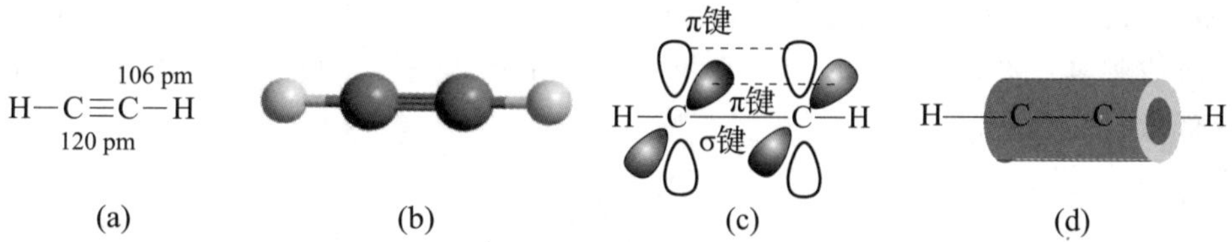

图 3-4　乙炔分子的结构示意图

与烯烃一样，位置异构也存在于炔烃分子中，如丁-1-炔与丁-2-炔。受叁键限制，炔烃的异构体数目比相同碳原子数目的烯烃少。

$CH_3C\equiv CCH_3$　　$CH_3CH_2C\equiv CH$　　$CH_3C\equiv C-C\equiv C-C\equiv CCH_3$

丁-2-炔　　丁-1-炔　　辛-2,4,6-三炔

but-2-yne　　but-1-yne　　octa-2,4,6-triyne

$$CH_3CH_2-\underset{\displaystyle CH_3}{\underset{|}{CH}}-C\equiv C-CH_2CH_3$$

5-甲基庚-3-炔

5-methylhept-3-yne

炔烃的系统命名法与烯烃类似，只是将“烯”字改为“炔”。当分子中同时含有双键和叁键时，选择最长的连续碳链(不取决于是否包含所有不饱和键)作为主链；若主链中包含不饱和键，则以烯烃或者炔烃来命名。若双键和叁键同时包含在主链中，编号从靠近不饱和键的一端开始，使不饱和键具有较低位次，书写母体名称时先烯烃后炔烃。若两个不饱和键的编号相同，应使双键具有最小的位次。例如：

$CH_3CH=CH-C\equiv CH$　　$CH_3-C\equiv C-CH_2-\underset{\displaystyle CH_3}{\underset{|}{CH}}-CH=CH_2$　　$CH_3CH=CHCH_2C\equiv CCH_3$

戊-3-烯-1-炔　　3-甲基庚-1-烯-5-炔　　庚-2-烯-5-炔

pent-3-en-1-yne　　3-methylhept-1-en-5-yne　　hept-2-en-5-yne

二、物理性质

在正炔烃的同系列中，含有 2～4 个碳原子的炔烃是气体，含有 5～15 个碳原子的是液体，含 15 个碳原子以上的是固体。熔点和沸点也随着碳原子数目的增加而升高(表 3-3)。

表 3-3　炔烃的物理常数

名称	熔点/℃	沸点/℃	相对密度(液态时)/$g\cdot cm^{-3}$
乙炔	−81.8(118.7kPa)	−83.6	—
丙炔	−101.51	−23.2	—
丁-1-炔	−32.3	8.1	—
丁-2-炔	−122.5	27	0.6910
戊-1-炔	−90	29.3	0.6950
戊-2-炔	−101	55.5	0.7140
己-1-炔	−124	71	0.7150
庚-1-炔	−80	100	0.7330
辛-1-炔	−70	126	0.7470
壬-1-炔	−65	151	0.7630
癸-1-炔	−36	182	0.7700

三、化学性质

与烯烃中的碳碳双键类似，碳碳叁键具有很高的反应活性，许多能与烯烃发生反应的试剂也能与炔烃发生反应。但由于碳碳叁键中碳原子是 sp 杂化，因此炔烃也表现出一些独特

的化学性质。

1. 加成反应

(1)加氢

炔烃比烯烃难氢化，当有催化剂存在时，炔烃也能加氢。由于炔烃含有两个 π 键，可分步加氢生成烷烃。例如：

$$CH_3-C\equiv C-CH_3 \xrightarrow[H_2]{Pt} CH_3-CH=CH-CH_3 \xrightarrow[H_2]{Pt} CH_3CH_2CH_2CH_3$$

(2)加卤素

炔烃和卤素的加成机理与烯烃和卤素的加成机理相似。炔烃加卤素首先生成邻二卤代烯，再生成四卤代烷。例如乙炔与溴的反应，先生成 1,2-二溴乙烯，进一步反应生成 1,1,2,2-四溴乙烷。炔烃与溴的反应除用于合成外，还可用于炔烃的鉴别。

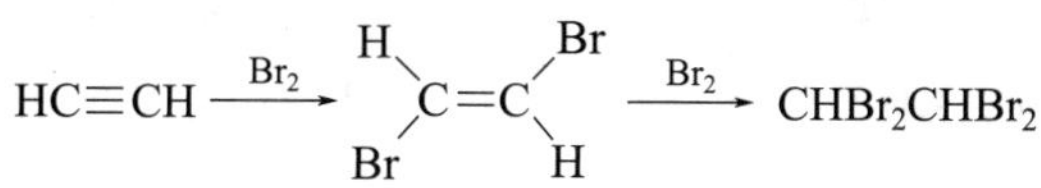

(3)加卤化氢

炔烃和卤化氢的加成反应也是分两步进行的。例如：

第一步：$HC\equiv CH + HBr \longrightarrow \underset{\text{溴乙烯}}{H_2C=CH-Br}$

第二步：$\overset{\delta^-}{H_2C}=\overset{\delta^+}{CH}-\ddot{Br} \xrightarrow{HBr} \underset{\text{1,1-二溴乙烷}}{CH_3CHBr_2}$

无过氧化物存在时，不对称炔烃与 HX 加成遵循马氏规则。在有过氧化物存在条件下，不对称炔烃与 HBr 的加成反应生成反马氏规则的产物。例如：

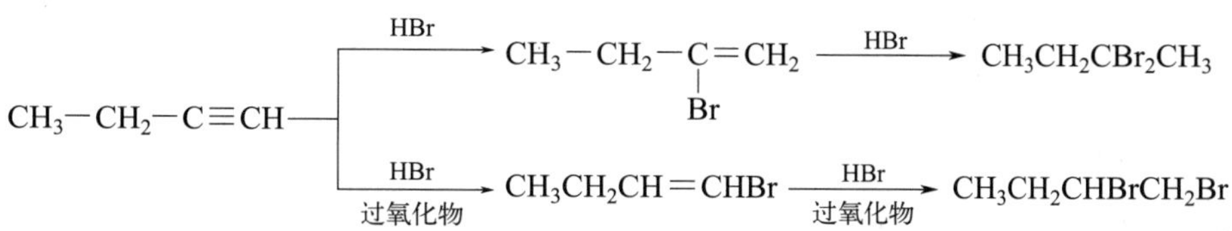

(4)加水

炔烃的水合是在催化剂(硫酸汞的硫酸溶液)存在下，按马氏规则进行的反应。乙炔水合后的反应产物是乙醛，其他炔烃的水合产物不是醛，而是酮。例如：

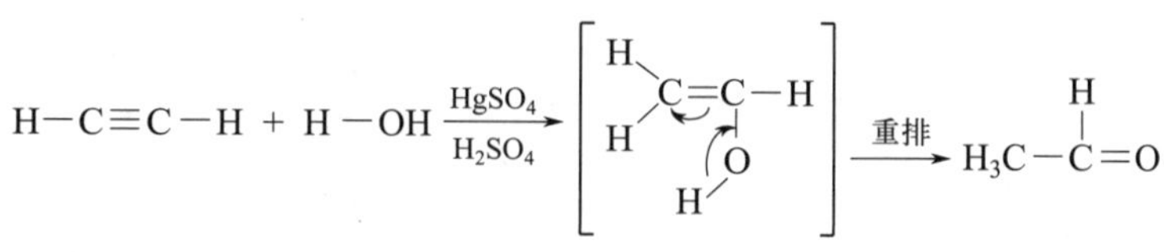

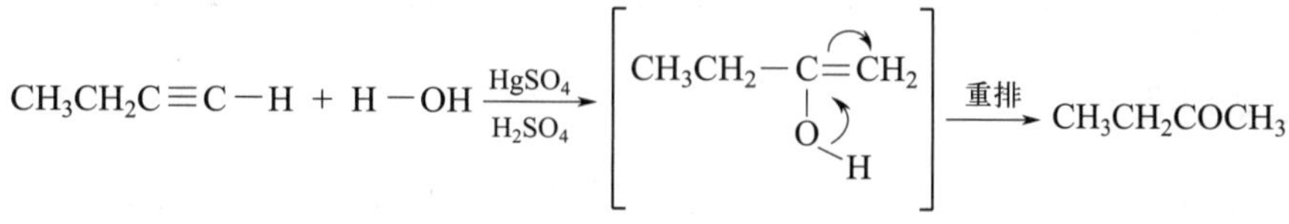

炔烃加水先生成烯醇（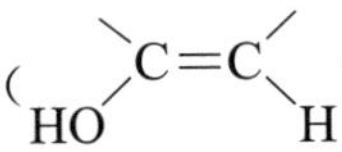），烯醇不稳定，经过分子内重排，生成稳定的醛或酮。

2. 氧化反应

炔烃的氧化反应比烯烃简单，炔烃氧化时，碳链在叁键处断裂。例如，乙炔用高锰酸钾氧化时，生成二氧化碳：

$$3H—C \equiv C—H + 10KMnO_4 + 2H_2O \longrightarrow 6CO_2 + 10KOH + 10MnO_2$$

其他炔烃用高锰酸钾氧化生成羧酸：

$$R—C \equiv C—R' \xrightarrow[H^+]{KMnO_4} RCOOH + R'COOH$$

从反应结果可以看到高锰酸钾的紫色消失，所以此反应也可用于炔烃的鉴别。

3. 聚合反应

乙炔在不同的催化剂和反应条件下，发生各种不同的聚合反应，生成链状或环状的化合物。例如，乙炔若发生双分子聚合反应时，生成丁-1-烯-3-炔（$H_2C=CH—C \equiv CH$），若在适当的催化剂存在下，三分子乙炔聚合成苯。

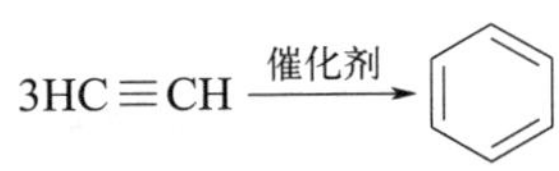

4. 金属炔化物的生成

连接在C≡C碳原子上的氢原子相当活泼，这是因为叁键C是sp杂化，s成分占50%，电负性比较强，使得$C_{sp}—H_{1s}$ σ键的电子云更靠近碳原子，增强了C—H键极性，表现出酸性。乙炔基阴离子能量低，体系稳定，所以乙炔分子HC≡CH中的氢原子容易被金属取代，生成的炔烃金属衍生物叫作炔化物。例如，将乙炔通入硝酸银氨溶液或氯化亚铜氨溶液中，分别生成白色的乙炔银和砖红色的乙炔亚铜沉淀。

$$HC \equiv CH + 2[Ag(NH_3)_2]NO_3 \longrightarrow \underset{\text{乙炔银}}{AgC \equiv CAg} \downarrow + 2NH_3 \uparrow + 2NH_4NO_3$$

$$HC \equiv CH + 2[Cu(NH_3)_2]Cl \longrightarrow \underset{\text{乙炔亚铜}}{CuC \equiv CCu} \downarrow + 2NH_3 \uparrow + 2NH_4Cl$$

上述反应极为灵敏，常用来鉴定具有末端炔基（—C≡CH）结构的炔烃，并可利用这一反应从混合物中把这种结构的炔烃分离出来，而R′—C≡C—R型的炔烃不发生反应。乙炔银和乙炔亚铜在湿润时比较稳定，在干燥时因撞击或升高温度而发生爆炸，所以实验完毕后，应立即加入硝酸将其分解。

在现代化学、生物学中，炔烃有其重要的应用价值。因其能与叠氮化合物发生高选择性的“点击反应”（click reaction），被广泛用于对生物大分子（如蛋白质、核酸）进行标记和追踪。

奥托·狄尔斯 Otto Paul Hermann Diels 1876—1953

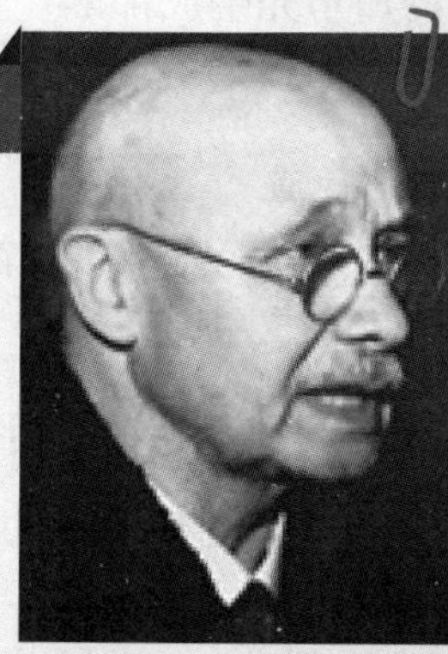

狄尔斯1876年出生于汉堡。1895年进入柏林大学学习化学，1899年在诺贝尔奖得主埃米尔·费歇尔（Emil Fischer）的指导下获得博士学位，并留校担任其助手。1906年，他升任柏林大学化学教授。1916年，他转任基尔大学（全称：基尔克里斯琴·奥尔布雷克特大学）教授并兼任化学研究所所长，于1926～1928年间担任该校校长。

狄尔斯在培养人才方面成就卓著，其师费歇尔曾预言他“将成为一名杰出的教师”，这一预言最终得以证实。他指导了许多优秀学生，其中最为出色的是库尔特·阿尔德（Kurt Alder），两人因共同发现“狄尔斯-阿尔德反应”而共享1950年诺贝尔化学奖。

库尔特·阿尔德 Kurt Alder 1902—1958

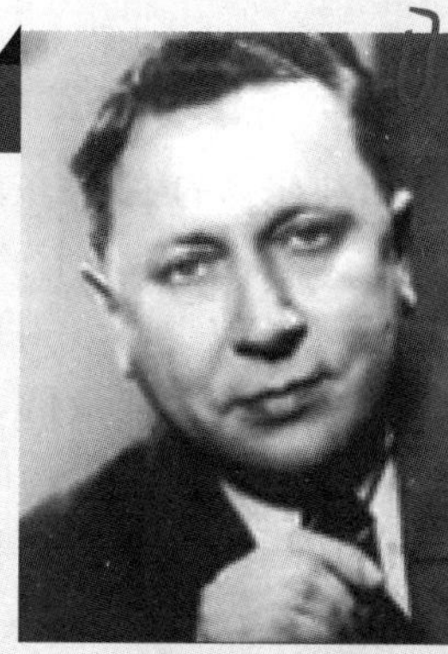

阿尔德1902年出生于德国西里西亚的柯宁休特（今属波兰）。他先后在柏林大学和基尔大学学习化学。1926年在奥托·狄尔斯指导下获得博士学位，并于1930年起在基尔大学任讲师，1934年晋升教授。1936年，他加入法本工业公司下属研究所担任科研负责人；1940年转任科隆大学化学系教授兼化学研究所所长。

1928年，阿尔德与导师狄尔斯共同发现并系统阐述了双烯合成反应（后称为狄尔斯-阿尔德反应）。该反应在有机合成领域具有里程碑意义，为合成复杂有机分子提供了高效途径。基于这一杰出贡献，二人于1950年共同荣获诺贝尔化学奖。

习题

1. 命名下列化合物。

（1）$CH_3CH{=}CHCH_2CH_3$

（2）$CH_2{=}CH{-}C(CH_3)_2{-}CH{=}CH_2$

（3）$CH_2{=}CHCH_2C{\equiv}CCH_2CH{=}CH_2$

2. 写出化合物的构造式。

（1）2,3-二甲基丁-1-烯　　（2）己-1,5-二炔

（3）2-甲基丁-2-烯　　（4）(2*Z*,4*E*)-己-2,4-二烯(构型)

（5）顺-3,4-二甲基戊-2-烯(构型)

3. 下列化合物中，哪些有顺反异构体？如果有，写出各异构体的构型并命名(*Z*/*E* 法)。

（1）4-乙基-3-甲基己-3-烯　　（2）1-氯戊-2-烯

（3）戊-1,3-二烯　　（4）庚-2,4-二烯

4. 用系统命名法命名下列各顺反异构体。

（1）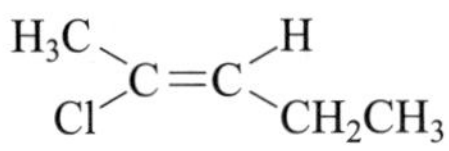　　（2）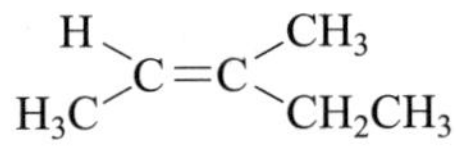

5. 用化学方法如何鉴别丁烷、丁-1-烯和丙炔？

6. 用反应式分别表示 2-甲基丁-1-烯与下列各试剂的反应。

（1）溴/CCl_4　　（2）5% $KMnO_4$ 溶液　　（3）HI

（4）H_2/Pt　　（5）HBr(有过氧化物存在)　　（6）HCl(有过氧化物存在)

7. 下列各反应的主要产物是什么？写出其构造式(简写式)及名称。

（1）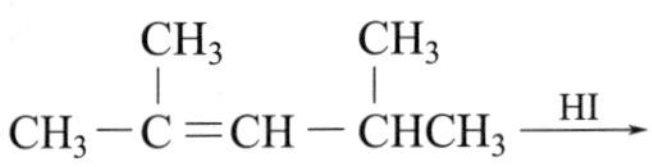

（2）$HC{\equiv}C{-}CH_2CH_2CH_2CH_3 \xrightarrow{\text{HBr(过量)}}$

（3）$HC{\equiv}C{-}CH_2CH_3 \xrightarrow{AgNO_3\text{-}NH_3(H_2O)}$

（4）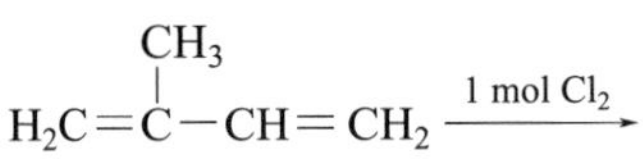

（5）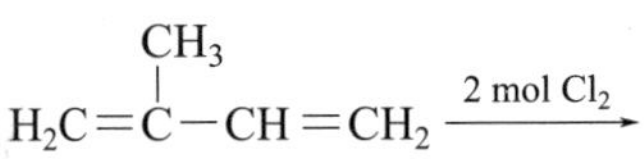

（6）$H_2C{=}CH{-}CH_2CH_3 \xrightarrow{H_2O/H^+}$

（7）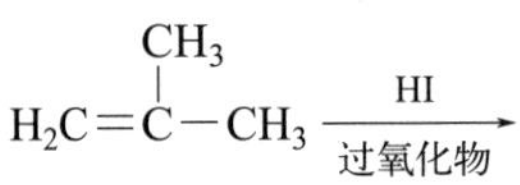

（8）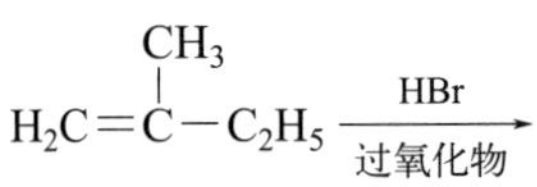

（9）$CH_3{-}CH{=}CH{-}CH_2CH_3 \xrightarrow[\triangle]{KMnO_4}$

8. 哪些烯烃经臭氧氧化再以 Zn/H_2O 处理后，可得以下化合物？

（1）$CH_3CH_2CH_2CHO+HCHO$

（2）$(CH_3)_2CHCHO+CH_3CHO$

（3）$CH_3CHO+CH_3COCH_3$

（4）$CH_3CHO+CH_2(CHO)_2+HCHO$

9. 分子式为 C_4H_8 的两种化合物与氢溴酸反应，生成相同的卤代烷。试推测这两种化合物是什么，并写出它们的构造式。

10. 分子式为 C_4H_6 的化合物，能使高锰酸钾溶液褪色，但不能与硝酸银的氨溶液发生

反应，试写出这些化合物的构造式。

11. 分子式为 $C_{11}H_{20}$ 的烃催化氢化时，吸收 2 mol H_2。其臭氧化物以 Zn/H_2O 处理后，生成丁酮、丁二醛（$\begin{matrix} CH_2CHO \\ | \\ CH_2CHO \end{matrix}$）及丙醛（$CH_3CH_2CHO$）。试写出这个物质可能的构造式。

12. 化合物甲及乙是异构体，它们都含 C 88.82%、H 11.18%，都能使 Br_2/CCl_4 褪色。与 $AgNO_3$-NH_3 水溶液反应，甲生成白色沉淀，乙无沉淀。氧化时，甲得 CO_2 及丙酸，乙生成 CO_2 及草酸（$\begin{matrix} COOH \\ | \\ COOH \end{matrix}$）。试推导甲和乙的构造式(说明推导的理由并写出有关的反应式)。

13. 某烃 C_6H_{12} 能使溴溶液褪色，催化氢化得正己烷。此烃用 $KMnO_4$ 酸性溶液氧化可得两种不同的羧酸，试推导这个烃的构造式。

14. 某烃 A(C_6H_{10})催化氢化生成 2-甲基戊烷。在 Hg^+ 存在下，A 水合得酮。A 能与 $[Ag(NH_3)_2]NO_3$ 生成白色沉淀。A 可能是什么？

15. 化合物 A 的分子量为 82，1 mol A 能吸收 2 mol H_2。但与 1 mol H_2 反应时，主产物是己-3-烯。它与 Cu_2Cl_2 氨溶液不生成沉淀。此化合物可能的构造式是什么？

第四章

立体化学基础

立体化学(stereochemistry)是现代有机化学的一个重要分支，它描述分子中原子或原子团的空间排布以及由于不同的空间排布对化合物理化性质的影响，并通过三维空间结构来揭示有机分子的性质。立体化学涉及的内容很多，本章将主要讨论立体异构现象，并揭示立体异构体在理化性质和生物活性方面的差异。

第一节 ▶ 同分异构现象的分类

有机化合物中同分异构现象十分普遍。同分异构可以分为构造异构和立体异构两大类。

- 同分异构
  - 构造异构(构造式不同)
    - 碳链异构
    - 位置异构
    - 官能团异构
    - 互变异构
  - 立体异构(构造式相同)
    - 构型异构(构型不同)
      - 对映异构(旋光异构、光学异构)
      - 几何异构(顺反异构)
    - 构象异构(构型相同)

一、构造异构

构造异构指分子中由于原子或原子团相互连接的方式和次序不同而产生的同分异构现象，它可分为碳链异构、位置异构和官能团异构。

(1)碳链异构

$CH_3CH_2CH_2CH_3$	CH_3CHCH_3（2位碳上连 CH_3）
正丁烷	异丁烷

(2)位置异构

$CH_3CH_2CH_2CH_2OH$	$CH_3CHCH_2CH_3$（2位碳上连 OH）
正丁醇	异丁醇
$H_2C=CHCH_2CH_3$	$CH_3CH=CHCH_3$
丁-1-烯	丁-2-烯

(3)官能团异构

CH_3CH_2OH 乙醇　　CH_3OCH_3 甲醚

酮式和烯醇式结构的互变异构也是官能团异构的一种，如乙酰乙酸乙酯的互变异构现象。

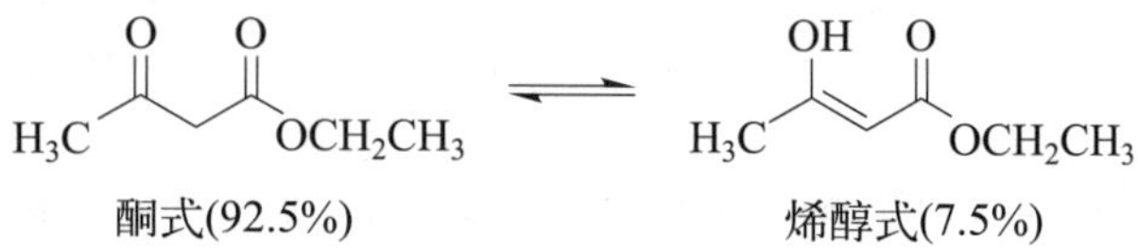

二、立体异构

立体异构(stereoisomerism)是指分子的构造式相同，但由于分子中原子或原子团在空间的排列方式不同而引起的同分异构现象。它又可分为构象异构和构型异构。

1. 构象异构

构象异构是指在不断键的情况下，仅仅通过单键的旋转而造成分子中原子或原子团在空间不同排布的现象，通常室温下即可相互转化，因此，不能分离得到纯的构象异构体。如乙烷的全重叠式和对位交叉式以及环己烷的船式和椅式。

2. 构型异构

构型异构是指经过断键和再成键的过程造成的原子或原子团在空间的不同排列方式的现象。构型异构可进一步分为对映异构(enantiomerism)和几何异构(geometrical isomerism)，对映异构又称为旋光异构(optical isomerism)。几何异构是取代基在双键或环状结构中的排列不同而产生的异构现象，前面已讨论过。某些烯烃或环烃如丁-2-烯、1,2-二甲基环丙烷存在顺、反两种异构现象都属于几何异构。本章重点讨论对映异构现象。

第二节 ▸ 手性分子与对映异构体

一、手性及对映异构体

如果将物体放在平面镜前使之成像，并设想把物体的“像”从镜中取出，有的物体比如均匀的木棒、皮球或铁钉可与其镜像完全重叠；而有的物体如蜗牛壳、海螺或螺丝钉与其镜像不能重叠，这正如人的左右手一样：左手和右手互为实物与镜像关系又不能完全重叠(图4-1)。由此，将实物与镜像不能重叠的物体称为具有手性(chiral)的物体，能与其镜像重叠的物体则称非手性(achiral)的物体。

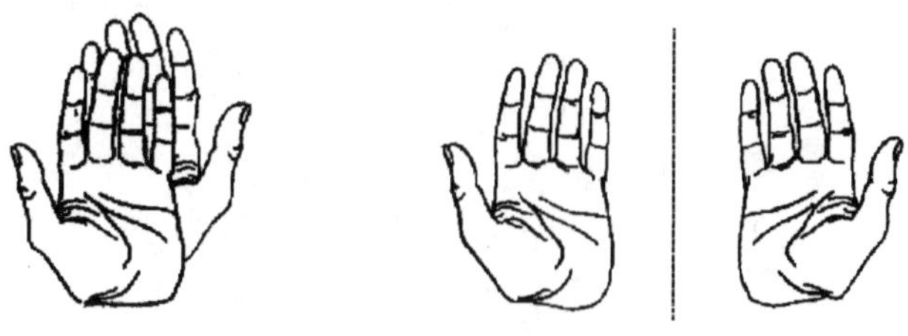

图 4-1　人的左手与其镜像(右手)不能完全重叠

将手性的概念运用于描述分子结构，则是当一个化合物分子与其镜像不能相互重叠时，这种分子就具有手性(chirality)，具有手性的分子称为手性分子(chiral molecule)。手性分子必然存在着一个与其镜像相对映的异构体，它们的关系就如同左手和右手一样。这种互为镜像而不能重叠的两个立体异构体就互称为对映异构体(enantiomer)，简称对映体。这种异构现象就称为对映异构现象。

乳酸(2-羟基丙酸)分子其实物分子与镜像分子就不能重叠，因此存在两个不同的乳酸分子，彼此互为对映体，其分子结构如图 4-2。

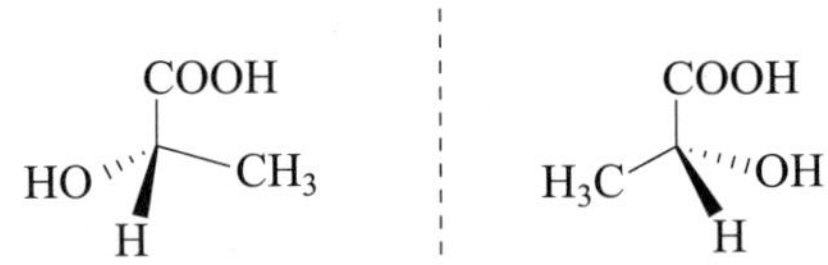

图 4-2 乳酸对映体的结构

二、分子的对称性和不对称碳原子

前面提到有的物体如均匀的木棒、皮球或铁钉可与其镜像完全重叠；有的物体如蜗牛壳、海螺或螺丝钉与其镜像不能重叠。分析这两类物体的图形，可以发现前者有对称面，后者没有对称面。所谓对称面是一个假想的平面，它可以将物体或分子分成互为镜像的两部分。例如，溴氯甲烷，有一个对称面可以沿着氯和溴并通过碳原子将分子对称地分割成不能重叠，但互为实物与镜像关系的两个部分(图 4-3)。因此，溴氯甲烷是对称分子；又如二氯甲烷有两个对称面，也是对称分子。凡是对称分子都没有手性，没有手性的化合物也就没有对映异构现象。溴氯氟甲烷及乳酸分子中没有对称面，任意选择溴氯氟甲烷或乳酸中的两个基团与中间碳形成的面，将分子分割成的两半都是不对称的，所以溴氯氟甲烷及乳酸有手性。

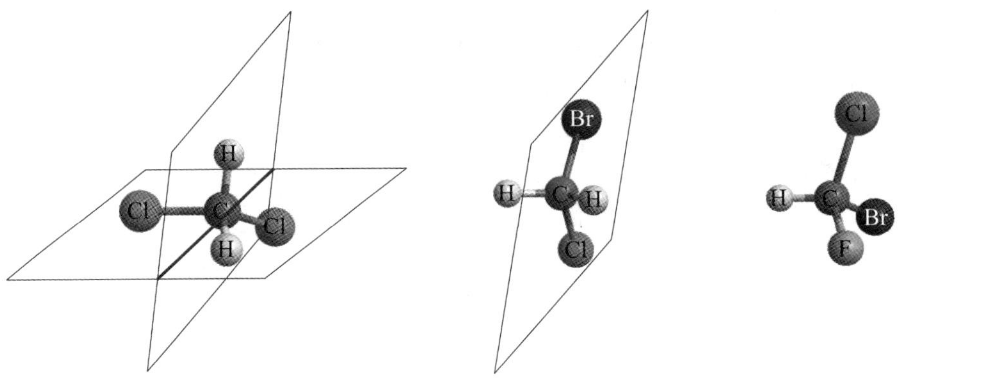

(a) (b) (c)

图 4-3 二氯甲烷(a)、溴氯甲烷(b)、溴氯氟甲烷(c)的球棍模型

从上面的例子可以看到，与碳原子相连的四个原子或基团中如果有两个相同就有对称面，也就没有手性；如果四个原子或基团都不相同，就没有对称面，也就有手性，因此这种碳原子称为手性碳原子(chiral carbon atom)或不对称碳原子(asymmeric carbon atom)，常以 C^* 表示。手性碳原子又可称为手性中心(chiral center)。

需要强调的是，手性中心的存在是引起有机分子产生手性的最普遍(但不是唯一)的原因，但是不能将是否含有手性中心作为产生手性分子的绝对条件，产生手性的充分必要条件是分子与其镜像不能重叠。

由此可见，一个化合物有无手性主要看它的分子是否对称，若是对称分子，它就不具有手性；若是不对称分子，它就有手性。有手性的化合物，就能产生对映异构现象。

第三节 ▶ 对映异构体的表示方法和构型标记

一、费歇尔投影式

对映异构体的构造式相同，其原子或原子团在空间的排布不同即构型不同，故需用构型表示。例如，乳酸的两个对映体具有如图 4-2 的四面体构型。为了便于书写，对映体的构型一般用费歇尔(E. H. Fischer)投影式表示，也就是把上述四面体构型按规定的投影方向投影在纸面上(图 4-4)。

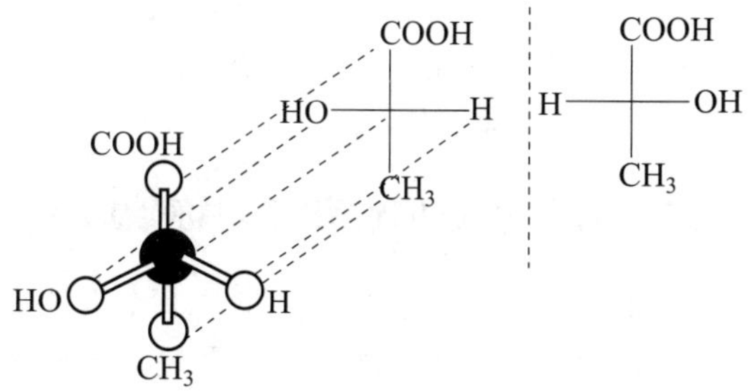

图 4-4 乳酸对映体的投影式

投影的原则如下：与手性碳原子结合的两个横键指向平面前方，两个竖键向后，一般将含碳原子的碳链放在竖直方向，同时氧化态较高的基团放在上端，然后将这样固定下来的分子模型中各原子或基团投影到纸面上，就得到费歇尔投影式，其中两条直线的垂直相交点代表手性碳原子。

碳原子氧化态顺序：—COOH>—CHO>—CH_2OH>—CH_3

在使用投影式时，要注意投影式中基团的前后关系，要经常与立体结构相联系。投影式不能离开纸面翻转过来，因为这会改变手性碳原子周围各原子或基团的前后关系。

若要知道两个投影式是否能重叠，只能使它在纸面上转动 180°，才不会改变基团前后关系。

投影式不能在纸面转动 90°，如果将图 4-5 中 Ⅰ 式在纸面上转动 90°就得到下面的 Ⅱ 式。从下面的立体模型可以清楚地看出 Ⅱ 式的构型已不同于 Ⅰ 式的构型。

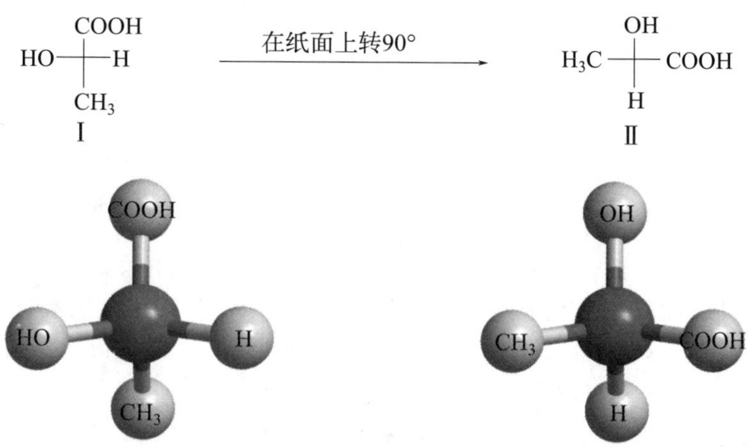

图 4-5 费歇尔投影式的转动

在投影式中如果使一个基团保持固定，而把另外三个基团顺时针或逆时针地依次调换位置，不会改变原化合物的构型。例如：

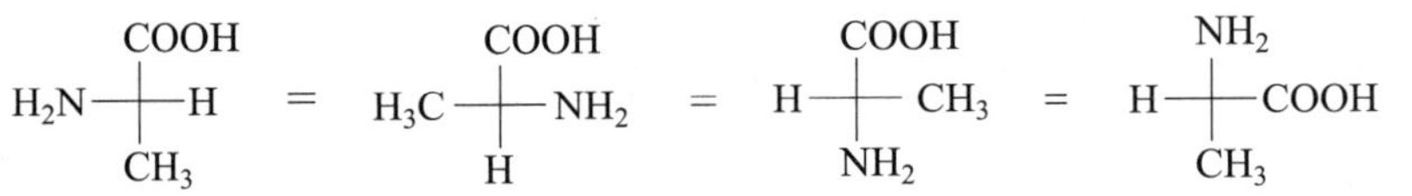

若将手性碳原子上所连任何两个原子或基团相互交换奇数次，将会使构型变为它的对映体。如交换偶数次，则不会改变原化合物的构型。例如：

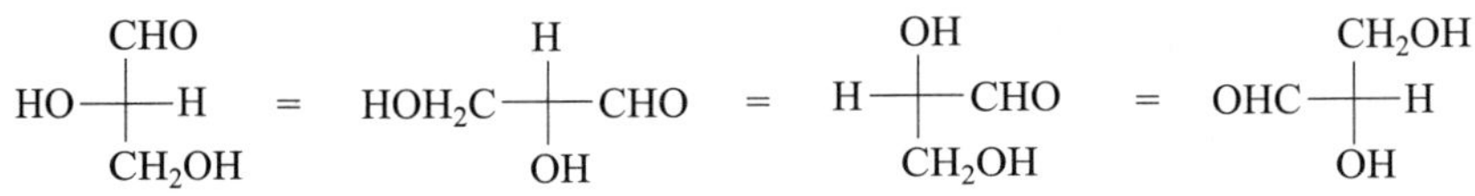

二、对映异构体的构型标记

1. D/L 构型表示法

分子中各原子或基团在空间的实际排布叫作这种分子的绝对构型。在 1951 年以前，人们只知道不同的对映体分别代表着两种不同的空间排列，但无法确定手性碳原子上 4 个基团的相对排布，即无法确定手性物质的绝对构型。为了研究方便，曾以甘油醛为参照，人为规定在其费歇尔投影式中，甘油醛的手性碳上的—OH 在“右边”的称为 D 型(Ⅰ)，在“左边”的称为 L 型(Ⅱ)。

D-甘油醛 Ⅰ　　L-甘油醛 Ⅱ

标准物质的构型规定以后，其他手性物质的构型就可以通过化学转变的方法与标准物质镜像关联来确定。例如，将 D-甘油醛的醛基氧化成羧基，将羟甲基(—CH_2OH)还原为甲基，就得到 D-乳酸。

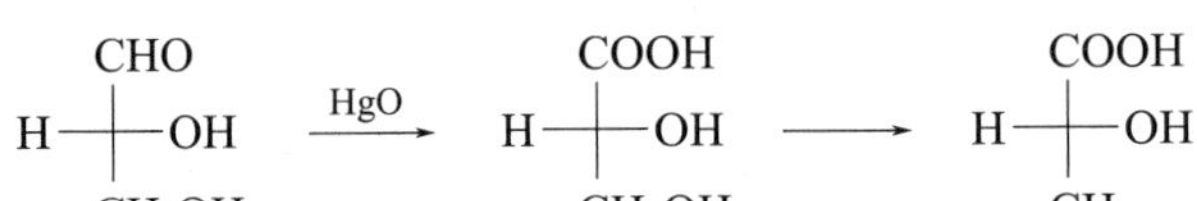

D-甘油醛　　D-乳酸

由于上述氧化及还原的步骤中与手性碳原子相连的四个键都没有发生断裂，与手性碳原子相连的基团排布方式不会改变，因此最终得到的乳酸的构型应该和右旋甘油醛的构型相同，手性碳原子上—OH 在“右边”，都是 D 型。这种与人为规定的标准物质进行关联而得到的手性物质的构型称为相对构型。

在糖类和氨基酸类化合物中较多地使用 D/L 来表达构型，然而，对一些复杂的有机化合物，使用该方法有时显得不明确，甚至引起混乱，因此，逐渐采用了另一种 *R*/*S* 构型表示法。

2. *R*/*S* 构型表示法

1970 年，国际上根据 IUPAC 的建议采用了 *R*/*S* 构型表示法。这种表示法是根据化合物的实际构型即绝对构型或费歇尔投影式命名的，所以它不需要与其他化合物联系比较。这种命名法中基团的顺序规则在本书第三章（Z/E 命名法）中作了介绍。

含一个手性碳原子的分子 C*abcd 命名时，首先把手性碳所连的四个原子或基团（a、b、c、d）按照顺序规则排列其优先顺序，如 a＞b＞c＞d。其次，将此排列次序中排在最后的原子或基团（即 d）放在距观察者最远的地方（图 4-6）。这与汽车驾驶员面向方向盘的情况相似，d 在方向盘的连杆上。然后再观察从最优先的 a 开始到 b 再到 c 的次序，如果是顺时针方向排列的[图 4-6（a）]，这个分子的构型即用 R 表示（R 取自拉丁文 Rectus，右的意思）；如果 a→b→c 是逆时针方向排列[图 4-6（b）]，则此分子的构型用 S 表示（S 取自拉丁文 Sinister，左的意思）。

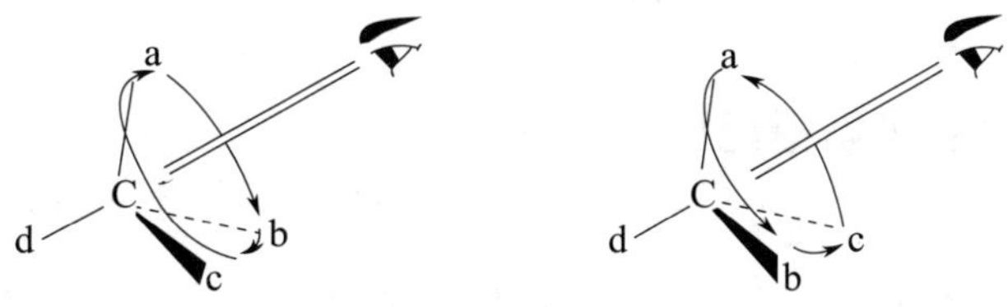

(a) (b)

图 4-6 R 及 S 构型

甘油醛分子中基团的顺序是 OH→CHO→CH_2OH→H，其构型命名如图 4-7。

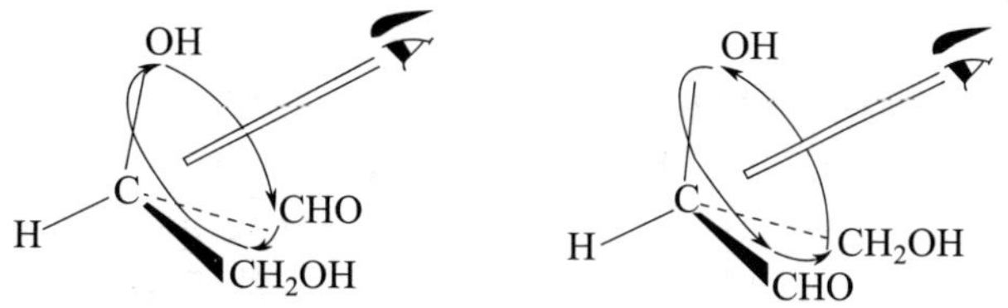

图 4-7 甘油醛的 R 及 S 构型

若用投影式表示分子构型，也同样可以确定其 R 或 S 构型。例如：

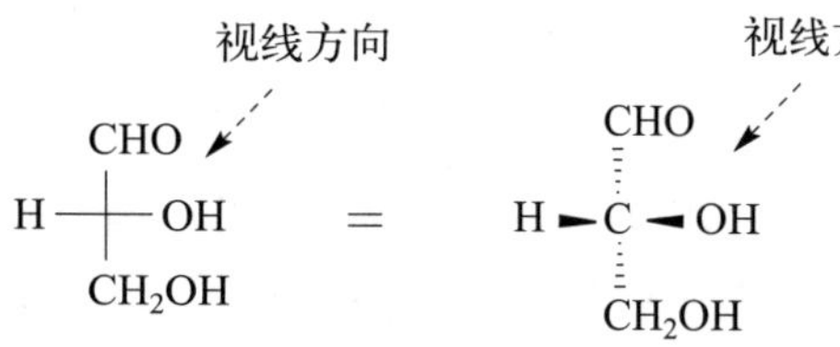

(R)-甘油醛

说明：从 H—C 键的延长即从纸平面的右后方向左观察，OH→CHO→CH_2OH→H 的顺序为顺时针方向，为 R 构型。

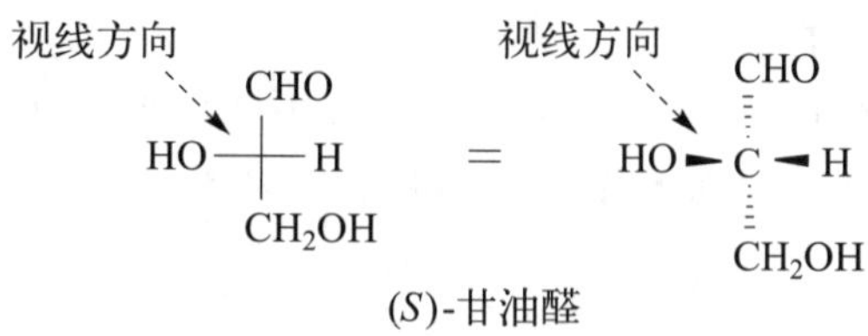

(S)-甘油醛

说明：从纸平面的左后方向右观察，OH→CHO→CH_2OH→H 的顺序为逆时针方向，为 S 构型。

再如，2-甲基-1-苯基丙-1-胺的构型确定如下：

手性碳上四个基团的排列顺序为

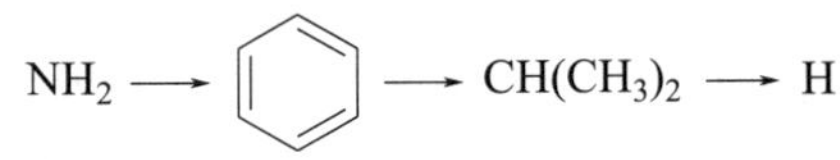

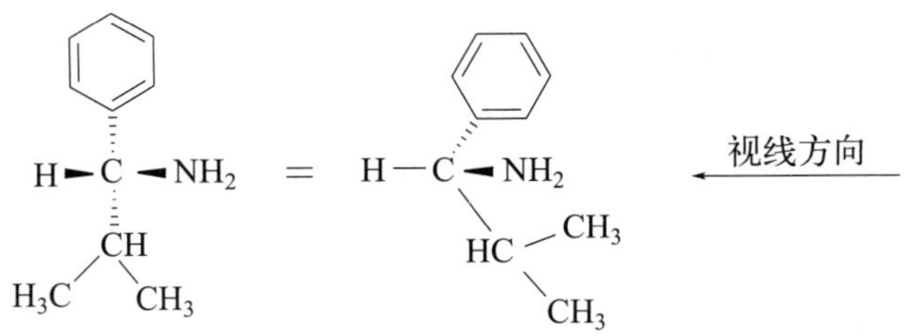

(*R*)-2-甲基-1-苯基丙-1-胺

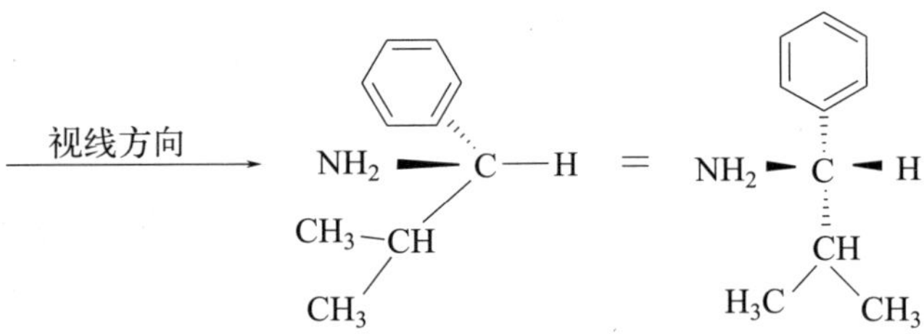

(*S*)-2-甲基-1-苯基丙-1-胺

除了视线判断法，还可以借助右手螺旋法则来辅助分析，具体操作如下：首先，找到手性中心上优先级最低的基团（通常是氢原子 H），使拇指指向该最小基团，同时其余四指自然弯曲，并按优先级从高到低（a→b→c）的方向环绕手性中心。此时，符合右手的即为 *R* 构型，反之则为 *S* 构型。图 4-8 是乳酸的 *R* 构型以及右手螺旋法则示意图。这个右手螺旋法则在费歇尔投影式中使用起来更加方便，当然在实际应用中可以两者配合着使用。

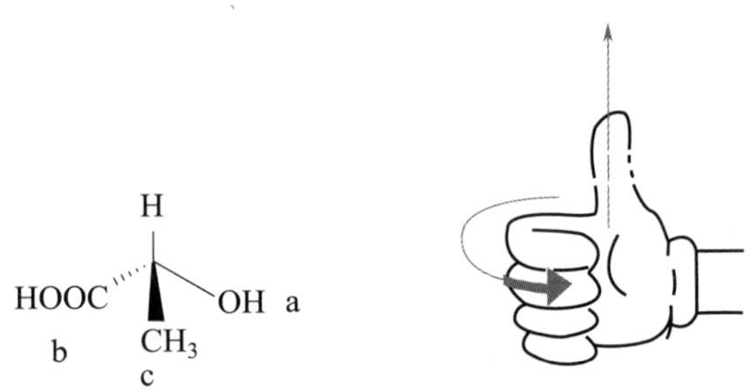

图 4-8　乳酸的 *R* 构型及右手螺旋法则判断构型示意图

练习题　判断下列化合物中不对称碳原子的构型。

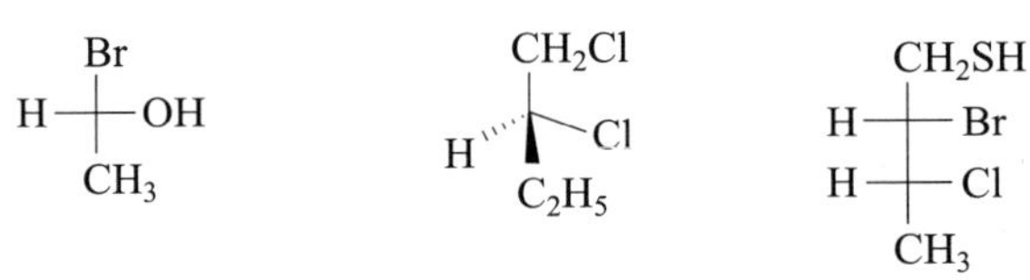

第四节 ▶ 对映异构体的光学性质

已经知道，互为对映异构体的两个手性分子彼此不能重叠，是两个不同的分子。那么，它们在理化性质方面又有哪些异同点呢？事实上，对于一对对映体分子而言，它们的熔点、沸点、折射率、密度均完全相同，在普通溶剂中还具有相同的溶解度，与普通试剂具有相同的反应活性等。这是因为这些性质主要取决于分子之间作用力的大小，而一对对映体分子之间的作用力是完全相同的，因此它们在上述性质方面是完全等同的。

但是，当这一对对映体与其他手性物质相互作用时，它们就表现出差异了。如在手性溶剂中具有不同的溶解度，与手性试剂反应具有不同的反应速率等。特别容易观察到的是对平面偏振光作用的不同。当平面偏振光通过一种手性化合物时，它能使平面偏振光的偏振平面发生偏转，这种性质称为旋光性或光学活性。一对对映体使平面偏振光偏转的角度相等，但是方向相反，因此对映异构体也称为旋光异构体或光学异构体。

由于对映异构对平面偏振光的作用不同，故有必要首先了解平面偏振光。

一、平面偏振光

光波是电磁波，是横波，其特点之一是光的传播方向与其振动方向垂直。普通光实际上是不同波长(400～800 nm)的光线所组成的光束，它在与传播方向垂直的所有平面内振动。单色光，如钠光灯发射出来的黄光，具有单一波长(λ=589 nm)，但仍然在所有可能的平面内振动。

当一束单色光通过尼科尔棱镜(Nicol prism)或偏振片时，由于尼科尔棱镜或偏振片只允许振动方向与其晶轴平行的光通过，因此透射后的光只在一个平面内振动。这种仅在一个平面内振动的光叫作平面偏振光，简称偏振光(polarized light，图 4-9)。

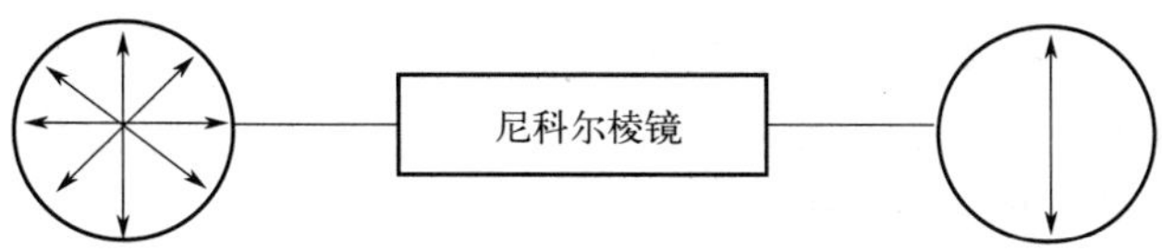

图 4-9 平面偏振光的形成

二、旋光性和比旋光度

能使偏振光的振动面旋转一定角度的物质称为旋光性物质或光学活性(optical activity)物质，它们具有旋光性。自然界中很多物质如酒石酸、葡萄糖都有这样的性质。生物体内大部分有机分子也都是旋光性物质，其中有些分子由于旋光性的不同，在生理作用上往往表现出极大的差异。测定物质旋光程度的仪器叫作旋光仪，其工作原理如图 4-10 所示。

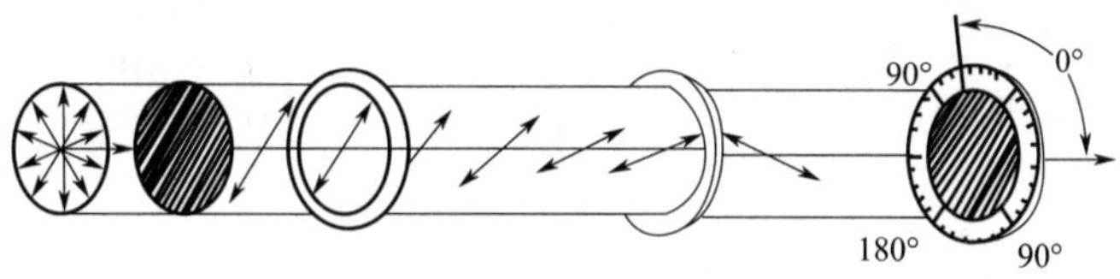

图 4-10 旋光仪的工作原理

从光源发出一定波长的光，通过一个固定的尼科尔棱镜后，转变为偏振光。偏振光通过盛有样品的盛液管后，其振动面会发生旋转，产生一定的角度 α，要将另一个尼科尔棱镜旋转相应的角度后，偏振光才能完全通过，由装在检偏振器上的刻度盘读出 α 的数值，这就是所测样品的旋光度。

有些化合物能使偏振光的振动面向右（顺时针）旋转，叫作右旋体，以“+”或“d”表示；另一些化合物则使偏振光的振动面向左（逆时针）旋转，叫作左旋体，以“−”或“l”表示。

就某一化合物来说，实验测得的旋光度不是固定的，因为它和溶液的浓度及盛液管的长度成正比。此外，旋光度也和测量时的温度、光源波长以及所用的溶剂有关。因此通常用比旋光度（specific rotation）$[\alpha]$来表示某一物质的旋光性。其定义为：

$$[\alpha]_{\lambda}^{t}=\frac{\alpha}{lc}$$

式中，α 为溶液的旋光度，由旋光仪测出；l 为盛液管的长度，dm；c 为溶液的浓度，$g \cdot mL^{-1}$；λ 为旋光仪所使用光源的波长，通常是钠光（亦称 D 线，589 nm）；t 为温度，℃。

显然，对每一种旋光性物质来讲，比旋光度是一个固定的值，即是一个常数，因此，它是旋光性物质的一种物理常数，就像每种物质都有一定的熔点、沸点、密度一样。

第五节 ▶ 含一个手性碳原子的分子

含有一个手性碳原子的有机化合物，其实物和镜像不能重合，它们代表两种不同的化合物，彼此互称为对映体。一对对映体包括一个左旋体和一个右旋体，它们的比旋光度的绝对值相等，但旋光方向相反。例如，左、右旋乳酸即是一对对映体，其分子结构的球棍模型如图 4-11。

图 4-11　（+）-乳酸与（−）-乳酸的球棍模型

从模型可以看出，左旋乳酸和右旋乳酸的关系是实物与镜像的关系，二者不能完全重合。这两种乳酸的构造式是相同的，它们除旋光性不同（旋光方向相反，比旋光度的绝对值相同）外，其他大部分理化性质都一样（表 4-1）。

表 4-1　两种乳酸理化性质

乳酸	$\frac{[\alpha]_{D}^{20}(H_2O)}{(°) \cdot dm^2 \cdot g^{-1}}$	m. p. /℃	pK_a
肌肉乳酸	+3.82	53	3.79
发酵乳酸	−3.82	53	3.79

除了上面讨论的左旋乳酸和右旋乳酸外，还可从酸败的牛奶中或用一般合成方法制备乳酸，这样得到的乳酸其构造式也都一样，但它们都没有旋光性，即 $[\alpha]_D^{20}(H_2O)=0$。这是因为这样制得的乳酸是等量的右旋乳酸和左旋乳酸的混合物，它们对偏振光的作用相互抵消，所以没有旋光性。这种乳酸称为外消旋(racemic)乳酸，用(±)-或 *dl*-乳酸表示。

外消旋体和相应的左旋或右旋体除旋光性不同外，其他物理性质也有差异。例如，左旋或右旋乳酸的熔点为 53 ℃，而外消旋体的熔点为 18 ℃。它们的化学性质也略有不同。在生理作用方面，外消旋体仍具有其左旋体和右旋体的相应效能。

第六节 ▸ 含多个手性碳原子的分子

一、含两个不相同的手性碳原子的分子

前面讨论到含一个手性碳原子的化合物如乳酸有两个立体异构体，当分子中含两个不相同的手性碳原子时就有四个立体异构体。例如：2,3,4-三羟基丁醛中，C-2 和 C-3 是两个不相同的手性碳原子，所以该化合物有如下四个立体异构体。

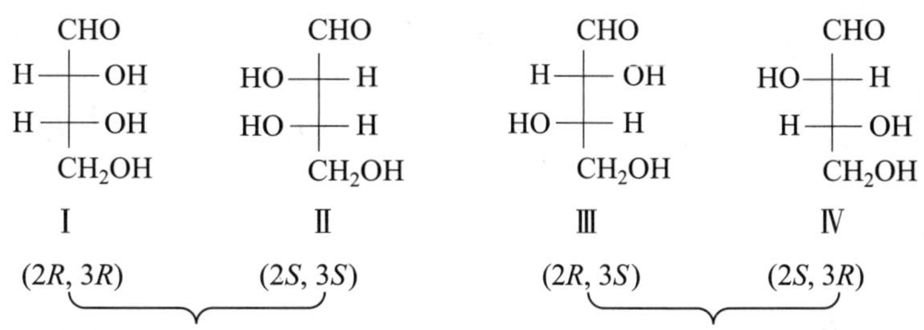

Ⅰ (2*R*, 3*R*)　Ⅱ (2*S*, 3*S*)　对映体

Ⅲ (2*R*, 3*S*)　Ⅳ (2*S*, 3*R*)　对映体

可以看到含两个不相同的手性碳原子的分子存在两对对映体，其中Ⅰ与Ⅱ是一对对映体，Ⅲ与Ⅳ是另一对对映体。但Ⅰ与Ⅲ、Ⅳ或Ⅱ与Ⅲ、Ⅳ虽是立体异构体，但不是对映体，这种不呈镜像对映关系的立体异构体称为非对映异构体，简称非对映体(diastereomer)。

当分子中含两个或两个以上手性中心时，就有非对映异构现象存在。非对映体之间不仅旋光性不同，物理和化学性质也有一定的差异。

二、含两个相同手性碳原子的分子

这类分子中，两个手性碳原子所连的四个基团完全相同，如酒石酸、2,3-二氯丁烷等。

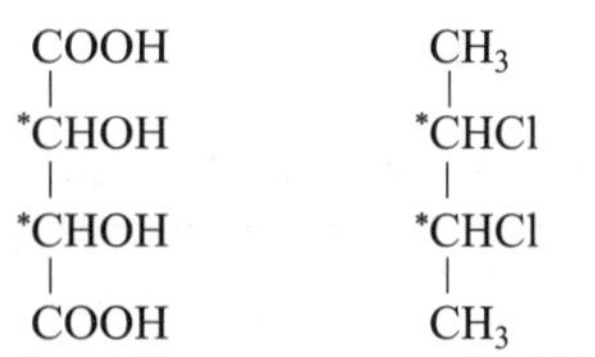

酒石酸　2,3-二氯丁烷

酒石酸分子中两个手性碳原子上所连接的四个基团相同，都是—H、—OH、

—COOH、$\underset{\text{COOH}}{\overset{-\text{CHOH}}{|}}$。这种分子只有三种立体异构体，其费歇尔投影式如下：

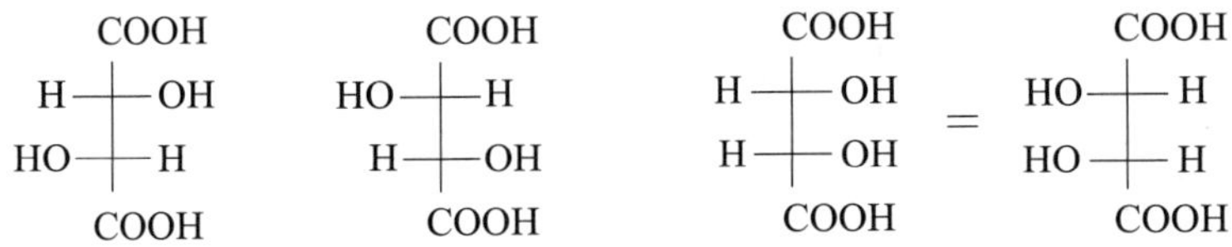

Ⅰ (2*R*, 3*R*)　Ⅱ (2*S*, 3*S*)　Ⅲ = Ⅳ (2*R*, 3*S*)

Ⅰ和Ⅱ是一对对映体，它们的等量混合物可以组成外消旋体。Ⅲ和Ⅳ看似对映体，但如将Ⅳ在纸面上旋转 180°，即可与Ⅲ重合，所以Ⅲ和Ⅳ代表同一种立体异构体。

从投影式Ⅲ的构型看，它有一个对称面。实验测得此化合物不具有旋光性。这种由于分子内含相同的手性碳原子，存在一个对称面将分子分为互为实物与镜像关系的两部分，从而使分子内部的旋光性相互抵消的化合物称为内消旋体（*meso* compound），因此，酒石酸及其他含两个相同手性碳原子的分子都只有三个立体异构体，即左旋体、右旋体和内消旋体。

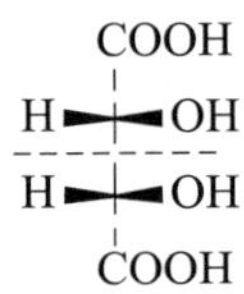

meso-酒石酸

由此可见，物质产生旋光性的根本原因在于分子的不对称性，即分子具有手性，不在于有无手性碳原子。

内消旋体和外消旋体虽然都不具有旋光性，但它们有着本质的不同：内消旋体是单一纯净物，分子内部含多个手性碳，存在对称面（或对称中心），分子内不同手性碳的旋光作用相互抵消，因此不表现旋光性；外消旋体（racemate）是等量对映体（左旋体与右旋体）组成的混合物，混合物中左旋体与右旋体的旋光度数值相等、旋光方向相反，二者的旋光作用在宏观上完全抵消，故整体不表现旋光性。几种酒石酸的理化性质见表 4-2。

表 4-2　几种酒石酸的理化性质

酒石酸	m. p. /℃	$\frac{[\alpha]_D^{20}(H_2O)}{(°)\cdot dm^2\cdot g^{-1}}$	$\frac{溶解度(20℃)}{g\cdot(100\ mLH_2O)^{-1}}$	$\frac{密度(20℃)}{g\cdot cm^{-3}}$	pK_{a1}	pK_{a2}
(+)	170	+12	147.0	1.760	2.93	4.23
(−)	170	−12	147.0	1.760	2.93	4.23
meso	140	0	125.0	1.666	3.20	4.68
(±)	206	0	20.6	1.687	2.96	4.24

三、含 n 个手性碳原子的分子

在有机化合物中，随着手性碳原子数目的增多，其立体异构体的数目也增多。当分子中含有 n 个不相同的手性碳原子时，就可以有 2^n 个立体异构体，它们可以组成 2^{n-1} 对外消旋体。如果分子中含有相同的手性碳原子，就会有内消旋体存在，其对映体的数目也要少于 2^n。

四、不含手性碳原子的手性分子

有些化合物虽不含手性碳原子，但分子中无对称平面也无对称中心，即整个分子具有手性因素，从而成为手性分子。这类分子的手性源于分子骨架的特殊空间排布。如某些丙二烯型和联苯型化合物。

1. 丙二烯型化合物

丙二烯型化合物中心两个双键(C=C=C)呈线形排列，中心碳原子是 sp 杂化，其他两个碳原子是 sp^2 杂化，所以，丙二烯型化合物中两个 π 键是互相垂直的，两端双键碳原子所连接的基团处于相互垂直的平面内。当双键碳原子分别连接两个不同基团时，分子无法通过对称操作(如旋转、反映)与自身镜像重合，形成手性，分子中不含手性碳原子而是存在手性轴，如图 4-12 所示。

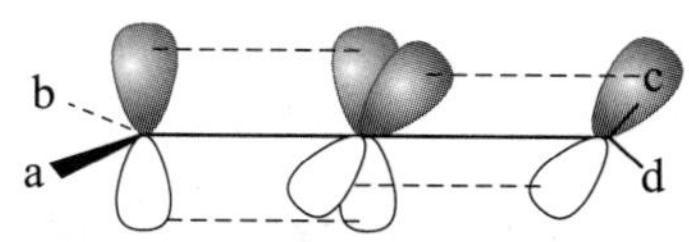

图 4-12 丙二烯型化合物结构中的两个 π 键

当 a≠b，c≠d，分子具有手性轴，是个手性分子，如戊-2,3-二烯就有一对对映异构体：

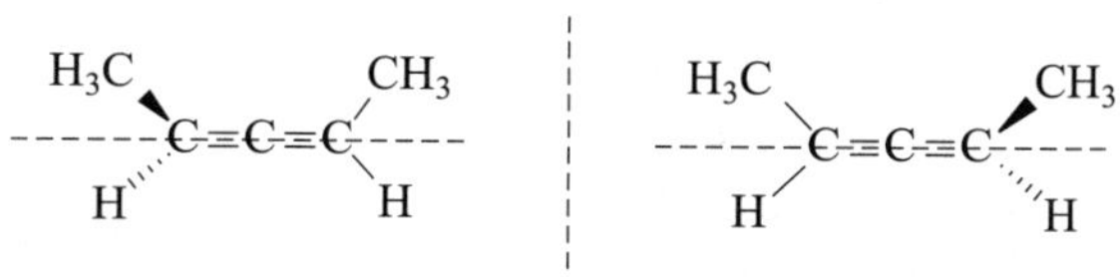

2. 联苯型化合物

两个苯环通过单键连接，若苯环邻位连有体积较大的取代基(如硝基、羧基等)，邻位大体积取代基会产生空间位阻，阻碍两个苯环绕单键自由旋转，使两苯环形成固定的非平面结构(通常两环平面夹角接近 90°)；当两个苯环上的取代基不完全对称时，分子与其镜像无法重合，表现出手性。旋转受阻的取代联苯立体结构如下：

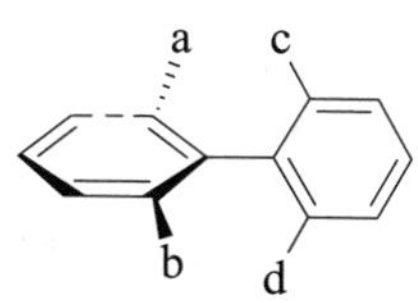

2,2′-二硝基-6,6′-羧基联苯有一对对映异构体。

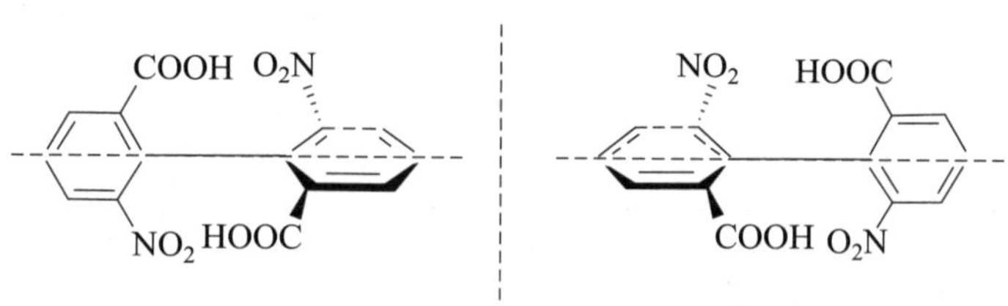

五、环状化合物的旋光异构

环状化合物的旋光异构和几何异构是同时存在的。分子的手性一般是由手性碳原子引起的，其手性碳原子的构型可采用 R/S 表示法。例如：

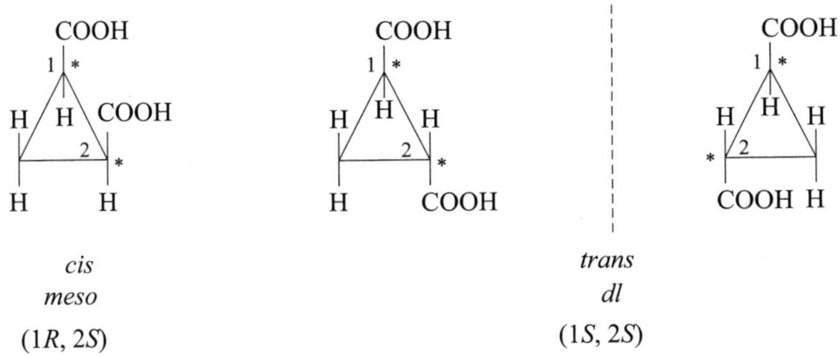

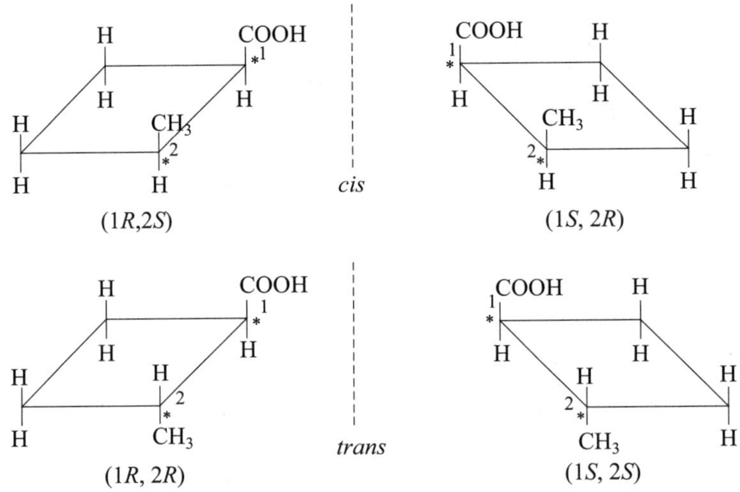

第七节 ▸ 手性有机化合物的制备

许多手性化合物是从自然界生物体中分离获得的，这是因为生物体往往只产生一对对映体中的一种，如肌肉收缩时只产生(+)-乳酸，苹果汁中只有(−)-苹果酸。当用合成方法制备具有手性碳原子的化合物时，在非手性条件下得到的产物通常为外消旋体。

如果要获得其中的一种对映体，就需要将外消旋体分开为左旋体和右旋体。将外消旋体分离成单一对映体的过程称为外消旋体的拆分(resolution)。例如：

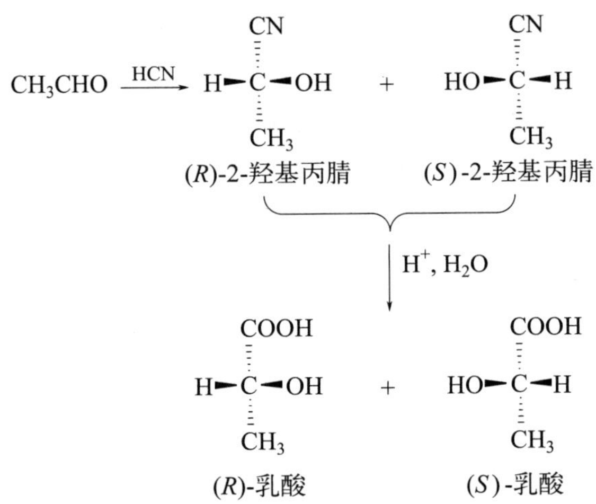

一、外消旋体的拆分

1. 化学方法

将外消旋酸的一对对映体与旋光性碱反应，使它生成非对映体，再利用非对映体物理性质上的差异达到分离的目的。例如，由丙酮酸还原制备乳酸时，得到外消旋乳酸后，以(＋)-奎宁和它们作用，产物铵盐是非对映体的混合物：

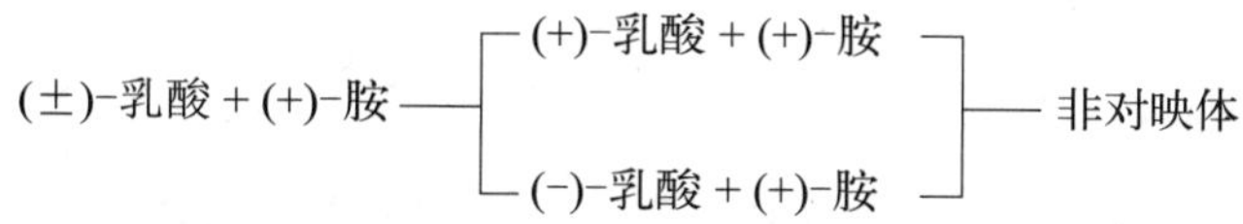

所得到的非对映体结晶的溶解度不同，可选择适当的溶剂用分步结晶的方法将它们分离。如果外消旋体是碱，则可用旋光性酸如(＋)-酒石酸、(＋)-苹果酸使其变成盐，然后再用分步结晶法将它们分开。

2. 生物分离法

生物拆分法的核心是利用生物体内酶的手性识别特性，实现外消旋体中对映体的选择性分离，其原理与应用实例如下：生物体中如细菌、霉菌的酶都具有手性，可特异性识别外消旋体中的不同对映体。当酶与外消旋体作用时，会对其中一种对映体表现出较高的催化反应速率，而对另一种对映体的催化活性极低(或无活性)。通过这种反应速率的显著差异，可选择性地转化其中一种对映体，剩余的则为日标纯对映体，从而实现分离。有些抗生素如氯霉素的生产就是采用微生物拆分的方法。

3. 晶种结晶法

这种方法是先制成外消旋体的过饱和溶液，再加入一定量的左旋体或右旋体的晶种，与晶种相同构型的异构体立即析出结晶而拆分。

二、不对称合成

前面已经讲到，在一个无手性的分子中引入一个手性中心时，产物总是外消旋体。若要从合成产品中得到所需的光学活性物质，必须通过拆分，但这样就只有一半的产品可用，很不经济，最好的办法是在合成时使所需的旋光异构体产量较高，这就要采用不对称合成法(asymmetric synthesis)。

不对称合成是一种化学反应或反应序列，其中在底物分子中形成一个或多个新的手性元素，并生成不等量的立体异构体(对映体或非对映体)产物。不对称合成的起源可以追溯到19世纪，早期研究主要集中在光学活性和立体化学领域。随着化学和生物科学的发展，不对称合成逐渐成为合成手性化合物的重要工具，尤其是在药物研发中，因为不同对映体可能具有不同的生物活性或药效。例如，药物分子中不同对映体可能具有不同的药效或毒性，因此不对称合成对于提高药物选择性和安全性至关重要。

前面提到的丙酮酸还原为乳酸的反应中，丙酮酸的羰基能在反应后成为手性碳，所以羰基碳原子就是潜手性中心。但上述反应是在非手性条件下进行的，所以得到的是外消旋体；若反应在手性条件(如手性试剂、手性溶剂、手性催化剂或偏振光等因素)下进行，则两种对映体可按不同的比例生成，从而使产物具有旋光性，这就是不对称合成。例如，乙酰乙酸甲酯在手性催化剂存在下发生如下氢化反应，生成3-羟基丁酸甲酯，产物中 R 型过量，再经分离精制可得到纯的 R 型。

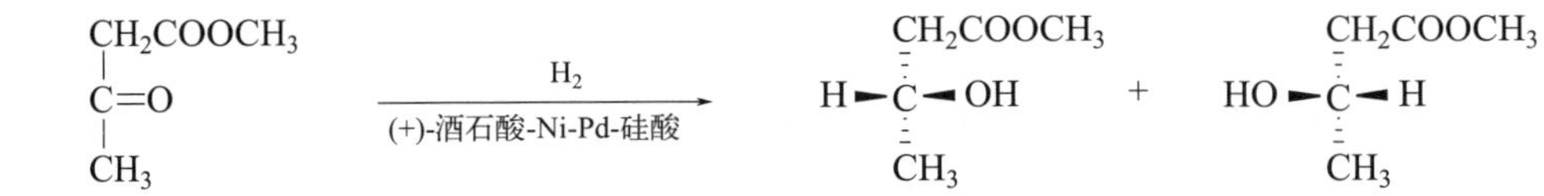

3-氧代丁酸甲酯　　(R)-3-羟基丁酸甲酯　　(S)-3-羟基丁酸甲酯

[R] > [S]

第八节 ▸ 立体异构的重要性

生物体中具有重要生理意义的有机化合物绝大多数是手性的。例如，在生物体中普遍存在的 α-氨基酸主要是 L 型，从天然产物中得到的单糖多为 D 型；机体代谢和调控过程所涉及的物质如酶和受体等都具有手性。因此，含手性的药物，其对映体间的生物活性存在很大差异，往往只有其中的一个具有较强的生理效应，其对映体或无活性，或活性很低，有些甚至产生有害的生理作用。例如，抗生素左氧氟沙星的抗菌活性是外消旋体氧氟沙星的两倍；氯霉素是抗生素，但其他三个旋光异构体几乎无抗菌作用。左旋多巴可用于治疗帕金森病，而它的右旋体则无效。

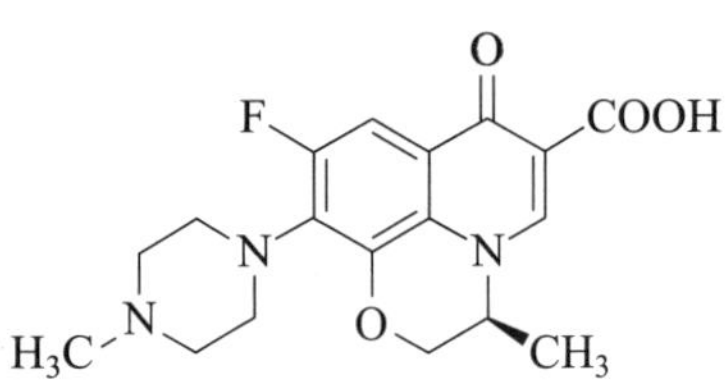

左氧氟沙星

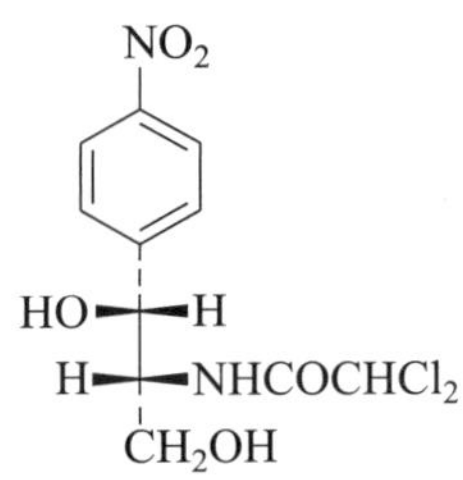

氯霉素

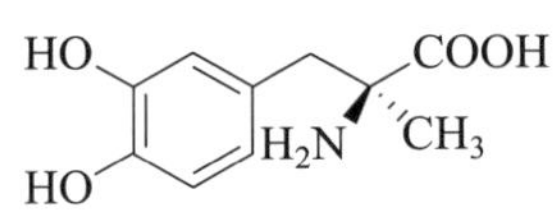

左旋多巴

由于有的旋光性物质的左、右旋体具有不同类型的生理作用，所以在临床上有不同的应用。例如，右旋四咪唑是抗抑郁药，而其左旋体则为治疗肿瘤的辅助药物；右旋苯丙胺是中枢神经兴奋药，其左旋体则具有抑制食欲的作用。

巴斯德　Louis Pasteur 1822–1895

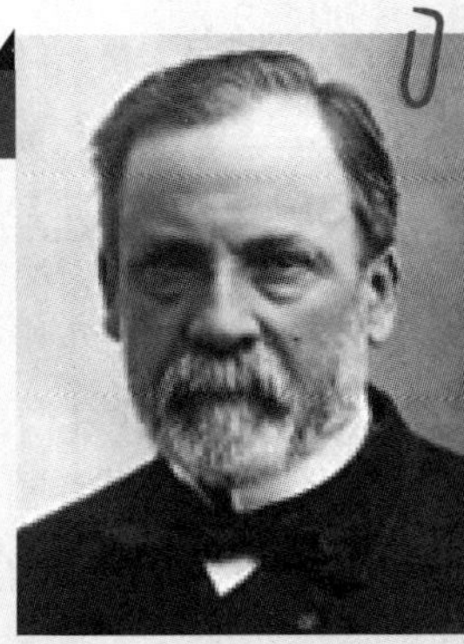

法国微生物学家，化学家

1822年12月27日巴斯德生于法国多尔镇的一个农村家庭，家境贫寒，小时候接受着普通的教育，喜欢问各种怪异的问题，但成绩却不是特别好。这样的性格凸显出他的创新思维，他从小就喜欢研究自然，为后面的成功做了铺垫。中学毕业后他做了一名教师，由于对科学研究的热爱，他没有满足于此。他1843年考入巴黎高等师范学校，1847年获得博士学位。1848年起任教授，开始研究酒石酸，他发现了分子的不对称性，推动勒贝尔提出了碳的正四面体的概念。

1848年，26岁的巴斯德首次把外消旋体拆分。在放大镜下他小心地用镊子把酒石酸盐外消旋体分离出两种晶体，并观察左旋体与右旋体的旋光性。这一工作使得巴斯德化学家的名声大振。

1856年，巴斯德拆分出酒石酸后，指出“右旋酸的原子可能是聚合在右旋螺旋的螺旋线上，也可能是位于不规则的四面体的顶点上，或以某些特殊的不对称组合排列等，我还无法回答。但毫无疑问，它们的原子一定是以一种不对称的次序排列的，它有一个不能重叠的镜像。同时还可以肯定，左旋酸的原子则恰好排列在与之相反的不对称群中”。

8年后，22岁的范特霍夫和27岁的勒贝尔各自提出碳的四面体概念，从分子结构上阐述了手性碳原子的不对称性，解释了巴斯德的预言。

巴斯德用木材制作了晶体模型，证明了左旋体和右旋体互为镜像的关系。

巴斯德对科学的贡献主要在生物学方面。巴斯德的座右铭是“意志、工作、等待，是成功的金字塔的基石”。

美国学者麦克·哈特所著的《影响人类历史进程的100名人排行榜》中，巴斯德名列第12位，可见其在人类历史上巨大的影响力。

习题

1. 判断下列化合物分子中有无手性碳原子(用 * 表示)。

(1) 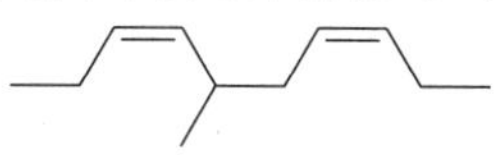　(2) $CH_3CHClCH(OH)CH_3$

(3) $HOOC-CHCl-COOH$　(4) 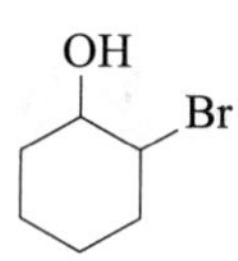　(5) $CH_3-CHOH-CH_2-CH_3$

2. 画出下列化合物所有可能的立体异构体的构型并标明 R、S 构型。

(1) $CH_3CH_2CH(Br)CH_2CH_2CH_3$　(2) 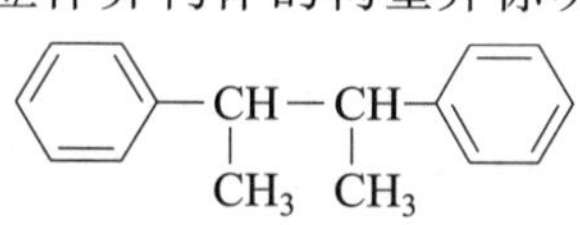

(3) $CH_3CH(OH)-CH(OH)CH_3$　(4) $C_2H_5-CH(Br)-CH(Br)-CH_3$ ($2R,3S$构型)

（5）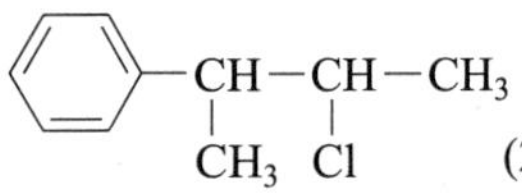（2R，3S构型）

3. 画出下列化合物的构型。

（1）CHClBrF（S 构型）　　（2）$CH_3CH_2CH(Cl)CH=CH_2$（S构型）

（3）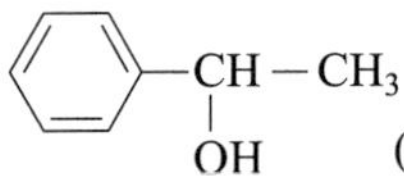（R构型）

4. 下面各化合物中哪些是手性分子？写出它们的费歇尔投影式，并用 R/S 法标示其构型。

（1）3-溴己烷　　（2）3-氯-3-甲基戊烷

（3）3-甲基丁-2-醇　　（4）3-氯丁-2-醇

（5）2,3-二溴丁酸　　（6）6-乙基辛-2-烯酸

（7）2,3-二羟基戊二酸

5. 写出下列各化合物的费歇尔投影式。

（1）(R)-丁-2-醇　　（2）(S)-4-溴戊-1-烯

（3）(2R,3R,4S)-2,3-二溴-4-氯己烷

6. 指出下列各式是 R 型还是 S 型。

（1）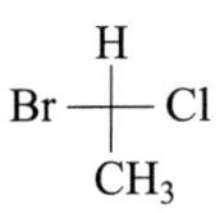　（2）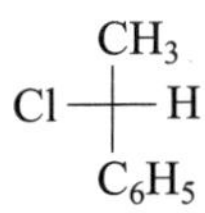　（3）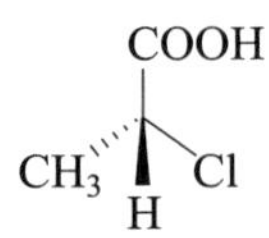

7. 下列分子中各有几个手性碳原子？理论上各有多少个立体异构体？

（1）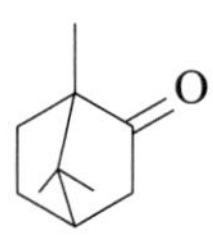　（2）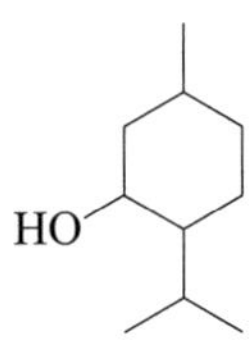　（3）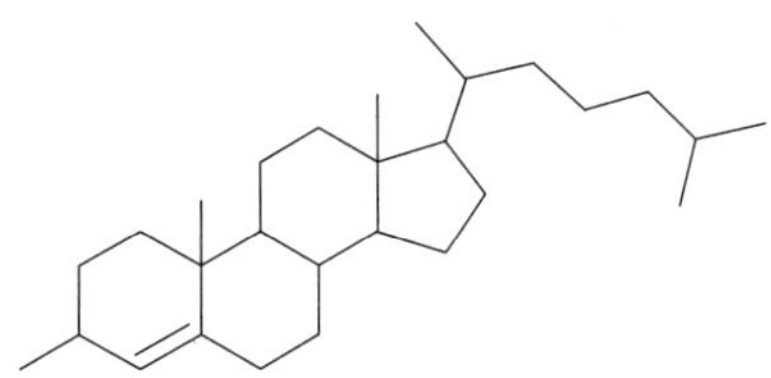

8. 下列哪一对是相同的化合物？

（1）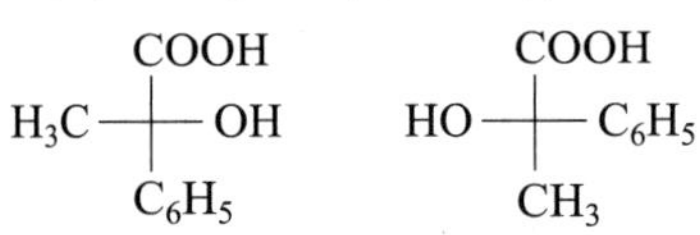　（2）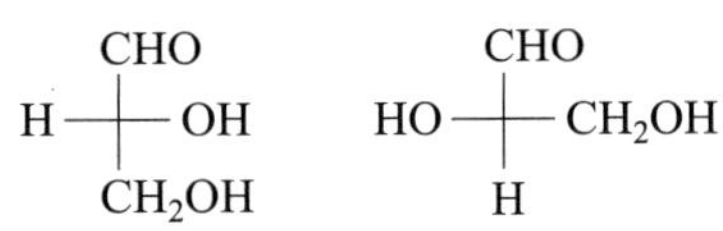

（3）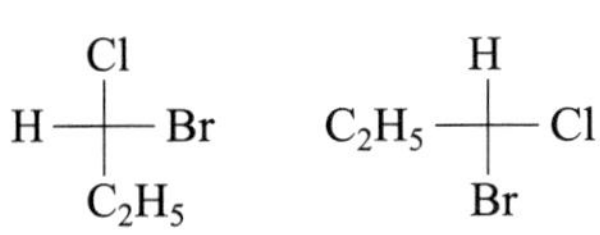　（4）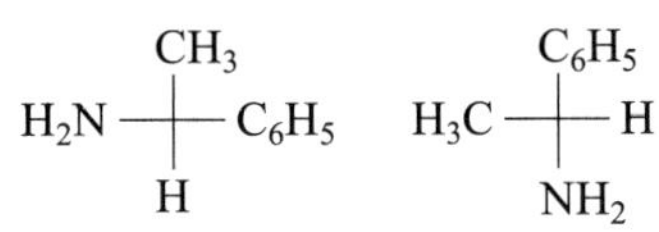

9. 指出化合物(1)与其他各式的关系(相同化合物、对映体、非对映体)。

（1）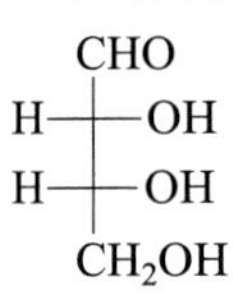　（2）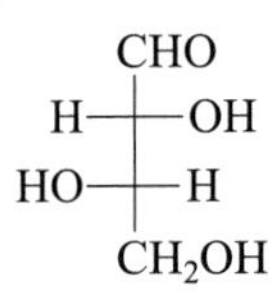　（3）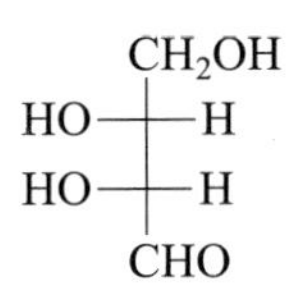

（4）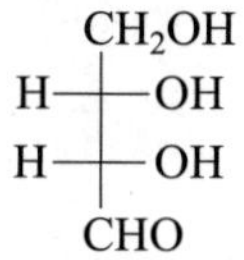
（5）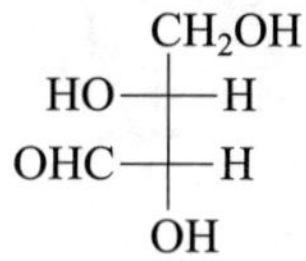
（6）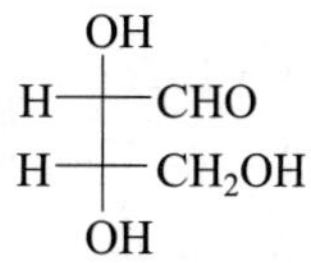

10. 下列物质中，除构象异构外，各存在哪些类型的立体异构现象？

（1）丁-2,3-二醇　　（2）6-乙基辛-2-烯酸

（3）2-氯丁-1-烯　　（4）3,5-二甲基庚烷

（5）2,5-二氯己-2-烯　　（6）3-羟基-7-甲基辛-6-烯-2,5-二酮

（7）2,3-二羟基丁酸

第五章

芳香烃

有机化合物可分为脂肪族化合物和芳香族化合物两大类。芳香族化合物最初是指一些具有芳香气味的化合物，后来研究发现它们是一类具有特殊稳定性的不饱和环状化合物。从结构上看，它们具有高度不饱和性，但很稳定，不易发生加成和氧化反应，容易发生取代反应。芳香化合物的这些特殊性称为芳香性(aromaticity)。具有芳香性的碳氢化合物称为芳香烃(aromatic hydrocarbon)，包括苯(benzene)及其衍生物和一些不含苯环但具有芳香性的物质。含苯环的芳香烃叫作苯型芳香烃，不含苯环的芳香烃叫作非苯型芳香烃。

芳香烃及其衍生物在医药学中具有重要地位，其苯环结构是许多药物分子的核心药效团。芳香烃结构被引入药物分子，可以改善药物的理化性质，如增强与靶点的疏水作用、改善代谢稳定性及膜渗透性等，从而提升药效与生物利用度。以三苯乙烯为代表的选择性雌激素受体调节剂他莫昔芬，是芳香烃衍生物应用于药物的典范。它通过竞争性拮抗雌激素受体，广泛应用于乳腺癌的内分泌治疗。

苯可以看作是一切苯型芳香烃的母体。按照它们的结构中所含苯环数目和连接方式的不同，苯型芳香烃又可分为两大类：单环芳烃和多环芳烃。

(1)单环芳香烃

这类芳香烃分子中只含一个苯环，如苯及其同系物。

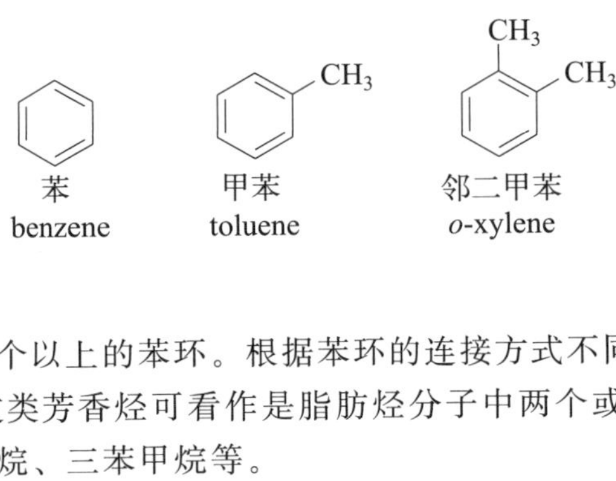

苯 benzene　　甲苯 toluene　　邻二甲苯 *o*-xylene

(2)多环芳香烃

分子中含有两个或两个以上的苯环。根据苯环的连接方式不同可分为三类：

① 多苯代脂肪烃　这类芳香烃可看作是脂肪烃分子中两个或两个以上氢原子被苯环取代的化合物，例如二苯甲烷、三苯甲烷等。

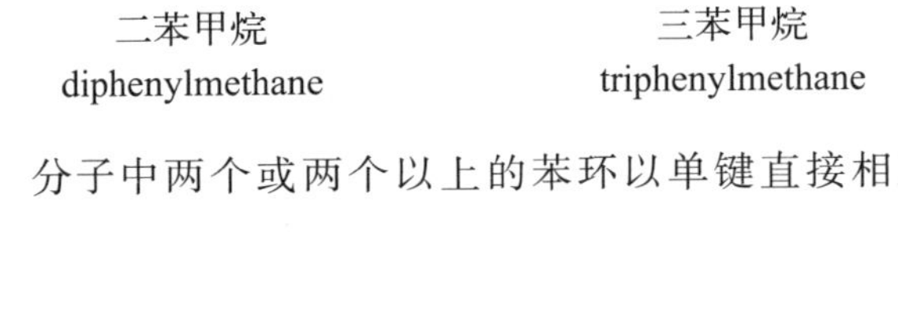

二苯甲烷 diphenylmethane　　三苯甲烷 triphenylmethane

② 联苯和联多苯　分子中两个或两个以上的苯环以单键直接相互连接，例如联苯、对三联苯等。

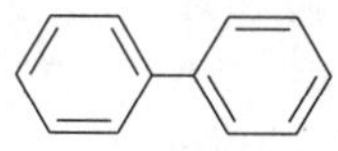

联苯
biphenyl

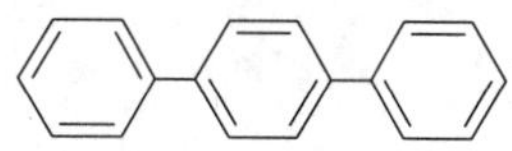

对三联苯
p-terphenyl

③ 稠环芳香烃　苯环通过共用相邻的碳原子相互稠合而成的芳香烃，例如萘、蒽、菲等。

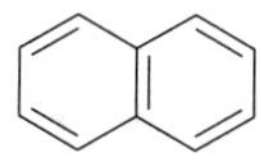

萘
naphthalene

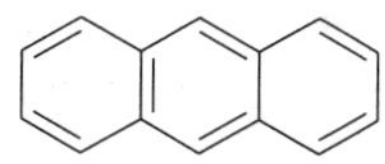

蒽
anthracene

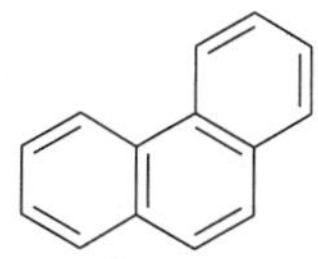

菲
phenanthrene

第一节 ▸ 苯及其同系物

一、苯的结构

根据元素分析和分子量的测定，苯的分子式是 C_6H_6，C、H 原子数之比为 1∶1，与乙炔(C_2H_2)中 C、H 原子数的比例相同。由此可见，苯应是高度不饱和的化合物。但是实际上，苯的不饱和性并不明显。例如，在通常情况下，苯不能被 $KMnO_4$ 溶液氧化，也不易与卤素发生加成反应。在催化剂作用下，苯容易发生取代反应。这说明苯的性质与不饱和烃有很大区别，其原因在于苯的特殊结构。

1865 年，凯库勒首先提出了苯的环状结构，即六个碳原子彼此连接成环，每个碳原子上都结合着一个氢原子。为了满足碳的四价成键特性，凯库勒提出如下的结构式：

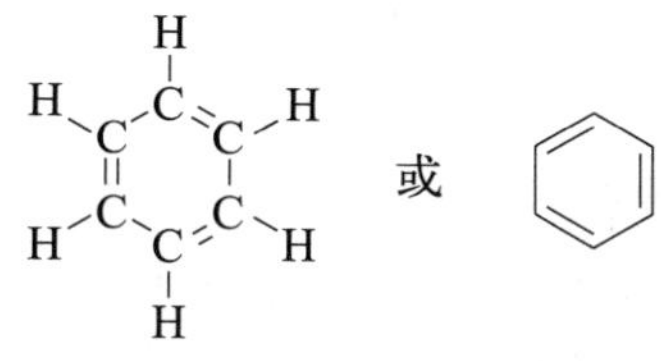

凯库勒的这种环状结构式在一定程度上反映了客观事实，它可以解释一些实验事实，如苯的一元取代物只有一种，苯一定条件下加成得到环己烷等。但它不能解释苯环具有特殊的稳定性，苯分子中碳碳双键不易与 HBr 加成，也不能被 $KMnO_4$ 等强氧化剂氧化，苯的邻位二元取代物也只有一种，而按照凯库勒式却可能有两种，即：

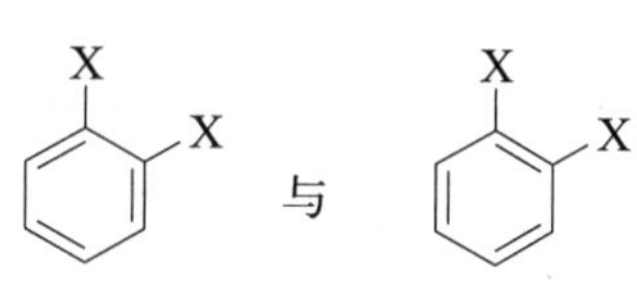

经过现代物理方法研究证明：苯分子中的碳原子都是 sp^2 杂化的，每个碳原子以两个 sp^2 杂化轨道分别与另外两个碳原子形成 C—C σ 键。这样，六个碳原子构成了一个正六边形的环状结构。每个碳原子还有一个 sp^2 杂化轨道，它的电子云的对称轴在正六边形的平面上。这个 sp^2 杂化轨道与氢原子形成 C—H σ 键。因此苯分子中所有的原子(包括六个碳原子和六个氢原子)都在一个平面上，键角 120°[图 5-1(a)]。每个碳原子还剩下一个未参与杂化的 p_z 轨道[图 5-1(b)]，它的对称轴垂直于此平面，能与相邻的两个碳原子上的 p_z 轨道分别从侧面平行重叠，形成一个闭合的共轭体系[图 5-1(c)]。在这个体系中，环上有六个碳原子和六个 π 电子，离域的电子云完全平均化，体系能量低，比较稳定。π 电子云呈两个轮胎状[图 5-1(d)]，均匀分布在苯环平面的上下两侧。苯分子中的 C—C 键长也完全平均化，都是 0.1397 nm，没有碳碳单键和碳碳双键的区别。

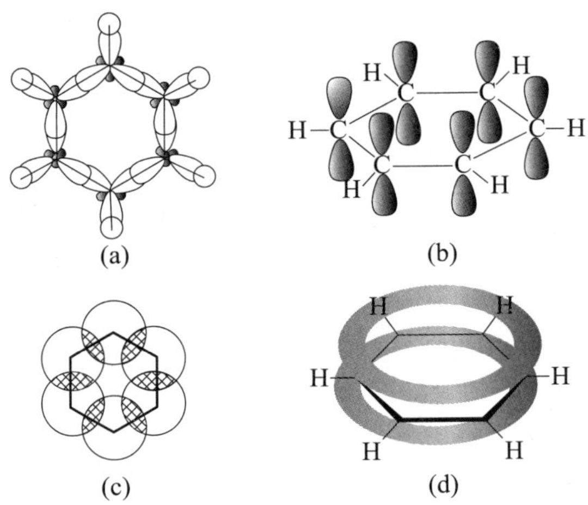

图 5-1　苯的分子结构

尽管凯库勒式不能完美代表苯的真实结构，但它在预测取代产物种类和书写反应式时非常方便，至今仍常采用凯库勒式表示苯的结构，但也有采用 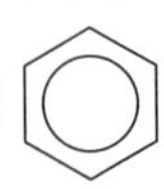 来表示的。用凯库勒式表示时，并不意味着苯分子中有交替的单双键。因此苯的二元取代物只有邻、间和对位三种。

二、苯衍生物的命名

一取代苯中的取代基为烷基、卤素、硝基等时，以苯为母体，将取代基的名称写在母体的前面，称为某苯，例如甲苯、溴苯、硝基苯等。取代基为羧基、醛基、磺酸基、羟基、氨基等时，则以这些官能团作为母体。例如：

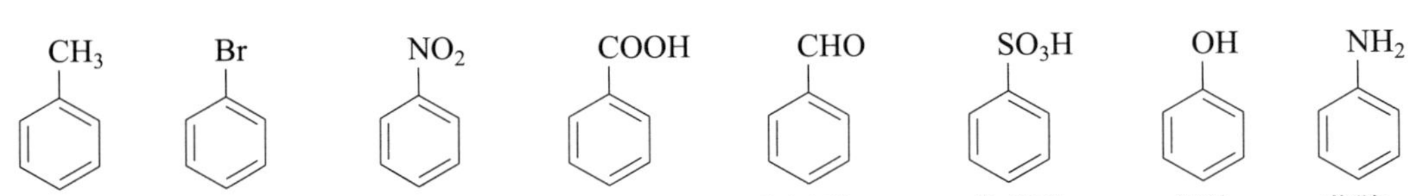

甲苯	溴苯	硝基苯	苯甲酸	苯甲醛	苯磺酸	苯酚	苯胺
toluene	bromobenzene	nitrobenzene	benzoic acid	benzaldehyde	benzenesulfonic acid	phenol	aniline

当取代基为简单链状烃基时，以苯为母体，链烃视为取代基。例如：

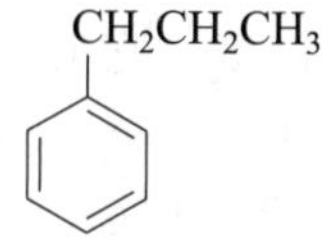

正丙基苯
propylbenzene

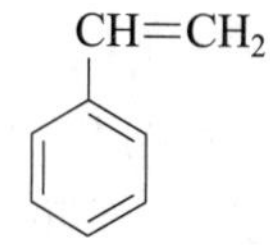

乙烯基苯
vinyl benzene

当烃基复杂时，可将苯环作为取代基，链烃为母体。例如：

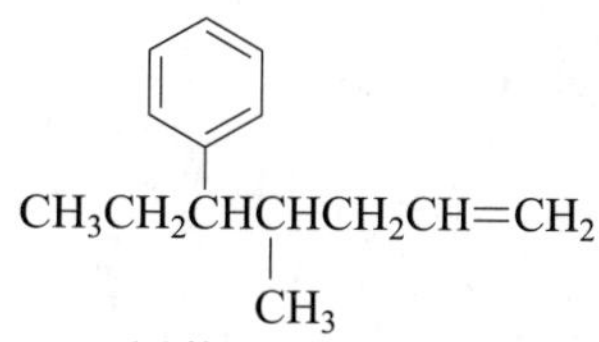

4-甲基-5-苯基庚-1-烯
4-methyl-5-phenylhept-1-ene

苯的二取代产物有三种异构体，它们是由于取代基在苯环上的相对位置不同而引起的，有邻位（*o*-，ortho）、间位（*m*-，meta）和对位（*p*-，para）三种异构体。邻、间、对也可用 1，2-、1，3-、1，4-表示。例如：

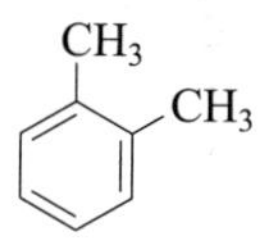

邻二甲苯
o-二甲苯(1,2-二甲苯)
o-dimethylbenzene

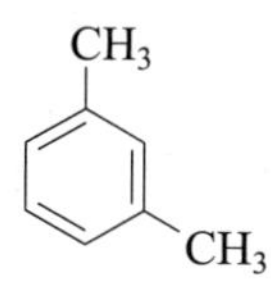

间二甲苯
m-二甲苯(1,3-二甲苯)
o-dimethylbenzene

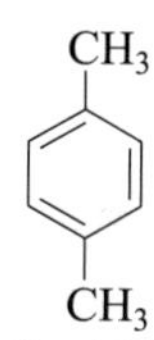

对二甲苯
p-二甲苯(1,4-二甲苯)
o-dimethylbenzene

当苯环上有两个或两个以上的取代基时，若取代基中含有羧基（—COOH）、磺酸基（—SO_3H）、醛基（—CHO）、羟基（—OH）、氨基（—NH_2）等官能团时，则选择最优先的一个官能团作为母体官能团，分别称为苯甲酸、苯磺酸、苯甲醛、苯酚、苯胺，其他官能团只能作为取代基。母体官能团一般按下列官能团的先后顺序进行选择（多官能团优先顺序见书后附录二）：—COOH＞—SO_3H＞—CHO＞—OH＞—NH_2。编号时，母体官能团的位置编号为 1，书写时编号 1 往往省略。例如：

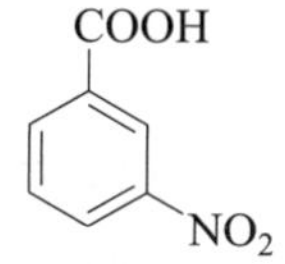

3-硝基苯甲酸
3-nitrobenzoic acid

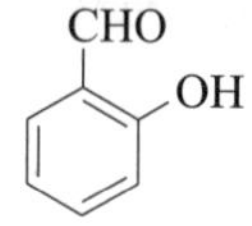

2-羟基苯甲醛
2-hydroxybenzaldehyde

当含有多个取代基时，首先保证母体官能团的编号为 1，在此基础上使取代基位次尽可能小。书写时，取代基按照其英文名称首字母的顺序依次列出，例如：

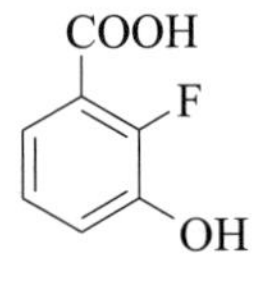

2-氟-3-羟基苯甲酸
2-fluoro-3-hydroxybenzoic acid

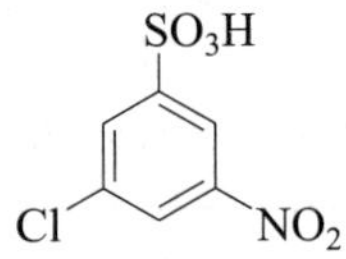

3-氯-5-硝基苯磺酸
3-chloro-5-nitrobenzenesulfonic acid

若苯环取代基中不含上述官能团，则以苯为母体，编号时使取代基位次尽可能小。若存在两种编号方式的位次组完全相同时，使英文名称首字母排前的取代基编号较小。例如：

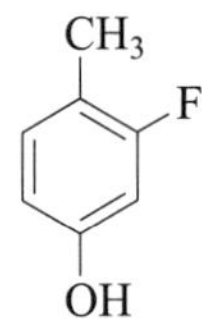

3-氟-4-甲基苯酚
3-fluoro-4-methylphenol

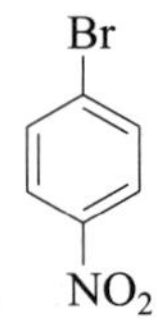

1-溴-4-硝基苯
1-bromo-4-nitrobenzene

若苯环上三个取代基相同，常用“连”“偏”“均”来表示取代基的相互位置关系；“连”“偏”“均”也可用1,2,3-、1,2,4-、1,3,5-表示。例如：

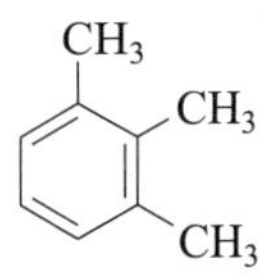

1,2,3-三甲苯
(连三甲苯)
1,2,3-trimethylbenzene

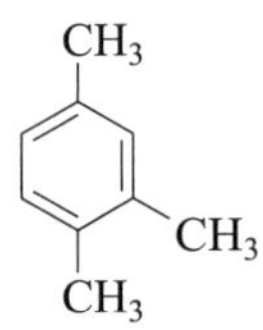

1,2,4-三甲苯
(偏三甲苯)
1,2,4-trimethylbenzene

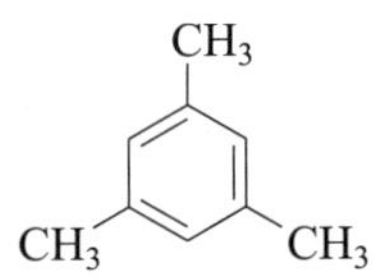

1,3,5-三甲苯
(均三甲苯)
1,3,5-trimethylbenzene

芳香烃分子中去掉一个氢原子后，余下的原子团叫作芳基，常用Ar-(Aryl-)表示，苯基常用Ph-(phenyl-)表示，苄基常用Bn-(benzyl-)表示。例如：

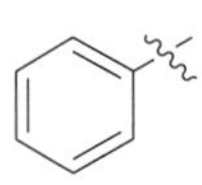

苯基
phenyl-

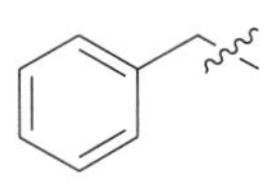

苯甲基或苄基
benzyl-

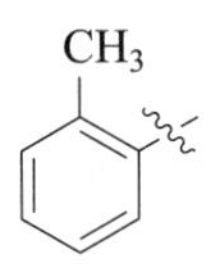

邻甲苯基
o-methylphenyl-

三、苯及其同系物的性质

1. 物理性质

苯及其同系物多数为液体(表5-1)，具有芳香气味。它们的相对密度和折射率比相应的链烃和脂环烃高。苯及其同系物均不溶于水，易溶于乙醚、四氯化碳和石油醚等有机溶剂。一般有毒性，长期吸入它们的蒸气会损害造血器官和神经系统，使用时要注意防护。需要特别注意的是，苯蒸气对造血系统有极强的毒性，长期接触可导致再生障碍性贫血和白血病，因此在医药领域已被严格禁止作为溶剂使用。其同系物如甲苯、二甲苯的毒性相对较低，但仍需在通风良好处使用。苯及其同系物易燃烧，火焰带有黑烟。

表 5-1　苯及同系物的物理常数

名称	熔点/℃	沸点/℃	名称	熔点/℃	沸点/℃
苯	5.4	80	乙苯	−93	136
甲苯	−93	110.6	正丙苯	−99	159.5
邻二甲苯	−28	144	异丙苯	−96	152
间二甲苯	−54	139	苯乙烯	−31	146
对二甲苯	13	138	苯乙炔	−45	142
六甲基苯	166	265			

2. 化学性质

苯环是闭合的共轭体系，电子离域，π 电子云完全平均化，分布在苯环平面的上下两侧。因此，苯环的 π 电子较易与亲电试剂作用。但它与烯烃或炔烃的不同之处是苯的反应结果是取代，即发生亲电取代反应(electrophilic substitution)；而烯烃或炔烃为加成反应。另一方面，由于 π 电子离域构成闭合的共轭体系，使得苯具有显著的稳定性。它与一些氧化剂如 $KMnO_4$、$K_2Cr_2O_7$ 的酸性溶液等都不发生反应。因此，苯的芳香性在化学性质上表现为：难氧化、难加成、易取代，化学性质稳定。

(1)亲电取代反应

在一定条件下，苯环的氢原子易被其他原子或原子团取代，发生卤代、硝化、磺化、烷基化及酰基化(傅-克反应)。反应过程是由一个带正电荷的亲电原子或原子团(E^+)先进攻苯环，然后 H^+ 离去，因此是亲电取代反应。整个反应历程分为两步，可用通式表示如下：

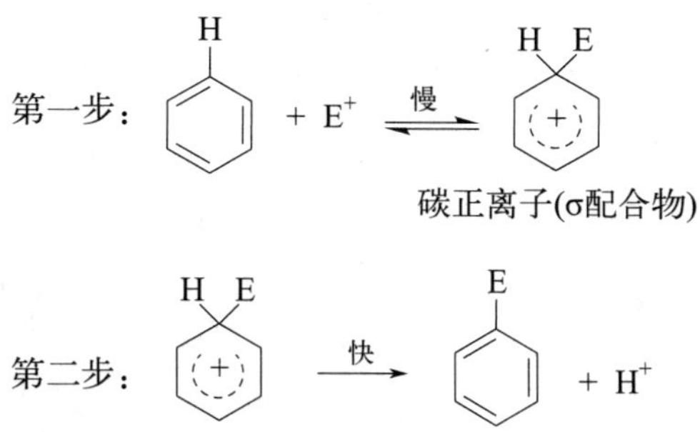

首先，亲电试剂 E^+ 进攻苯环，形成 σ 配合物中间体。此时与 E^+ 结合的碳原子由 sp^2 杂化转变为 sp^3 杂化形式，分别与 E^+ 和原有氢原子形成 σ 键。第二步是碳原子与氢原子的 σ 键逐渐断裂，最终脱掉 H^+，生成取代产物。

比较两步的反应速率，由于第一步需要较高的活化能，反应速率较慢，因此是决速步骤；第二步需要的活化能较低，反应速率较快。

在苯的卤代、硝化、磺化、烷基化及酰基化反应中，E^+ 分别代表 X^+、NO_2^+、SO_3、R^+ 和 $R—C^+═O$。

① 卤代反应(halogenation)

在铁粉或 FeX_3 的催化下，氯或溴原子取代苯环上的氢，生成氯苯或溴苯。

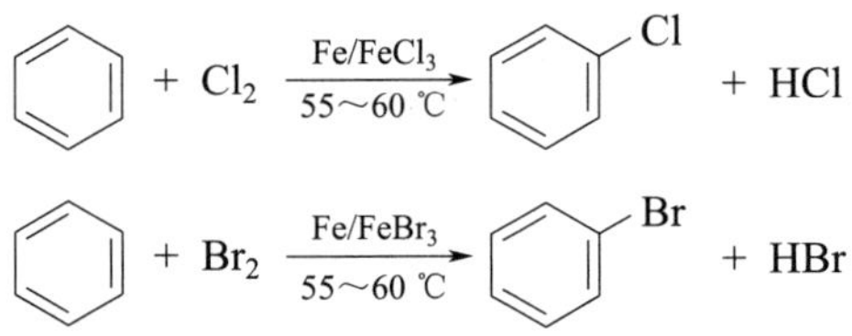

以氯代为例，反应历程为：在 $FeCl_3$ 的作用下，Cl_2 发生极化解离生成 Cl^+，然后由 Cl^+ 进攻苯环得到氯苯。

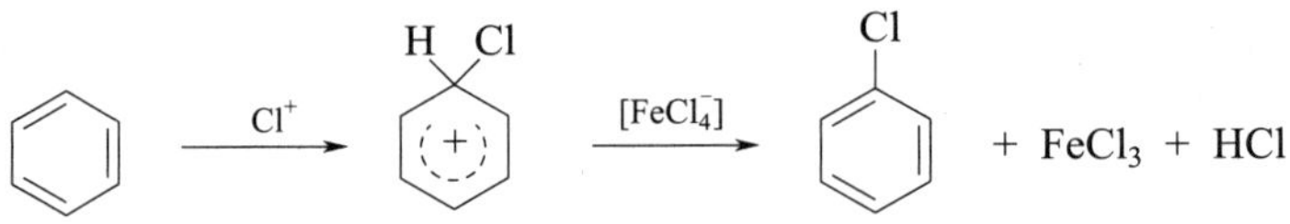

如果使用铁粉，则铁粉首先与 Cl_2 发生反应，生成 $FeCl_3$，其结果是一样的。

$$2Fe+3Cl_2 \longrightarrow 2FeCl_3$$

若是在光照下或将氯气通入沸腾的甲苯，则氯原子取代甲基上的氢(侧链自由基取代反应)。控制氯气的量，可使反应停止在第一阶段。

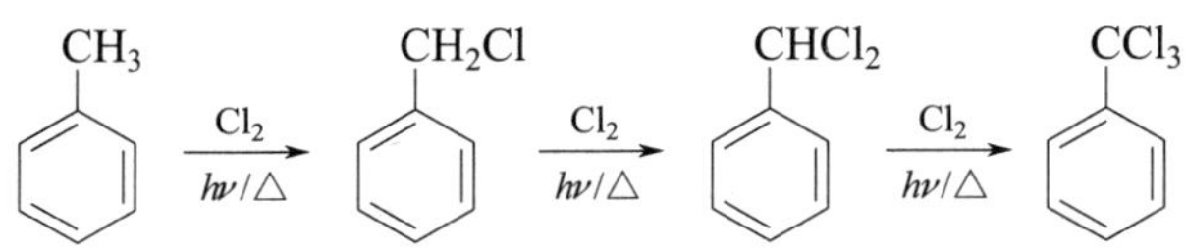

一般而言，进行自由基卤代时，苯环侧链的 α-氢受苯环的活化作用影响，比 β-氢更容易被取代。例如光照下，乙苯与氯反应得到混合物。而乙苯与溴在日光下反应，α-溴乙苯几乎是唯一产物。这个反应表明自由基溴代时，溴对不同氢原子取代的选择性。

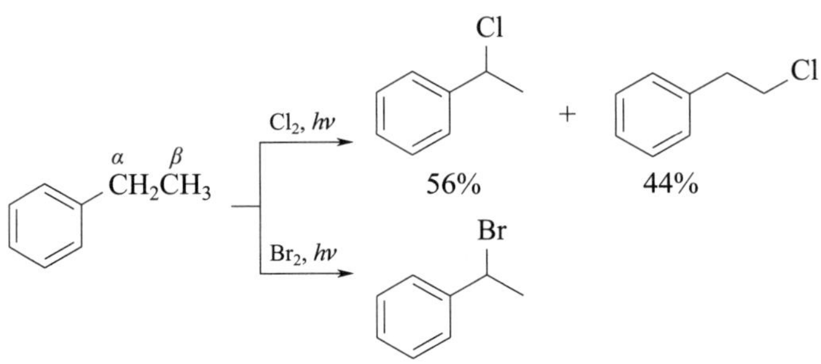

② 硝化反应(nitration)

苯与浓硝酸和浓硫酸的混合物(混酸)发生硝化反应生成硝基苯。反应历程是，首先混酸通过路易斯酸碱反应，产生亲电试剂硝基正离子(NO_2^+)，然后与苯进行下一步反应。

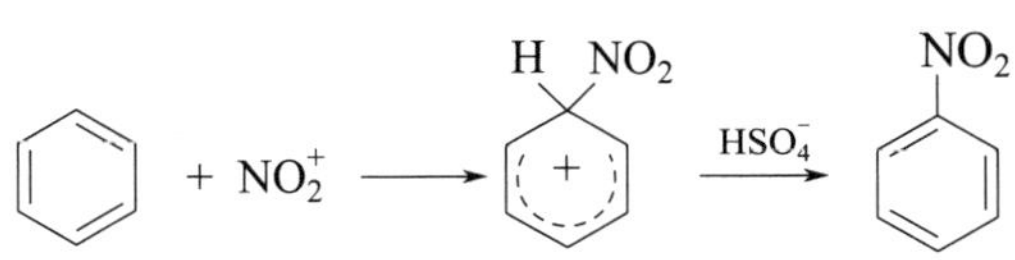

硝基苯

浓 H_2SO_4 在硝化反应中的作用是催化生成 NO_2^+ 和脱水，当 H_2SO_4 浓度低于 94%时产率就要降低。

$$HNO_3 + 2H_2SO_4 \rightleftharpoons \overset{+}{N}O_2 + H_3O^+ + 2HSO_4^-$$

硝基苯不易继续硝化。如果用发烟硝酸和浓硫酸，则在 95 ℃时，硝基苯可转变为间二硝基苯。

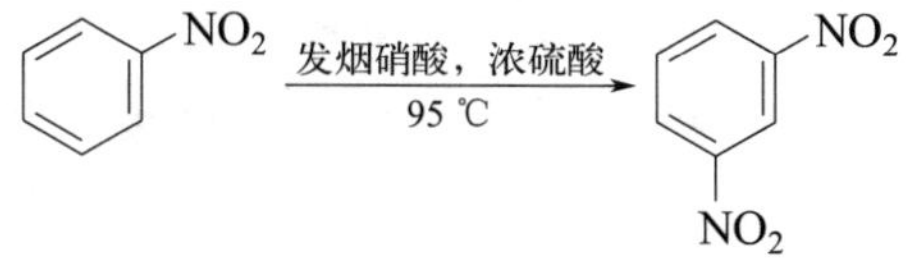

苯的同系物发生硝化反应比苯容易(反应需要的温度较低)。硝基主要进入烷基的邻位及对位。例如：

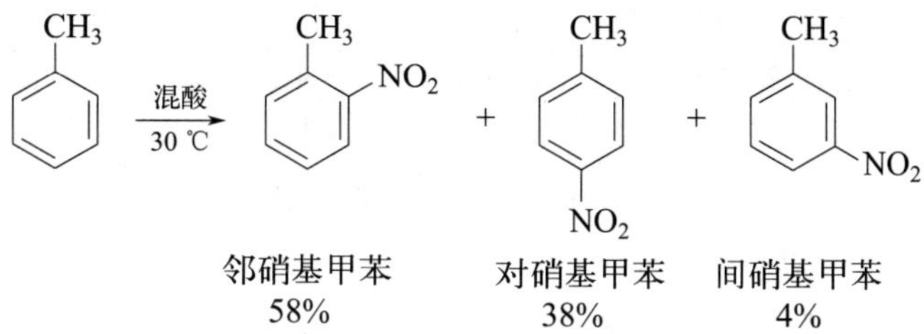

当反应温度为 50 ℃时，邻硝基甲苯及对硝基甲苯继续硝化，主要得到 2,4-二硝基甲苯，后者在 100 ℃时可继续反应得 2,4,6-三硝基甲苯(trinitrotoluene，TNT)，它是一种重要的炸药。

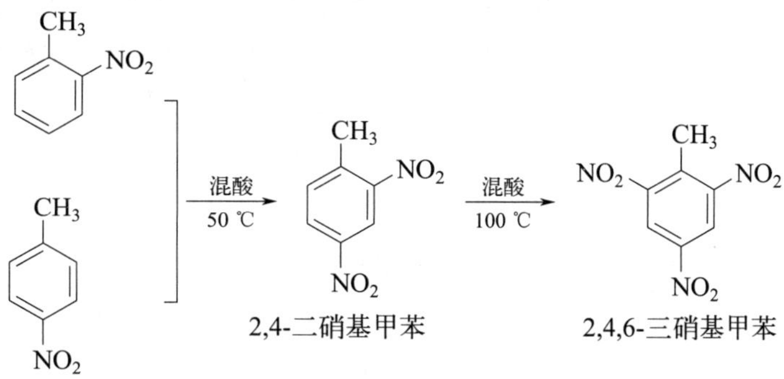

③ 磺化反应(sulfonation)

苯与浓硫酸在 75～80 ℃或与发烟硫酸(SO_3^+ 浓 H_2SO_4)在 40 ℃时反应，苯环上的氢原子被磺酸基($—SO_3H$)取代，生成苯磺酸。

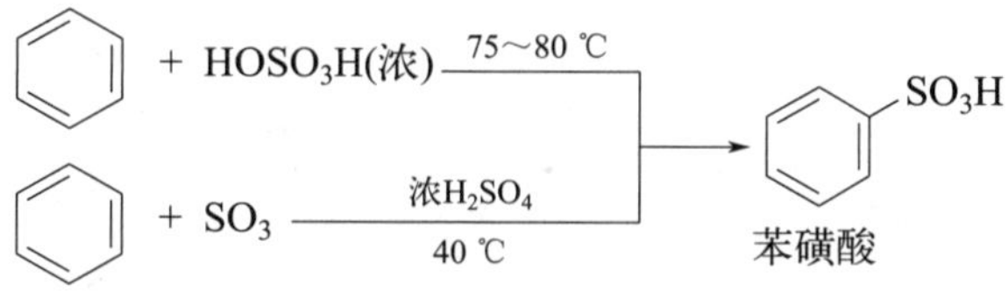

在有机化合物分子中引入磺酸基的反应叫作磺化反应。反应历程是浓硫酸或发烟硫酸分解形成三氧化硫，三氧化硫中与氧相连的硫带部分正电荷，作为具有正电性中心的亲电试剂进攻苯环，生成苯磺酸。

$$2H_2SO_4 \rightleftharpoons SO_3 + H_3O^+ + HSO_4^-$$

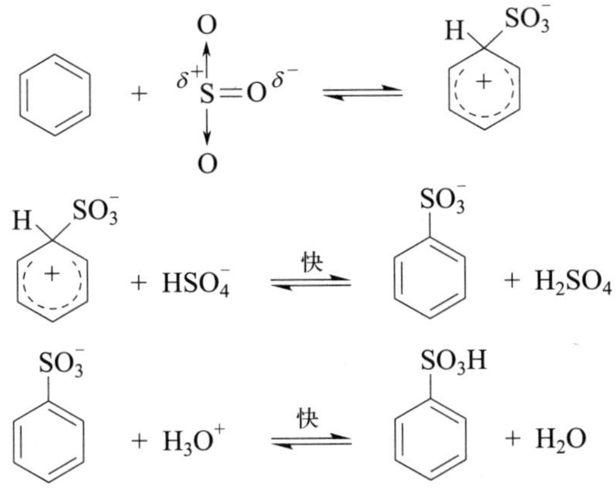

三氧化硫与苯环结合成一个比较稳定的电中性中间体，比硝化、卤代反应历程中的正电荷中间体更稳定，与磺化反应特有的可逆性是一致的。而卤代、硝化反应的中间体带正电荷，一经生成，立刻与溶液中的负离子结合而生成产物，所以它们是不可逆的。

苯磺酸的酸性强，与硫酸相仿，易溶于水，药物分子中引入—SO_3H 可增加水溶性。苯磺酸继续磺化比较困难，需要用发烟硫酸及较高温度，产物主要为间苯二磺酸。

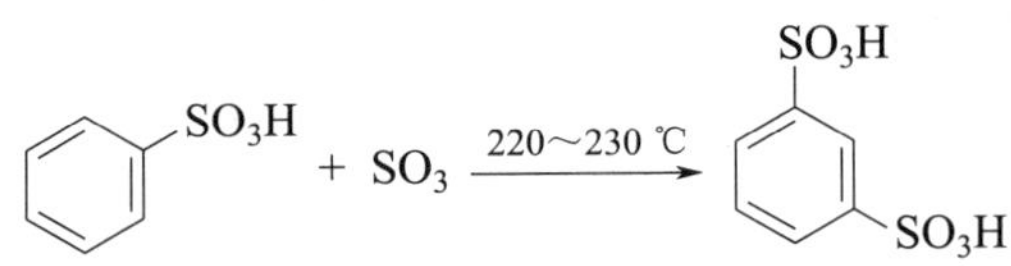

苯的同系物的磺化反应比苯容易进行。例如：

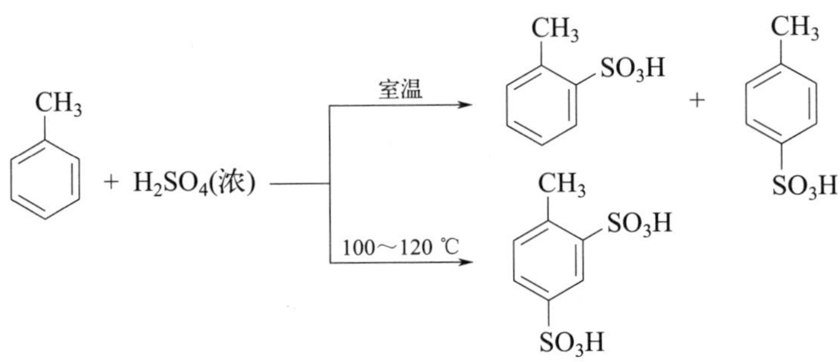

与卤代、硝化反应不同，磺化反应是可逆的，这个可逆性在合成中可用于苯环上的占位。

④ 傅-克反应(Friedel-Crafts reaction)

傅瑞德-克拉夫茨反应简称傅-克反应。傅-克反应可分为两类，傅-克烷基化反应(Friedel-Crafts alkylation)和傅-克酰基化反应(Friedel-Crafts acylation)。反应结果前者是向芳环引入烷基，后者向芳环引入酰基。

ⅰ 傅-克烷基化反应　苯及其同系物在路易斯酸(Lewis acid，常用无水 $AlCl_3$、$FcCl_3$、$ZnCl_2$ 等)催化下与卤代烷发生反应，结果在芳环上引入烷基，生成烷基苯。

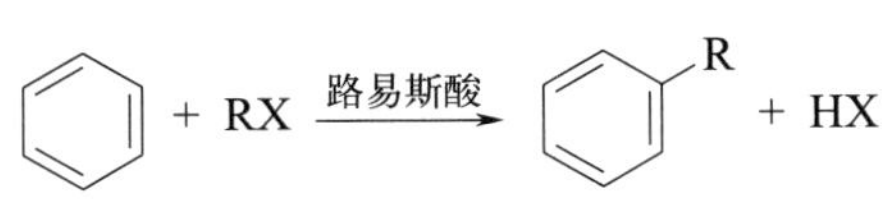

反应历程为卤代烷在无水 $AlCl_3$ 等催化剂作用下，先生成烷基正离子，然后由烷基正离子进攻苯环，发生亲电取代反应：

$$R-Cl + AlCl_3 \longrightarrow R^+ + [AlCl_4]^-$$

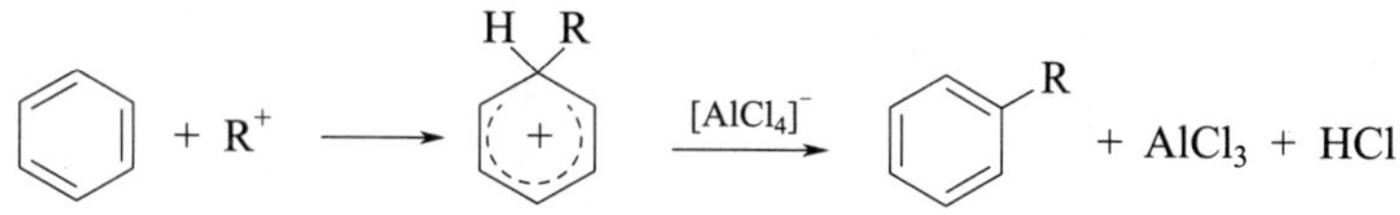

在烷基化反应中，当卤代烃的碳链有三个或三个以上碳原子时，有可能发生重排。例如，1-氯丙烷与苯发生反应的主要产物为异丙苯而非正丙苯。

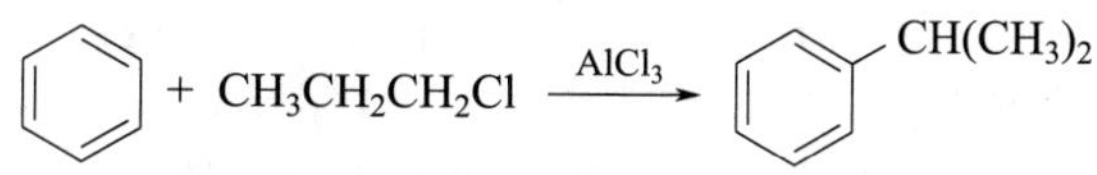

生成产物的量是由反应中形成的碳正离子的稳定性决定的，越稳定的碳正离子越容易形成，相应的产物即为主产物。

稳定性：$CH_3-\overset{+}{C}H-CH_3 > CH_3-CH_2-\overset{+}{C}H_2$

ⅱ 傅-克酰基化反应　酰卤或酸酐在路易斯酸催化作用下与苯发生反应，生成酰基苯（芳酮）。反应结果是在芳环上引入了酰基。

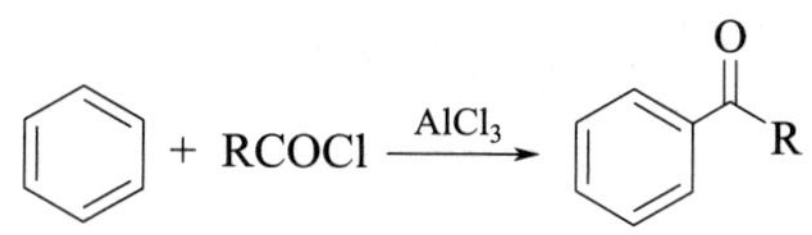

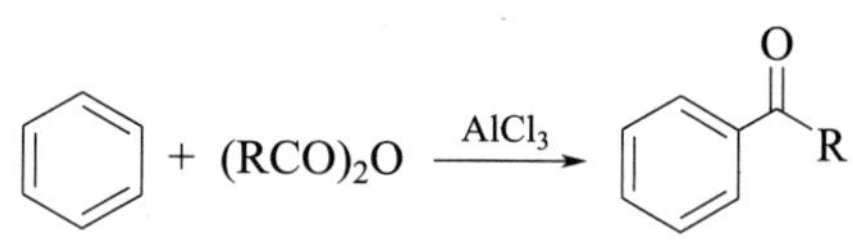

反应历程为酰卤或酸酐在无水 $AlCl_3$ 等催化剂作用下生成酰基正离子 $R-C^+=O$，进攻苯环，发生亲电取代反应：

$$R-\overset{O}{\overset{\|}{C}}-Cl + AlCl_3 \longrightarrow R-\overset{O}{\overset{\|}{C^+}} + [AlCl_4]^-$$

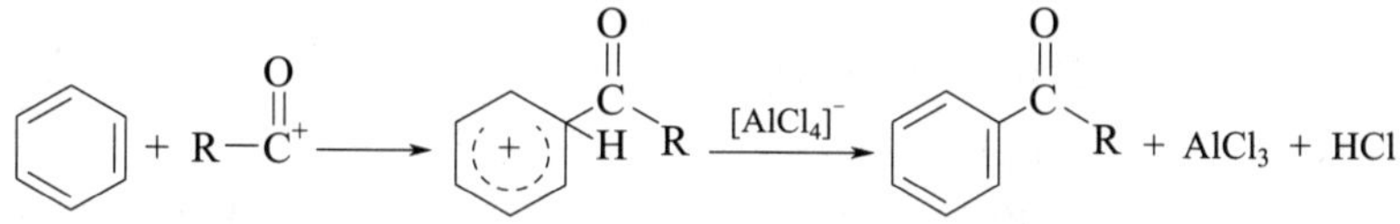

酰基苯

（2）氧化反应

由于苯环大 π 键的存在，一般的氧化剂不能将其氧化。苯的同系物则能与一些氧化剂（如酸性 $K_2Cr_2O_7$ 溶液、酸性 $KMnO_4$ 溶液、稀 HNO_3 等）反应。这时，只要苯环的侧链上有 α-H，不论侧链长短，都被氧化为羧基。例如：

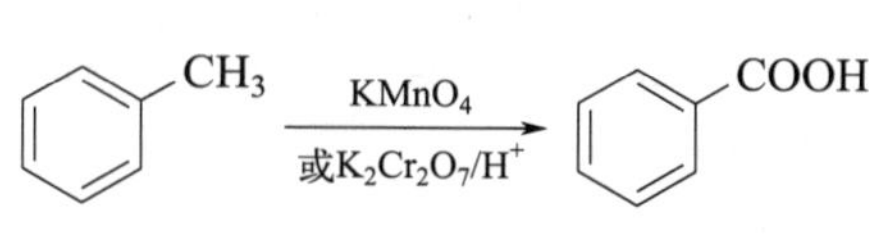

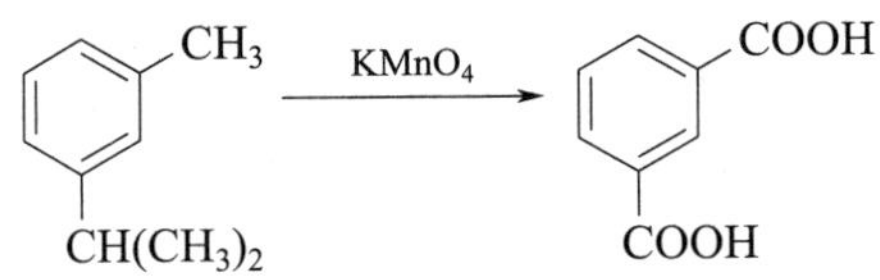

而叔丁基苯不含 α-H，在上述条件下不被氧化。

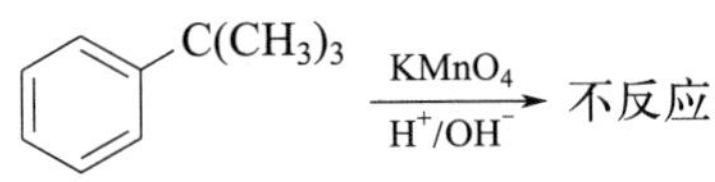

苯环在剧烈条件和有催化剂存在下才被氧化。例如：

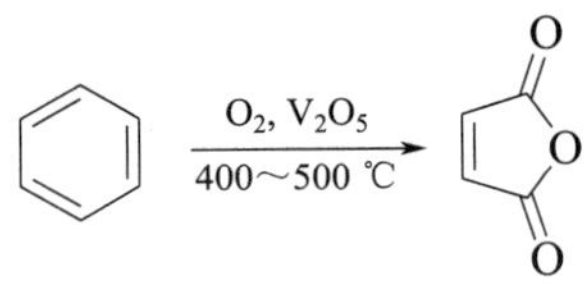

马来酸酐

(3)加成反应

苯环比较稳定，一般条件下不容易发生加成反应。但在一定情况下，如有催化剂、高温或光照的影响下，也可以发生加成反应。例如：

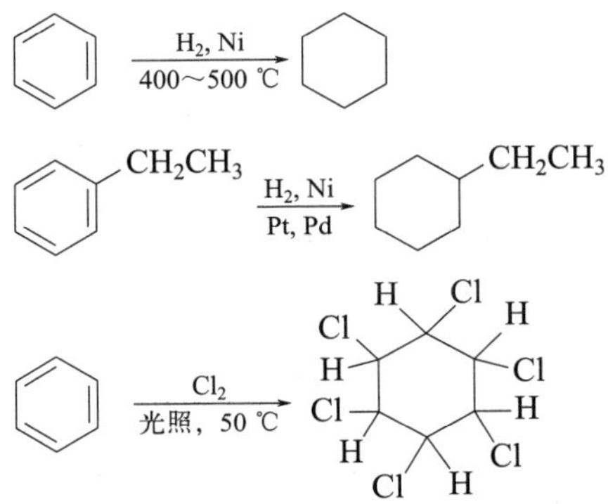

1,2,3,4,5,6-六氯环己烷(六六六)

溴也可与苯进行类似氯的自由基加成反应。苯的同系物与卤素在日光下不发生加成反应，而是进行侧链取代。

四、苯环上亲电取代反应的定位规律

在研究苯环上的亲电取代反应时，人们发现两种实验事实：一是苯环上已有的取代基对第二个取代基进入的难易是有影响的。有些取代基使第二个取代基的进入比苯中进入同一取代基要容易。例如，苯环上有烷基时，发生硝化、磺化、卤代等反应都比苯容易；另一些取代基(如卤素、硝基、磺酸基等)使第二个取代基的进入比苯更难。二是苯环上已有的取代基能在很大程度上影响第二个取代基进入的位置。例如，苯环上有烷基或卤素时，第二个取代基主要进入它们的邻位或对位；而有硝基、磺酸基时，第二个取代基主要进入它们的间位。

因此，人们把苯环上已有的取代基叫作定位取代基(orientable substitution group)。根据许多实验事实，可以把定位取代基分成两类：邻对位定位基和间位定位基。

1. 邻对位定位基

当苯环上连有这类定位基时，再引入的其他基团主要进入它的邻位或对位，而且第二个取代基的进入比没有这个取代基(即苯)容易(除—X 外)，它们活化苯环。下面是常见的邻对位定位基及它们活化苯环的能力大小比较：

$$—NR_2 > —NHR > —NH_2 > —OH > —OR > —NHCOR > —R > —C_6H_5 > —X$$

它们的结构特点是取代基中直接与苯环相连的原子多数具有未共用电子，并且不含有双键或叁键。

2. 间位定位基

当苯环上连有这类定位基时，再引入的其他基团主要进入它的间位，而且第二个取代基的进入比较难，它们钝化苯环。下面是常见的间位定位基及它们钝化苯环的能力：

$$—N^+R_3 > —NO_2 > —CN > —SO_3H > —CHO >$$
$$—COR > —COOH \approx —COOR \approx —CONH_2$$

它们的结构特点是取代基中直接与苯环相连的原子带正电荷，或含有双键或叁键。

3. 一取代苯的亲电取代反应定位规律

苯的定位基是如何影响和决定第二个取代基的进入位置，以及取代反应的难易等，要从分子内部的原子或原子团之间的相互影响来解释。芳香烃所发生的取代反应是亲电取代反应，主要由试剂中带正电荷部分进攻苯环。因此苯环上有供电子基团，使苯环上电子云密度增高时，亲电取代反应就容易进行；反之若使苯环上电子云密度降低时，亲电取代反应就较难进行。

如上所述，苯是一个对称分子，苯环上的电子云密度是完全均匀分布的。当苯环上连有定位基时，苯环上的电子云密度就会发生变化。这种影响可沿苯环的共轭链传递。因此共轭链上就出现了电子云密度大小交替的现象，从而表现出定位效应。

(1)邻对位定位基的定位效应

邻对位定位基(除卤素外)多数是给电子基，可使苯环电子云密度增高，使苯环更容易发生亲电取代反应。根据共轭体系极性交替的特点，邻对位的电子云密度增高，所以取代反应发生在邻对位。如：甲基可产生给电子的诱导效应($+I$)，使苯环电子云密度增高，同时甲基中的 C—H 键的 σ 电子可以和苯环上的 π 电子产生给电子的 σ-π 超共轭效应。这两种作用都使得苯环上电子云密度增高，亲电取代反应易于进行。

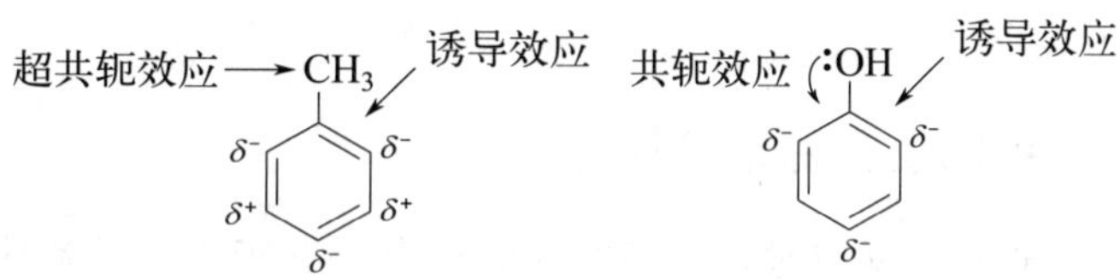

羟基有吸电子的诱导效应($-I$)，使苯环电子云向羟基转移，电子云密度降低；而羟基中氧原子上 p 电子与苯环可形成给电子的 p-π 共轭效应($+C$)，又使苯环电子云密度增高，二者方向相反，但$+C > -I$，因此总的趋势是使氧上电子云移向苯环，使苯环活化，因此羟基是活化基团，可以使邻、对位的电子云密度增高，所以取代反应发生在羟基的邻、对位。

(2)间位定位基的定位效应

间位定位基通常含有不饱和键，属于吸电子基，使苯环电子云密度降低，尤以邻对位降低更为明显，取代反应通常发生在间位。由于电子云密度的降低不利于亲电取代反应的进行，这类基团都是钝化苯环的。

如在硝基苯中，氧和氮的电负性都大于碳，产生了吸电子诱导效应（$-I$），使苯环的电子云向硝基偏移；同时硝基中的 π 键与苯环形成共轭，产生吸电子的共轭效应（$-C$）。这两种效应的作用是一致的，所以苯环的电子云密度降低，尤以邻、对位碳原子为甚。因此硝基苯的亲电取代反应主要发生在硝基的间位。

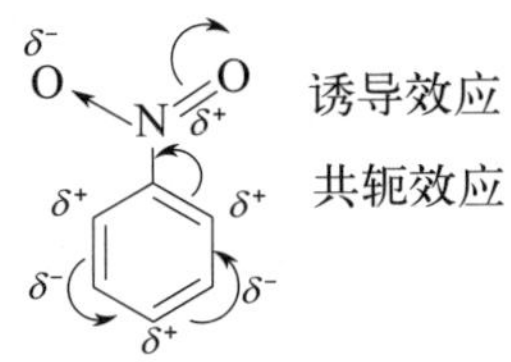

4. 二取代苯的亲电取代反应的经验规律

如果苯环上已经有了两个取代基，当引入第三个取代基时，影响第三个取代基进入位置的因素较多。定性地说，两个取代基对反应活性的影响有加和性。有机化学家从实际工作中得出以下经验规律：

① 当两个取代基的定位效应一致时，第三个取代基进入的位置由取代基的定位规律决定。例如：

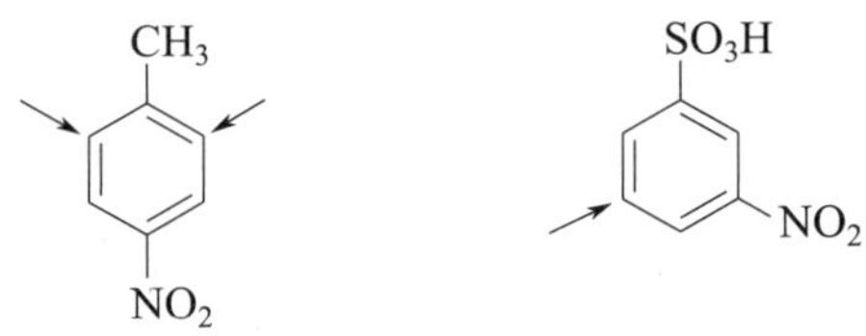

② 当苯环上已有两个邻对位定位基时，第三个取代基进入的位置主要由定位能力强的邻对位定位基决定。如果两个定位基的定位能力接近时，很难预测产物比例。例如：

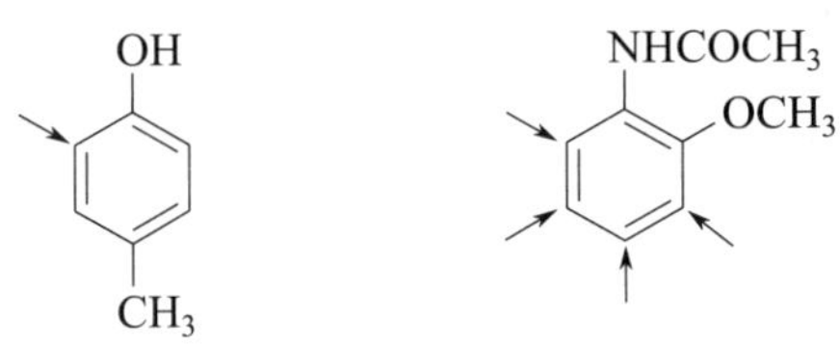

③ 当苯环上已有一个邻对位定位基和一个间位定位基，第三个取代基进入位置主要由邻对位定位基决定，因为它能活化苯环，其定位影响大于钝化苯环的间位定位基。两个定位取代基在苯环的 1 位及 3 位，由于位阻，第三个取代基进入 2 位的比例较少。例如：

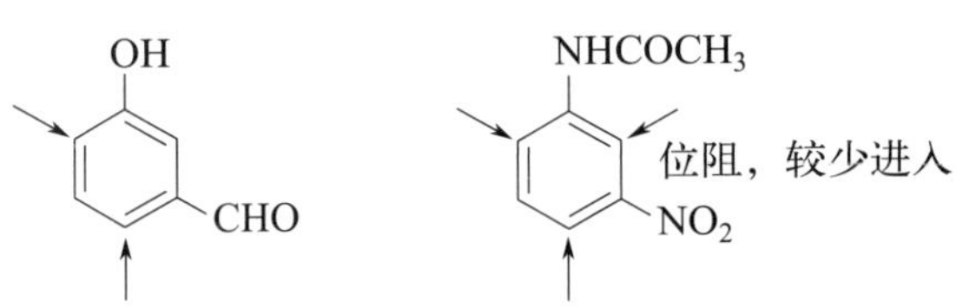

5. 苯环上定位规律的应用

（1）预测反应的主要产物

一取代苯发生亲电取代反应时，根据定位基的类型，决定反应的主要产物。二取代或多取代苯进行亲电取代反应时，可以按照取代的定位规律，并结合是否存在位阻来预测反应的主要产物。

(2)选择适当的合成路线

应用取代反应的定位规律，可以选用较为适当的合成路线，以获得较高的产率，并避免复杂的分离手续。例如由甲苯合成 4-溴-2-硝基苯甲酸。产物的羧基可以通过氧化甲苯的甲基得到，产物的另外两个取代基溴和硝基可通过亲电取代反应引入。从产物的结构看，溴在羧基的对位，而硝基在羧基的间位，因此可以首先考虑通过甲苯的溴代，在甲基的对位引入溴，而后氧化对溴甲苯得到对溴苯甲酸，利用羧基和溴的定位作用直接将硝基引入溴的邻位，从而得到目标化合物。如果将对溴甲苯先进行硝化，则将得到几乎等量的 4-溴-2-硝基苯甲酸和 4-溴-3-硝基苯甲酸的混合物，这样不但收率较低，而且增加了分离的麻烦。

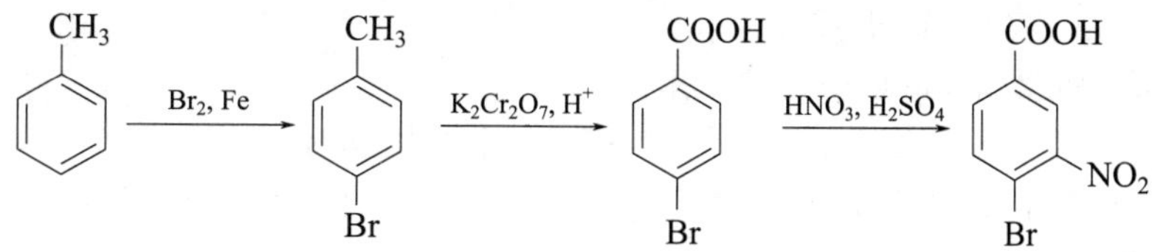

五、苯及其主要同系物

1. 苯

苯是无色液体，熔点 5.4 ℃，沸点 80 ℃，具有特殊气味，能致癌。不溶于水，溶于有机溶剂。易燃烧，燃烧时放出大量黑烟。最初是从煤焦油中分馏得到的，现在主要来自石油。石油中含 6～8 个碳原子的馏分芳构化，再用二甲基亚砜等抽提剂抽提，最后精馏得到苯。我国科学家经过多年努力，成功地建成了世界上第一套用乙炔合成苯的工业装置。

苯是重要的化工原料，也是优良的有机溶剂。

2. 甲苯

甲苯为无色液体，易燃烧。甲苯主要用于合成硝基甲苯、三硝基甲苯、苯甲酸、苯甲醛等。甲苯也用作溶剂。

TNT 是 2,4,6-三硝基甲苯的简称，为黄色结晶，味苦，有毒，不溶于水，但溶于有机溶剂，是一种猛烈的炸药。

3. 二甲苯

二甲苯有三种异构体(邻、间、对位)，因其沸点接近，故从煤焦油中难被分离，目前主要以石油为原料制备。三种异构体的混合物为无色液体，易燃，不溶于水，易溶于有机溶剂。二甲苯医学上制作组织切片标本时，用于脱醇、脱脂。二甲苯也是一种重要的有机合成原料。

第二节 ▶ 多环芳香烃

多环芳香烃(polynuclear aromatic hydrocarbon)包括稠环芳香烃、联苯、联多苯和多苯代脂肪烃。本节介绍最重要及最常见的稠环芳香烃，它是由两个或多个苯环通过共用相邻的碳原子相互稠合而成的。重要的稠环芳香烃有萘、蒽和菲。

一、萘

萘存在于煤焦油中，质量分数为 4%～10%。它是白色片状晶体，熔点 80.5 ℃，沸点 218 ℃，易升华，不溶于水。萘是重要的工业原料。

1. 萘的结构

萘的分子式为 $C_{10}H_8$。萘分子中的两个苯环及八个氢原子在一个平面上。两个环共用两个碳原子互相稠合在一起。萘的结构可表示如下：

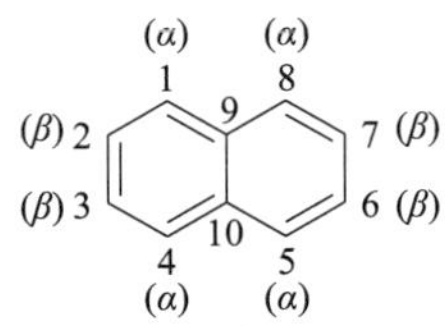

萘分子中的 C-1、C-4、C-5、C-8 为 α 位，C-2、C-3、C-6、C-7 为 β 位。

萘环上的碳原子都是 sp^2 杂化的。每个碳原子以 sp^2 杂化轨道与另外两个碳原子形成 σ 键。每个碳上未参与杂化的 p_z 轨道互相从侧面平行重叠成一个共轭体系。但 C-9 及 C-10 的 p_z 轨道除了彼此重叠外，还分别与 C-1、C-8 及 C-4、C-5 的 p_z 轨道重叠。因此，萘和苯不完全一样，其 π 电子云并不是均匀地分布在环的十个碳原子上。各碳键长度也有差别，没有完全平均化。萘分子中的这种电子云分布不平均化，使萘环上不同位置的碳原子表现出不同的反应能力。如 α 位碳原子电子云密度最高，β 位碳原子低些，C-9、C-10 最低，因此它们发生亲电取代反应的难易程度也不同。萘比苯较容易发生亲电取代反应、氧化反应及加成反应。

2. 化学性质

(1)亲电取代反应

萘可发生与苯类似的亲电取代反应。萘 α 位碳原子电子云密度最高，因此亲电取代反应一般发生在 α 位。

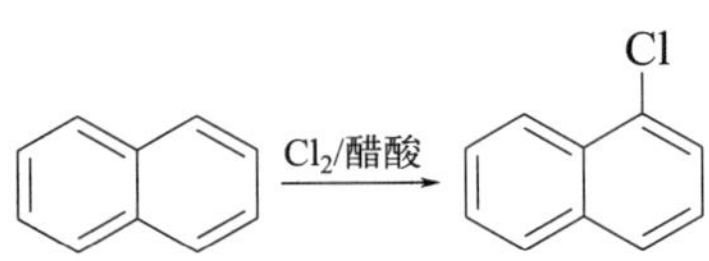

萘的磺化反应在较低温度下受动力学控制，主产物为 α-萘磺酸，在较高温度下受热力学控制，主要产物是 β-萘磺酸。

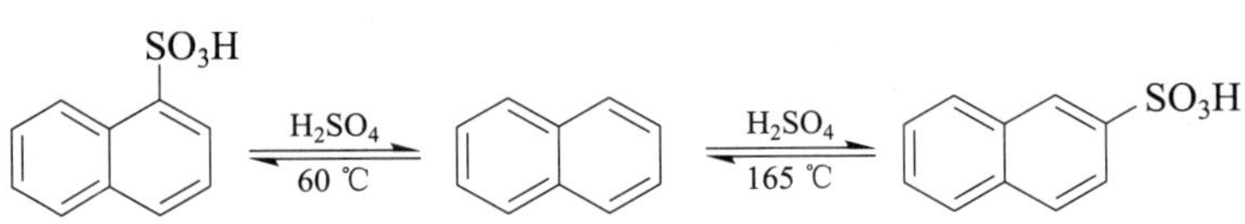

(2)加成反应

与苯不同的是，萘较易进行加成反应，如加氢还原为十氢萘。

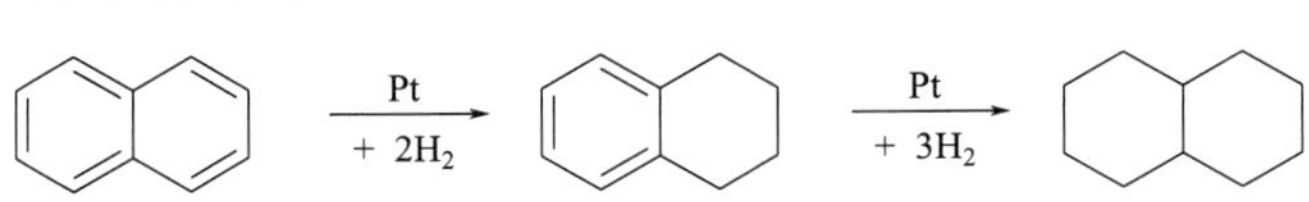

1,2,3,4-四氢化萘　　十氢萘

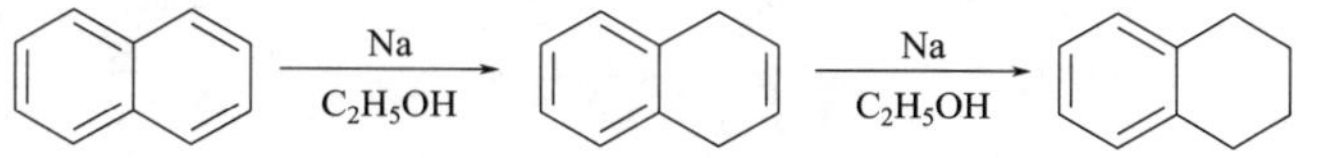

1,4-二氢化萘　　1,2,3,4-四氢化萘

(3)氧化反应

萘比苯容易氧化，如在 V_2O_5 催化下被氧化成邻苯二甲酸酐。

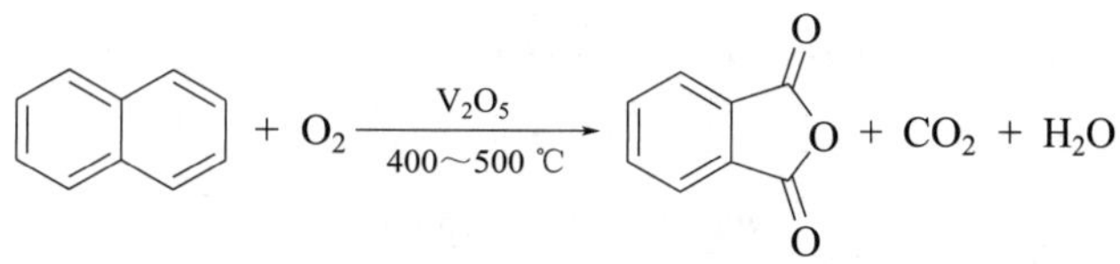

取代萘有两种情况，一种是连有邻对位定位基，在氧化时连有该取代基的环被破坏；如果连有间位定位基，这个环比苯难氧化。例如：

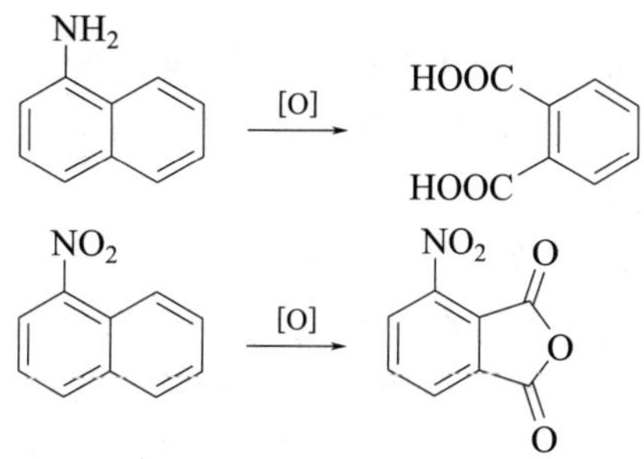

二、蒽和菲

蒽和菲均由煤焦油中取得，蒽是片状结晶，具蓝色荧光，熔点 216 ℃，沸点 340 ℃，不溶于水，易溶于苯。菲为具有光泽的无色晶体，熔点 110 ℃，沸点 340 ℃，可溶于苯和乙醚。菲比蒽更容易发生氧化和还原反应，反应发生在 C-9、C-10 位，仍保持两个苯环。

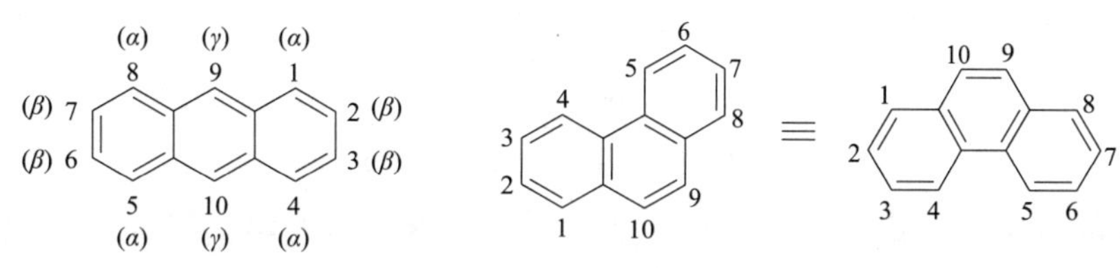

蒽　　菲

蒽中的三个环是直线式稠合，C-1、C-4、C-5、C-8 位等同，叫作 α 位；C-2、C-3、C-6、C-7 位等同，叫作 β 位；C-9、C-10 等同，叫作 γ 位。菲中的 3 个环是非直线式稠合，不处在一条直线上，其 C-1、C-8 位，C-2、C-7 位，C-3、C-6 位，C-4、C-5 位及 C-9、C-10 位分别是等同的。蒽和菲的反应主要发生在 C-9、C-10 位。

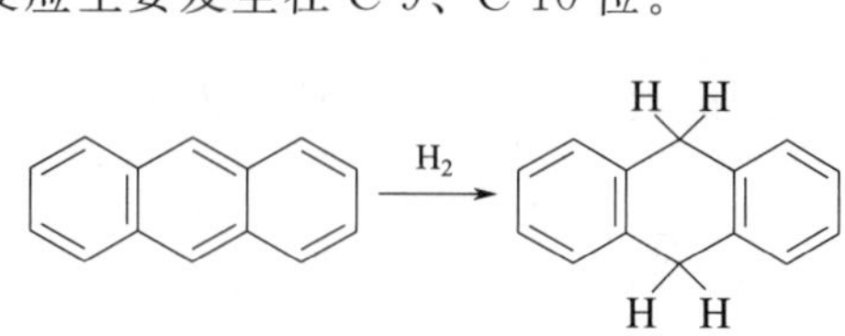

9,10-二氢蒽

许多对生物体起重要作用的天然化合物分子中含有氢化菲环的骨架结构。完全氢化的菲在C-7和C-8处与环戊烷环稠合的化合物叫作环戊烷并全氢菲。环戊烷并全氢菲在自然界中并不存在，但它的许多衍生物却广泛分布在动植物体内，而且具有重要的生理作用。例如，胆甾醇、胆酸、维生素 D_3、许多性激素及肾上腺皮质激素都是人类和动物生长、发育不可缺少的物质。植物体内也有许多环戊烷全氢菲的衍生物，如强心苷类、甾体皂苷类和甾体生物碱类等(见本书第十四章)。

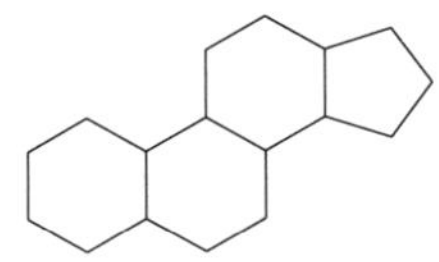
环戊烷并全氢菲

三、致癌芳香烃

致癌芳香烃是引起恶性肿瘤的一类多环稠苯芳香烃，这一类化合物都含四个或更多的苯环。它们存在于煤焦油和沥青中，长期接触其蒸气，可能引起皮肤癌。因此，为了保证人体健康，必须防止多环稠苯芳香烃对环境的污染。常见的致癌烃有3,4-苯并芘、1,2,5,6-二苯并蒽和1,2,3,4-二苯并菲等，这类平面型多环芳烃易于插入DNA双螺旋的碱基对之间，造成DNA损伤，若修复失败则可能诱发基因突变，最终导致癌症。

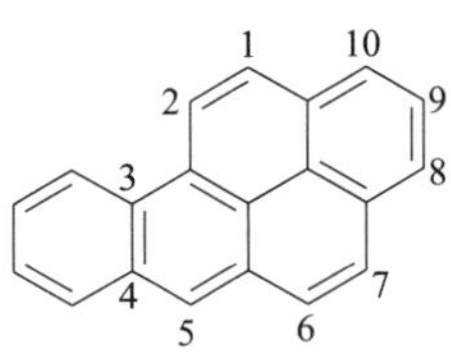
3,4-苯并芘

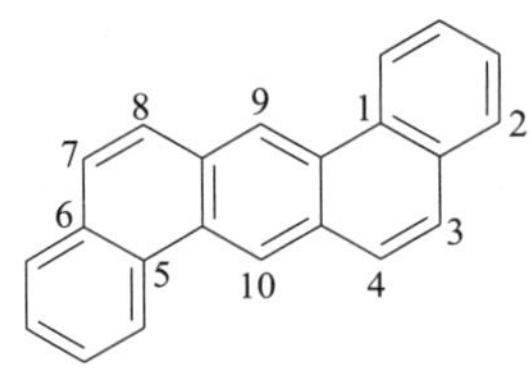
1,2,5,6-二苯并蒽

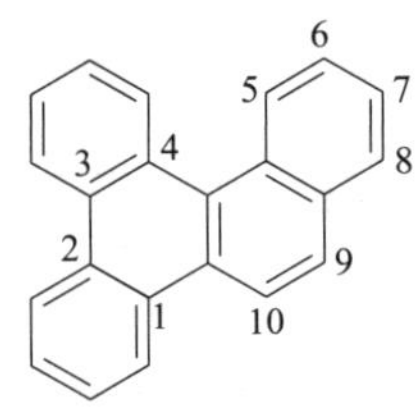
1,2,3,4-二苯并菲

第三节 ▸ 非苯芳香烃和休克尔规则

大多数芳香化合物具有苯环，也有些非苯类芳香化合物具有与苯类似的特征稳定性和化学性质。1937年，休克尔(Hückel)在以分子轨道法计算单环多烯烃的π电子的能级后，提出判断某一化合物是否具有芳香性的规则，称为休克尔规则(Hückel rule)。按此规则，芳香性分子必须具备三个条件：

① 分子必须是环状化合物且成环原子共平面；

② 构成环的原子必须都是 sp^2 杂化原子，它们能形成一个离域的π电子体系(成环原子中不能有 sp^3 杂化原子中断这种离域π电子体系)；

③ π电子总数必须等于 $4n+2$($n=0$，1，2，3，…，为整数)。

一、轮烯的芳香性

单环共轭多烯统称轮烯。有些轮烯虽然具有环状交替的单键与双键，但它们不符合休克尔规则芳香性的要求，因此没有芳香性。例如环丁二烯([4]轮烯)和环辛四烯([8]轮烯)。环丁二烯有4个π电子，电子总数均不满足休克尔规则芳香性的要求。环辛四烯有8个π电子，电子总数均不符合 $4n+2$，而且也不是一个平面分子，它的2p轨道不能重叠形成环状共轭大π体系，故也是非芳香性的。

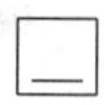
环丁烯

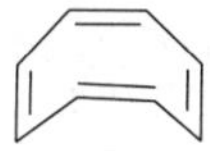
环辛-1,3,5,7-四烯

[10]轮烯和[14]轮烯由于环内氢原子的斥力较大，不能共平面，破坏了共轭体系，不具芳香性。

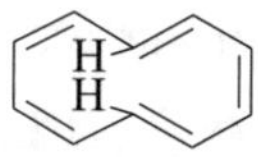
[10]轮烯

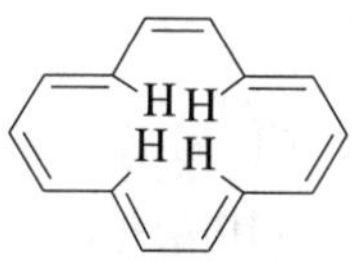
[14]轮烯

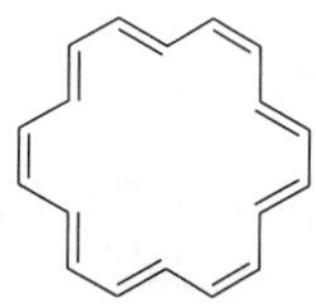
[18]轮烯

[18]轮烯为环十八碳九烯。分子中 18 个 π 电子，符合休克尔规则。经 X 射线衍射法证明，C—C 键长几乎相等，碳原子又在同一平面上，因而具有芳香性。这说明大环内的氢原子仅有微弱的斥力。[18]轮烯为结晶固体，加热至 230 ℃时仍不分解。

二、环状正、负离子的芳香性

1. 环丙烯正离子

环丙烯是最简单的环烯烃，三个碳原子共平面，π 电子数＝2，但不构成共轭体系，因为 C-3 是 sp^3 杂化的。而形成正离子后，C-3 变成 sp^2 杂化，符合休克尔规则，有芳香性。

环丙烯　　环丙烯正离子

2. 环戊-1, 3-二烯负离子

环戊-1,3-二烯中 C-5 是 sp^3 杂化，π 电子数＝4，不具芳香性。而形成负离子后，C-5 变成 sp^2 杂化，与双键共平面；C-5 上两个 p 电子与两个 π 键上的四个电子构成六电子大 π 键，符合休克尔规则，有芳香性。

环戊-1,3-二烯　　环戊-1,3-二烯负离子

3. 环庚-1, 3, 5-三烯正离子

环庚-1,3,5-三烯分子中有六个 π 电子，但 C-7 为 sp^3 杂化，七个碳原子不能共平面，形成不了环状共轭体系。而环庚-1,3,5-三烯基正离子的 C-7 为 sp^2 杂化，有空的 p 轨道，使共平面的七个碳原子变成了环状共轭体系，π 电子数为 6，具有芳香性。

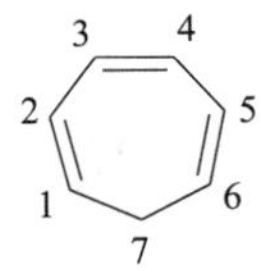
环庚-1,3,5-三烯

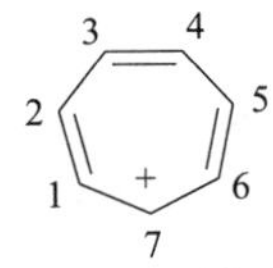
环庚-1,3,5-三烯正离子

4. 环丁烯二价正离子及环辛-1,3,5,7-四烯二价负离子

这两种离子都有芳香性。环丁烯二价正离子环上的四个碳原子都是 sp^2 杂化，π 电子数为 2。环辛-1,3,5,7-四烯二价负离子的八个碳原子基本上在一个平面上，π 电子数为 10，符合休克尔规则($n=2$)。

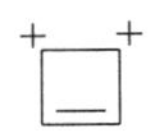
环丁烯
二价正离子

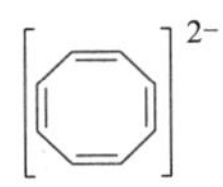
环辛-1,3,5,7-四烯
二价负离子

三、茚与薁

1. 茚

茚是由一个苯环和环戊二烯并合而成的，因此可以称为苯并环戊二烯。茚不具有芳香性，在空气中放置就变黑，茚分子中的环戊二烯含有一个活泼亚甲基，可以发生各种反应。例如，在碱性条件下，亚甲基可以形成稳定的茚负离子。

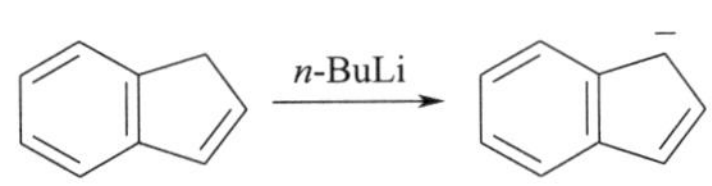

茚负离子有 10 个 π 电子，其中一个双键为两个环共有，因此每个环都有 6 个 π 电子，符合 $4n+2$ 规则，所以茚负离子和茚分子不同，具有芳香性。

2. 薁

薁是由五元环的环戊二烯和七元环的环庚三烯稠合而成的平面分子，π 电子数为 10，符合休克尔规则，具有芳香性。薁为蓝色固体，熔点 99 ℃。它的衍生物 7-异丙基-1,4-二甲基薁叫作蓝油烃或愈创木薁，属于天然倍半萜，可治疗烧伤、烫伤和冻疮。薁类衍生物不仅存在于愈创木油中，其结构也常见于某些具有抗炎、抗过敏活性的合成药物设计中。

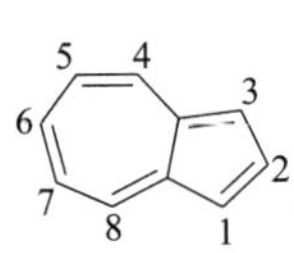
薁

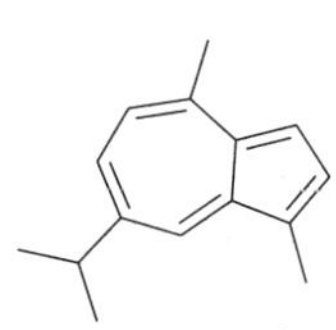
7-异丙基-1,4-二甲基薁(愈创木薁)

凯库勒 Friedrich August Kekulé 1829—1896

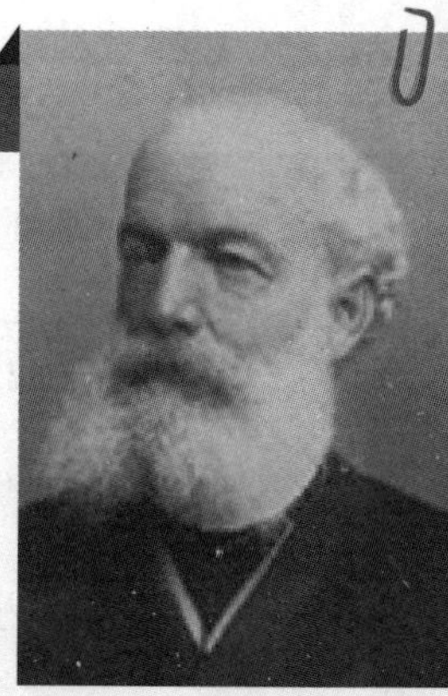

凯库勒是德国著名化学家，生于达姆施塔特。他早年在吉森大学学习建筑，后在李比希（J.V.Liebig）的影响下转向化学。1850年获博士学位后，他游学欧洲，与杜马（J.A.Dumas）、热拉尔（C.F.Gerhardt）等多位化学家交流，拓宽学术视野。1854年赴伦敦任斯登豪斯（J.Stenhouse）助手，结识威廉逊（A.W.Williamson）等人。1858年任根特大学教授，1865年提出苯的环状结构理论。1867年起任波恩大学教授兼化学研究所所长，直至逝世。

凯库勒对有机化学结构理论有两大奠基性贡献：

第一，他于1857年提出碳原子为四价，并于1858年进一步提出碳原子可相互连接成链的假说。尽管库帕同期也独立提出类似观点，凯库勒在主张自身优先权的同时，也承认库帕在“结构式”概念方面的贡献。

第二，他于1865年创立苯的环状结构学说，合理解释了芳香族化合物的特性，如碳数较多、存在同系物、最小芳香分子含六个碳原子等。他提出单双键交替的六角形结构模型（凯库勒式），为芳香化学研究奠定基础。

凯库勒曾提及两次灵感体验：一次在伦敦马车上幻见原子连结成链，另一次在根特书房梦见蛇首尾相连成环，后者直接启发他提出苯环构想。这些灵感并非偶然，而是源于其长期对分子结构的深入思考，建筑学背景也增强了他的空间想象力。他善于融合李比希、杜马等学派思想，坚持以实验为依据进行推理，最终在苯结构的确立中起到关键作用，推动有机化学的重大发展。

傅瑞德尔 Charles Friedel 1832—1899

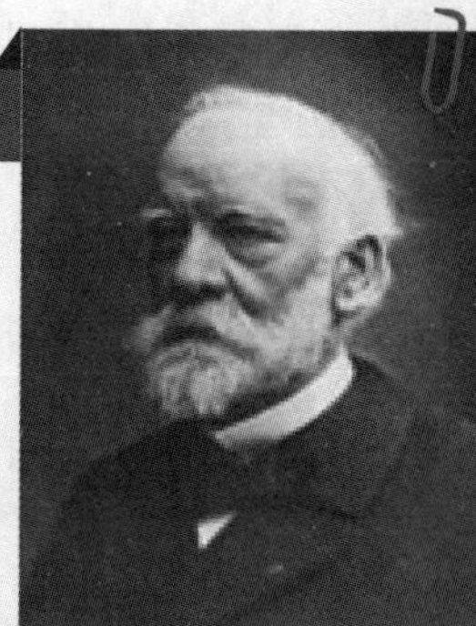

法国化学家傅瑞德尔出生于斯特拉斯堡，早年师从著名化学家武尔兹（C.A.Wurtz）。1869年获博士学位，1876年起任教授，并于1884年继任其导师的首席有机化学教授职位。

傅瑞德尔的研究横跨矿物学与有机化学，早期成果包括异丙醇、乳酸和甘油的合成。在1874～1891年间，他与美国化学家克拉夫茨（J.M.Crafts）进行合作研究，共同发现了在无水三氯化铝催化下，卤代烷与苯能发生反应生成烷基苯。这一发现后被称为傅-克反应，其应用随后扩展到酰基化反应。傅-克反应是首次在芳环上直接引入碳链的有效方法，为有机合成中碳-碳键的构建奠定了坚实基础，至今仍是不可或缺的重要反应。

克拉夫茨 James Mason Crafts 1839—1917

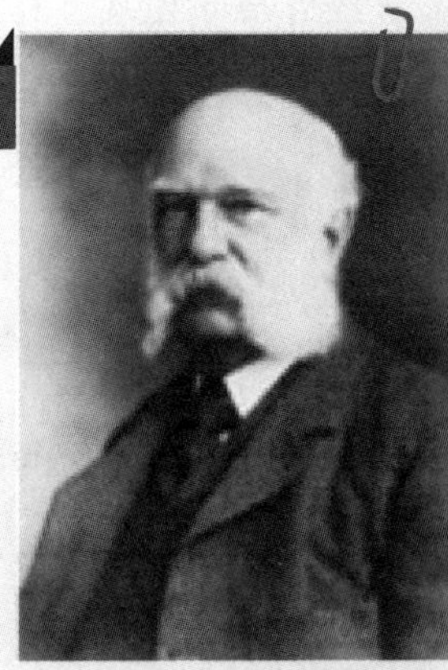

克拉夫茨1839年生于波士顿，拥有多元的教育背景。他先后师从化学大师本生（R.W.Bunsen）和武尔兹深造。1874～1891年，在巴黎大学与傅瑞德尔合作研究期间，发现了在无水三氯化铝催化下芳香化合物的烷基化与酰基化反应，该方法已成为有机合成中不可或缺的关键技术。此外，他在计温技术方面也做出了突出贡献。

诺贝尔 Alfred Bernhard Nobel 1833—1896

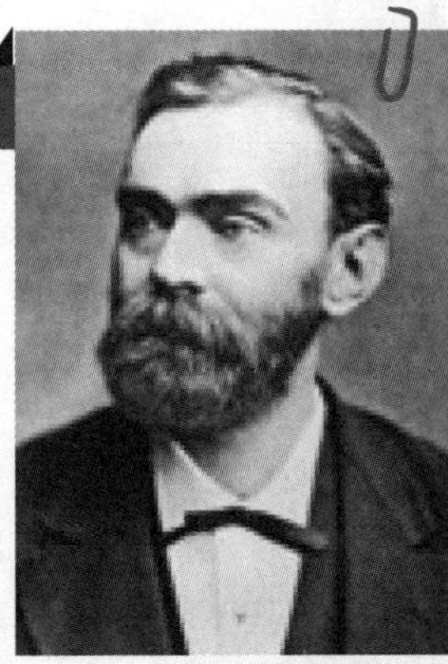

诺贝尔1833年出生于瑞典斯德哥尔摩。其父为工程师兼发明家，母亲出身富裕、重视教育。1842年随家迁居俄国圣彼得堡。

受父亲影响，他自幼对技术与化学产生兴趣。1849年赴美学习机械，回国后即在父亲工厂中开始炸药研究。尽管面临风险与家人劝阻，他仍坚持探索，并于1867年成功研制出安全性更高的“达纳炸药”（硝化甘油与硅藻土混合物），获专利后广泛应用。此后他持续改进，先后发明爆炸力更强的“炸胶”（1876）和无烟炸药（1887）。

诺贝尔一生共获355项专利，涉及橡胶合成、皮革及人造丝等诸多领域。他还在全球创办约百家企业和工厂，积累了巨大财富。

1895年，诺贝尔立下遗嘱，将其主要财产设立基金，以利息设立奖项，表彰在物理学、化学、生理学或医学、文学及和平事业上“为人类做出最大贡献”的个人。他强调奖项应不分国籍、公平授予。1901年首次颁发，1968年增设经济学奖。

诺贝尔奖的评选由特定机构负责：瑞典皇家科学院负责物理、化学及经济奖；瑞典文学院负责文学奖；挪威诺贝尔委员会负责和平奖。评选过程严格保密，依赖国际专家提名与独立评审。每年10月公布获奖名单，12月10日（诺贝尔忌辰）在斯德哥尔摩举行颁奖典礼，由瑞典国王授奖。奖项可授予一至三人，原则上仅限在世者，但公布后逝世者仍可保留奖项。极少数人曾主动或被迫放弃获奖，如萨特、黎德寿等。

历经百余年发展，诺贝尔奖已成为国际公认的最高学术与人文荣誉之一。

习题

1. 写出下列各化合物的构造式。

（1）间二硝基苯　（2）1-溴-4-硝基苯　（3）1,3,5-三乙基苯

（4）1-异丙基-4-甲基苯　（5）1-甲基-4-硝基苯　（6）2,7-二甲基萘

（7）9-氯蒽　（8）[14]轮烯

2. 命名下列各化合物。

（1） 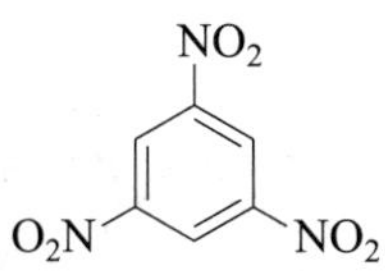　（2） 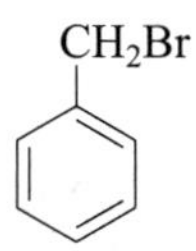　（3） 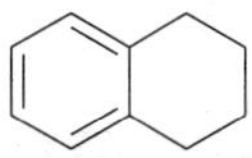

（4） 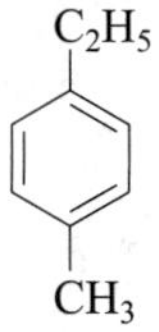　（5） 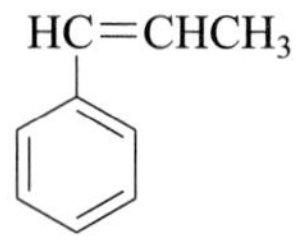　（6） 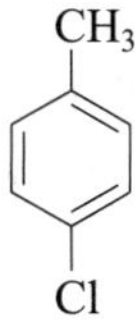

3. 以化学方法区别下列各组化合物。

（1）乙苯、乙烯基苯和乙炔基苯　（2）苯与甲苯

（3）环己基苯和1-苯基环己烯

4. 以苯为原料合成下列化合物。

（1）苯甲酸　（2）间硝基苯甲酸　（3）邻硝基苯甲酸

（4）间溴苯甲酸　（5）3-氯-4-甲基苯磺酸　（6）4-溴-3-硝基苯甲酸

5. 用反应式表示怎样从苯或甲苯转变成下列各化合物。

（1）对二甲苯　（2）1-溴-4-甲基苯　（3）对甲苯磺酸

（4）间氯苯甲酸　（5）对溴苄基溴　（6）1-(3-溴)苯基丁-1-酮

（7）间氯苯磺酸　（8）间硝基苯乙酮　（9）2-甲基-5-硝基苯磺酸

（10）3,4-二溴-1-硝基苯

6. 完成下列各反应式。

（1）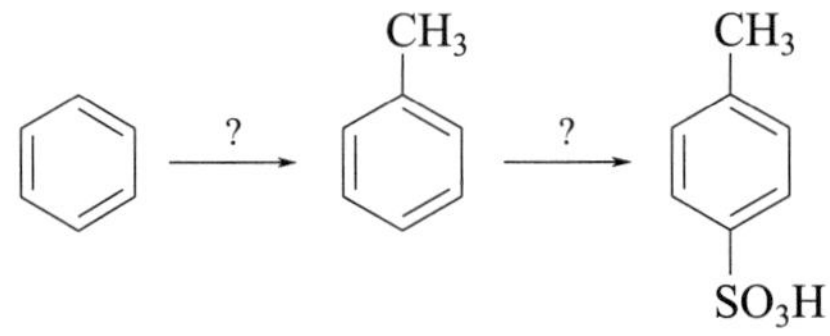

（2）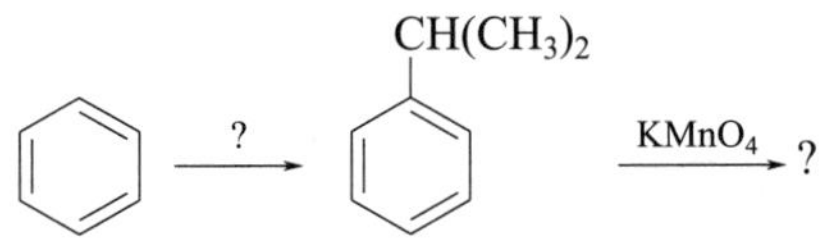

（3）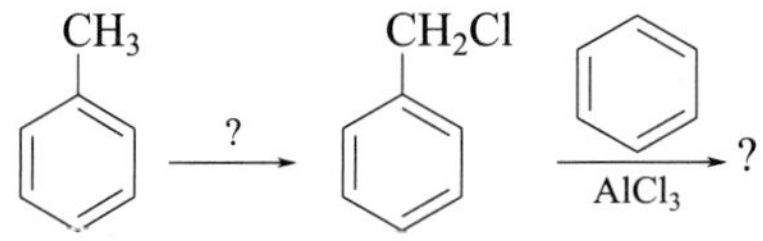

（4）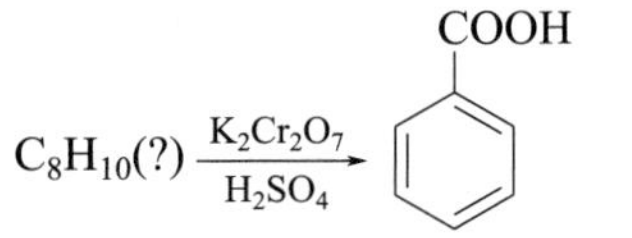

（5）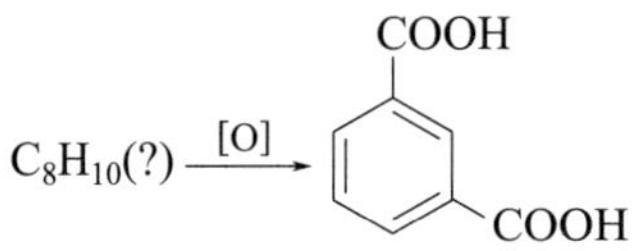

（6）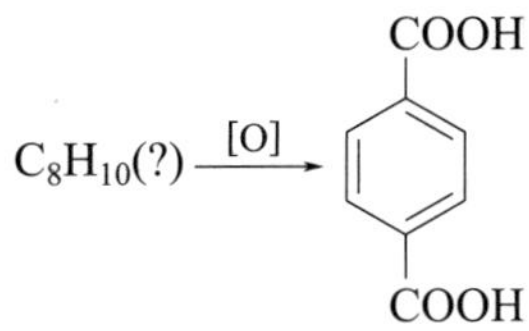

（7）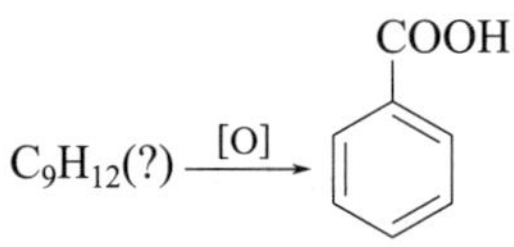

（8）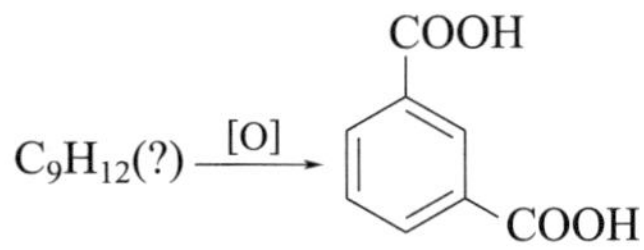

7. 下列各组化合物硝化时，每对化合物中的哪一个较易进行反应？

（1）苯与乙苯　　（2）苯甲醚与苯磺酸

（3）间氯乙苯与 2-苯基-1-氯乙烷

8. 根据休克尔规则，下列各组化合物有无芳香性？并说明其理由。

（1）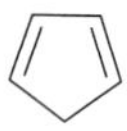　（2）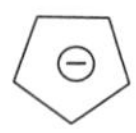　（3）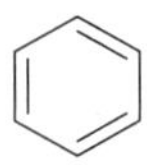

（4）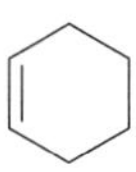　（5）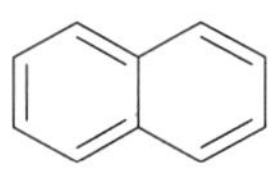　（6）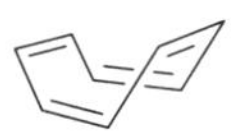

9. 写出乙苯在下列条件下的反应式。

（1）$KMnO_4$（△）　（2）Cl_2/Fe　（3）HNO_3-H_2SO_4

（4）H_2/Ni，高温，高压　（5）浓 H_2SO_4（△）　（6）Br_2/光

（7）$(CH_3)_2CHCl/AlCl_3$　（8）$CH_3CH_2CH_2Cl/AlCl_3$

10. 写出下列各反应主产物的构造式。

（1）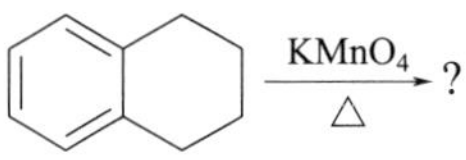

（2）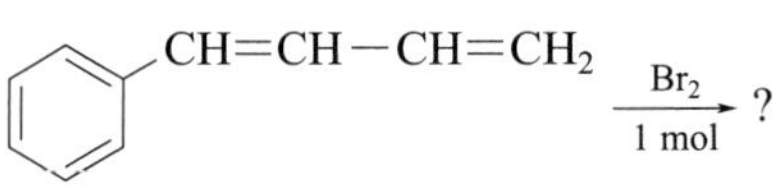

（3）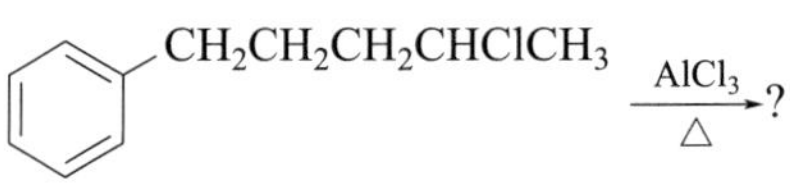

（4）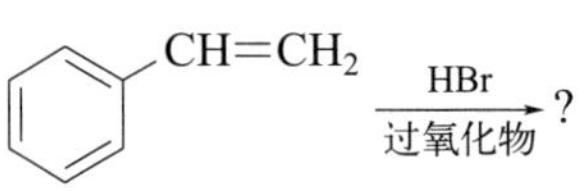

11. 指出下列各物质硝化时，硝基进入环上的主要位置。

（1）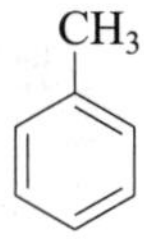
（2）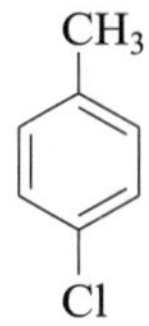
（3）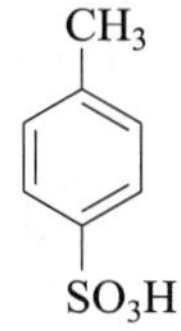
（4）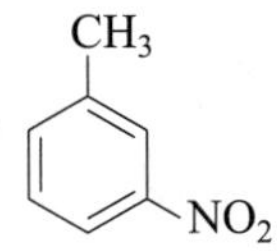
（5）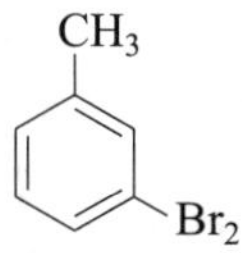
（6）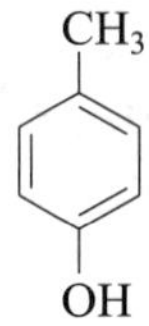
（7）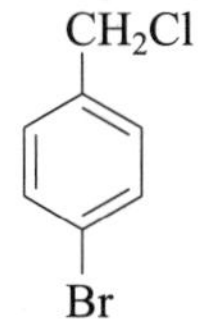
（8）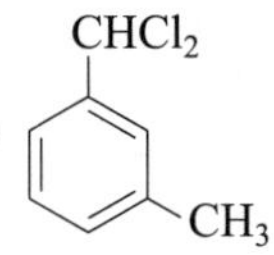
（9）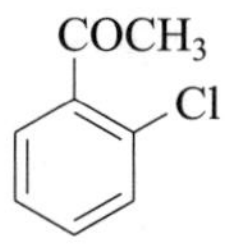
（10）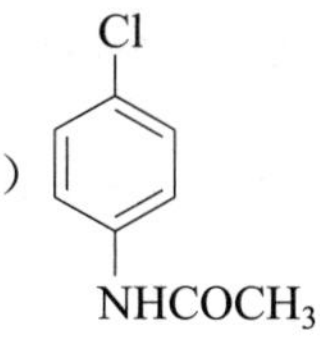
（11）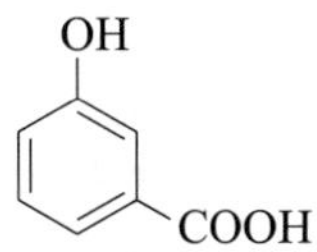
（12）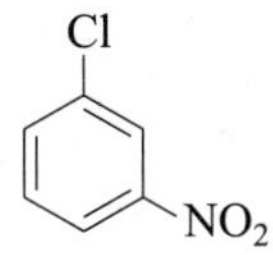

12. 经元素分析、测定分子量证明 A、B、C 三种芳香烃的分子式为 C_9H_{12}。当以 $K_2Cr_2O_7$ 酸性溶液氧化后，A 变为一元羧酸，B 变为二元羧酸，C 变为三元羧酸。但经浓硝酸和浓硫酸硝化后，A 和 B 分别生成两种一硝基化合物，而 C 只生成一种一硝基化合物。试通过反应式确定 A、B、C 的结构和名称。

13. 写出符合下列各题条件的物质可能的构造式。

（1）芳香烃(A)$C_{10}H_{14}$ 可能生成五种一溴代物(包括环上及侧链)$C_{10}H_{13}Br$。(A)氧化得酸性物质(B)$C_8H_6O_4$。(B)硝化时仅生成一种一硝基取代物 $C_8H_5O_6N$。

（2）化合物(A)C_7H_6BrCl 氧化时得间氯苯甲酸。

（3）烃(A)臭氧化后再以 Zn/H_2O 处理得 2,5-己二酮($CH_3COCH_2CH_2COCH_3$)。

第六章
卤代烃

烃分子中的一个或几个氢原子被卤素原子(F、Cl、Br、I)取代后生成的化合物称为卤代烃(halohydrocarbon)，其结构通式可用 R—X 表示。卤代烃中至少含有一个碳卤键，卤原子可以看作是卤代烃的官能团。最常见的卤代烃是烃的氯、溴或碘取代物。

自然界中的卤代烃种类不多，主要分布在海洋生物中，大多数的卤代烃为化学合成产物，具有多种重要的用途。含有卤素的有机化合物可用作制冷剂、灭火剂和杀虫剂等，许多药物分子结构中也含有卤素，如抗生素氧氟沙星(ofloxacin)、抗肿瘤药物氟尿嘧啶(fluorouracil)和抗真菌药物氟康唑(fluconazole)等。一些化学性质活泼的卤代烃是有机合成中的重要原料，而化学性质稳定的卤代烃则常用作溶剂，如氯仿、二氯甲烷、1,2-二氯乙烷等。卤代烃中的卤原子可转变为多种其他官能团，能用于制备各种化合物。本章将在介绍卤代烃化学性质的基础上，进一步讨论亲核取代反应机制和消除反应机制。

第一节 ▸ 卤代烃的结构、分类和命名

一、结构和分类

卤代烃分子中，碳卤键（C—X）中的碳原子为 sp^3 杂化，碳与卤素以 σ 键相连，价键间的夹角接近 109.5°。因为卤原子的电负性比碳原子大，所以碳卤键为极性共价键，成键电子对偏向卤原子，碳原子带有部分正电荷，卤原子带有部分负电荷，偶极方向由碳原子指向卤原子。

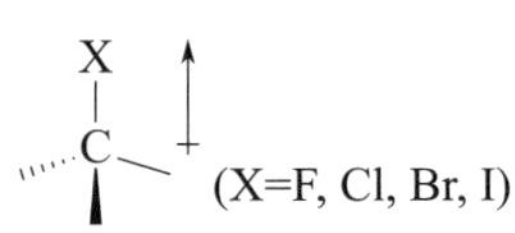

碳卤键的极性

卤代烃按卤原子的种类不同可分为氟代烃、氯代烃、溴代烃和碘代烃；按分子中卤原子数目不同可分为一卤代烃和多卤代烃。通常也按烃基的不同将卤代烃分为卤代烷(饱和卤代烃)、不饱和卤代烃和卤代芳烃。

1. 卤代烷

卤代烷中以一卤代烷较为重要，其中卤素所连的碳原子可以是伯、仲和叔碳原子，所以又可将一卤代烷分为伯卤代烷(primary alkyl halide)、仲卤代烷(secondary alkyl halide)和叔卤代烷(tertiary alkyl halide)(也可用 1°、2°、3°卤代烷表示)，例如：

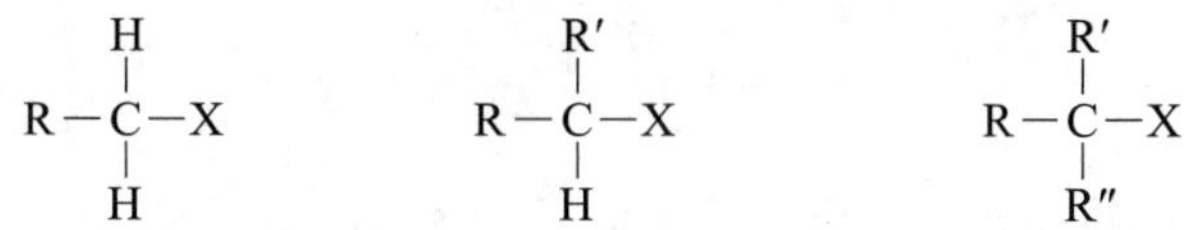

伯卤代烷　　仲卤代烷　　叔卤代烷

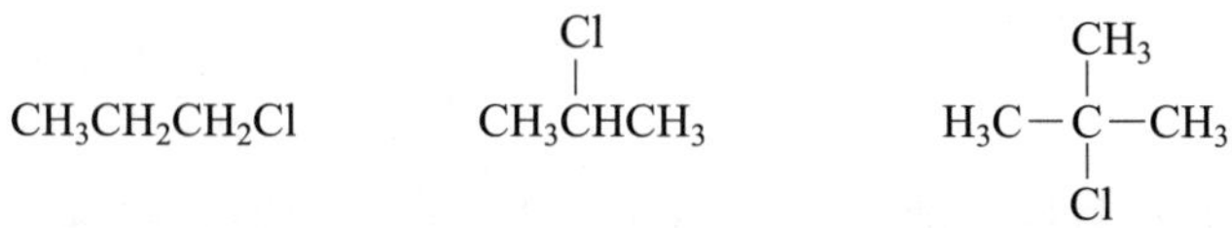

1-氯丙烷 1-chloropropane　　2-氯丙烷 2-chloropropane　　2-氯-2-甲基丙烷(叔丁基氯) 2-chloro-2-methylpropane

2. 不饱和卤代烃

不饱和卤代烃一般包括卤代烯烃和卤代炔烃。以卤代烯烃为例，根据碳碳双键与卤原子的相对位置不同，又将卤代烯烃分为三类：

① 乙烯型卤代烯烃　卤原子与双键碳原子直接相连，如 1-氯丁-1-烯。

② 烯丙型卤代烯烃　卤原子连在双键的 α-碳原子上，如 3-氯丁-1-烯。

③ 孤立型卤代烯烃　卤原子与双键相隔两个或两个以上的碳原子，如 4-氯丁-1-烯。

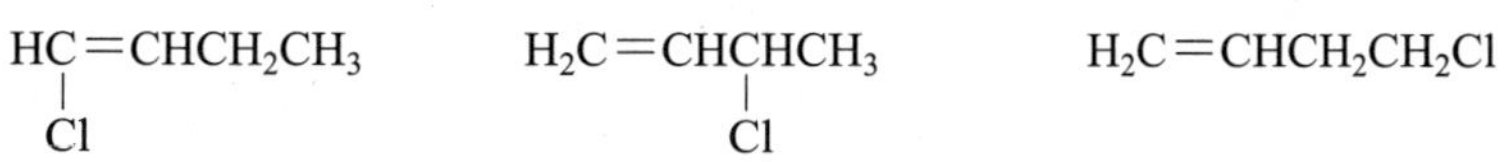

1-氯丁-1-烯 1-chlorobut-1-ene　　3-氯丁-1-烯 3-chlorobut-1-ene　　4-氯丁-1-烯 4-chlorobut-1-ene

3. 卤代芳烃

与卤代烯烃相似，卤代芳烃也分为三类：

① 苯型卤代芳烃　卤素和苯环碳直接相连，如溴苯。

② 苯甲型(或苄型)卤代芳烃　卤素连在苯环侧链的 α-碳原子上，如溴化苄。

③ 孤立型卤代芳烃　卤素所连的碳与苯环不直接相连，如 1-溴-2-苯基乙烷。

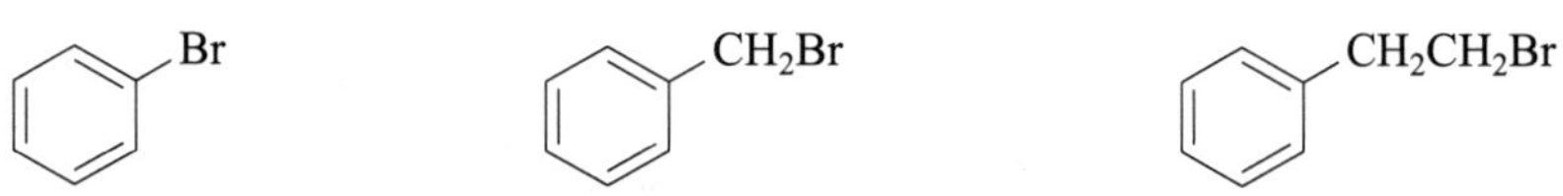

溴苯 bromobenzene　　苄基溴（溴化苄） (bromomethyl)benzene　　2-溴乙基苯 (2-bromoethyl)benzene

在卤代烯烃和卤代芳烃中，由于卤原子与不饱和体系的相对位置不同，其化学活性存在显著差异：烯丙型卤代烃及苄基型卤代芳烃中的卤原子活性最高；孤立型卤代烯烃及孤立型卤代芳烃中的卤原子活性次之，基本与卤代烷相似；乙烯型卤代烃及苯型卤代芳烃中的卤原子活性最弱。

二、命名

简单的卤代烃用普通命名法，将其看成是烃基的卤代物，根据相应的烃基命名为“某基卤”，或以烃作为母体称为“卤代某烃”。例如：

CH_3CH_2I	$H_2C=CHCl$	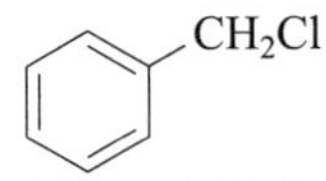
乙基碘（碘乙烷）	乙烯基氯（氯乙烯）	苄基氯（氯化苄）
iodoethane	chloroethylene	benzyl chloride

有些卤代烷常采用俗名，如 $CHCl_3$（三氯甲烷）称为氯仿、CHI_3（三碘甲烷）称为碘仿。

对于结构比较复杂的卤代烃一般采用系统命名法。通常以烃为母体，按烃的命名原则对母体进行编号，将卤素作为取代基，然后按照英文名称字母的顺序排列，依次写在母体名称之前。英文命名时，卤原子用词头 fluoro(氟)、chloro(氯)、bromo(溴)、iodo(碘)表示。例如：

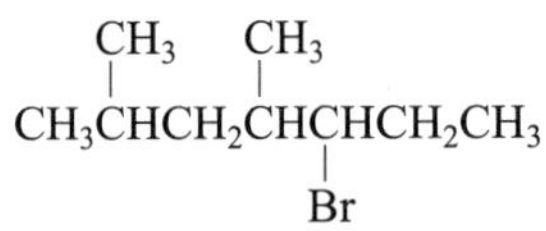

5-溴-2,4-二甲基庚烷
5-bromo-2,4-dimethylheptane

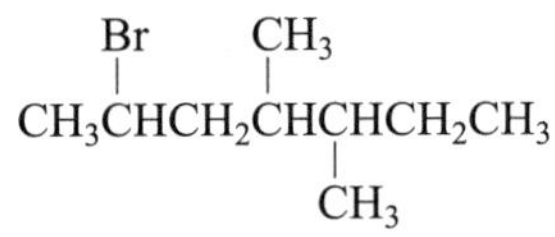

2-溴-4,5-二甲基庚烷
2-bromo-4,5-dimethylheptane

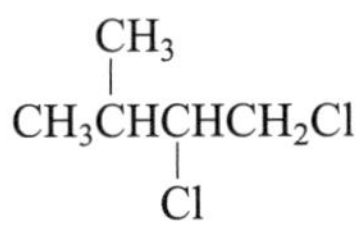

1,2-二氯-3-甲基丁烷
1,2-dichloro-3-methylbutane

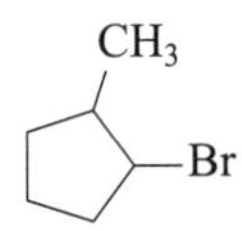

1-溴-2-甲基环戊烷
1-bromo-2-methylcyclopentane

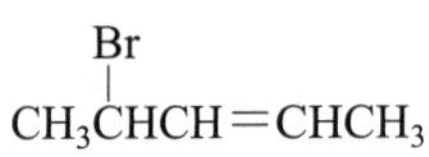

4-溴戊-2-烯
4-bromopent-2-ene

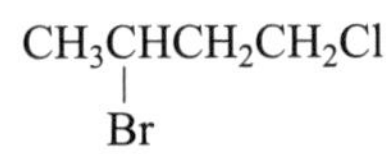

3-溴-1-氯丁烷
3-bromo-1-chlorobutane

如果分子含有手性碳原子，则要标出其绝对构型。例如：

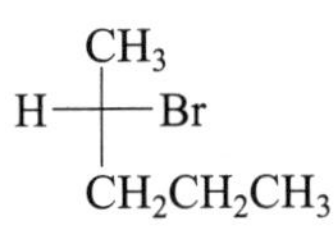

(*S*)-2-溴戊烷
(*S*)-2-bromopentane

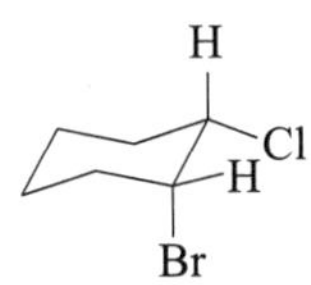

(1*R*,2*S*)-1-溴-2-氯环己烷
(1*R*,2*S*)-1-bromo-2-chlorocyclohexane

第二节 ▶ 卤代烃的性质

一、物理性质

除两个碳以下的氯代烷、溴甲烷和氯乙烯在室温下为气体外，大多数卤代烃为液体，而十五个碳以上的卤代烷则呈固态。许多卤代烃具有强烈的气味，且有肝脏毒性。卤代烃均不溶于水，但可溶于大多数有机溶剂。除某些卤代烷外，卤代烃的密度通常比水大，且分子中卤原子数量越多，密度越大。

当卤代烃中烃基相同而卤原子不同时，沸点随卤原子序数的增大而升高，表现为碘代烃＞溴代烃＞氯代烃。在同一系列卤代烃中，沸点随碳链增长而升高。对于同分异构体，直链卤代烃的沸点较高，且支链越多沸点越低。部分卤代烃的物理性质数据见表 6-1。

表 6-1 一些卤代烃的物理常数

名称	构造式	熔点/℃	沸点/℃	相对密度（液态时）/$g \cdot cm^{-3}$
氯甲烷	CH_3Cl	−97.1	−24.2	0.9159
溴甲烷	CH_3Br	−93.6	3.6	1.6755
碘甲烷	CH_3I	−66	42.4	2.2790
二氯甲烷	CH_2Cl_2	−95.1	40	1.3360
三氯甲烷	$CHCl_3$	−63.5	61.7	1.4890
四氯化碳	CCl_4	−23	76.5	1.5950
三碘甲烷	CHI_3	120	升华	4.0080
氯乙烷	CH_3CH_2Cl	−139	12.3	0.9100
氯乙烯	$H_2C{=}CHCl$	−153.8	−13.4	0.9106
3-氯丙-1-烯	$H_2C{=}CHCH_2Cl$	−136	44.6	0.9380
氯苯	C_6H_5Cl	−45.6	132	1.1058
溴苯	C_6H_5Br	−30.0	155.5	1.4950
碘苯	C_6H_5I	−29	188.5	1.8320
氯化苄	$C_6H_5CH_2Cl$	−43	179	1.1030
溴化苄	$C_6H_5CH_2Br$	−4	198	1.4380

二、化学性质

卤代烃的官能团是卤原子，其化学性质与结构的关系可用一卤代烷（R—X）为代表进行分析。

由于卤素原子的电负性比碳原子大，因而卤代烷分子中的 C—X 键是极性共价键，C—X 键的一对电子偏向卤素原子，使卤素原子带部分负电荷（δ^-），碳原子带部分正电荷（δ^+）。因此在一定条件下，碳原子易受亲核试剂进攻而发生亲核取代反应。此外，C—X 键的极性可通过诱导效应影响 β-碳上的氢原子，使其酸性增强而易受碱进攻，发生消除反应。另外，卤代烃还能与某些金属反应生成有机金属化合物（如格氏试剂）。

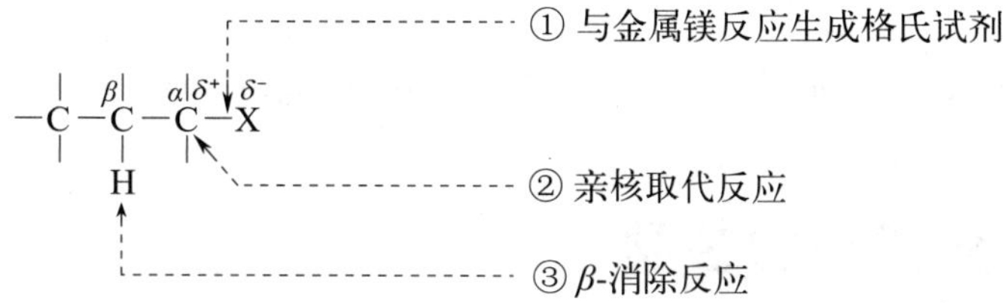

1. 亲核取代反应

在卤代烷分子中，由于 C—X 键为极性共价键，碳原子带部分正电荷，因而易受亲核试剂进攻而发生卤原子被取代的反应。该反应由亲核试剂进攻带正电荷的碳原子引发，故称为亲核取代反应（nucleophilic substitution），用缩写字母 S_N 表示。亲核试剂可以是负离子如 HO^-、RO^-、CN^-、ONO_2^-、HS^-、I^-、$RCOO^-$ 等，也可以是具有未共用电子对的中性分子如 H_2O、NH_3 和 ROH 等。

$$Nu^- + R-X \longrightarrow R-Nu + X^-$$

卤代烷与亲核试剂作用，卤原子被其他原子团取代，生成各种亲核取代产物。

(1)被羟基取代

$$\underset{}{R-X} + H_2O \rightleftharpoons \underset{\text{醇}}{R-OH} + HX$$

卤代烷与水作用，卤原子被羟基取代生成醇，该反应又称为水解(hydrolysis)反应。这个反应是可逆的，常温下反应进行得很慢。为了加快反应速率并使反应完全，通常将卤代烷与强碱(氢氧化钠、氢氧化钾)水溶液共热进行水解。由于 HO^- 比 H_2O 的亲核性强，而且生成的 HX 能被碱中和，因此能加快反应速率，提高醇的产率。

$$R-X + OH^- \xrightarrow{\triangle} R-OH + X^-$$

例如：

$$CH_3CH_2CH_2CH_2Br \xrightarrow[\text{水溶液}]{KOH} \underset{\text{丁-1-醇}}{CH_3CH_2CH_2CH_2OH}$$

(2)被烷氧基取代

卤代烷与醇钠反应，卤原子被烷氧基取代生成醚。这是制备混合醚的一个重要的方法，称为威廉森制醚法(Williamson ether synthesis)。

$$R-X + NaOR' \longrightarrow \underset{\text{醚}}{R-O-R'} + NaX$$

例如：

$$CH_3CH_2CH_2Br + CH_3ONa \longrightarrow \underset{\text{甲丙醚}}{CH_3CH_2CH_2OCH_3} + NaBr$$

需要注意的是，该反应通常使用伯卤代烷作为底物。若采用仲卤代烷或叔卤代烷与醇钠反应，则易发生消除反应，主要生成烯烃产物。

(3)被氰基取代

$$R-X + NaCN \xrightarrow[\triangle]{\text{乙醇}} \underset{\text{腈}}{RCN} + NaX$$

卤代烷在乙醇溶液中与氰化钠或氰化钾共热时，卤原子被氰基(—CN)取代，生成腈(nitrile)。腈在酸或碱溶液中可水解为相应的羧酸或羧酸盐，产物分子中增加了 1 个碳原子。所以，通常这个反应可以用于增长碳链或引入羧基。

$$RCN + H_2O + HCl \longrightarrow RCOOH + NH_4Cl$$
$$RCN + H_2O + NaOH \longrightarrow RCOONa + NH_3$$

例如：

$$\underset{\text{卤代丙烷}}{CH_3CH_2CH_2X} \xrightarrow[\triangle]{NaCN,\ C_2H_5OH} CH_3CH_2CH_2CN \xrightarrow{H_3O^+} \underset{\text{丁酸}}{CH_3CH_2CH_2COOH}$$

通常，此反应只适用于伯卤代烷、仲卤代烷和叔卤代烷，在反应中很难避免与之竞争的消除反应的发生而生成烯烃。

(4)被硝酸根取代

卤代烷与硝酸银的醇溶液共热时，卤原子被硝酸根取代生成硝酸酯，同时产生卤化银沉淀。该反应可用于鉴别卤代烃。

$$R{-}X + AgNO_3(AgONO_2) \xrightarrow[\triangle]{\text{乙醇}} \underset{\text{硝酸酯}}{RONO_2} + AgX\downarrow$$

一般来讲，具有相同烃基结构的卤代烷，反应活性次序是 RI>RBr>RCl。而卤原子相同，烃基结构不同时，反应活性次序为：叔卤代烷>仲卤代烷>伯卤代烷。综合来看，碘代烷和叔卤代烷在室温下即可与硝酸银的乙醇溶液反应生成卤化银沉淀；而伯、仲氯代烷和溴代烷则需在温热条件下才能生成卤化银沉淀。

苄基型和烯丙基型卤化物活性很高，能与硝酸银乙醇溶液迅速反应生成沉淀；但卤原子直接连接在双键或苯环上的卤化物(如乙烯型和苯基型卤化物)则难以发生该反应，即使加热也不产生沉淀。

(5)被氨基取代

卤代烷与氨反应生成伯胺的氢卤酸盐，从理论上讲，此反应可作为合成伯胺的一种方法。

$$R{-}X + NH_3 \longrightarrow \underset{\text{伯胺的氢卤酸盐}}{RH\overset{+}{N}_3X^-(\text{或}RNH_2\cdot HX)} \xrightarrow{NaOH} \underset{\text{伯胺}}{RNH_2} + NaX + H_2O$$

然而实际上，反应生成的伯胺作为亲核试剂可继续与卤代烷发生取代反应，依次生成仲胺、叔胺，最终形成季铵盐。因此该反应产物通常是伯胺、仲胺、叔胺和季铵盐的混合物。

$$R{-}X + NH_3 \longrightarrow RNH_2 + HX$$
$$RNH_2 \xrightarrow{RX} R_2NH + HX$$
$$R_2NH \xrightarrow{RX} R_3N + HX$$
$$R_3N \xrightarrow{RX} R_4N^+X^-$$

除此之外，卤代烷还可以与巯基负离子(HS^-)、硫醇负离子(RS^-)、碳负离子(C^-)、叠氮负离子(N_3^-)等发生反应生成相应的硫醇、硫醚、烃、叠氮化合物等。

2. β-消除反应

卤代烷与氢氧化钾或氢氧化钾的醇溶液共热时，分子中脱去一分子卤化氢生成烯烃。这种由于分子中脱去一个小分子(HX、H_2O、NH_3、CH_3OH 等)而生成不饱和化合物的反应称为消除反应(elimination)，用 E 表示。

$$R{-}\underset{H}{\overset{\beta}{C}H}{-}\underset{X}{\overset{\alpha}{C}H_2} + KOH \xrightarrow[\triangle]{\text{乙醇}} RCH{=}CH_2 + KX + H_2O$$

由反应式可以看出，卤代烷分子中的 β-碳原子必须连有氢原子时才有可能发生消除反应，故又称 β-消除反应。在卤代烷中，叔卤代烷最容易发生消除卤化氢的反应，其次为仲卤代烷，伯卤代烷则较难发生消除卤化氢的反应。

仲卤代烷和叔卤代烷分别含有两个或三个 β-碳原子，进行消除反应时可得到不同产物。例如：

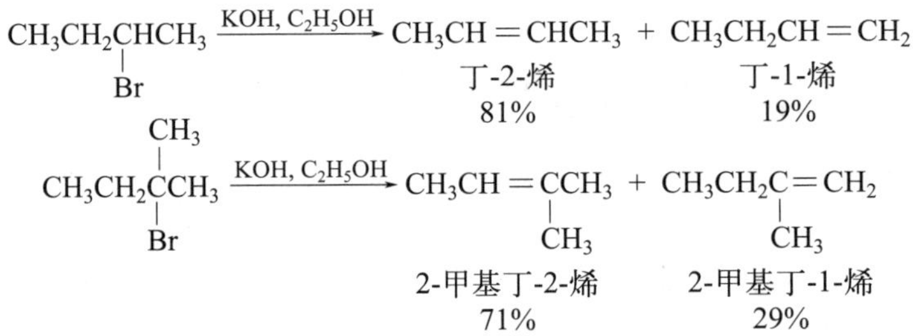

实验结果表明，消除反应的主产物为双键碳上连有最多烃基的烯烃。这一经验规律由俄国化学家札依采夫(A. Zaitsev)于1875年提出，故称为札依采夫规则(Zaitsev rule)。该规则指出，在卤代烷的脱卤化氢反应(如E2或E1消除)中，氢原子优先从含氢较少的β-碳(即位阻更大、取代基更多的碳)上脱去，从而生成更稳定的烯烃。

3. 与金属镁反应生成格氏试剂

$$R—X+Mg \xrightarrow{\text{无水乙醚}} RMgX$$

卤代烷在无水乙醚或无水四氢呋喃中与金属镁作用，生成有机金属镁化合物，该化合物被称为格利雅试剂(Grignard reagent)，简称格氏试剂。

格氏试剂生成的难易程度主要取决于卤代烷的结构和卤素种类。就结构而言，当卤素相同时，卤代烷的反应活性遵循：伯卤代烷＞仲卤代烷＞叔卤代烷，这主要与空间位阻效应有关。就卤素种类而言，在相同烷基的情况下，反应活性表现为：碘代烷＞溴代烷＞氯代烷，这与碳-卤键的键能大小密切相关。在实际应用中，由于碘代烷成本较高而氯代烷反应活性较低，溴代烷成为制备格氏试剂的首选原料。

需要注意的是，格氏试剂具有极高的反应活性，极易与氧气、二氧化碳以及水分发生反应。因此，在制备过程中必须严格隔绝空气，并在无水无氧的条件下进行操作，通常需要在惰性气体(如氮气或氩气)保护下进行反应。

格氏试剂分子中的C—Mg键是极性键，碳原子带有部分负电荷，因此其化学性质非常活泼，是有机合成中一类重要的亲核试剂，可以与水、醇、二氧化碳、醛(或酮)、酯等反应生成烃、醇和羧酸等化合物。

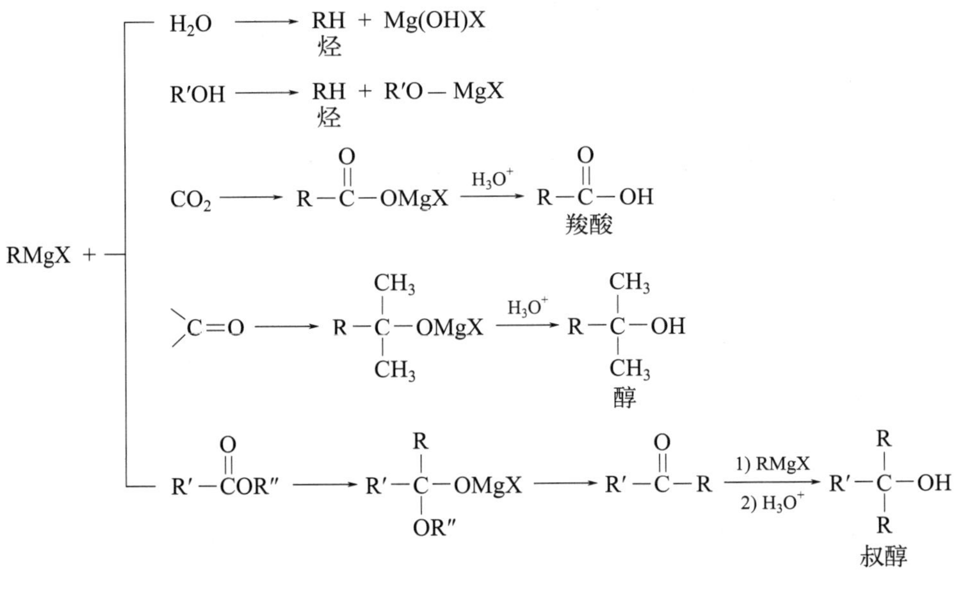

第三节 ▶ 亲核取代反应历程

卤代烷的亲核取代反应作为有机化学中一类重要的基础反应，因其在官能团转化和碳碳键构建方面的广泛应用价值，在有机合成领域占据着重要地位。目前对该类反应机理的研究已较为深入和完善，形成了系统的理论体系。

卤代烷的水解反应作为亲核取代反应的典型代表，其反应机理研究最为深入。基于化学动力学分析及大量实验数据证实，卤代烷的亲核取代反应主要遵循两种反应机理：双分子亲核取代反应（S_N2 反应）和单分子亲核取代反应（S_N1 反应）。

一、双分子亲核取代历程（S_N2）

$$CH_3-Br + OH^- \longrightarrow CH_3-OH + Br^-$$

$$反应速率=k[CH_3Br][OH^-]$$

溴甲烷在碱溶液中的水解速率不仅与卤代烷的浓度成正比，还与碱的浓度成正比，在动力学上为二级反应。由于这种取代反应的速率取决于两种反应物的浓度，故称为双分子亲核取代反应，简称为 S_N2（S_N 表示 nucleophilic substitution；“2”表示双分子过程）。研究表明，溴甲烷的水解反应历程可表示为：

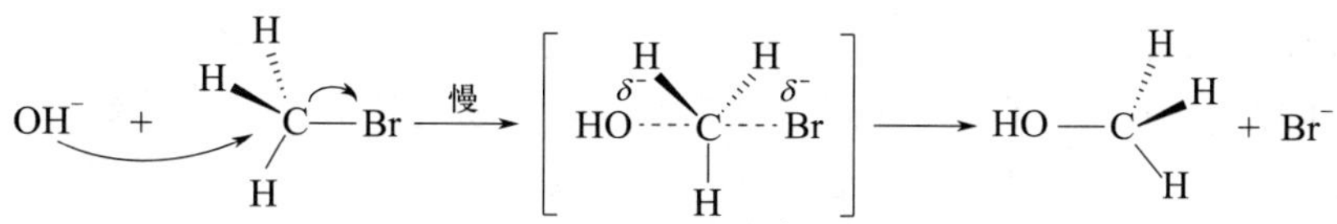

平面过渡态

C—Br 键作为极性共价键，其碳原子带部分正电荷，而溴原子带部分负电荷。在 S_N2 反应过程中，亲核试剂 OH^- 从远离溴原子的一侧向中心碳原子靠近，此时 C—O 键开始部分形成，同时溴原子携带成键电子对逐渐远离中心碳。随着 OH^- 的不断接近，与中心碳相连的原子或基团由于空间位阻效应逐渐向溴原子方向偏转，从而形成过渡态结构。在此过渡态中，中心碳与 OH^- 之间的键尚未完全形成，C—Br 键也未完全断裂，故用虚线表示。此时 HO…C…Br 三原子呈线性排列，中心碳原子转变为 sp^2 杂化状态，并与三个氢原子共同位于垂直于 HO…C…Br 直线的平面上。随着反应的继续进行，OH^- 与中心碳原子完全成键，溴原子则以 Br^- 形式离去，同时中心碳上的三个氢原子完全翻转至另一侧，这一立体化学过程称为构型翻转，即瓦尔登翻转（Walden inversion）。

在上述溴甲烷的例子中，由于中心碳原子连接的三个氢原子完全相同，构型翻转现象并不具有实际的立体化学意义。然而，当卤代烷的中心碳原子连接四个不同的基团（即该碳原子为手性中心）时，S_N2 反应将导致构型完全翻转。这种构型翻转现象是判断反应按 S_N2 机理进行的重要实验证据。

S_N2 反应历程的特点是：①它是双分子反应，反应速率与卤代烷及亲核试剂两者的浓度成正比；②反应是一步完成的，过渡态只是反应过程中的活化状态，旧键断裂和新键形成同时进行；③反应过程伴随着中心碳原子构型的完全翻转。

在 S_N2 历程中，亲核试剂是从离去基团的背面进攻中心碳原子的。当中心碳原子连接的烷基数目增加时，会产生双重阻碍效应：一方面，烷基的空间位阻会阻碍亲核试剂接近中心碳原子形成过渡态；另一方面，烷基的给电子诱导效应（$+I$ 效应）会增加中心碳原子的电子云密度，进一步降低亲核试剂的进攻效率。因此，卤代烷发生 S_N2 反应的活性呈现明显规律：甲基卤代烷（CH_3X）＞伯卤代烷＞仲卤代烷＞叔卤代烷。

二、单分子亲核取代历程（S_N1）

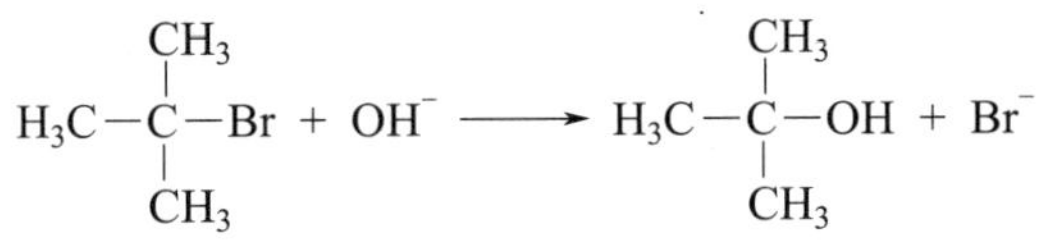

$$\text{反应速率} = k[(CH_3)_3CBr]$$

叔卤代烷［如（$(CH_3)_3CBr$）］在碱性溶液中的水解反应速率仅与卤代烷的浓度成正比，而与碱的浓度无关，符合一级反应动力学规律。这类仅依赖于单一反应物浓度的亲核取代反应被定义为单分子亲核取代反应，简称为 S_N1（S_N 表示 nucleophilic substitution；“1”表示单分子过程）。S_N1 反应是分两步实现的：

$$\text{第一步：}(CH_3)_3C—Br \xrightarrow{\text{慢}} (CH_3)_3C^+ + Br^-$$

$$\text{第二步：}(CH_3)_3C^+ + OH^- \xrightarrow{\text{快}} (CH_3)_3C—OH$$

第一步是叔丁基溴解离为叔丁基碳正离子，该步涉及 C—Br 极性键的异裂过程，需要克服较高的能垒，因此是决定反应速率的一步（决速步骤）。随后生成的叔丁基碳正离子作为高活性中间体，能够快速与亲核试剂 OH^- 结合生成最终产物叔丁醇。由于速率控制步骤（第一步）仅涉及叔丁基溴单一反应物分子的解离过程，故该反应遵循单分子（S_N1）反应机理。值得注意的是，亲核试剂 OH^- 仅参与快速进行的第二步反应，其浓度变化不会影响整体反应速率。

S_N1 反应历程的特点为：①它是单分子反应，反应速率仅取决于卤代烷浓度；②反应分两步进行；③反应过程中生成高活性的碳正离子中间体。其中，碳正离子的稳定性是决定 S_N1 反应可行性的关键因素，稳定性顺序为：叔碳正离子（3°）＞仲碳正离子（2°）＞伯碳正离子（1°）＞甲基碳正离子（$^+CH_3$）。这一稳定性差异直接导致不同卤代烷的 S_N1 反应活性顺序为：叔卤代烷＞仲卤代烷＞伯卤代烷＞CH_3X，该顺序恰好与 S_N2 反应相反。

在实际反应体系中，S_N1 和 S_N2 机理往往同时存在且相互竞争。一般而言，伯卤代烷倾向于 S_N2 机理，叔卤代烷偏好 S_N1 机理，而仲卤代烷则可同时通过两种途径反应。除底物结构外，亲核试剂的亲核能力、溶剂极性等因素也会显著影响反应机理的选择。

三、卤代烃的类型与卤原子的种类对反应活性的影响

除卤代烷外，其他类型的卤代烃也表现出不同的亲核取代反应活性。以烯丙型卤代烃（如 3-氯丙烯）为例，当其按 S_N1 机理进行反应时，首先生成的烯丙基型碳正离子具有独特的结构特征：该中间体由三个碳原子和两个 π 电子组成共轭体系，其中带正电荷的碳原子的空 p 轨道与相邻的 π 键形成 p-π 共轭。这种共轭效应使 π 电子发生离域，有效分散了中心碳

原子上的正电荷，从而显著提高了碳正离子的稳定性。

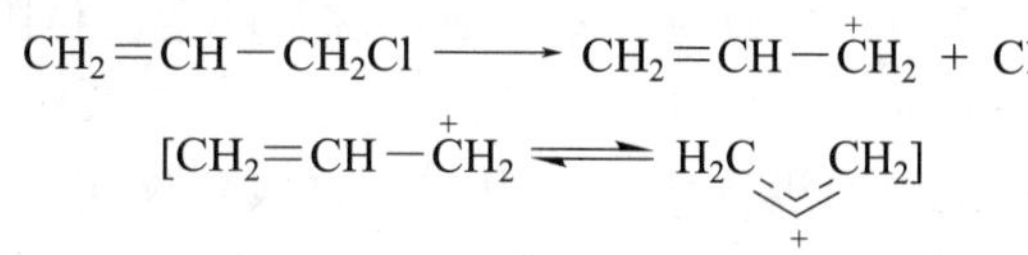

当3-氯丙烯的亲核取代反应按 S_N2 机理进行时，其过渡态结构呈现出特殊的稳定性特征：反应过程中，π电子云能够同时与正在形成的亲核试剂-碳键（Nu⋯C）和正在断裂的碳-氯键（C⋯Cl）的电子云发生有效重叠。这种特殊的电子离域作用显著降低了过渡态的能量，使反应更易进行。因此，烯丙型卤代烃无论是通过 S_N1 还是 S_N2 机理都表现出较高的反应活性，其取代反应速率明显快于普通卤代烷。这一特性可通过实验验证：在室温条件下，烯丙型卤代烃能够与硝酸银的乙醇溶液迅速反应，立即生成明显的卤化银沉淀。

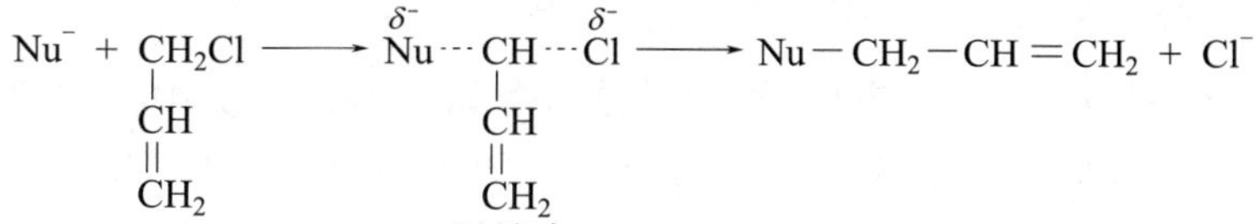

过渡态

苄型卤代烃的反应特性与烯丙型卤代烃类似，均表现出较高的反应活性。相比之下，乙烯型卤代烃和苯型卤代烃则难以发生亲核取代反应，这主要因为卤原子上的未共用p电子对与分子中的π键（或芳香大π键）形成p-π共轭体系。这种共轭作用导致电子云向碳原子方向偏移，显著降低了碳-卤键的极性，使化学键更加牢固，因而卤原子不易被亲核试剂取代。

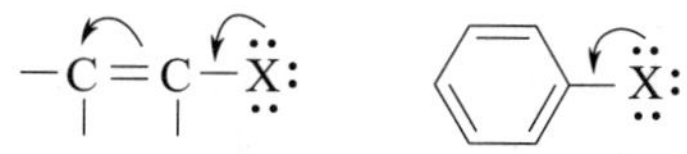

对于孤立型卤代烯烃和孤立型卤代芳烃而言，由于α-碳原子与不饱和体系相距较远，无法形成有效的p-π共轭体系，因此不饱和体系对反应活性的影响可以忽略不计。这类化合物的化学性质与普通卤代烷基本相似。这一特性可以通过与硝酸银醇溶液的反应得到验证：与高活性的烯丙型/苄型卤代烃不同，孤立型卤代烃需要在加热条件下才能观察到卤化银沉淀的生成。

从以上讨论归纳出不同类型卤代烃反应活性顺序为：烯丙型卤代烃（或苄型卤代芳烃）＞卤代烷、孤立型卤代烯（或孤立型卤代芳烃）＞乙烯型卤代烃（或苯型卤代烃）。

当卤代烃分子中烃基相同而卤素原子不同时，其亲核取代反应活性呈现显著差异，活性顺序为：碘代烃＞溴代烃＞氯代烃。这一顺序恰好与卤素原子半径的变化趋势一致（I＞Br＞Cl）。原子半径的增大导致卤素原子对成键电子的约束能力减弱，使得碳-卤键（C—X）的电子云更易受外界电场影响而产生显著极化。这种增强的极化效应使得碳-卤键在反应中更易断裂，从而提高了卤代烃的反应活性。因此，碘代烃因其最大的原子半径和最强的极化效应，表现出最高的取代反应活性。

第四节 ▸ β-消除反应历程

在卤代烷的β-消除反应研究中，观察到两种不同的反应动力学特征：一类反应的速率仅取决于卤代烷的浓度，与碱的浓度无关，这类反应称为单分子消除反应（monomolecular elimination），记作 E1（其中“1”表示单分子过程）；另一类反应的速率同时受卤代烷和碱浓度的影响，属于双分子消除反应（bimolecular elimination），记作 E2（其中“2”代表双分子过程）。

一、双分子消除反应（E2）

$$CH_3CH_2CH_2X \xrightarrow[\text{乙醇溶液}]{KOH} CH_3CH{=}CH_2 + KX + H_2O$$

$$\text{反应速率} = k[CH_3CH_2CH_2X][OH^-]$$

伯卤代烷在强碱作用下发生的消除反应是按双分子历程进行的，反应速率与卤代烷的浓度及碱的浓度均成正比。其反应历程表示为：

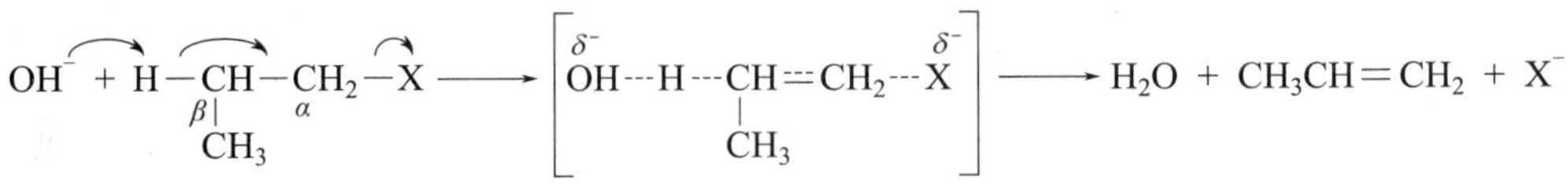

1-卤代丙烷　　过渡态　　丙烯

在 E2 消除反应机理中，亲核试剂 OH^- 进攻 β-氢原子形成过渡态结构，此时 α-碳与 β-碳之间开始部分形成双键。随着反应的进行，β-氢原子以质子形式与 OH^- 结合生成水分子离去，同时离去基团 X^- 携带一对电子从 α-碳上解离，最终在 α-碳和 β-碳之间形成完整的双键。该反应的特点是 β-C—H 键和 α-C—X 键的断裂与 C ═ C 双键的形成协同进行。与 S_N2 机理不同，E2 反应中亲核试剂直接进攻 β-氢原子而非中心碳原子，因此不受 α-碳上取代基空间位阻的影响。实际上，随着 α-碳上支链增多（β-氢原子数目增加），亲核试剂进攻的机会也随之增加，这使得 E2 消除反应速率显著提升。基于这一特性，不同结构卤代烷的 E2 反应活性顺序表现为：叔卤代烷＞仲卤代烷＞伯卤代烷，这一顺序与 S_N1 反应相似，但与 S_N2 反应相反。

E2 和 S_N2 反应机理的关键区别在于亲核试剂的进攻位点：在 E2 反应中，亲核试剂进攻 β-碳原子上的氢原子，引发消除反应并形成双键；而在 S_N2 反应中，亲核试剂直接进攻 α-碳原子（即连接离去基团的碳原子），导致取代反应的发生。例如：

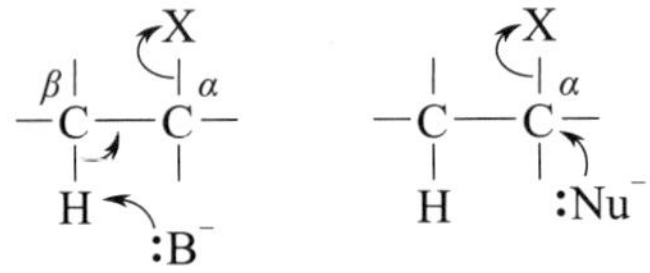

E2　　S_N2

因此，消除反应与取代反应是互相竞争的。例如：

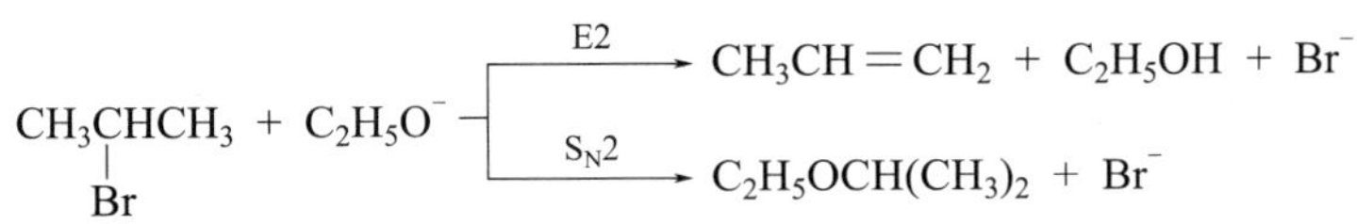

对相同的卤代烷来说，消除反应与取代反应的竞争性受反应条件的影响。研究表明，使用醇类溶剂更有利于消除反应的发生，而极性更强的水溶剂则倾向于促进取代反应。在强碱性和弱极性溶剂条件下，大多数伯卤代烷和仲卤代烷倾向于发生双分子反应。值得注意的是，提高反应温度和增加碱浓度都会显著促进 E2 消除反应的进行

二、单分子消除反应（E1）

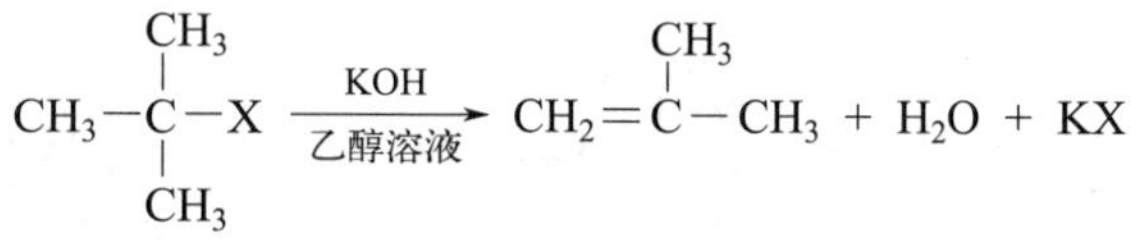

$$反应速率 = k\,[(CH_3)_3CX]$$

叔卤代烷在碱性条件下的消除反应遵循单分子反应机理(E1)，其反应速率仅取决于卤代烷的浓度，而与碱的浓度无关。该反应过程分为两个关键步骤：第一步是叔卤代烷的 C—X 键异裂生成碳正离子中间体，此步骤为速率决定步骤；第二步是碳正离子在碱的作用下消除 β-氢原子(与碱结合生成水)，最终形成烯烃产物。

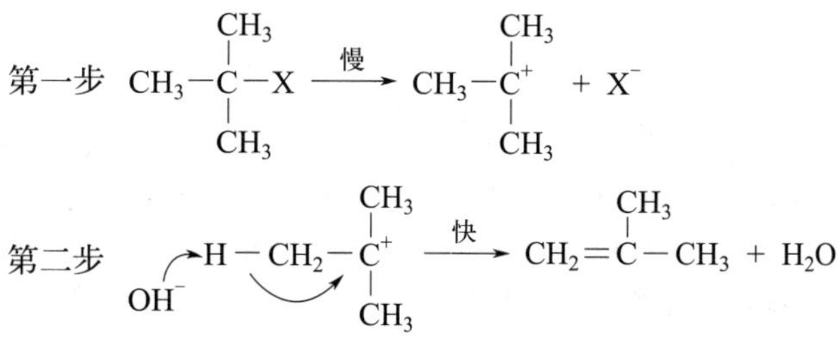

E1 消除反应与 S_N1 取代反应在机理上具有重要的相似性：两者第一步均通过卤代烷解离生成碳正离子中间体。它们的本质区别体现在第二步反应中：当亲核试剂 OH^- 进攻碳正离子中心时发生 S_N1 反应，生成醇类产物；而当 OH^- 夺取 β-碳上的氢原子时则发生 E1 反应，形成烯烃产物。由于这两种反应途径共享相同的碳正离子中间体，因此在实验条件下往往同时存在，形成竞争反应。

通常高温条件更有利于 E1 反应的进行，而高极性溶剂环境且无强碱存在时则倾向于促进 S_N1 反应。值得注意的是，由于 E1 和 S_N1 反应均通过碳正离子中间体进行，而碳正离子在某些情况下会发生重排，形成更稳定的碳正离子中间体，随后再进行消除或取代反应。因此，重排产物的出现可作为判断反应按 E1 或 S_N1 机理进行的重要证据。例如：

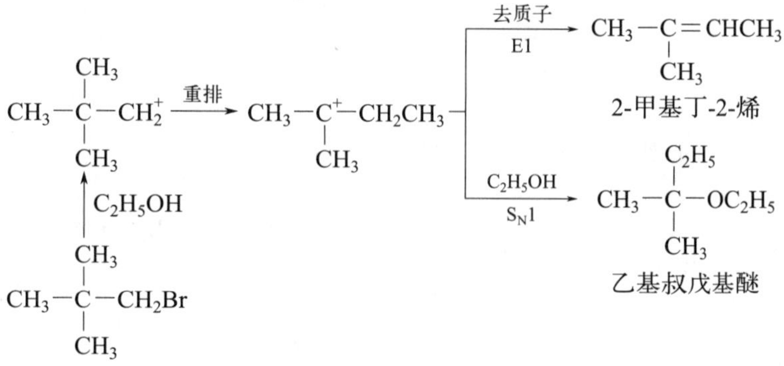

与 S_N1 反应机理类似，E1 消除反应的活性同样取决于碳正离子中间体的稳定性，因此表现出相同的反应活性顺序：叔卤代烷＞仲卤代烷＞伯卤代烷。这一规律表明，无论卤代烷通过 E2 还是 E1 机理进行消除反应，其活性顺序具有一致性。实验观察显示，在常规脱卤化氢反应条件下(使用较高浓度的碱)，E2 机理通常占据主导地位；而 E1 反应则主要发生在叔卤代烷体系或低碱浓度溶液中，这与碳正离子的生成条件密切相关。

三、消除反应与取代反应的竞争

卤代烷与亲核试剂的反应存在取代(S_N1、S_N2)和消除(E1、E2)两种竞争途径，其反应历程和产物分布受多重因素影响。从结构因素来看：直链伯卤代烷通常以 S_N2 产物为主，但在强碱条件或 β-碳侧链增加时 E2 产物比例显著提高；仲卤代烷在低极性溶剂中与强亲核试剂作用倾向于 S_N2 反应，而在强碱条件下则主要发生 E2 反应；叔卤代烷在强碱条件下主要生成 E2 产物，无强碱时则形成 S_N1 和 E1 的混合产物，且随着 β-碳侧链或 α-碳烷基的增加，E1 产物的比例会相应提升。

实验表明强碱、高温和低极性溶剂环境有利于消除反应的进行，而试剂的强亲核性则会促进取代反应。基于这些规律，在实际应用中，卤代烷的水解反应宜采用 NaOH 水溶液体系，而消除反应则更适合在 KOH 醇溶液中加热进行。

第五节 ▶ 重要的卤代烃

一、三氯甲烷

三氯甲烷($CHCl_3$)，俗称氯仿，是一种具有特殊甜味的无色透明液体，其沸点为 61 ℃。该化合物在水中的溶解度极低，但能与绝大多数常见有机溶剂良好混溶。作为典型的非易燃有机溶剂，氯仿对多种高分子化合物表现出优异的溶解性能。在医药史上，氯仿曾广泛用作全身麻醉剂，后因其对心脏和肝脏的显著毒性而被临床禁用。需要注意的是，氯仿在光照条件下易与空气中的氧气发生氧化反应，生成剧毒的光气。为保障安全储存，建议将氯仿保存于密封的棕色玻璃瓶中，以最大限度减少其与光线和空气的接触。此外，可在氯仿中添加1%(体积分数)的乙醇作为稳定剂，通过化学反应消除可能生成的光气。

二、氯乙烷

氯乙烷(CH_3CH_2Cl)在常温常压下为具有微弱甜味的无色气体，沸点 12.2 ℃。该化合物在低温或加压条件下可液化为无色透明液体，具有高度挥发性，通常储存于耐压钢瓶中供使用。在工业领域，氯乙烷主要用作制冷剂和冷冻剂；在有机合成中，它是重要的乙基化试剂。医疗领域曾将其用作局部麻醉剂，使用时将液态氯乙烷喷洒于手术部位，利用其快速汽化吸热特性使局部组织迅速冷却，从而达到瞬时麻醉效果。

三、二氟二氯甲烷

二氟二氯甲烷(CF_2Cl_2)，商品名氟利昂，是一种在常温常压下呈气态的物质，具有

−29.8 ℃的低沸点特性。该化合物极易被压缩液化，且在压力释放时可迅速汽化并伴随显著吸热效应。凭借其无味、无腐蚀性、不可燃及高度化学稳定性等优异特性，氟利昂曾被广泛用作制冷剂。然而近年来的环境科学研究证实，氟利昂的大量使用和废弃会导致大气臭氧层的破坏，从而产生全球性的环境污染问题。

四、氟烷

氟烷($CF_3CHClBr$)，系统命名为 2-溴-2-氯-1,1,1-三氟乙烷，是一种无色透明的挥发性液体，沸点范围为 49～51 ℃，具有特征性的焦甜气味且不易燃。作为新一代吸入性麻醉剂，氟烷展现出显著的临床优势：其麻醉效力约为乙醚的 4 倍，且停药后患者可在短时间内恢复意识。该药物对皮肤和黏膜组织无刺激性，也不会造成肝、肾功能的持久性损伤。然而需注意的是，氟烷对心血管系统表现出一定的抑制作用，可能导致血压下降等不良反应，这一特性在临床应用中需要特别关注。

五、四氟乙烯

四氟乙烯($CF_2{=}CF_2$)，为无色气体，沸点 −76.3 ℃，可聚合制得聚四氟乙烯。

$$n\,CF_2{=}CF_2 \longrightarrow \left[CF_2-CF_2 \right]_n$$

聚四氟乙烯(PTFE)是一种高分子聚合物，其分子量可达 50 万～200 万，固态相对密度为 2.1～2.3。该材料具有卓越的热稳定性，使用温度范围极宽(−269～250 ℃)，热分解温度高达 415 ℃。其化学惰性极为突出，能够耐受包括王水在内的强酸、强碱及绝大多数化学试剂的侵蚀。同时兼具优异的机械强度和电绝缘性能，这些特性使其成为制造雷达设备、高频通信器材、医用植入材料和化工防腐设备的理想选择，也广泛应用于不粘炊具的内衬涂层。基于这些卓越的综合性能，聚四氟乙烯被公认为“塑料之王”，其商品名“特氟隆”(Teflon®)已成为高性能工程塑料的代名词。

六、氟尿嘧啶

氟尿嘧啶(5-FU)，化学名称 5-氟-2,4(1*H*,3*H*)-嘧啶二酮，为白色至类白色结晶性粉末，具有 181～284 ℃的熔点范围。该化合物在水中的溶解度有限，乙醇中溶解性更低，而几乎不溶于氯仿，但可溶于稀盐酸或氢氧化钠溶液形成相应盐类。作为重要的抗代谢类抗肿瘤药物，5-FU 在临床上表现出广谱抗肿瘤活性：对绒毛膜上皮癌和恶性葡萄胎具有显著治疗效果；在结肠癌、直肠癌、胃癌、乳腺癌及头颈部恶性肿瘤的治疗中也显示出明确疗效。基于其卓越的治疗效果和相对可控的毒副作用，5-FU 已成为实体肿瘤化疗方案中的基础药物之一。

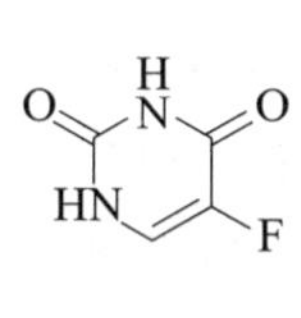

七、氟康唑

氟康唑，化学名为 α-(2,4-二氟苯基)-α-(1*H*-1,2,4-三唑-1-基甲基)-1*H*-1,2,4-三唑-1-

乙醇，为白色至类白色结晶性粉末，具有微弱特征性气味和明显苦味，熔程 137～141 ℃。该化合物在甲醇中极易溶解，乙醇中溶解性良好，微溶于二氯甲烷、水或醋酸，而在乙醚中几乎不溶。作为一种抗真菌药物，氟康唑蛋白结合率较低，生物利用度高且具有穿透血脑屏障特点，对新生隐球菌、白色念珠菌及皮炎芽生菌等常见致病真菌有很强的抑制作用。

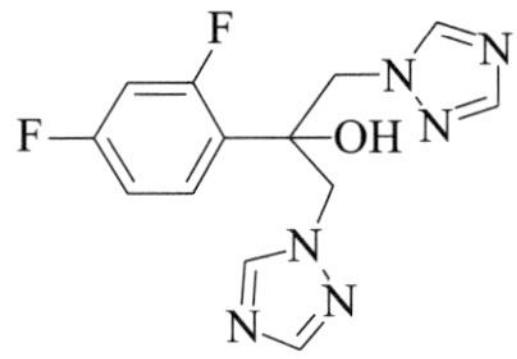

习题

1. 用系统命名法命名下列化合物。

（1） 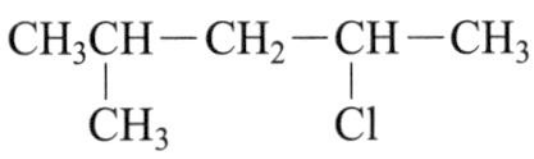

（2） 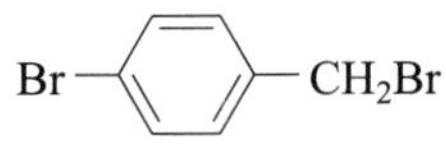

（3） 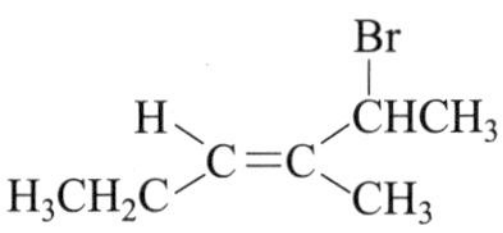

（4） 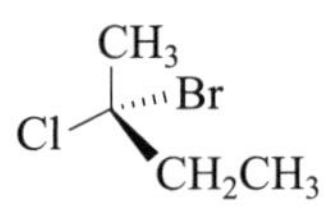

（5） 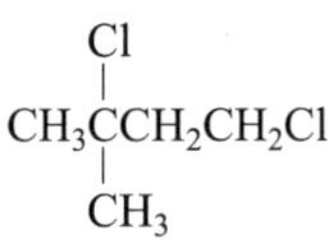

（6） $BrCH_2CH_2CH_2CH_2Cl$

2. 写出下列化合物的构造式。

（1）氯仿　　（2）烯丙基溴

（3）氯化苄　　（4）3-溴环己烯

（5）(*Z*)-3-苯基-1-溴丁-2-烯　　（6）(*R*)-3-溴-3-甲基己烷

3. 写出下列反应的主要产物。

（1） $H_2C{=}CH{-}CH_3 \xrightarrow{HI} \qquad \xrightarrow{NaCN} \qquad \xrightarrow{H^+/H_2O}$

（2） 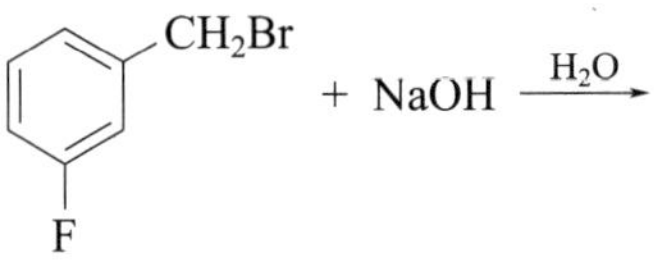

（3） 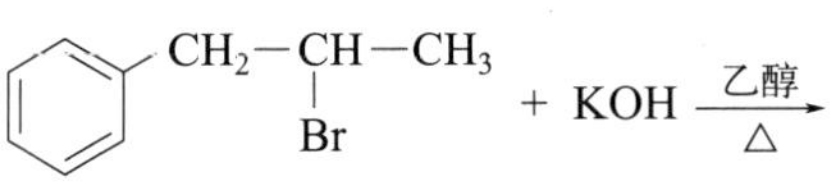

（4） 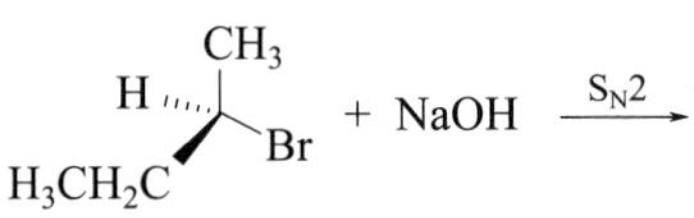

（5） $(CH_3)_3CONa + C_2H_5Cl \longrightarrow$

（6）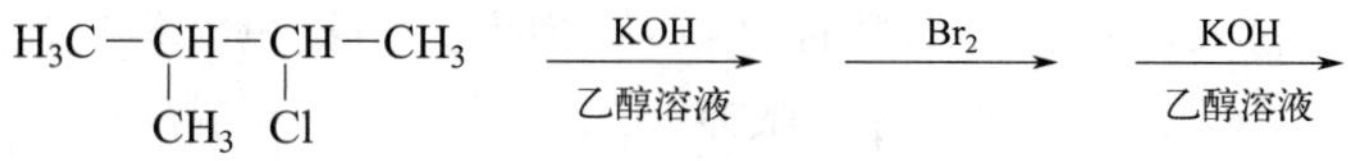

（7）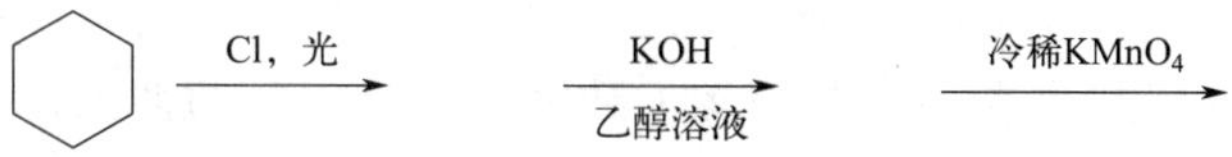

（8）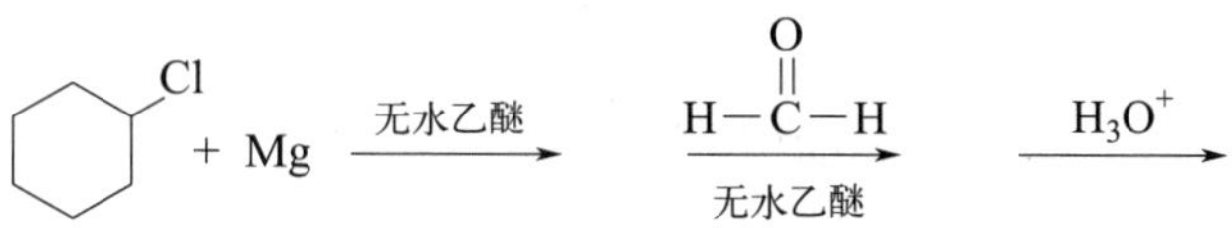

4. 卤代烷与氢氧化钠在乙醇水溶液中进行反应，从下列现象判断哪些属于 S_N2 历程？哪些属于 S_N1 历程？

（1）产物的构型完全改变。

（2）有重排产物。

（3）增加氢氧化物的浓度，反应速率明显加快。

（4）叔卤代烷反应速率明显大于仲卤代烷。

（5）反应不分阶段一步完成。

（6）具有旋光性的反应物水解得到外消旋体。

5. 比较下列卤代烷在进行 S_N2 反应时反应速率的大小。

（1）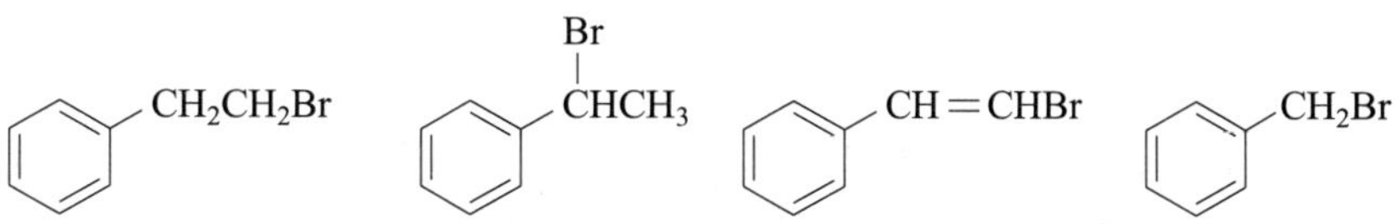

（2）C_2H_5I　　C_2H_5Br　　$CH_3CH_2CH_2CH_2CH_2Br$

6. 比较下列卤代烷在进行 S_N1 反应时反应速率的大小。

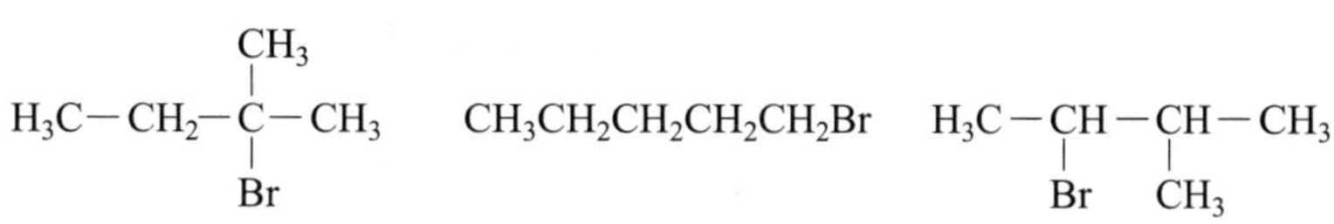

7. 用化学方法区别下列各组化合物。

（1）正丁烷和正丁基氯

（2）丙烯基氯和氯化苄

（3）对溴甲苯和溴化苄

8. 试写出氯化苄与下列试剂反应的主要产物。

（1）NaCN　　（2）$(CH_3)_2NH$　　（3）C_2H_5ONa　　（4）Cl_2，光

（5）Cl_2、Fe　　（6）$KMnO_4$、H^+　　（7）C_6H_6、$AlCl_3$

9. 卤代烃 C_3H_7Br(A)与氢氧化钠的乙醇溶液作用生成 C_3H_6 的化合物 B，氧化 B 得到两个碳的酸 C、CO_2 和水。使 B 与氢溴酸作用得到 A 和异构体 D。推导出化合物 A、B、C、D 的构造式。

第七章 醇、酚、醚

醇(alcohol)、酚(phenol)和醚(ether)是三类重要的含氧有机化合物。从结构上看：醇是脂肪烃或芳香烃侧链中 sp^3 杂化碳原子上的氢被羟基(—OH，hydroxyl)取代形成的化合物，其通式为 R—OH(R 代表脂肪烃基或芳香烃侧链)；酚则是芳香环(如苯环)上的氢原子直接与羟基相连形成的化合物，通式为 Ar—OH(Ar 代表芳香基团)；醚可视为醇或酚中羟基氢原子被烃基(—R 或—Ar)取代，或水分子中两个氢原子均被烃基取代形成的化合物，通式为 R—O—R′、Ar—O—R 或 Ar—O—Ar′。

虽然醇和酚都含有羟基官能团，但酚羟基直接与芳香环相连，其氧原子的 p 轨道与芳环的 π 体系形成 p-π 共轭，导致 O—H 键极性增强，这使得酚的化学性质显著区别于醇。为区分这两类羟基，通常分别称为醇羟基和酚羟基。

第一节 ▶ 醇

一、结构和分类

醇的结构特征是羟基(—OH)连在饱和碳原子上，羟基中的氧原子为 sp^3 杂化，两对未共用电子对各占据 1 个 sp^3 杂化轨道，其余两个 sp^3 杂化轨道的电子分别与 1 个碳原子和 1 个氢原子形成 σ 键。以甲醇(methanol)为例(见图 7-1)，其分子中的 H—O—C 的键角为 108.9°，很接近正四面体。

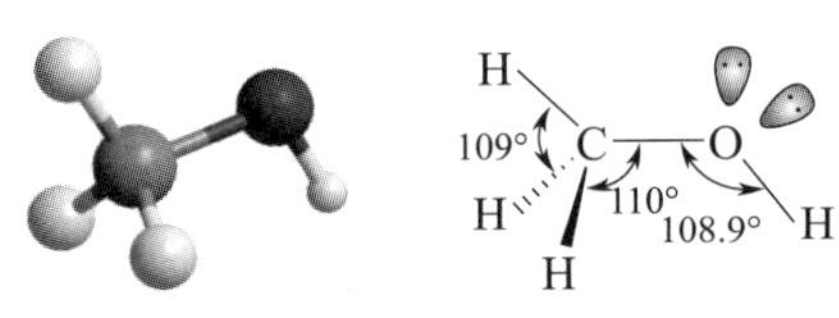

图 7-1 甲醇分子的模型及结构示意图

醇可根据烃基结构的不同，分为饱和醇、不饱和醇、脂环醇及芳香醇。还可根据醇分子中羟基数目的不同，分为一元醇(alcohol)、二元醇(diol 或 glycol)、三元醇(triol)等。其中含两个或两个以上羟基的醇又称多元醇，多元醇的—OH 是连接在不同碳原子上的。例如：

CH_3OH	CH_2OH—CH_2OH	CH_2OH—CHOH—CH_2OH
甲醇	乙-1,2-二醇	丙-1,2,3-三醇
(一元醇)	(二元醇)	(三元醇)
methanol	ethane-1,2-diol	propane-1,2,3-triol

另外，醇还可以根据与羟基所连碳原子的种类不同，分为伯醇(1°醇，primary alcohol)、仲醇(2°醇，secondary alcohol)和叔醇(3°醇，tertiary alcohol)。例如：

$(CH_3)_2CHCH_2OH$

伯醇(1°醇)
2-methylpropan-1-ol

CH_3CHCH_3
OH

仲醇(2°醇)
propan-2-ol

$(CH_3)_3COH$

叔醇(3°醇)
2-methylpropan-2-ol

二、命名

1. 普通命名法

普通命名法适用于结构较为简单的醇类化合物。其命名规则是在“醇”字前加上相应的烃基名称，称为“某醇”。例如：

CH_3CH_2OH

乙醇
ethanol

CH_3CHCH_3
OH

异丙醇
isopropanol

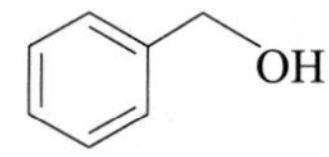

苯甲醇（苄醇）
phenylmethanol

2. 系统命名法

系统命名法适用于结构比较复杂的醇类化合物。其命名原则是选择含有羟基的最长碳链作为主链，称为“某醇”；从靠近羟基的一端开始对主链碳原子编号，使羟基的位次尽可能小，并在“某”字后面用阿拉伯数字标明羟基的位置；若存在侧链或其他取代基，则按照位置、数目、名称依次写在母体前面。例如：

$CH_3CH_2CHCH_2CH_3$
OH

戊-3-醇
pentan-3-ol

$CH_3CHCH_2CH_2CHCH_2OH$
Cl　　CH_3

5-氯-2-甲基己-1-醇
5-chloro-2-methylhexan-1-ol

对于脂环醇的命名，根据与羟基相连的脂环烃基为母体碳环，命名为“环某醇”。环上碳原子的编号从连有羟基的碳原子开始。例如：

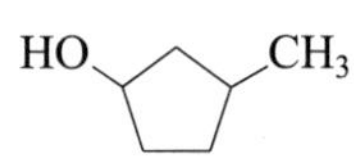

3-甲基环戊-1-醇
3-methylcyclopentan-1-ol

对于不饱和醇的命名，首先选择含有羟基碳原子在内的最长碳链为主链；编号时从靠近羟基的一端开始编号。当主链中含有不饱和键时，称为“某烯(炔)醇”，并在不饱和键和羟基前标明其位置。例如：

$H_3CHC{=}CHCHCH_3$
OH

戊-3-烯-2-醇
pent-3-en-2-ol

$HC{\equiv}CCHCH_2CHCH_3$
CH_3　OH

4-甲基己-5-炔-2-醇
4-methylhex-5-yn-2-ol

对于芳香醇的命名，通常以脂肪链醇为母体，芳基作为取代基。例如：

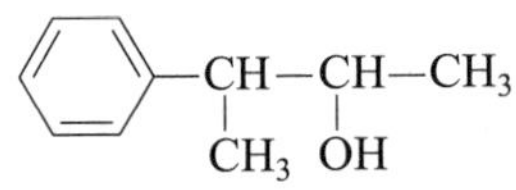

3-苯基丁-2-醇
3-phenylbutan-2-ol

多元醇的命名应尽可能选择含多个羟基在内的最长碳链作为主链，按羟基数称为某二醇、某三醇等，并标明羟基位置。当羟基连在不同碳原子上，且羟基数与主链碳原子数相同时，不必标明羟基的位次。例如：

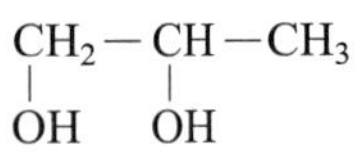

丙-1,2-二醇 propane-1,2-diol

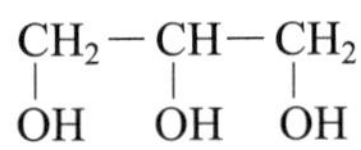

丙三醇（甘油） propanetriol

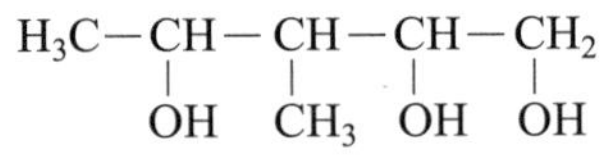

3-甲基戊-1,2,4-三醇 3-methylpentane-1,2,4-triol

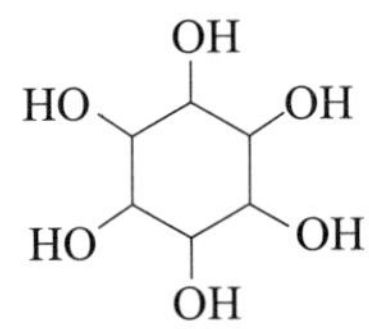

环己六醇（肌醇） cyclohexanehexaol

三、物理性质

含有 1～5 个碳原子的低级饱和一元醇是无色液体；含有 6～11 个碳原子的醇为油状黏稠液体，一般具有特殊的气味；含有 12 个碳原子及以上的醇为蜡状固体，多数无臭无味。

低级醇(如甲醇、乙醇等)能与水以任意比例混溶，这主要是由于醇分子中的羟基(—OH)能与水能形成氢键。然而，随着醇分子中烃基部分(疏水基团)的增大，亲水性羟基在整个分子中所占的比例相应减小，导致醇分子与水分子形成氢键的能力逐渐减弱，其在水中的溶解度也随之降低。

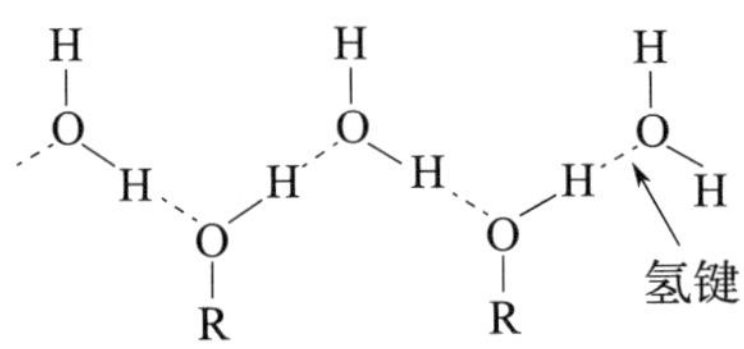

醇与水分子间形成氢键

醇的沸点要高于与它分子量相近的烷烃。以甲醇(分子量为 32)和乙烷(分子量为 30)为例，甲醇的沸点为 64.7 ℃，而乙烷的沸点仅为−89 ℃。这种显著差异源于液态醇分子中烃基上的氢原子可以与相邻醇分子上的氧原子形成氢键，产生分子缔合现象。因此，要使缔合形成的液态醇汽化为单个气体分子，除要克服分子间的范德华力外，还需要提供更多的能量去破坏氢键。

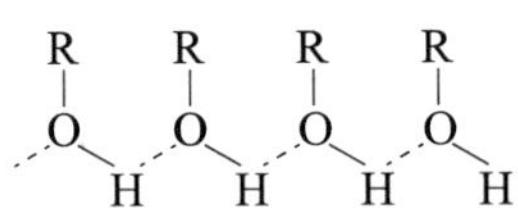

醇与醇分子间形成氢键

一般脂肪醇的相对密度比水小，但芳香醇的相对密度则大于 1。

一些常见醇的物理常数见表 7-1。

表 7-1 一些常见醇的物理常数

化合物	熔点/℃	沸点/℃	溶解度(25 ℃)/[g·(100mLH_2O)$^{-1}$]
甲醇	−97.9	64.7	∞
乙醇	−114.7	78.5	∞
正丙醇	−126.5	97.4	∞
异丙醇	−88.5	82.4	∞
正丁醇	−89.5	117.3	7.9
异丁醇	−108	108	10.0
仲丁醇	−114.7	995	12.5
叔丁醇	25.5	82.2	∞
正戊醇	−78.5	138	2.3
正己醇	−52	156.5	0.6
正辛醇	−15	05	0.05
苯甲醇	−15	205	—
环己醇	25	161	5.7

四、化学性质

醇的化学性质主要由羟基(—OH)官能团决定。氧原子较高的电负性使 C—O 键和 O—H 键均呈现显著极性，这种极性特征导致这些化学键具有较高的反应活性。其中，C—O 键断裂主要发生亲核取代反应和消除反应，而 O—H 键的断裂则表现出醇的酸性特征。羟基氧原子上存在的孤电子对使其兼具路易斯碱性和亲核性，能够参与多种反应。同时，羟基的吸电子效应会活化 α-碳上的氢原子，使其易于发生氧化反应。以饱和一元醇为例，其化学性质分析如下：

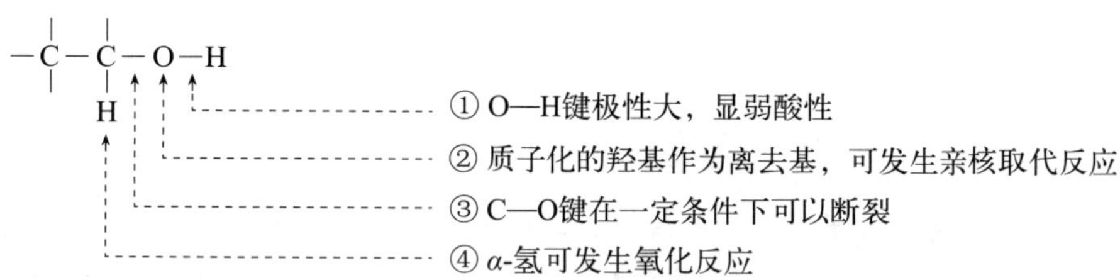

由此可见，醇的化学性质有两方面：一方面是官能团羟基的性质，另一方面是烃基上 α-氢的性质。

1. 弱酸性

醇分子中 O—H 键的成键电子对由于氧原子较高的电负性而明显偏向氧原子，这种极性键使得羟基氢表现出一定的酸性。在室温条件下，醇能与活泼金属(如钠、钾等)反应，其中羟基氢原子被金属原子取代，并释放出氢气：

$$2ROH + 2Na \longrightarrow 2RONa + H_2\uparrow$$

其他活泼金属如镁、铝(铝汞齐)在催化剂作用下，也可以发生类似反应。例如：

$$3(CH_3)_2CHOH + Al \xrightarrow{AlCl_3} [(CH_3)_2CHO]_3Al + \frac{3}{2}H_2\uparrow$$

但醇与金属钠反应时不如水那样猛烈，放出的热量也不足以使产生的氢气自燃。这是因为醇中羟基与给电子的烃基相连，烃基的给电子诱导效应（$+I$）使羟基上氧原子的电子云密度增加，导致羟基上的氢原子离去较难。由此可见，羟基上的烃基越多，醇的酸性越弱。不同醇的酸性强弱次序是甲醇＞伯醇＞仲醇＞叔醇。

醇与活泼金属反应说明醇具有弱酸性，其酸性（$pK_a=16\sim18$）比水（$pK_a=15.74$）还要弱，而其共轭碱（醇钠）的碱性比氢氧化钠还强。醇钠具有极强的吸湿性和反应活性，遇水或潮湿空气会立即发生水解反应，生成氢氧化钠和相应的醇。因此，醇钠需要在无水无氧条件下保存。

$$CH_3CH_2ONa + H_2O \rightleftharpoons NaOH + CH_3CH_2OH$$

在实验室中，利用醇的酸性可以除去反应容器内残留的少量金属钠。

2. 酯化

醇与酸通过脱水反应生成酯的过程称为酯化反应（esterification）。该反应中，酸既可以是无机酸也可以是有机酸。关于醇与有机酸生成羧酸酯的反应将在第九章详细讨论，本章重点介绍醇与无机酸的酯化反应。

醇可与无机含氧酸如硫酸、硝酸、亚硝酸或磷酸等作用，生成无机酸酯。其中，硫酸、磷酸为多元酸，可生成不同的酯。

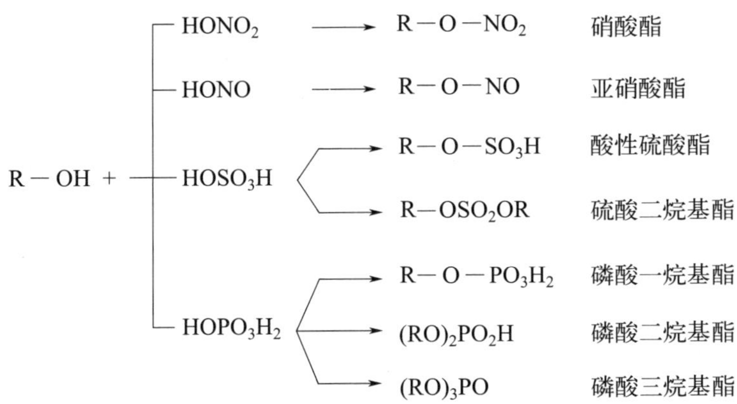

醇的无机酸酯在工业生产和生物医学领域具有重要应用价值。在日用化工领域，含有8～18个碳原子的高级醇的酸性硫酸酯钠盐因其优异的表面活性，被广泛用作合成洗涤剂的主要成分。在医药领域，硝酸酯类（如硝酸甘油）和亚硝酸酯类化合物因其血管扩张作用，成为临床治疗心绞痛的药物。从生物化学角度看，磷脂双分子层作为细胞膜的基本结构单元，其代谢过程涉及多种磷脂化反应。

就硫酸酯而言，由于硫酸（H_2SO_4）是二元酸，它可以形成两类结构不同的酯：酸性硫酸酯和中性硫酸酯。其中低级醇的硫酸酯（如硫酸二甲酯等）因其良好的烷基化性能，在有机合成中常作为重要的烷基化试剂使用。

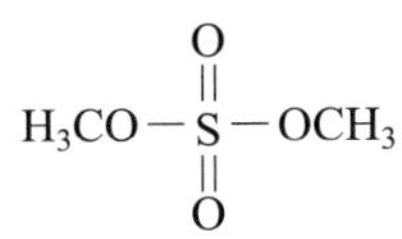

硫酸二甲酯

磷酸(H_3PO_4)作为典型的三元酸，其酯类衍生物广泛存在于生物体内，具有重要的生物功能。例如，组成细胞的重要成分 DNA、RNA、磷脂及重要的供能物质三磷酸腺苷(adenosine triphosphate，ATP)都含有磷酸酯的结构。体内的某些代谢过程也是通过磷酸化形成磷酸酯的中间体完成的。

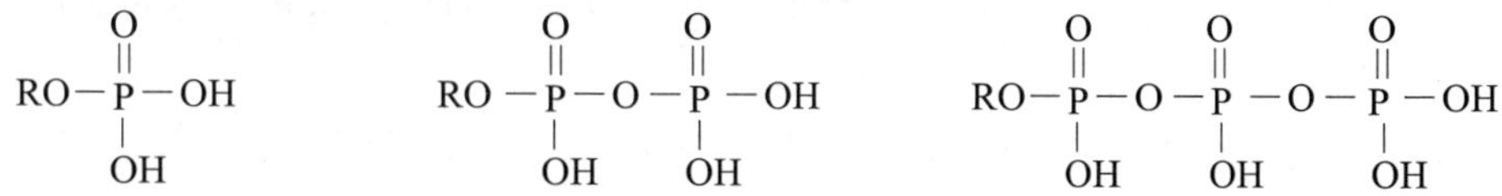

烷基一磷酸酯　　烷基二磷酸酯　　烷基三磷酸酯

硝酸甘油(化学名：甘油三硝酸酯，glyceryl trinitrate)是通过甘油与硝酸的酯化反应制得的重要化合物。其分子结构为一分子甘油与三分子硝酸反应形成的三硝酸酯。该化合物在常温下为油状液体，具有高度爆炸性，对高温和机械冲击极为敏感，这一特性使其在工程爆破领域得到广泛应用。在临床上，硝酸甘油可用于治疗心绞痛，通过扩张血管来缓解症状。

历史上，由于硝酸甘油极不稳定的性质，在运输和储存过程中曾多次发生严重爆炸事故。瑞典化学家阿尔弗雷德•诺贝尔通过深入研究，于 1867 年成功研制出更安全的“甘油炸药”。这种改良炸药由 75%硝酸甘油与 25%硅藻土组成，通过多孔硅藻土的吸附作用显著降低了爆炸敏感性，从而实现了安全运输和使用。

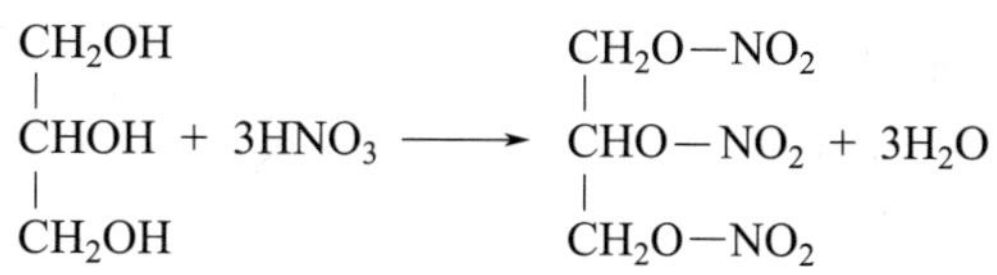

3. 与氢卤酸的反应

醇与氢卤酸(HCl、HBr、HI)反应时，醇羟基可被卤素原子取代生成相应的卤代烃，这一过程称为卤代反应(halogenation)。从反应机理来看，该过程属于典型的亲核取代反应(nucleophilic substitution)，并且反应可逆。

$$R—OH + HX \rightleftharpoons R—X + H_2O$$

卤代反应的活性与所用的氢卤酸及醇的类型有关。对于同一种醇来说，氢卤酸的活性次序为：HI＞HBr＞HCl(HF 一般不反应)；而对于相同的氢卤酸，醇的活性次序为：烯丙醇或苄醇＞叔醇＞仲醇＞伯醇。由于羟基本身不是一个良好的离去基团，因此反应需要酸催化，使醇羟基质子化后，再以水分子的形式离去。

醇与氢卤酸的反应是酸催化下的亲核取代反应，根据醇的结构可按 S_N1 机理或 S_N2 机理进行。一般情况下，伯醇按 S_N2 历程进行卤代反应的过程如下：

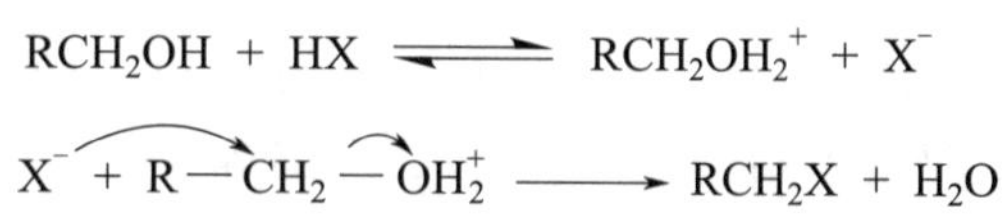

而对于烯丙型、苄基型、叔醇、大多数仲醇及 β-碳含有较多支链的伯醇易按 S_N1 机理进行。首先是酸中的氢离子和醇中的氧原子结合，解离成水和碳正离子，然后碳正离子和卤素负离子结合形成卤代烷。

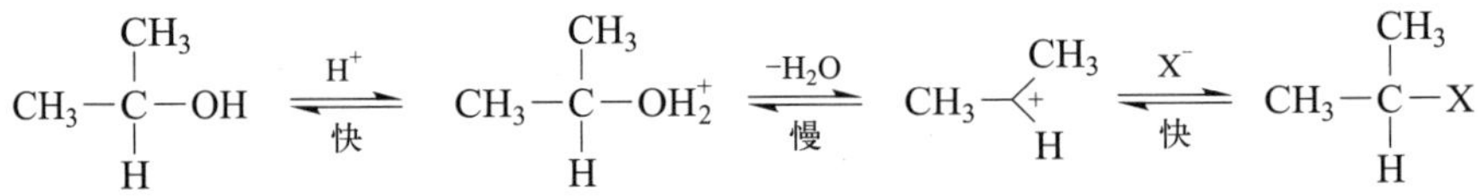

由于盐酸的卤代活性最小，因此在与伯醇和仲醇反应时，需在无水氯化锌催化下进行。卢卡斯试剂(Lucas reagent)是无水 $ZnCl_2$ 和浓盐酸所组成的溶液，无水 $ZnCl_2$ 作为催化剂以加快醇与浓盐酸的反应。叔醇与卢卡斯试剂立即反应，生成的氯代烃不溶于水而呈浑浊；仲醇与卢卡斯试剂振荡后，放置几分钟后开始出现浑浊，而伯醇则几小时也难浑浊。因此，实验室里，可以用卢卡斯试剂来区分不同种类的醇。

$$CR_3—OH \underset{\text{室温}}{\overset{\text{卢卡斯试剂}}{\rightleftharpoons}} CR_3—Cl \qquad \text{立即变浑浊}$$

$$R_2CH—OH \underset{\text{室温}}{\overset{\text{卢卡斯试剂}}{\rightleftharpoons}} R_2CH—Cl \qquad \text{几分钟后变浑浊}$$

$$RCH_2—OH \underset{\text{室温}}{\overset{\text{卢卡斯试剂}}{\rightleftharpoons}} RCH_2—Cl \qquad \text{几天后还保持澄清，加热后浑浊}$$

卢卡斯反应印证了不同醇的反应活性顺序：叔醇＞仲醇＞伯醇。

醇按 S_N1 机理反应时与卤代烷的 S_N1 机理类似，反应经历碳正离子中间体。由于不同碳正离子的稳定性存在显著差异(叔碳正离子＞仲碳正离子 ＞伯碳正离子)，当生成的碳正离子不够稳定时，往往会发生分子内重排。这种重排现象导致最终产物中卤素原子的位置可能不同于原羟基所在的位置。具体而言，除大多数伯醇外，仲醇和叔醇与氢卤酸反应时更容易观察到这种重排现象，其本质是通过 1,2-氢迁移或烷基迁移形成更稳定的碳正离子中间体。

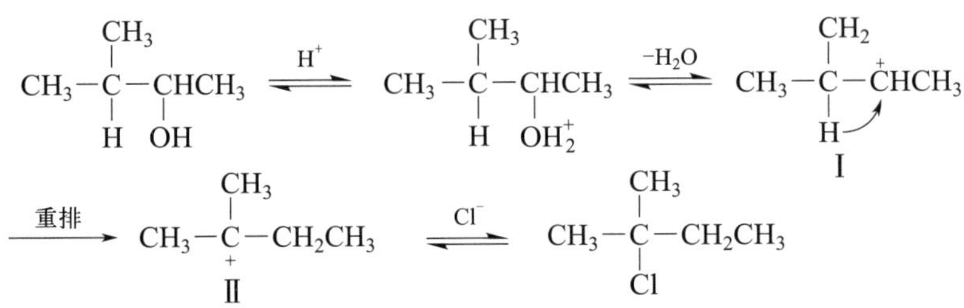

以图中为例，脱水后生成的Ⅰ是仲碳正离子，它的 α-氢可以带一对电子转移到带正电荷碳的空轨道上，形成新的 C—H 键，同时产生一个新的叔碳正离子Ⅱ。其中，碳正离子中间体Ⅱ比Ⅰ稳定性高。然而，由于碳正离子与卤素离子的结合速率较快，反应体系中存在的两种碳正离子中间体都能迅速与卤素离子结合。这导致最终产物中会同时存在两种结构不同的卤代烃混合物：

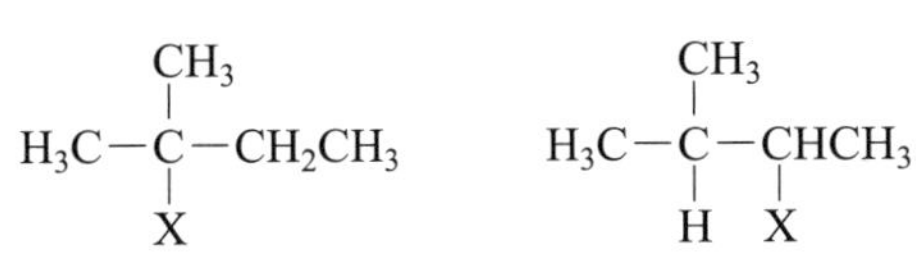

在卤代反应中，为避免重排反应的发生，常可采用三碘(或溴)化磷、五氯化磷或氯化亚砜($SOCl_2$，thionyl chloride)作为卤化剂。它们与醇作用的方式不同于氢卤酸，反应过程不经过碳正离子中间体，因而显著降低了分子重排的可能性。目前由醇(特别是伯醇)制备氯代

物最常用的方法是用氯化亚砜作卤化剂，优点在于副产物 SO_2 和 HCl 都是气体，很容易与氯代物分离，产物易于纯化。

$$3R—OH+PX_3 \xrightarrow{\text{吡啶}} 3R—X+P(OH)_3$$

$$R—OH+SOCl_2 \xrightarrow{\text{吡啶}} R—Cl+SO_2\uparrow+HCl\uparrow$$

手性醇与 $SOCl_2$ 反应时，其产物的构型与所使用的溶剂有关。在醚等非极性溶剂中反应时，产物构型保持不变；而当采用吡啶为溶剂时，则得到构型翻转的产物。

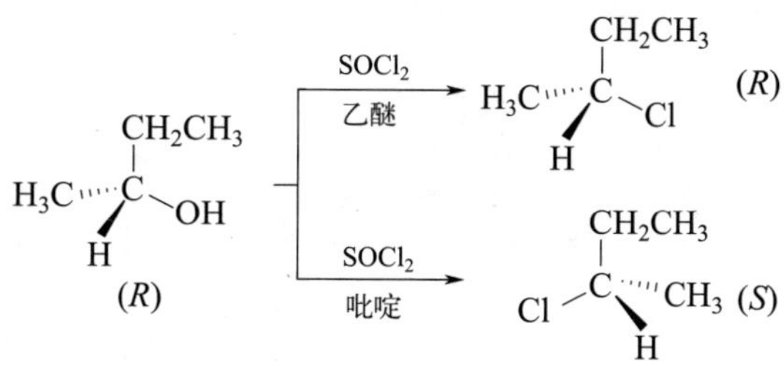

4. 脱水反应

醇与浓 H_2SO_4 共热发生脱水反应(dehydration)。不同的醇或同一种醇在不同温度下可以有两种脱水方式：分子内脱水和分子间脱水。分子间脱水生成醚，分子内脱水生成烯烃。醇的脱水方式取决于醇的结构和反应条件。

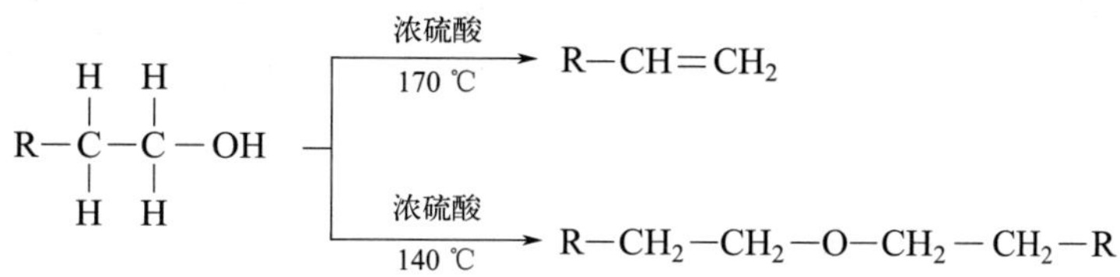

(1)分子间脱水形成醚

当醇与浓硫酸在 140 ℃条件下共热时，会发生分子间脱水反应生成醚类化合物。从反应机理来看，这一过程属于取代反应。例如：

$$CH_3CH_2-O-H + HO-CH_2CH_3 \xrightarrow[170\ ℃]{\text{浓硫酸}} CH_3CH_2OCH_2CH_3 + H_2O$$

该方法通常用来从低级伯醇合成相应的简单的醚。除硫酸外，还可以用磷酸和离子交换树脂。但最常用的制备醚的方法还是威廉森(Williamson)合成法。

(2)分子内脱水生成烯烃

乙醇在浓硫酸催化下于 170 ℃发生分子内脱水反应生成乙烯，这一过程属于典型的 β-消除反应。例如：

$$\underset{H}{H_2C}-\underset{OH}{CH_2} \xrightarrow[170\ ℃]{\text{浓硫酸}} H_2C=CH_2 + H_2O$$

不同类型的醇脱水的难易不同。例如：

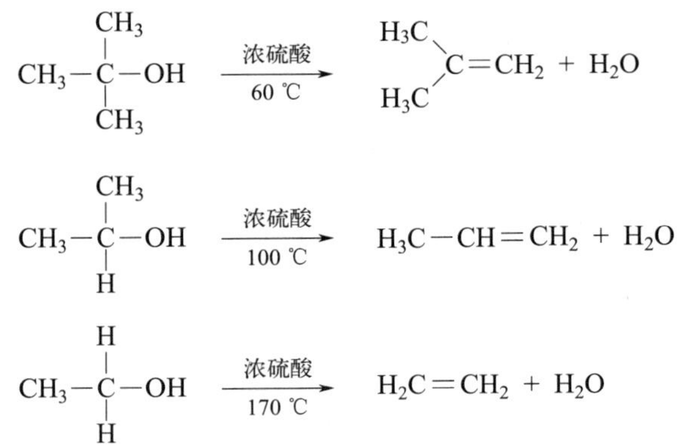

由上述反应可见，叔丁醇最容易发生脱水反应，异丙醇次之，乙醇最难。

醇的分子内脱水反应遵循 E1 消除机理：在酸性条件下，醇羟基首先质子化生成氧𬭩离子，随后脱水形成碳正离子中间体，最终通过 β-氢消除生成烯烃产物。

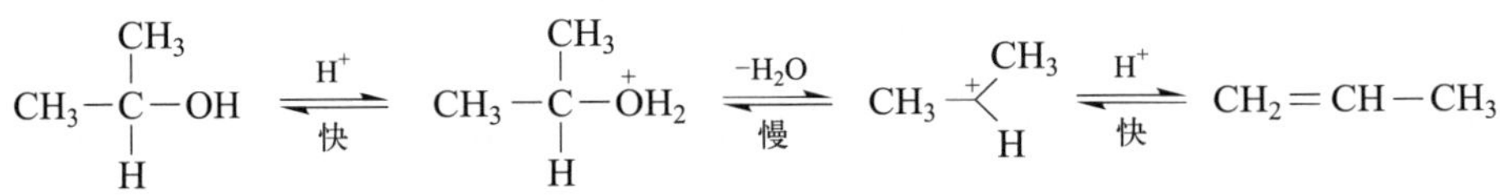

碳正离子中间体的生成作为整个脱水反应的决速步骤（rate-determining step），其反应速率直接取决于碳正离子的稳定性。即碳正离子越稳定，相应的活化能垒越低，分子内脱水反应就越容易进行。已知碳正离子的稳定性次序为：叔碳正离子＞仲碳正离子＞伯碳正离子。故不同类型的醇脱水的难易次序为：叔醇＞仲醇＞伯醇。

仲醇及叔醇脱水生成烯烃遵循札依采夫（Zaitsev）规则。即主要产物是双键上连有最多取代基的烯烃。例如，丁-2-醇脱水的主要产物是丁-2-烯，丁-1-烯是次要产物。

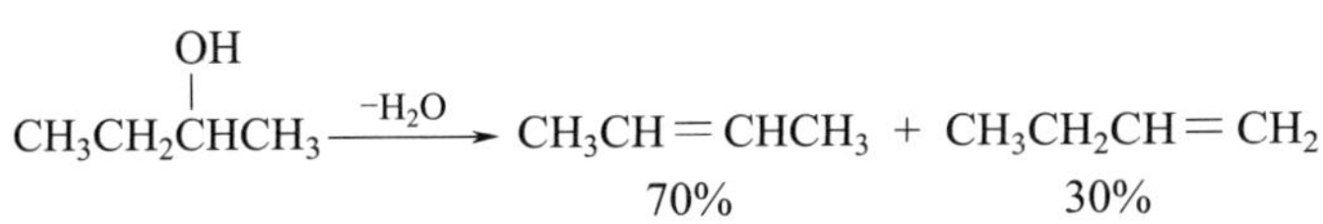

烯丙型及苄型醇分子内脱水以形成稳定的具有共轭体系的烯烃为主要产物。

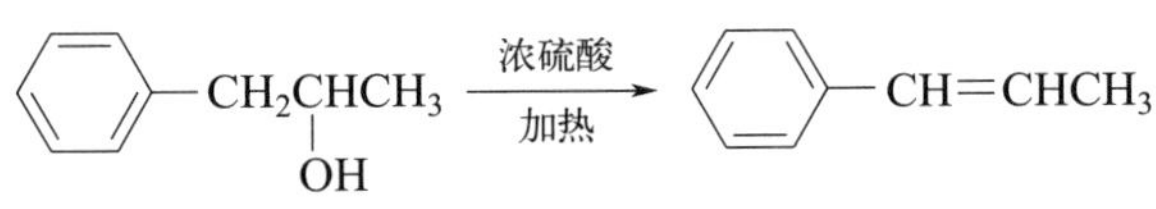

5. 氧化

醇分子中的 α-氢由于受到羟基的吸电子诱导效应的影响，也表现出一定的活性，使醇可以被多种氧化剂氧化。其中，不同结构的醇氧化产物不同。伯醇和仲醇可被 $K_2Cr_2O_7$、$KMnO_4$ 或铬酸（CrO_3-冰醋酸）等氧化剂氧化，分别生成醛（进一步氧化成羧酸）或酮。叔醇由于不含 α-氢，所以同样条件下不被氧化。但在强氧化剂作用下，发生 C—C 键的断裂，产物较复杂，无实际应用价值。在氧化反应过程中，橙色的重铬酸钾溶液与伯醇或仲醇反应后被还原为绿色的三价铬离子。

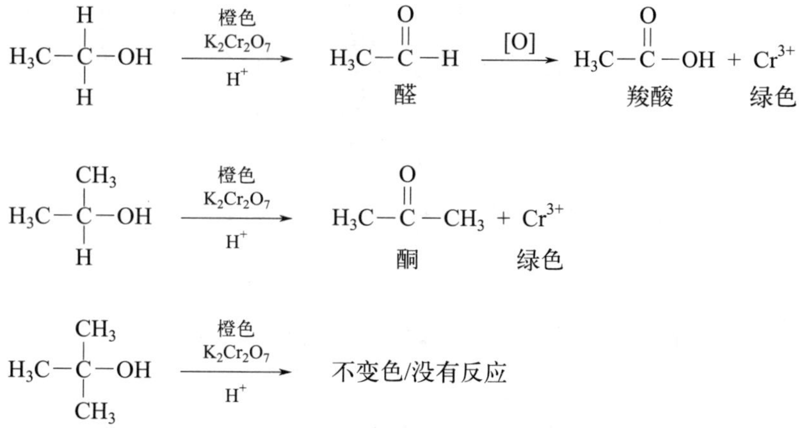

酒精分析仪，就是利用乙醇的氧化反应原理。醇的氧化也常见于人体的代谢过程中，通常在脱氢酶的催化下进行。例如人们饮酒后，摄入的乙醇在肝脏内被乙醇脱氢酶氧化成乙醛，乙醛在乙醛脱氢酶的作用下进一步被氧化成乙酸，乙酸可以被机体细胞同化。但如果饮酒过量，导致摄入乙醇的速率远大于其被氧化的速率，则乙醇会在血液中潴留，导致酒精中毒。

在有机合成中，伯醇氧化为醛是一类重要反应，如使用强氧化剂(如酸性重铬酸钾或高锰酸钾溶液)通常会将醛进一步氧化为羧酸，而得不到醛中间体。乙醇氧化制乙醛是一个特例，由于乙醛的沸点较低(21 ℃)，生成的乙醛可立即以气体形式逸出反应体系，从而避免被继续氧化为乙酸。

在氧化条件下，伯醇会被直接氧化成相应的羧酸，同时分子中的不饱和键也会发生断裂；若需选择性保留不饱和键或将反应控制在醛阶段，必须使用温和氧化体系。近年来开发了多种高选择性氧化剂，如用 CrO_3-吡啶(沙瑞特试剂，PCC)作氧化剂，CH_2Cl_2 作溶剂。例如：

$$H_2C{=}CHCH_2OH \xrightarrow{CrO_3\text{-吡啶}} H_2C{=}CHCHO$$

如果用酸性重铬酸钾或高锰酸钾溶液作为氧化剂氧化烯丙醇，则双键断裂，生成乙二酸和二氧化碳。

工业上常用催化脱氢法将醇氧化成醛。在 Cu、Ag 等金属催化下，伯、仲醇被氧化成醛、酮。

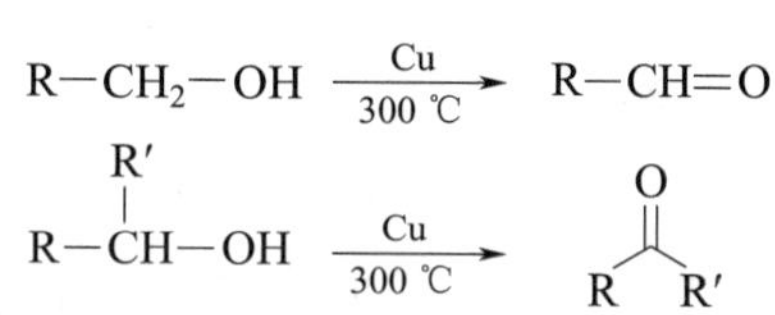

醇的氧化实质上是脱去 2 个氢原子，一个是羟基上的氢，另一个是 α-氢。有机反应中，通常把分子中脱去氢原子或引进氧原子看作氧化反应。反之，引进氢原子或脱去氧原子看作还原反应。这类氧化反应也常见于人体内的代谢过程中，如上述提到乙醇在肝脏中的氧化代谢，以及乳酸在乳酸脱氢酶和辅酶作用下被氧化为丙酮酸的生物氧化过程。

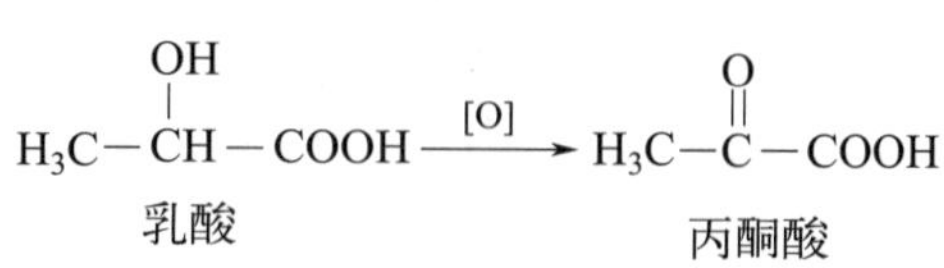

由于叔醇不含 α-氢原子，在碱性条件下不被氧化。

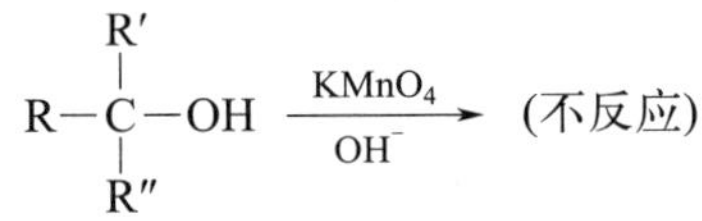

在酸性介质中，叔醇首先通过脱水反应生成相应的烯烃中间体，随后该烯烃在氧化条件下发生碳碳双键断裂，最终转化为分子量较小的氧化产物。例如：

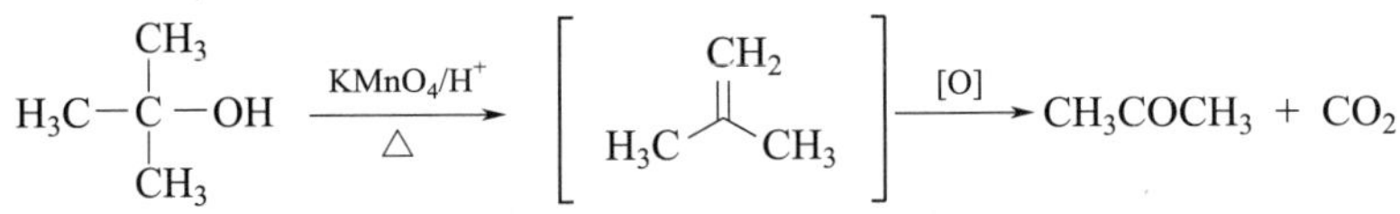

实验室中，可利用醇的氧化反应及氧化产物不同来区分伯、仲、叔醇。

6. 多元醇的特性

多元醇的化学性质大都与饱和一元醇类似，能够发生一元醇的所有反应。但多元醇所含的多个羟基又可以导致其具有一些特殊性质。例如，多元醇中的邻二醇除了可与碱金属反应外，还与重金属的氢氧化物反应。如把甘油加入氢氧化铜沉淀中，沉淀消失，生成一种深蓝色的甘油铜溶液。这个特性可以用来鉴别邻二醇。

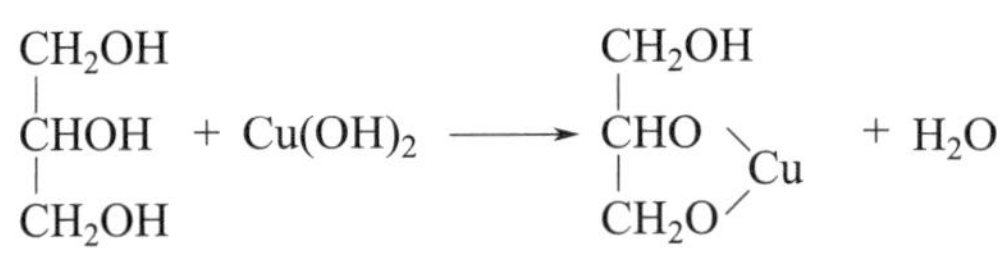

甘油铜（深蓝色）

对于多元醇分子来讲，一种反应可在不同的羟基上进行，也可以在几个羟基上同时进行，所以往往可得到多种不同的产物，如甘油氧化会生成多种氧化产物：

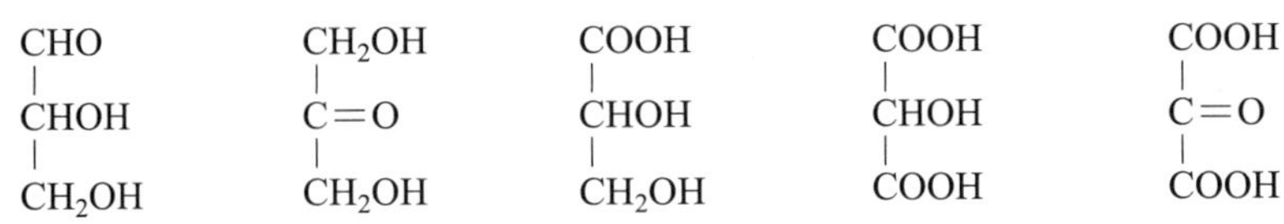

甘油醛　　二羟基丙酮　　甘油酸　　2-羟基丙二酸　　中草酸

此外，邻二醇与高碘酸（HIO_4）或四乙酸铅［$Pb(OAc)_4$］的氧化反应，会定量断裂 C—C 键，生成两分子羰基化合物。该反应具有 100% 的化学计量特性，每断裂一个 C—C 键需要一分子 HIO_4，故可根据消耗的 HIO_4 的量及氧化产物推测邻二醇的结构。

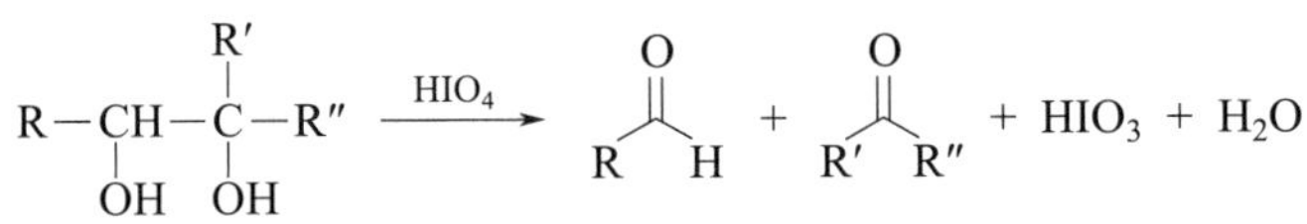

五、重要的醇

1. 甲醇

甲醇（CH_3OH），最初由木材干馏发现，故俗名木精。甲醇为无色透明液体，沸点 64.7 ℃，能与水或大多数有机溶剂混溶。甲醇有毒，误服 10 mL 可导致失明，30 mL 使人中毒死亡。

这是因为甲醇在肝脏中被醇脱氢酶催化氧化生成高毒性的甲醛(对视网膜具有特异性损害作用)，继而氧化生成的甲酸代谢缓慢而在血液中蓄积，导致代谢性酸中毒(血液 pH 显著降低)，严重时可危及生命。

甲醇也是一种重要的工业原料。例如，含 20%甲醇的汽油混合物可作为高性能发动机燃料。

2. 乙醇

乙醇(CH_3CH_2OH)，是白酒的主要成分，又名酒精，为无色透明液体，沸点 78.5 ℃。通过发酵法或化学合成法制备的乙醇经过分馏纯化，可获得浓度为 95.5%的普通乙醇水溶液。由于乙醇-水体系在 95.5%浓度时形成共沸混合物(沸点 78.2 ℃)，因此无法通过常规蒸馏方法进一步提高纯度。在实验室条件下，通常采用氧化钙(CaO)回流处理的方法制备无水乙醇。乙醇用途广泛，是一种重要的溶剂和合成原料。临床上使用 75%的乙醇水溶液作为外用消毒剂，长期卧床患者用 50%乙醇溶液涂擦皮肤，有收敛作用，并能促进血液循环，可预防褥疮。20%～50%的乙醇擦浴用于高热患者的物理降温。不同浓度的乙醇都是由高浓度(95%)乙醇用蒸馏水稀释而成的。75%乙醇之所以能用于消毒是因为乙醇能够吸收细菌蛋白的水分，使其脱水变性凝固，从而达到杀灭细菌的目的。如果使用高浓度乙醇，对细菌蛋白脱水过于迅速，使细菌表面蛋白质首先变性凝固，形成了一层坚固的包膜，乙醇反而不能很好地渗入细菌内部，以致影响其杀菌能力。75%的乙醇与细菌的渗透压相近，可以在细菌表面蛋白质未变性前逐渐不断地向菌体内部渗入，使细菌所有蛋白质脱水、变性凝固，最终杀死细菌。乙醇浓度低于 75%时，由于渗透性降低，也会影响杀菌能力。生物或化学药品用不同浓度的乙醇浸出或溶解制成的液体制剂，称为酊剂。碘酊(俗称碘酒)是碘和碘化钾的乙醇溶液，一般含碘 2%，能渗入皮肤杀灭细菌和真菌，主要用于皮肤消毒。而挥发性物质的浓乙醇溶液则称为醑剂，如薄荷醑、氯仿醑等。

3. 丙三醇

丙三醇($CH_2OHCHOHCH_2OH$)，俗名甘油，为带有甜味的无色黏稠液体，沸点 290 ℃，能与水或乙醇混溶。无水甘油有吸湿性，能吸收空气中的水分(当含水 20%时，即不再吸水)，所以甘油在轻工业或化妆品中常用作吸湿剂。在医药上甘油又可用作溶剂，如酚甘油、碘甘油等。对便秘者，常用甘油栓剂或 50%甘油溶液灌肠，它既有润滑作用，又由于能产生高渗压，引起排便反射。甘油在药剂学中用作赋形剂和润滑剂。

4. 山梨醇和甘露醇

山梨醇和甘露醇都是六元醇，二者互为异构体，其构型为：

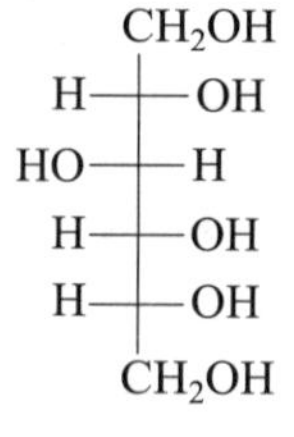

山梨醇

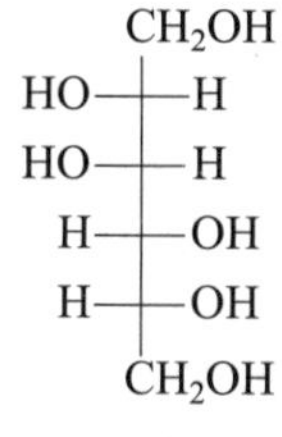

甘露醇

它们均为白色结晶粉末，味甜，广泛存在于水果和蔬菜等植物中。山梨醇和甘露醇均易溶于水，它们的 20%或 25%的高渗溶液，在临床上用作渗透性利尿剂，能降低颅内压，消除脑水肿。

5. 苯甲醇

苯甲醇($PhCH_2OH$)，又名苄醇，是一种具有芳香性的无色液体(沸点 205 ℃)。天然苯甲醇存在于植物香精油中。其微溶于水，但可与乙醇、乙醚混溶。该化合物具有温和的局部麻醉和防腐特性，因此在医药领域有重要应用：①作为注射用青霉素钾盐的溶剂(俗称“无痛水”)，可显著减轻肌内注射时的疼痛感；②10%的苯甲醇软膏或洗剂在临床上用作局部止痒制剂。

6. 维生素 A

维生素 A 为不饱和一元醇，包括 A_1 和 A_2 两种。A_2 为 A_1 的 3,4-二脱氢衍生物，其生物活性只及 A_1 的一半。A_1 结构如下：

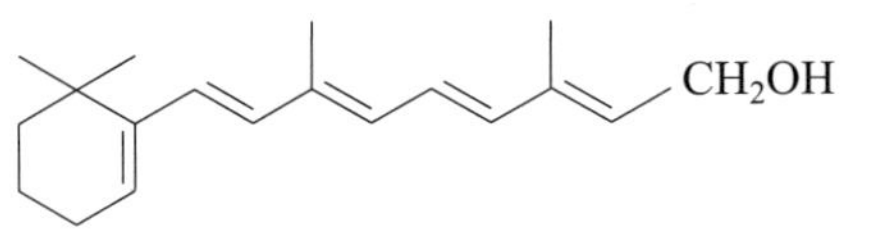

维生素A_1

维生素 A_1 又叫视黄醇，是一种重要的脂溶性维生素，为黄色片状结晶(熔点 62～64 ℃)，存在于鱼肝油、蛋黄及乳制品中。该维生素与三氯化锑发生特征性显色反应(深蓝色)，此性质被广泛应用于其定量分析。其前体 β-胡萝卜素主要存在于胡萝卜等黄红色蔬菜中。人体缺乏时会导致夜盲症等视觉功能障碍，并影响正常的生长发育过程。

第二节 ▸ 酚

一、结构和分类

酚和醇虽然都含有羟基，但酚羟基直接与芳环的 sp^2 杂化的碳原子相连，而醇羟基与 sp^3 杂化的碳原子相连。例如：

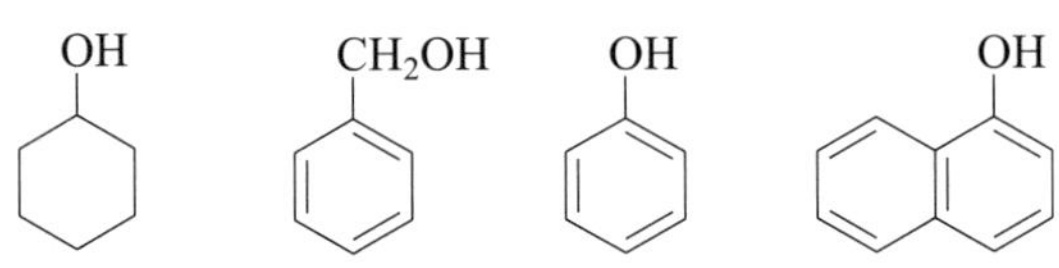

环己醇　苯甲醇　苯酚　α-萘酚

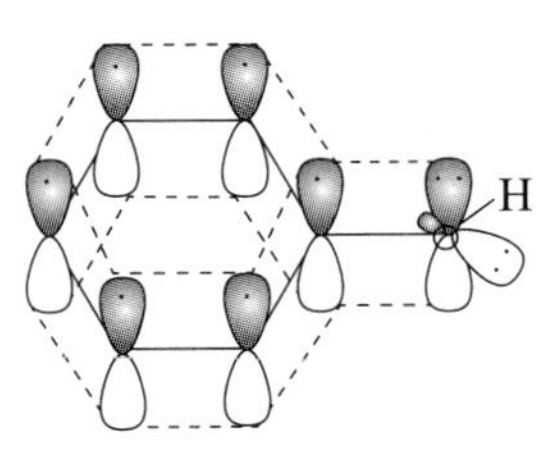

图 7-2　苯酚 p-π 共轭体系的轨道示意图

酚(phenol)是羟基与芳香环直接相连的化合物。其结构特征主要表现为：酚羟基中氧原子是 sp^2 杂化，其三个 sp^2 杂化轨道平面正三角形分布，一个与 C 原子生成 σ 键，一个与 H 原子生成 σ 键，一个上有一对孤对电子。剩下的 p 轨道上有一对未共用电子对，该 p 轨道和苯环的 π 键能发生 p-π 共轭，即形成了包括 6 个碳原子和 1 个氧原子的大 π 键，如图 7-2 所示。

在这一共轭体系中，苯环上每个碳原子的 p 轨道贡献 1 个电子，而羟基氧原子的 p 轨道提供 2 个电子。共轭体系中电子云趋向离域化分布，导致氧原子的电子云部分向苯环转移。这使得氧周围的电子云密度降低，对氢的束缚力减弱，易于解离成氢离子，因此酚羟基的氢较醇羟基的氢活泼。另外，由于 p-π 共轭的影响，使苯环电子密度增加，环上的亲电取代反应更易于进行。

按照分子中所含酚羟基的数目，可以把酚分为一元酚、二元酚、三元酚等，含有 2 个及以上羟基的酚又叫多元酚。例如：

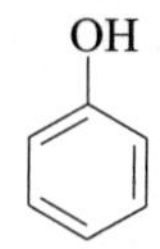

苯酚
（一元酚）
phenol

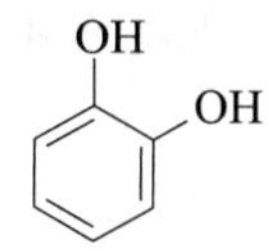

邻苯二酚（儿茶酚）
（二元酚）
pyrocatechol

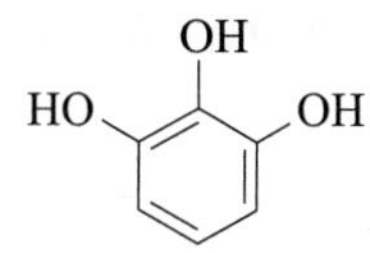

连苯三酚（苯-1,2,3-三酚）
（三元酚）
benzene-1,2,3-triol

二、命名

酚的命名一般在“酚”字前面加上芳环的名称，以此作为母体，如苯酚、萘酚（naphthol）等，再加上其他取代基的位次、数目和名称。例如：

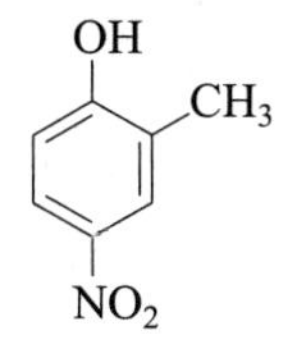

2-甲基-4-硝基苯酚
2-methyl-4-nitrophenol

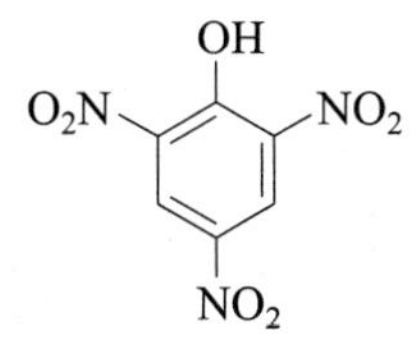

2,4,6-三硝基苯酚（苦味酸）
2,4,6-trinitrophenol(picric acid)

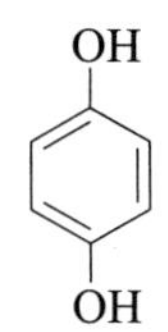

苯-1,4-二酚（对苯二酚）
benzene-1,4-diol(*p*-benzeediol)

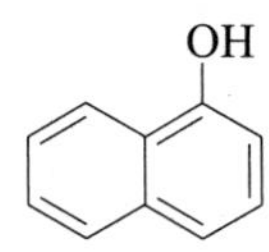

萘-1-酚
naphthalen-1-ol

三、物理性质

酚类化合物在室温下多为无色固体，因易被氧化常呈现黄色或红色；其物理性质具有以下特征：酚分子间及与水分子间可以形成氢键，导致熔点、沸点和水溶性均高于相应烃类，且其相对密度>1；酚易溶于乙醇/乙醚等有机溶剂而微溶于水，多元酚随羟基个数的增加水溶性显著提高。一些常见酚的物理常数见表 7-2。

表 7-2 一些常见酚的物理常数

化合物	熔点/℃	沸点/℃	溶解度(25 ℃)/[g·(100mL H_2O)$^{-1}$]	pK_a
苯酚	43	181	9.3	10
邻甲苯酚	30	191	2.5	10.20
间甲苯酚	11	201	2.6	10.01
对甲苯酚	35.5	201	2.3	10.17
邻氯苯酚	8	173	2.8	8.11

续表

化合物	熔点/℃	沸点/℃	溶解度(25 ℃)/[g•(100mL H_2O)$^{-1}$]	pK_a
邻硝基苯酚	45	214	0.2	7.21
2,4,6-三硝基苯酚	122	300(分解爆炸)	1.4	0.29
α-萘酚	94	279	难溶	9.65
β-萘酚	123	286	0.1	—

四、化学性质

酚的化学性质主要表现在两方面：一是酚羟基的酸性；二是苯环上的亲电取代反应。

1. 弱酸性

酚羟基具有酸性，可与碱溶液生成酚盐。例如，苯酚与氢氧化钠溶液作用生成苯酚钠而溶于水。

$$C_6H_5OH + NaOH \longrightarrow C_6H_5ONa + H_2O$$

苯酚俗称石炭酸(过去称煤为石炭，苯酚是从煤中分离出来的，由此得名)，苯酚的酸性(pK_a=10)比水(pK_a=15.7)和醇(pK_a=16～20)强，但比碳酸(pK_a=6.37)和有机酸(pK_a< 5)弱。若在酚钠的水溶液中通入二氧化碳，即有游离苯酚析出。

$$C_6H_5ONa + CO_2 + H_2O \longrightarrow C_6H_5OH + NaHCO_3$$

苯环上引入吸电子基团(如硝基)会显著增强酚的酸性，特别是当这些基团位于羟基的邻位或对位时。例如，邻硝基苯酚(pK_a=7.21)和对硝基苯酚(pK_a=7.15)的酸性比苯酚(pK_a=10)强得多；2,4,6-三硝基苯酚(苦味酸，pK_a=0.29)的酸性甚至接近无机酸。相反，给电子基团(如甲基)会增加苯环电子密度，使酚酸性减弱，如对甲苯酚(pK_a=10.17)的酸性比苯酚略弱。

2. 与 $FeCl_3$ 的显色反应

大多数酚能与三氯化铁($FeCl_3$)水溶液发生特征性显色反应。不同结构的酚与 $FeCl_3$ 反应呈现不同的颜色，常见的是蓝色、紫色、红色和绿色等。例如，苯酚与 $FeCl_3$ 作用呈紫色，甲苯酚呈蓝色，邻苯二酚、对苯二酚呈绿色，1,2,3-苯三酚呈红色，α-萘酚呈紫色沉淀。该反应具有高度专属性与灵敏度，是鉴别酚类化合物的经典方法。目前普遍认为，该显色反应的机理是酚与 Fe^{3+} 形成了稳定的配位化合物。

$$6ArOH + FeCl_3 \rightleftharpoons [Fe(OAr)_6]^{3-} + 6H^+ + 3Cl^-$$

除酚以外，具有烯醇结构[如$(CH_3)_2C{=}C(CH_3)OH$]的化合物也能与 $FeCl_3$ 溶液发生类似的显色反应。由于普通醇羟基通常不呈现此反应特征，因此该反应也可用来区别醇和烯醇。

3. 酚的氧化

酚类化合物极易被氧化，且氧化产物通常较为复杂。以纯苯酚为例，其性状为无色晶体，但在空气中会逐渐氧化而呈现粉红色、红色直至暗红色。基于这一氧化现象，部分酚类化合物被广泛应用于食品包装中的抗氧剂。

邻位和对位二元酚比一元酚更易发生氧化反应，其氧化产物通常为具有共轭不饱和环二酮结构的醌类化合物。这类醌类化合物大多具有明显的颜色特征。然而，间苯二酚无法氧化生成相应的醌类衍生物。

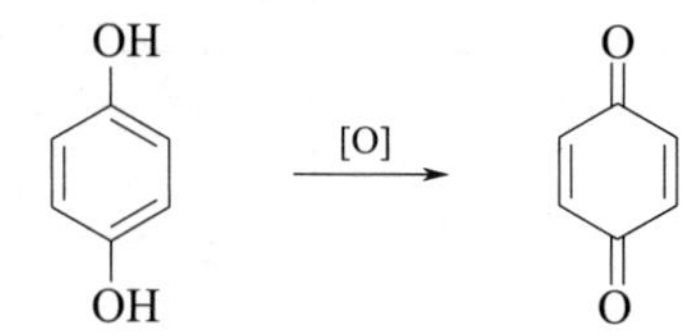

对苯二酚　　对苯醌

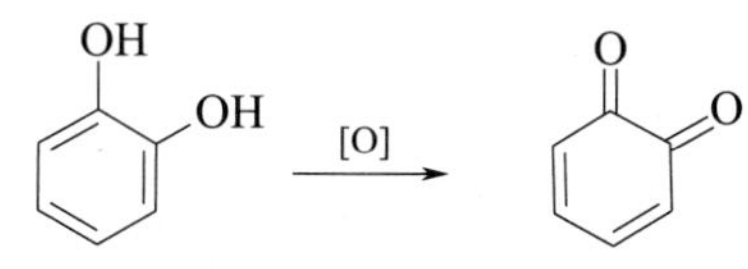

邻苯二酚　　邻苯醌

酚与醌之间存在可逆变化，即酚可氧化成醌，醌也可还原成酚。

4. 酚羟基氢的取代反应

(1)酚酯的生成

酚与醇在化学性质上存在显著差异，其羟基不能直接与羧酸发生酯化反应，通常需要利用酰氯或酸酐等酰化试剂进行反应。例如：

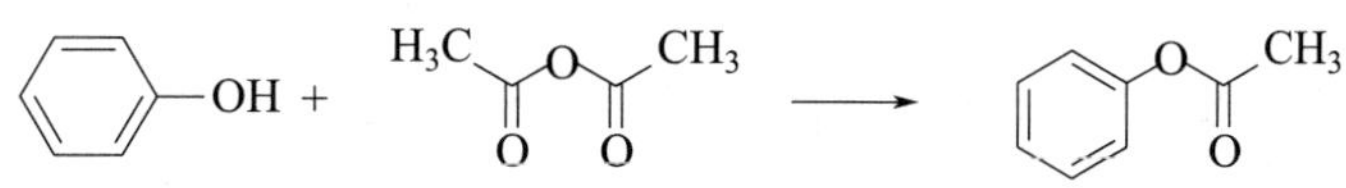

乙酸酐

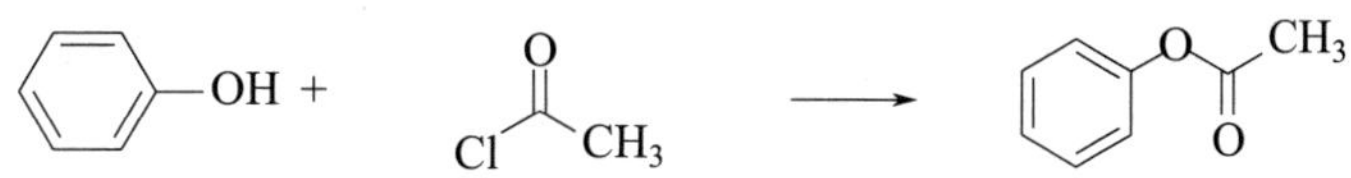

乙酰氯

消炎、解热镇痛药阿司匹林(乙酰水杨酸，Aspirin)的工业化生产就用的是酚羟基的酯化反应。

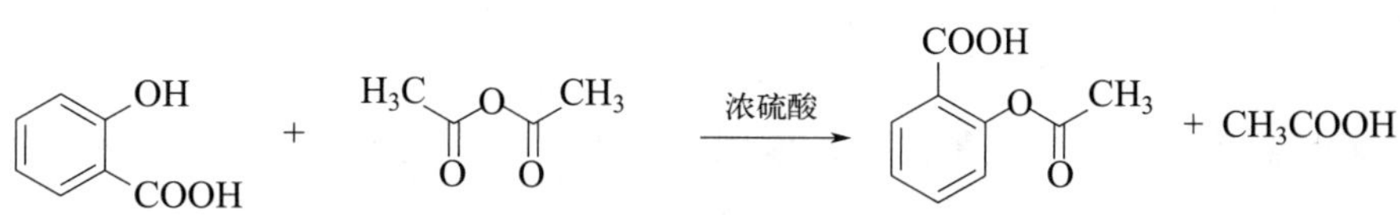

乙酸酐　　阿司匹林

(2)酚醚的生成

由于酚的C—O键具有较高的键能且极性较低，其断裂需要较高的活化能，因此酚醚无法像醇醚那样通过简单的分子间脱水反应制备。通常采用威廉森合成法，或利用酚与烷基化试剂[如碘甲烷 CH_3I、硫酸二甲酯 $(CH_3)_2SO_4$]直接反应来实现。

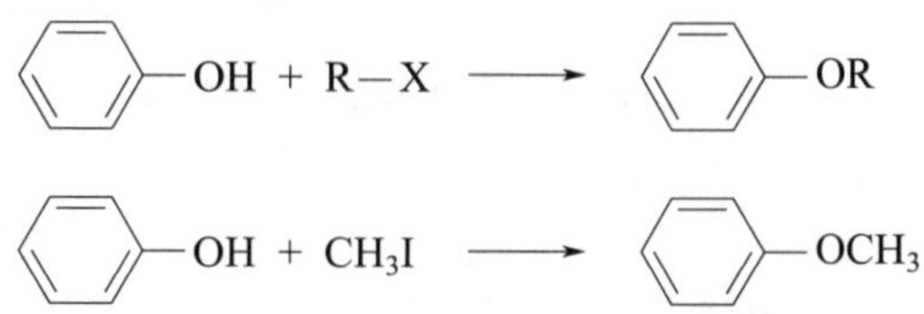

甲基苯基醚
(茴香醚)

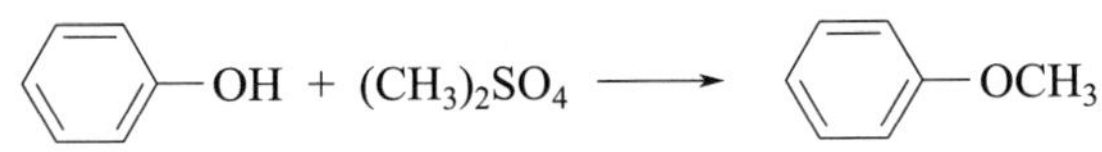

生成的酚醚在酸性条件下又可以转变为原来的酚，因此在有机合成中，常通过将苯酚转化为酚醚来保护其易被氧化的酚羟基。

5. 苯环上的取代反应

酚羟基作为强邻对位定位基，能显著活化苯环使其更易发生亲电取代反应。例如，苯的卤化反应一般较难进行，通常需要添加催化剂。而苯酚在室温下即可与溴水迅速反应，生成2,4,6-三溴苯酚(白色沉淀)。该反应具有高度选择性和灵敏度，常用于鉴别酚类化合物。

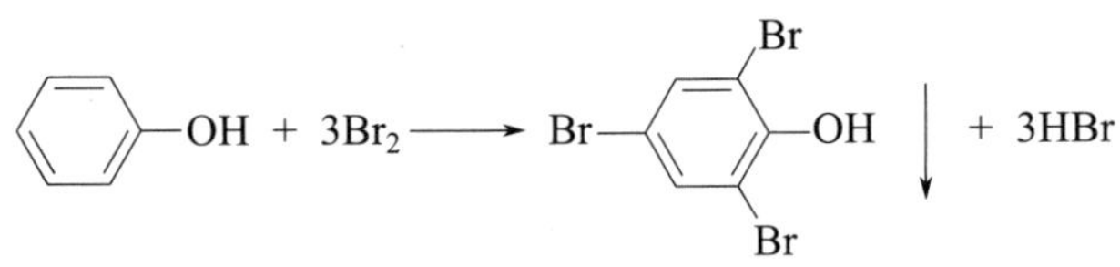

(白色)

苯酚的硝化反应活性显著高于苯，例如，苯的硝化反应需在加热条件下以浓硫酸和浓硝酸的混合物作为硝化试剂才能反应，而苯酚在室温下用稀 HNO_3 作为硝化试剂即可高产率地同时生成邻位和对位硝基取代产物。

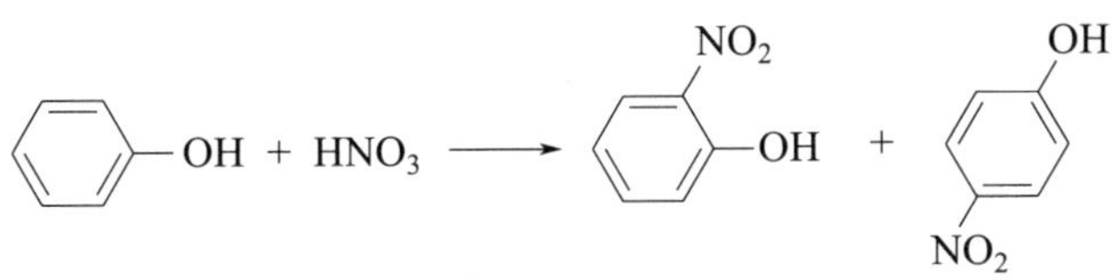

酚的磺化反应表现出显著的温度依赖性，室温下与浓硫酸反应主要生成邻羟基苯磺酸(动力学控制产物)，而在 100 ℃时则优先生成对羟基苯磺酸(热力学控制产物)。

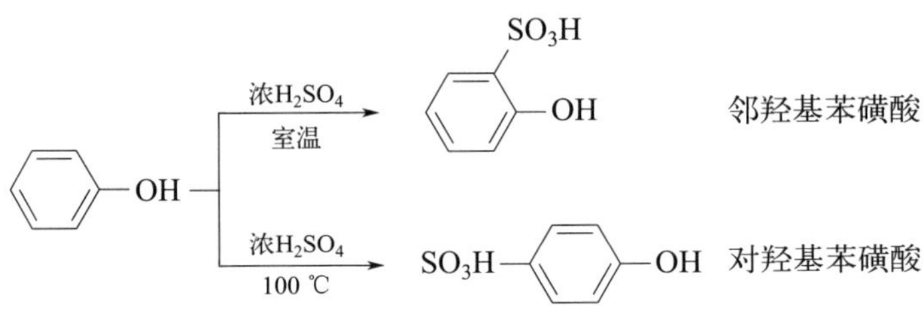

磺化反应具有可逆性，其产物在稀酸条件下加热即可发生脱磺酸基反应。因此，有机合成中常利用磺酸基对芳环上某位置进行保护，从而实现芳环特定位置的选择性官能团化。

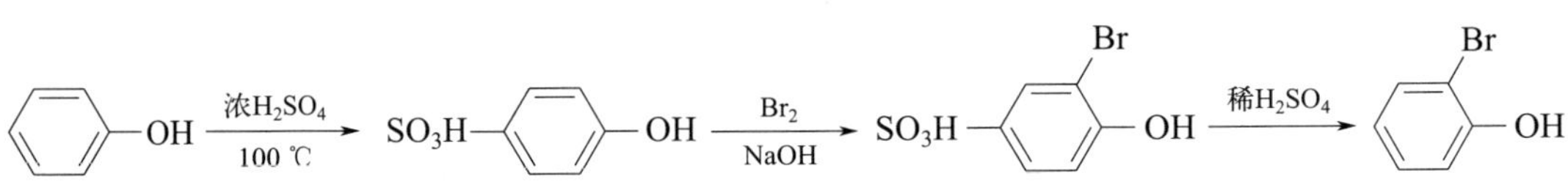

五、重要的酚

1. 苯酚

苯酚(C_6H_5OH)，俗称石炭酸，是一种具有特殊气味的无色针状晶体。其熔点为 43 ℃，沸点 181 ℃。苯酚在室温下微溶于水；当温度升至 68 ℃以上时，可与水以任意比例混溶。苯酚易溶于乙醇、乙醚等常见有机溶剂。苯酚具有显著的蛋白质凝固作用，因而表现出良好的杀菌性能，在医药领域被用作消毒剂。临床上常用 3%～5%的苯酚溶液对手术器械进行消毒处理。需要注意的是，高浓度苯酚溶液对皮肤具有强烈腐蚀性。

由于苯酚化学性质活泼，在空气中易被氧化，故需避光保存，建议储存于棕色试剂瓶中。

2. 甲苯酚

甲苯酚(C_7H_8O)存在邻、间、对三种异构体，因其最初从煤焦油中提取，故又称煤酚。由于三种异构体的沸点相近(邻位 191 ℃，间位 202 ℃，对位 202 ℃)，难以分离，因此通常以混合物的形式使用。

煤酚的杀菌能力显著强于苯酚，在医药领域常将其配制成 47%～53%的肥皂水溶液，称为煤酚皂溶液(俗称“来苏儿”，英文名 Lysol)。使用时需加水稀释，广泛用于器械、环境及皮肤消毒。

3. 苦味酸

苦味酸(又名 2,4,6-三硝基苯酚)是一种黄色晶体，熔点 123 ℃。由于其分子中含有三个强吸电子基团硝基，其酸性接近无机酸。工业上采用间接法制备：先将苯酚在 100 ℃下与浓硫酸反应生成二磺酸产物，再经硝酸硝化制得，以避免直接硝化时苯酚被浓硝酸氧化。该化合物是常用的蛋白质和生物碱沉淀剂，其饱和水溶液或含苦味酸的油膏可利用其蛋白质凝固作用外用于皮肤轻微烫伤的治疗。

4. 维生素 E

维生素 E(又名生育酚)是一种天然存在的酚类化合物，广泛分布于植物界，其中麦胚油含量最为丰富，豆类及蔬菜中亦含量颇丰。该化合物在自然界中存在 α、β、γ、δ 等多种构型，其中以 α-生育酚的生物活性最高。其结构式如下：

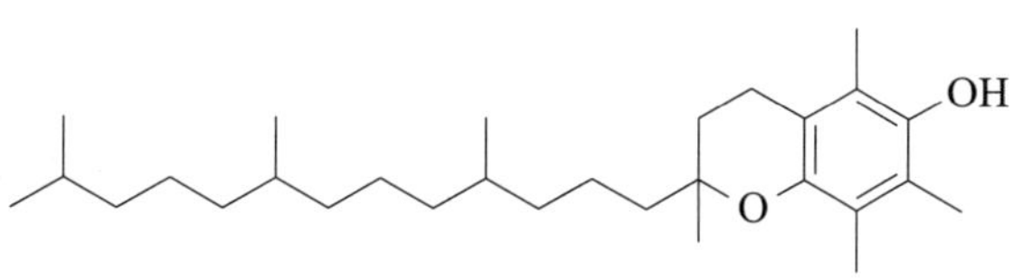

维生素 E 是一种脂溶性维生素，也称为生育酚或维生素 E，是一种重要的抗氧化剂，具有清除自由基、保护细胞膜和核酸的作用。其抗氧化功能主要源于酚羟基的易被氧化。维生素 E 具有多种生理功能，包括抗氧化、促进细胞膜修复、改善皮肤状况、促进伤口愈合等。

5. 苯二酚

苯二酚存在邻、间、对三种异构体，均为无色晶体。其中邻苯二酚(俗称儿茶酚)广泛存在于植物体内，其重要衍生物肾上腺素具有升高血压和止喘的药用价值；间苯二酚(又称树脂酚或雷琐辛)为人工合成产物，具有广谱抗菌作用且刺激性较低，临床上主要用于湿疹、癣病等皮肤病的治疗；对苯二酚(又名氢醌)同样存在于植物中，因其强还原性而被广泛用作显影剂。三种异构体在医药和工业领域各具重要应用价值。

肾上腺素是一种重要的邻苯二酚类衍生物，其分子结构同时含有邻苯二酚和苯乙胺骨架。这类化合物在临床上具有重要价值，除肾上腺素外，常用的苯乙胺类拟肾上腺素药物还包括异丙肾上腺素和去甲肾上腺素等。它们的结构式如下：

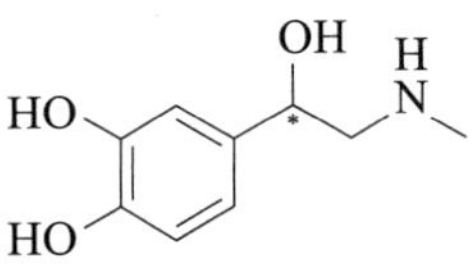

肾上腺

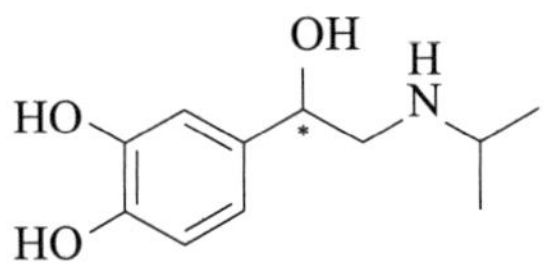

异丙肾上腺

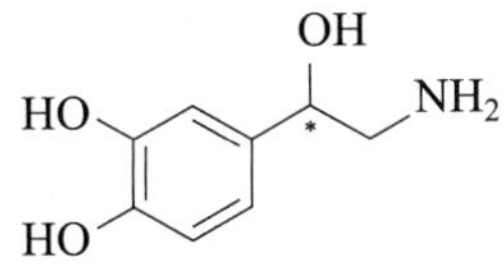

去甲肾上腺

肾上腺素兼具 α 和 β 受体激动作用，临床上主要用于抢救过敏性休克和心脏骤停；异丙肾上腺素作为选择性 β 受体激动剂，通过舌下含服或气雾吸入给药可快速缓解支气管哮喘急性发作；去甲肾上腺素则以 α 受体激动为主，通过血管收缩作用应用于抗休克治疗和局部止血。这类药物分子结构中均含有一个手性碳原子，其中 R 构型的药理活性显著优于 S 构型。值得注意的是，由于分子中的邻苯二酚结构易被氧化降解，在药物制剂中通常需添加焦亚硫酸钠等抗氧剂，以保持稳定性。

第三节 ▸ 醚

一、结构和分类

醚是由两个烃基通过一个氧原子连接而成的化合物。其通式为(Ar)R—O—R′(Ar′)，官能团(—C—O—C—)称为醚键。从结构上看，醚可以视为醇或酚羟基上的氢原子被烃基取代后生成的产物，也可以看作是水分子中的两个氢原子分别被两个烃基取代的产物。当 R 与 R′(或 Ar 与 Ar′)相同时称为简单醚，R 与 R′(或 Ar 与 Ar′)不同时，则称为混合醚。两个烃基都是脂肪烃基的称为脂肪醚，两个烃基中有一个或两个是芳香烃基的称为芳香醚。烃基与氧原子形成环状结构的醚称为环醚。分子中含有多个氧原子，其结构很像皇冠，称为冠醚。

$C_2H_5—O—C_2H_5$ 简单醚

$H_3C—O—C_2H_5$ 混合醚

Ph—O—Ph 芳香醚

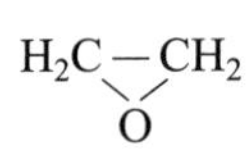

环醚

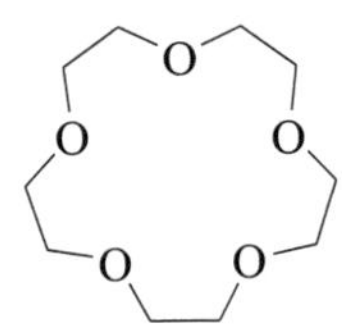

冠醚

二、命名

结构简单的醚常用官能团类别法命名。即写出与氧相连的烃基的名称，再加上“醚”字，一般省去“基”字。简单醚可以在两个相同的烃基名称前冠以“二”字，如烃基为烷基时，则“二”字也可省去。英文称醚为 ether。例如：

$CH_3CH_2OCH_2CH_3$
(二)乙醚
ethyl ether

Ph—O—Ph
二苯醚
diphenyl ether

对于混合醚，则将英文名称首字母排前的取代基放在前面。例如：

$CH_3OCH_2CH_3$
乙基甲基醚
ethyl methyl ether

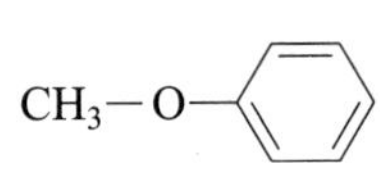

甲基苯基醚
methyl phenyl ether

结构复杂的醚可用系统命名法进行命名。取较长的烃基作为母体，将余下的碳数较少的烷氧基作为取代基。例如：

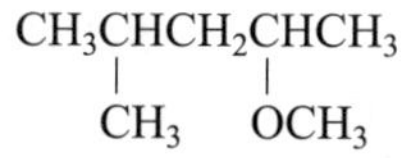

2-甲氧基-4-甲基戊烷
2-methoxy-4-methylpentane

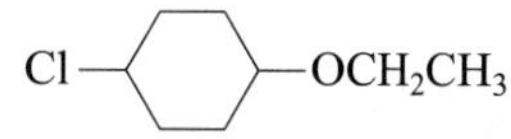

1-氯-4-乙氧基环己烷
1-chloro-4-ethoxycyclohexane

醚为环状结构时则称为环醚，如环氧乙烷。环醚可以称为“环氧某烷”或以相应的杂环母体名称来命名。例如：

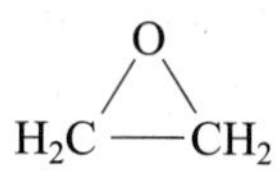

环氧乙烷
oxirane

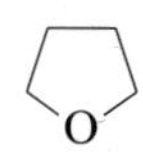

四氢呋喃
tetrahydrofuran
(THF)

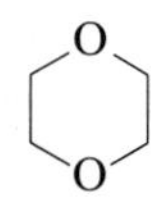

1,4-二氧六环
1,4-dioxane

三、物理性质

醚类化合物多为易挥发、易燃的液体。由于醚分子间无法形成氢键，其沸点显著低于分子量相近的醇类：甲醚(−24 ℃)与乙醇(78.5 ℃)、乙醚(34.8 ℃)与正丁醇(117.3 ℃)形成鲜明对比，其沸点甚至接近非极性烷烃(如正戊烷 36.1 ℃)。醚的密度普遍小于醇，如乙醚密度仅为 0.734 $g \cdot cm^{-3}$。醚分子中的氧可与水分子形成氢键，所以醚在水中有一定的溶解度。其中，甲醚与水混溶，乙醚在 100 g 水中约溶解 8 g。此外，醚类化合物因其良好的溶解性能而被广泛用作有机溶剂。以乙醚为例，它不仅是实验室中提取中草药脂溶性成分的常用溶剂，在医学史上还曾作为重要的吸入性全身麻醉剂应用于外科手术。需要特别注意的是，乙醚具有极强的挥发性和易燃性，因此在使用时必须确保操作环境通风良好，并严格禁止任何明火接近。

四、化学性质

醚类化合物在化学性质上与醇或酚存在显著差异。除某些环醚外，大多数醚具有较高的化学稳定性，其稳定程度仅次于烷烃。具体表现为：醚不与金属钠反应，对碱和还原剂表现出良好的稳定性，这一特性使其成为有机反应的理想溶剂。然而，由于醚键中的氧原子带有孤电子对，在强酸条件下仍可发生某些特征反应。

1. 与浓酸反应

由于醚键中氧原子上存在孤对电子，它能作为路易斯碱与强酸中的质子(H^+)结合，形成稳定的锌盐。这一特性使得醚类化合物可溶于冷的浓强酸溶液，如浓硫酸(H_2SO_4)或浓盐酸(HCl)中。

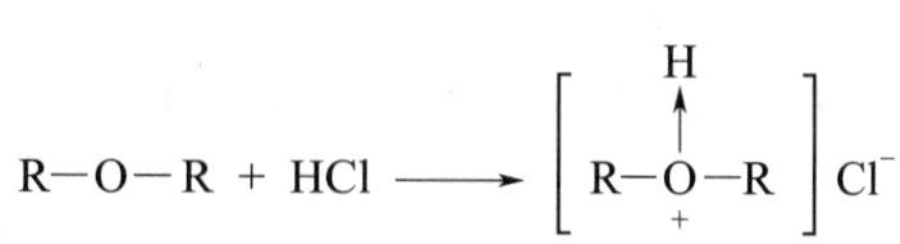

这种锌盐在受热或遇水稀释时会发生水解，重新分解为原来的醚类化合物。基于这一特性差异，我们可以通过简单的化学方法将醚类与化学性质更为稳定的烷烃区分开来。

2. 醚键的断裂

醚类化合物与浓氢碘酸(HI)或氢溴酸(HBr)共热时，首先会形成镁盐，这一过程导致C—O键的强度减弱并最终断裂。当存在过量氢碘酸时，反应中生成的醇会进一步转化为相应的碘代烃。以甲醚为例，其反应过程如下：

$$H_3C-O-CH_3 \xrightarrow{HI} CH_3OH + CH_3I$$
$$CH_3OH \xrightarrow{HI} CH_3I$$

对于混合醚，碳氧键断裂的先后次序是：叔烷基>仲烷基>伯烷基>芳基。芳基烷基醚与氢碘酸反应时，则发生烷氧键断裂，生成酚和碘代烷。例如：

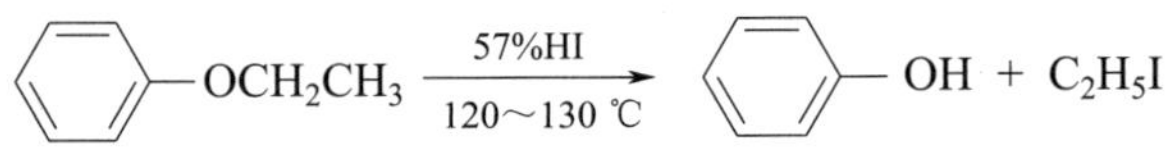

二芳基醚在氢碘酸的作用下，醚键不发生断裂。

脂肪族混合醚在发生醚键断裂反应时，通常是小分子量的烃基优先转化为卤代烃产物。例如：

$$CH_3-O-CH_2CH_3 \xrightarrow{HI} C_2H_5OH + CH_3I$$

3. 烷基醚的氧化

一般的氧化剂，如 $KMnO_4$、$K_2Cr_2O_7$ 不能氧化醚，但含有 α-氢原子的醚在空气中久置或光照，则缓慢发生氧化反应，生成不易挥发的过氧化物。例如：

$$CH_3CH_2-O-CH_2CH_3 \xrightarrow{O_2} CH_3CH_2-O-CH(O-O-H)CH_3$$

醚的过氧化物不稳定，受热易分解而发生爆炸，因此在蒸馏醚时应避免蒸干，以防发生爆炸。检查醚中是否有过氧化物可用淀粉-碘化钾试纸检验。如果试纸变蓝，即表明有过氧化物存在。对于含过氧化物的醚，可加入适量还原剂(如 $FeSO_4$、Na_2SO_3 或 NaI 等)，充分振摇使过氧化物分解。为预防过氧化物生成，乙醚应避光保存于棕色瓶中，并加入少量还原性物质(如铁丝或对苯二酚)作为稳定剂。需特别注意，久置的乙醚在使用前必须重新检测过氧化物含量，以确保实验安全。

五、1,2-环氧化物

环氧化物(epoxide)虽然具有醚类化合物的稳定性特征，但1,2-环氧化物由于其三元环结构的张力效应而表现出特殊的反应活性，容易发生开环反应。其中，环氧乙烷作为一种重要的有机合成中间体，在碳链延长和官能团引入等转化反应中具有广泛用途。在医疗领域，环氧乙烷因其优异的消毒性能而被广泛应用于不耐热医疗器械的灭菌处理，包括手术包、缝合线以及人工瓣膜、人工肾和各种导管等高分子材料制品。此外，环氧乙烷还是一种高效的粮食仓储消毒剂，具有渗透性好、灭菌温度低、不易变形、清洁无味的优点，对耐热菌(如炭疽杆菌)和病毒也具有显著的杀灭效果。

1. 开环反应

常规醚类化合物通常表现出较高的化学稳定性，尤其对碱具有良好耐受性。然而，环氧乙烷等1,2-环氧化合物的性质与普通醚截然不同。由于三元环结构产生的环张力，这类化合物表现出极高的反应活性，在酸性或碱性条件下极易与多种亲核试剂发生开环反应。以环氧乙烷为例，其反应特性主要表现在以下几个方面：

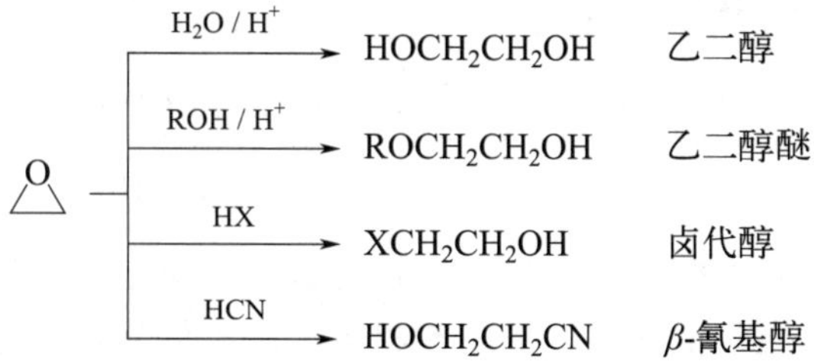

2. 环氧化合物与生物活化

环氧化合物不仅在有机合成中作为重要中间体，同时也是生物体内关键的代谢中间产物。例如：在角鲨烯转化为胆固醇及某些甾体激素的生物合成途径中，以及在苯丙氨酸合成酪氨酸的代谢过程中，都涉及环氧化合物中间体的形成。近年研究表明，某些化学致癌物（如苯并[a]芘）本身并不具有直接致癌性，但通过体内的生物活化过程（bioactivation），在酶催化下可被氧化生成含环氧基的活性代谢物。这些活性代谢物能够与细胞DNA发生共价结合，诱发基因突变，最终导致细胞增殖失控和肿瘤形成。

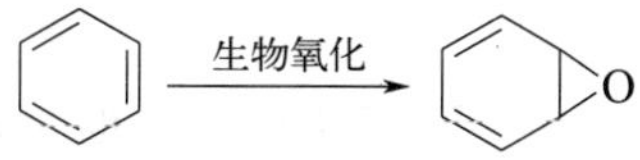

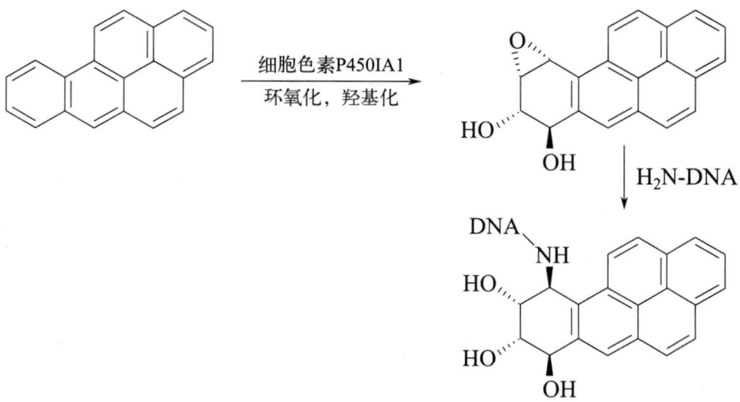

六、冠醚

冠醚（crown ether）是一类具有特殊大环结构的多氧醚类化合物，于20世纪70年代被发现并迅速发展成为一类重要的功能分子。其分子结构特征是由重复的—O—CH_2—CH_2—O—单元构成的大环体系，因其独特的空间构型与王冠相似而得名“冠醚”。例如：

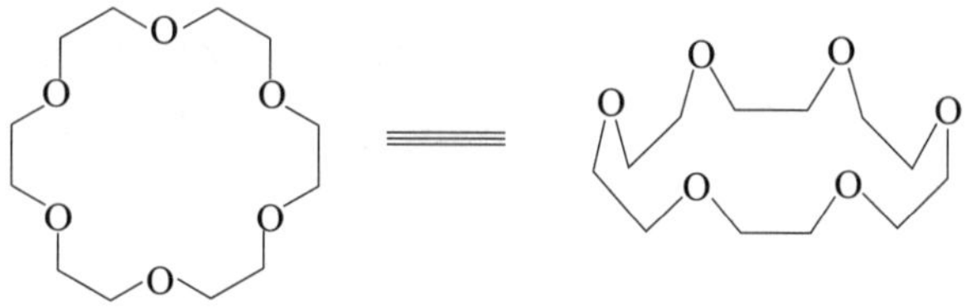

18-冠-6

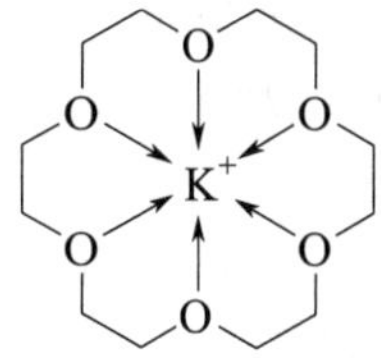

18-冠-6与K^+配合物

冠醚最显著的特性是其能够与特定金属阳离子形成稳定配合物，这种选择性主要取决于冠醚分子空腔尺寸与金属离子半径的匹配程度。如，18-冠-6 可选择性络合 K^+，而 24-冠-8 则更适合与较大的 Rb^+ 和 Cs^+ 络合。此外，冠醚作为高效的相转移催化剂在有机合成中具有重要应用：以氰化钾与卤代烷的反应为例，在常规条件下该反应在有机相中难以进行；但当加入 18-冠-6 后，其通过与 K^+ 形成亲脂性配合物，将氰根离子(CN^-)带入有机相，从而显著提高反应速率。这一特性使冠醚在多相反应体系中展现出独特的催化优势。

第四节 ▸ 含硫有机化合物

硫与氧同属元素周期表第六主族(ⅥA 族)元素，具有相似的最外层电子构型(ns^2np^4)，这种电子结构的相似性导致它们能够形成一系列结构特征和化学性质相近的有机化合物(参见表 7-3)。

表 7-3 一些含氧有机化合物及对应的含硫有机化合物

含氧有机化合物		含硫有机化合物	
醇	ROH	硫醇	RSH
酚	ArOH	硫酚	ArSH
醚	R—O—R′	硫醚	R—S—R′
醛	RCHO	硫醛	RCHS
酮	RCOR′	硫酮	RCSR′
过氧化物	ROOR′	二硫化物	RSSR′

通过对比分析上述化合物可以清楚地看出，在有机分子结构中，氧原子能够被同族的硫原子系统性地取代，从而形成相应的含硫有机化合物。这一取代可行性主要源于硫和氧两种元素具有相同的二价特性，且都位于元素周期表第ⅥA 族，具有相似的外层电子构型。

但含硫化合物与含氧化合物也有不同之处，原因在于：

① 硫的电负性比氧小；

② 硫与其他原子成键时形成的键较弱；

③ 醇和酚易形成氢键缔合，而硫醇和硫酚难以形成氢键；

④ 硫能形成高价化合物如砜和磺酸等，氧则不能。

一、硫醇

1. 硫醇的结构和命名

当醇分子中的羟基氧原子被硫原子取代时，所形成的化合物称为硫醇(mercaptan)，其通式为 R—SH。这类化合物的特征官能团为—SH 基团，化学名称为巯基或氢硫基(mercapto group)。硫醇的命名规则与醇类似，只需将名称中的“醇”字替换为“硫醇”即可。例如：

CH_3SH　　CH_3CH_2SH

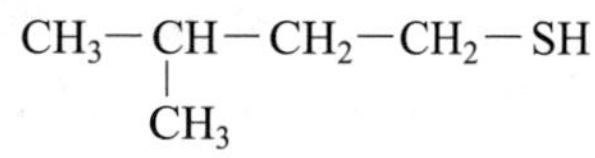

甲硫醇 methanethiol　　乙硫醇 ethanethiol　　3-甲基丁-1-硫醇 3-methylbutane-1-thiol

2. 硫醇的物理性质

硫原子电负性较低，硫醇分子间难以形成有效的氢键，这导致低级硫醇的沸点和水溶性均显著低于相应的醇类。典型数据对比显示，乙醇沸点为 78.5 ℃，而乙硫醇仅为 36 ℃。值得注意的是，随着碳链增长，高级硫醇与相应醇类的沸点差异逐渐缩小。在溶解性方面，低级硫醇仅微溶于水，高级硫醇几乎不溶，但两者均易溶于有机溶剂。硫醇的特殊气味与其分子量密切相关：低级硫醇具有强烈臭味（如添加在煤气中的叔丁硫醇可作为泄漏指示剂），但随着分子量增加，气味逐渐减弱，至壬硫醇（$C_9H_{19}SH$）时反而呈现令人愉悦的香味。

3. 硫醇的化学性质

（1）弱酸性

硫醇的酸性显著强于相应的醇类，这一特性主要源于硫原子的结构特征：相较于氧原子，硫原子具有更大的原子半径，导致 S—H 键比 O—H 键更长且更易极化，因而 S—H 键更易发生异裂解离。这种结构差异直接体现在两者的酸性强度上，例如乙硫醇的 pK_a 值为 10.5，而乙醇的 pK_a 值高达 15.9。由于较强的酸性，硫醇能够直接与碱反应生成稳定的硫醇盐。例如：

$$R—SH + NaOH \longrightarrow R—S^- Na^+ + H_2O$$

硫醇的弱酸性还表现在与重金属（Hg^{2+}、Pb^{2+}、Ag^+、Cd^{2+} 等）的氧化物或盐反应，生成不溶于水的硫醇盐。

$$2R—SH + (CH_3COO)_2Pb \longrightarrow (RS)_2Pb\downarrow + 2CH_3COOH$$

重金属中毒的病理机制在于重金属离子能与生物体内多种关键酶中的巯基（—SH）发生不可逆结合，导致这些酶的结构破坏和功能丧失。基于这一原理，临床医学利用硫醇类化合物与重金属形成稳定不溶性盐的特性，开发出一系列含巯基的重金属解毒剂。这类解毒剂通过与体内游离的重金属离子优先结合，既能防止重金属与酶蛋白的巯基继续作用，又能促进已结合重金属的解离和排泄，从而有效缓解中毒症状。例如：

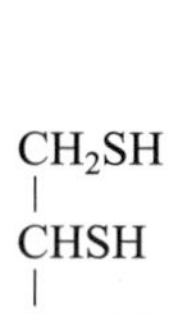

2,3-二巯基丙醇

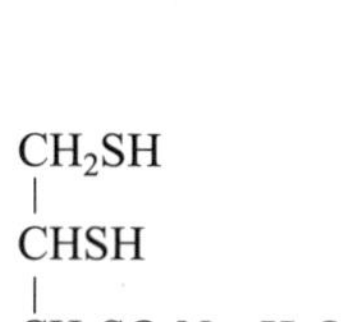

2,3-二巯基丙磺酸钠水合物

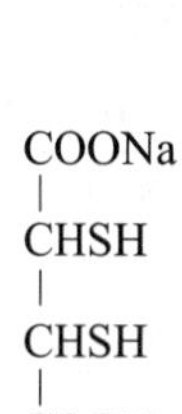

2,3-二巯基丁二酸钠

上述化合物分子中均具有两个相邻的巯基结构单元，这种特殊的分子构型使其能够选择性地与汞（Hg^{2+}）、砷（As^{3+}）等重金属离子发生配位作用，通过形成稳定的五元环状螯合物实现解毒功能。这类螯合物不仅具有高度稳定性，而且毒性显著降低，从而有效阻断重金属离子与生物体内重要酶系统的结合。以二巯基丙醇为例，其分子中的两个相邻巯基可与砷原子形成稳定的 As—S 键，生成水溶性环状配合物，进而通过肾脏排出体外。这种螯合解毒机制具有高度选择性，既能有效中和游离的重金属离子，又能竞争性解离已经与生物分子结合的有毒金属。例如：

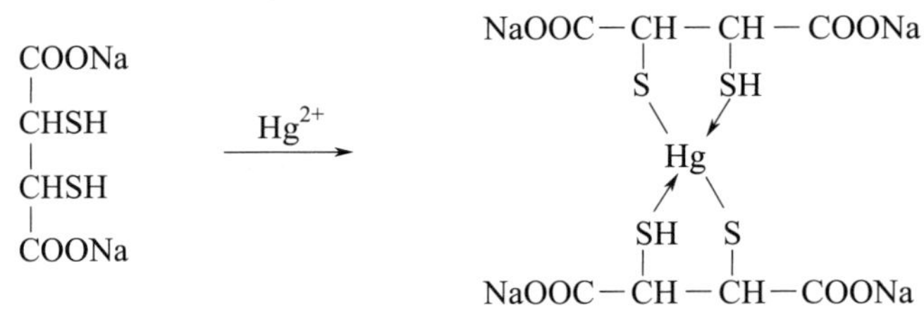

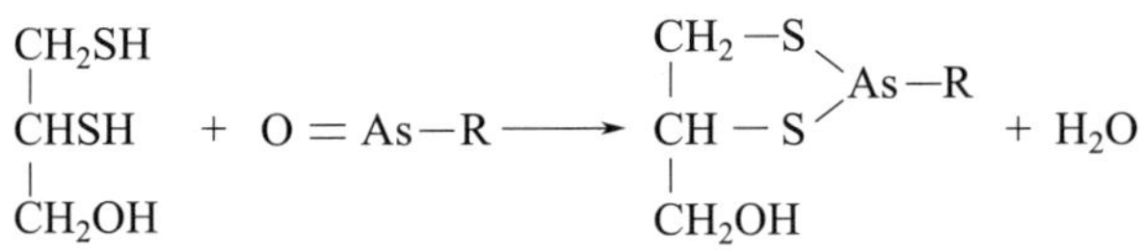

硫醇还可以与碱金属反应，放出氢气。例如：

$$2R—SH + 2Na \longrightarrow 2RSNa + H_2\uparrow$$

(2)氧化反应

硫醇的氧化特性与醇类存在显著差异，这主要源于硫原子更易被氧化且 S—H 键更易断裂的化学性质。在温和氧化条件下(如空气氧化或使用 H_2O_2、I_2 等弱氧化剂)，硫醇会发生二聚反应生成含有二硫键(—S—S—)的二硫化物；而在强氧化条件(如 HNO_3 或 $KMnO_4$)作用下，硫醇可被逐步氧化为亚磺酸，并最终转化为磺酸。值得注意的是，二硫化物中的二硫键在强氧化剂作用下同样可以被进一步氧化为磺酸基团。这种多级氧化特性使得硫醇的氧化反应路径比醇类更为丰富，且在不同氧化条件下可获得多种氧化产物。

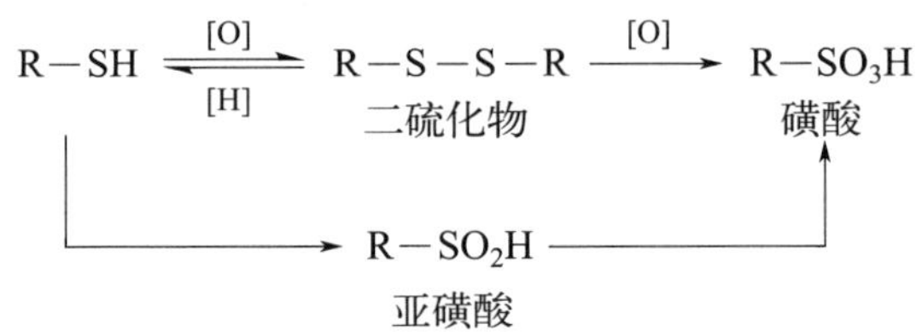

硫醇与二硫化物的相互转变在生物体中有重要意义。例如，半胱氨酸(硫醇)与胱氨酸(二硫化物)之间的变化：

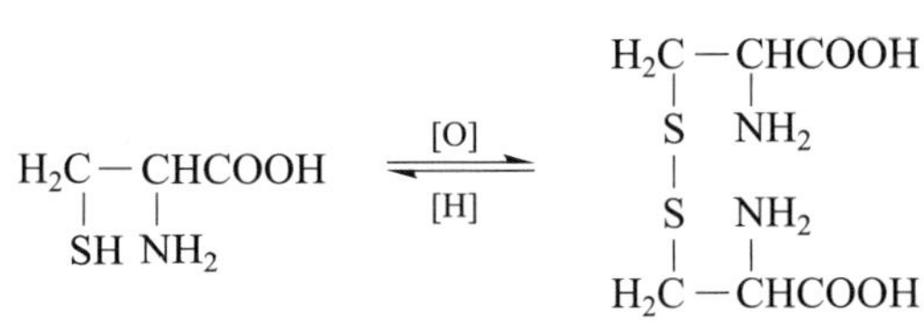

半胱氨酸　　　　胱氨酸

从化学键稳定性来看，二硫键(—S—S—)显著优于对应的过氧键(—O—O—)，这一差异直接体现在它们的键解离能数值上：—S—S—键的解离能为 305.4 $kJ\cdot mol^{-1}$，而—O—O—键仅为 146.4 $kJ\cdot mol^{-1}$。这种显著的键能差异解释了为什么在生物体系和化学反应中，含有二硫键的化合物能够稳定存在，而过氧化物则往往表现出较强的不稳定性。

（3）酯化反应

硫醇能够通过酯化反应形成硫醇酯类化合物，这一生化过程在人体代谢过程中具有重要意义。以辅酶 A（CoA—SH）为例，这种含有活性巯基的重要辅酶在乙酰基转移酶催化下，可与乙酸发生酯化反应生成乙酰辅酶 A（CH_3CO—SCoA）。乙酰辅酶 A 作为典型的硫醇酯，在三羧酸循环、脂肪酸代谢等关键代谢途径中扮演着核心角色。

$$CH_3-COOH + CoA-SH \xrightarrow{酶} CH_3-\overset{\displaystyle O}{\overset{\|}{C}}-S-CoA$$

乙酰辅酶A

二、硫醚

1. 硫醚的结构和命名

醚分子中的氧原子被硫代替所形成的化合物叫硫醚（thioether），通式为（Ar）R—S—R′（Ar′）。官能团是硫醚基（C—S—C）。硫醚的命名方法与醚相似，只是把“醚”字改为“硫醚”。例如：

$$CH_3-S-CH_3$$

（二）甲硫醚
dimethylsulfane

$$CH_3-S-CH_2CH_3$$

乙基甲基硫醚
ethyl(methyl)sulfane

$$CH_3-S-\underset{\displaystyle CH_3}{\underset{|}{CH}}-CH_3$$

异丙基甲基硫醚
isopropyl(methyl)sulfane

结构较复杂的硫醚的名称可采用系统命名法，即把硫醚作为烃的衍生物，烃硫基作为取代基。例如：

$$CH_3-S-\underset{\displaystyle CH_3}{\underset{|}{CH}}-CH_2CH_2CH_3$$

2-甲硫基戊烷
2-methylthiopentane

2. 硫醚的物理性质

低级硫醚类化合物（除甲硫醚外）通常为无色透明液体，具有特征性气味，但其臭味强度明显弱于硫醇。这类化合物表现出典型的疏水性特征：在水中的溶解度极低，但易溶于大多数有机溶剂。

3. 硫醚的化学性质

硫醚虽然具有相对稳定的化学性质，但硫原子仍表现出明显的可氧化性。在温和氧化条件下，硫醚可被选择性氧化生成亚砜；而在更强氧化体系作用下，亚砜可进一步转化为砜。这种分级氧化特性使得硫醚的氧化过程具有较好的可控性，在有机合成中常被用于构建特定氧化态的含硫官能团。

$$R-S-R \xrightarrow{[O]} R-\overset{\displaystyle O}{\overset{\|}{S}}-R \xrightarrow{[O]} R-\underset{\displaystyle O}{\underset{\|}{\overset{\displaystyle O}{\overset{\|}{S}}}}-R$$

亚砜　　　　砜

二甲亚砜(dimethylsulfoxide，DMSO)作为一种良好的有机溶剂，在药剂学领域具有重要应用价值。该化合物不仅能够显著促进药物的透皮吸收，其本身还表现出确切的镇痛和抗炎活性。另一方面，某些砜类化合物在临床上具有特定治疗价值，例如 4,4′-二氨基二苯砜就是治疗麻风病的常用药物之一。

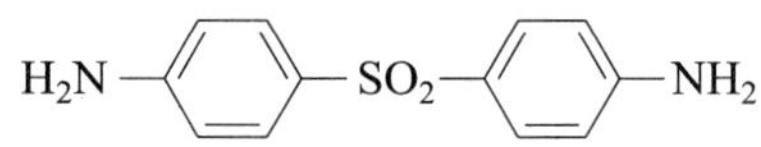

4. 芥子气

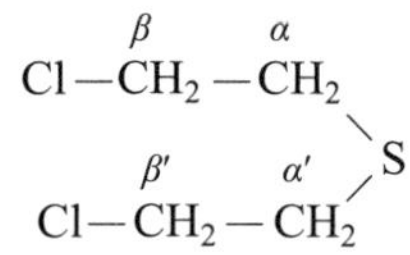

芥子气

芥子气(β,β′-二氯二乙硫醚，mustard gas)是一种具有典型物理特性的有机硫化合物。该物质在纯品状态下为无色油状液体，沸点 217 ℃，熔点 14 ℃；工业级产品常因含杂质而呈现黄褐色，并带有类似芥末的刺激性气味，因而得名。芥子气表现出显著的疏水性质，几乎不溶于水，但易溶于乙醇、苯等多种有机溶剂。其合成方法主要是通过乙烯与二氯化二硫(S_2Cl_2)的加成反应制备。

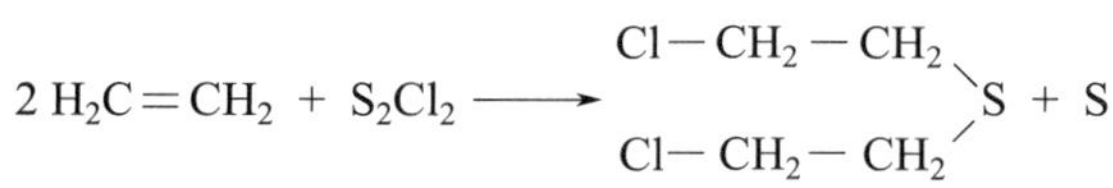

芥子气是一种持久性腐烂性毒剂，对皮肤有腐蚀作用。其毒性特征主要表现在：①直接接触可造成皮肤严重腐蚀，形成难以愈合的溃疡；②蒸气可穿透常规衣物，对呼吸道黏膜和眼结膜等敏感组织产生显著损伤。毒理学数据显示，当空气中芥子气浓度达到 $3\ mg\cdot L^{-1}$时，暴露 5 min 即可致命；即使在 $0.001\ mg\cdot L^{-1}$的低浓度下，持续暴露 3 h 也足以使作战人员完全丧失战斗能力。这种特殊的剂量-效应关系使其在军事应用中具有显著的杀伤效能。

芥子气的分子结构中，硫原子上存在两对孤对电子，而氯原子具有较高的电负性。在极性介质(如水或体液)中，该化合物会迅速发生解离反应，脱去氯离子后形成高活性的锍离子中间体。该锍离子带有正电荷中心，表现出极强的亲电特性，能够与生物大分子中的亲核位点(如氨基、巯基、羟基等)发生不可逆的烷基化反应，形成稳定的共价结合产物。从化学本质上看，芥子气是一种典型的双功能烷化剂，其分子中含有两个可参与烷基化反应的活性基团。在生物体内，DNA 分子对芥子气的烷基化作用最为敏感，这使其成为芥子气毒理学作用的主要靶标和毒性效应的初始作用位点。

芥子气可在空气中缓慢地水解为无毒化合物，热水及碱性介质中能加速其水解。因此，可用蒸沸法对被芥子气污染的物品进行消毒。

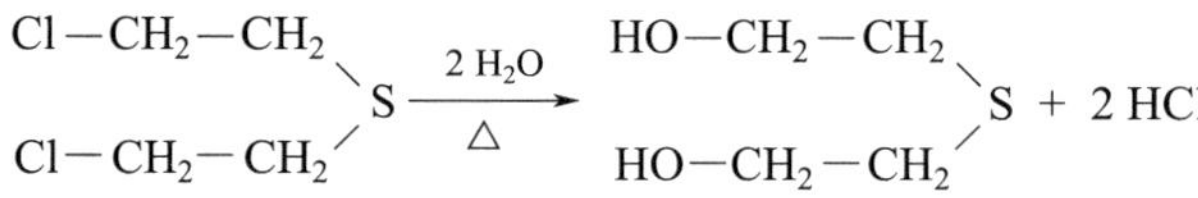

$$(ClCH_2CH_2)_2S \xrightarrow[\triangle]{OH^-} (CH_2=CH)_2S + 2\,HCl + 2\,H_2O$$

漂白粉能与芥子气起氧化、氯化反应，使芥子气变为毒性较小的产物。

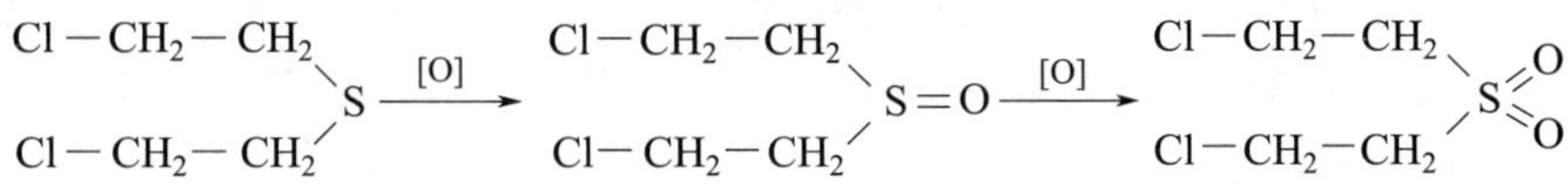

亚砜类　　　砜类

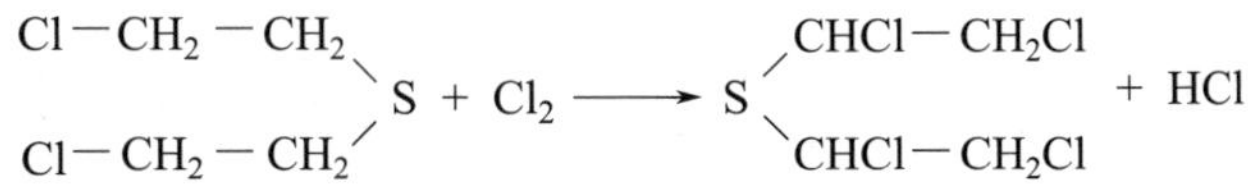

三、磺酸及其衍生物

1. 磺酸的结构和命名

烃分子中的氢原子被磺酸基（—SO_3H）取代的化合物叫作磺酸，其中，芳香族磺酸由于其在有机合成和工业应用中的特殊价值而最具重要性。若将磺酸分子中的氧原子数目减少一个，则得到结构类似的亚磺酸类化合物。

磺酸和亚磺酸是按磺酸基和亚磺酸基所连的烃基而命名。例如：

$C_2H_5SO_3H$

乙磺酸 ethanesulfonic acid

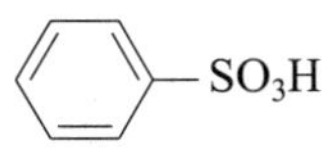

苯磺酸 benzenesulfonic acid

$CH_3CH_2SO_2H$

乙基亚磺酸 ethanesulfinic acid

2. 磺酸的物理性质

磺酸类化合物通常以无色结晶形态存在，具有极强的水溶性。这一特性使得磺酸基（—SO_3H）常被用作水溶性修饰基团，能够显著提高难溶性有机化合物的水溶性能。作为强酸性物质，磺酸的酸性强度与无机酸相当，其形成的盐类（包括钾盐、钠盐、钡盐和钙盐）均表现出良好的水溶性。相比之下，亚磺酸（RSO_2H）属于中等强度有机酸，其显著化学特性在于易被氧化转化为相应的磺酸衍生物。

3. 磺酸的化学性质

磺酸展现出与羧酸相似的典型化学性质，能够发生一系列特征反应生成多种衍生物。具体表现为：①与碱反应形成稳定的磺酸盐；②与醇类酯化生成磺酸酯；③与卤化剂作用制备磺酰卤；④与胺类缩合形成磺酰胺。

（1）成盐

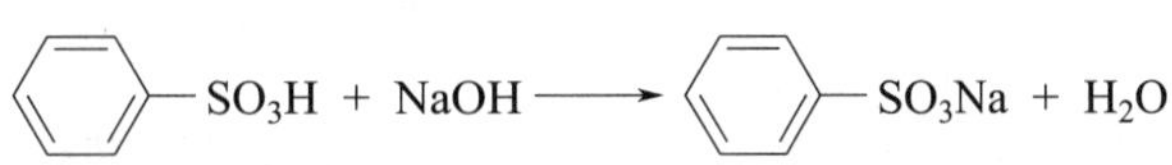

苯磺酸钠

（2）成酯

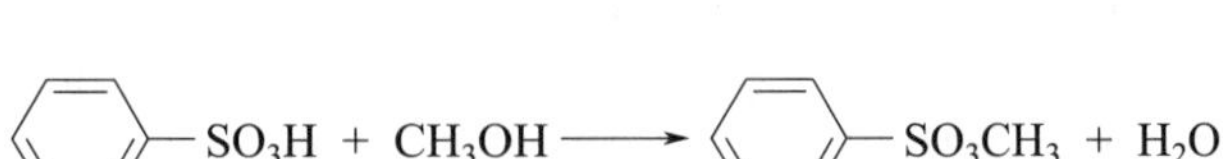

苯磺酸甲酯

（3）磺酰卤的生成

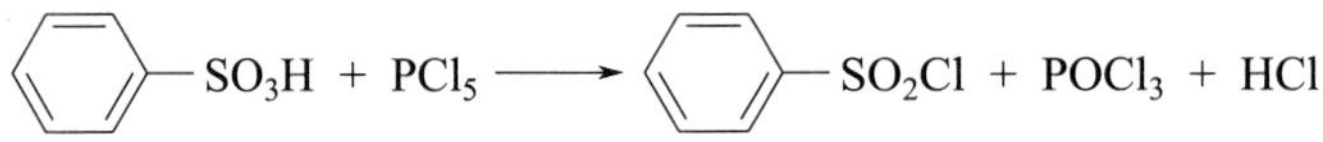

苯磺酰氯

（4）磺酰胺的生成

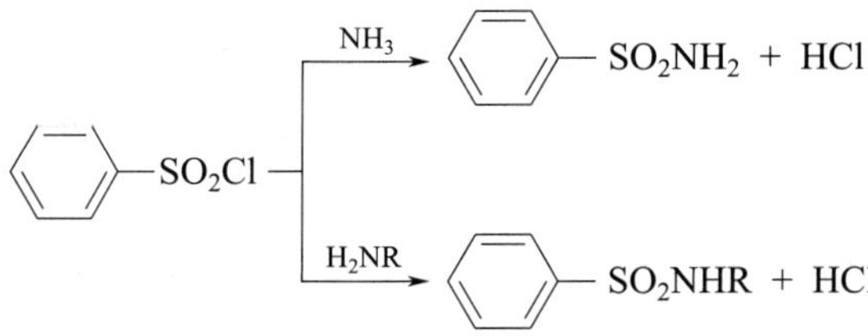

这些反应在有机合成和药物化学中具有广泛应用，特别是磺酰氯（RSO_2Cl）作为重要的酰化试剂，以及磺酰胺结构在抗菌药物中的关键作用。

4. 磺胺类药物

磺胺类药物（sulfa drugs）是治疗多种细菌感染疾病的药物，它们在化学治疗史上占有很重要的地位。从 20 世纪 30 年代开始，即用于治疗当时难以治愈的肺炎、脑膜炎、败血症等疾病。

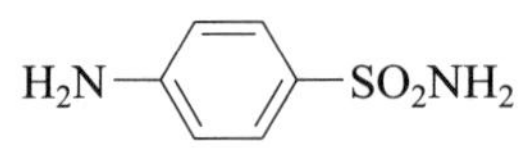

磺胺类药物的基本结构是对氨基苯磺酰胺，简称磺胺（sulfanilamide，SN）。它是白色晶体，熔点为 163 ℃，味苦。该化合物在水中的溶解度有限，但可溶于强酸或强碱溶液。虽然磺胺本身具有抑菌活性，但由于其较大的副作用，目前主要限于局部外用治疗化脓性创伤。现代临床使用的大多数磺胺类药物都是通过对磺酰氨基中氮原子进行结构修饰而获得的衍生物，这些修饰通常引入各类杂环取代基（参见表 7-4），这种结构改造显著改善了药物的抗菌谱、生物利用度和安全性特征。

表 7-4　常见的磺胺类药物

名称	构造式	代号
磺胺噻唑	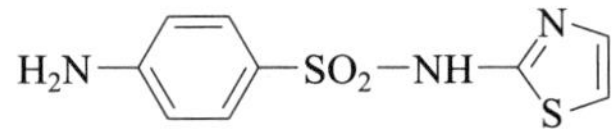	ST
磺胺嘧啶	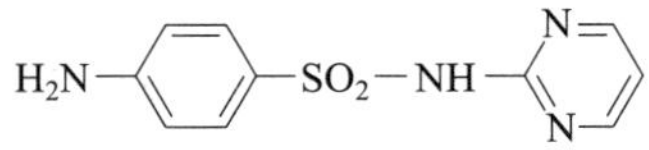	SD
磺胺二甲嘧啶	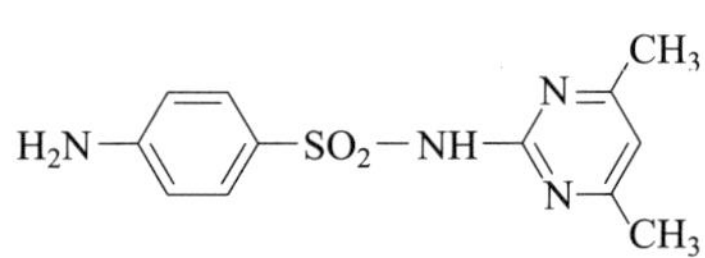	SM_2
磺胺脒（胍）	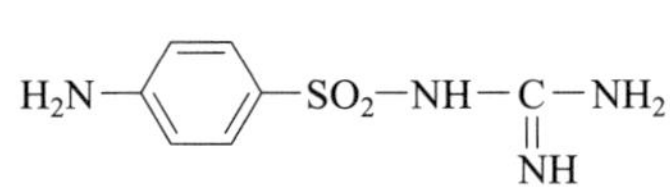	SG

续表

名称	构造式	代号
磺胺甲氧哒嗪（长效磺胺）	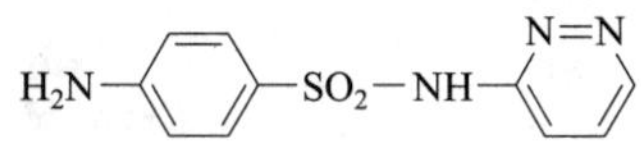	SMP
磺胺甲基异噁唑（新诺明）	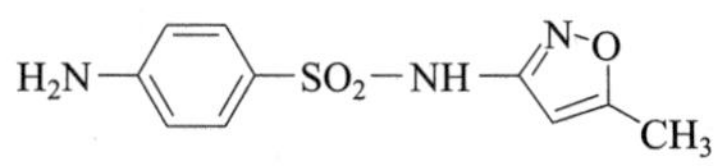	SMZ

甲氧苄氨嘧啶（Trimethoprim，TMP）虽然不属于磺胺类药物，但因其独特的抗菌增效作用而被称为磺胺增效剂。因此在临床上常与磺胺类药物（如磺胺甲噁唑）或其他抗生素组成复方制剂使用，如经典的复方新诺明（SMZ-TMP）。这种联合用药策略不仅能提高治疗效果，还能减少耐药性的产生。

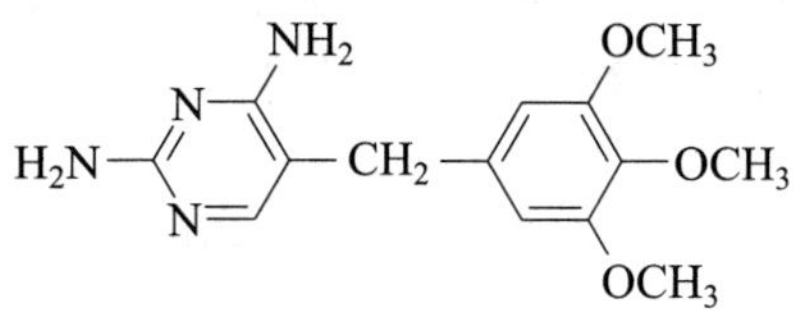

TMP

5. 氯胺类药物

苯磺酰胺分子中，氨基的氢被氯原子取代的化合物叫作氯胺类药物。例如：

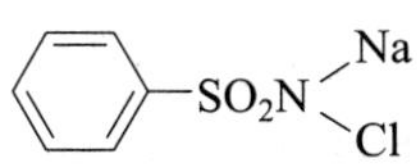

氯胺B

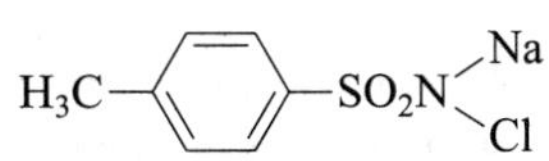

氯胺T

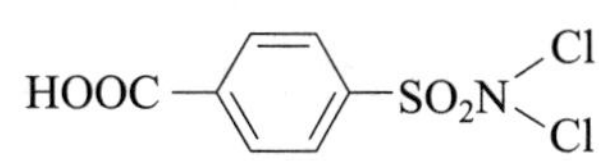

氯胺宗

氯胺类药物通常以白色至淡黄色结晶性粉末形式存在，具有特征性氯气味。这类化合物表现出特殊的溶解特性：易溶于水和乙醇，但在乙醚等非极性有机溶剂中溶解度较低。作为一类重要的含氯氧化剂，氯胺类药物的消毒机制在于其水解时能缓慢释放活性氯成分（如次氯酸或次氯酸钠），这种持续释放特性使其兼具高效杀菌能力和化学毒剂消毒功能。例如：

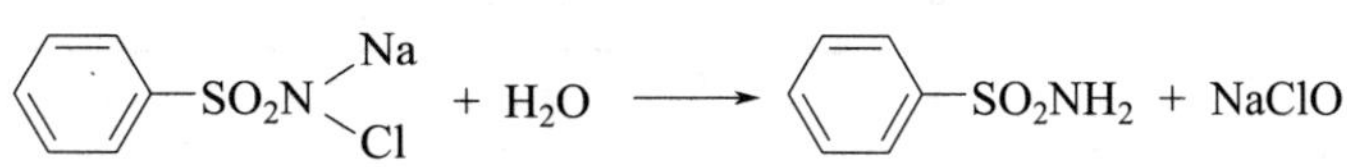

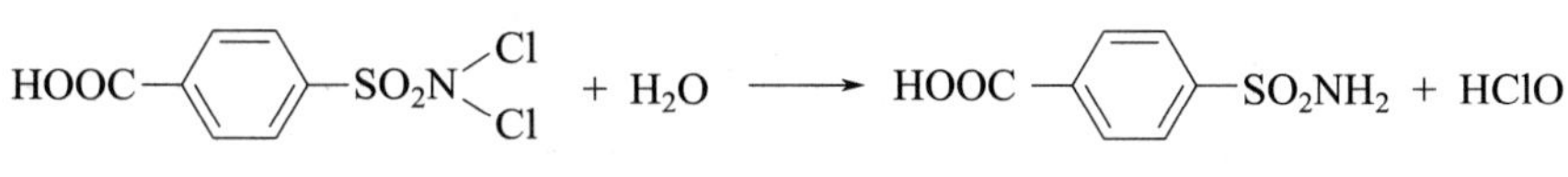

氯胺类化合物的消毒效果持久稳定，且刺激性较游离氯制剂更低，因此在医疗消毒和军事防护领域具有不可替代的应用价值。

习题

1. 用系统命名法命名下列化合物，如果是醇需指出伯醇、仲醇、叔醇。

（1）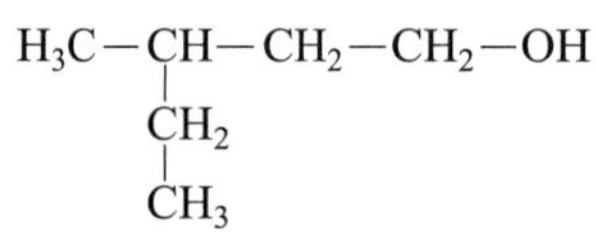　（2）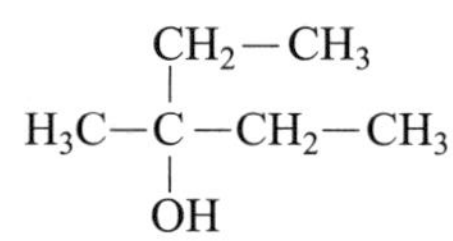

（3）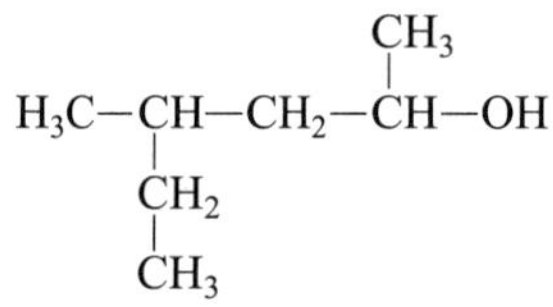　（4）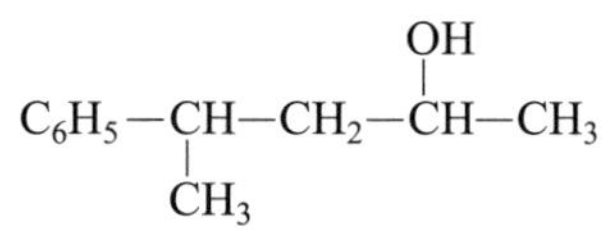

（5）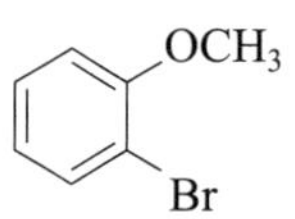　（6）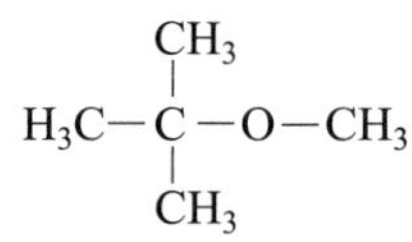

（7）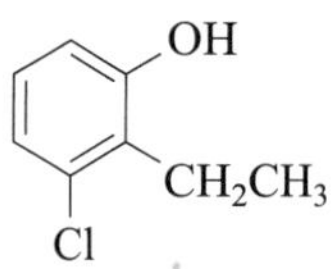　（8）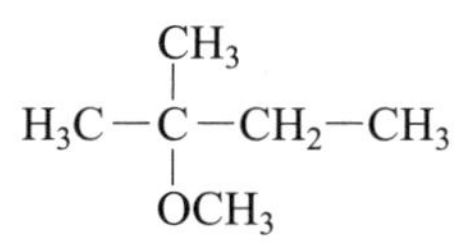

2. 有下列三种醇：

（a）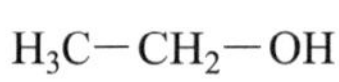　（b）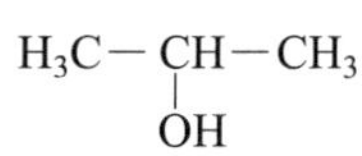　（c）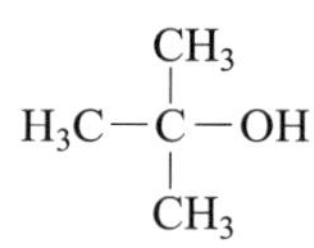

（1）在一般反应条件下，它们的氧化反应有何不同？写出可能产生的氧化反应式。

（2）它们与金属钠的反应在速率上有何差异？为什么？

（3）它们在实验室里可用什么化学试剂加以鉴别？其根据是什么？

3. 不依靠物理常数表，你是否能根据结构初步推测下列各化合物沸点的高低，试按由高到低的次序排列并说明理由。

（1）正丙烷　（2）正丙醇　（3）乙醇　（4）丙三醇

4. 某醇依次与下列试剂反应：① HBr；② KOH（醇溶液）；③ H_2O（硫酸催化）；④ $K_2Cr_2O_7+H_2SO_4$；最后可得丁-2-酮，试推测原来醇的可能结构，并写出各步反应式。

5. 用简单的方法鉴别下列各组化合物。

（1）丁-1-醇、溴乙烷、戊-2-烯-1-醇

（2）苯酚、苯甲醇、氯苯

（3）水杨酸和乙酰水杨酸

6. 写出分子式为 $C_4H_{10}O$ 的脂肪醇的所有异构体（包括旋光异构体），并用系统命名法命名。

7. 按酸性由强到弱的顺序排列下列各组化合物。

（1）丙-2-醇、对甲苯酚、丁-1-醇、碳酸

（2）水、氨水、乙醇、苯酚、盐酸

8. 写出下列各醇在酸催化下脱水生成两种烯烃的结构，并指出何种烯烃为主要产物。

（1）2-甲基戊-3-醇　（2）1-苯基丁-2-醇

（3）2,3-二甲基丁-2-醇　（4）1-甲基环己醇

9.写出下列各化合物的构造式。

（1）甲基磺酰氯　　（2）二苯亚砜

（3）甲基亚磺酸　　（4）对甲氧基苯基甲基硫醚

10.完成下列各反应。

（1）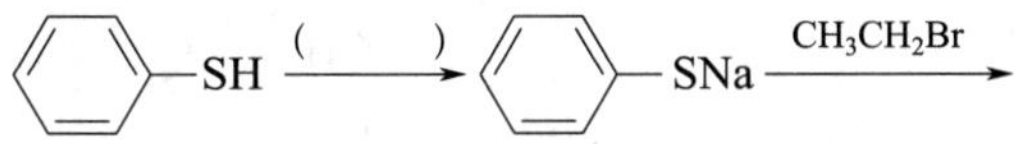

（2）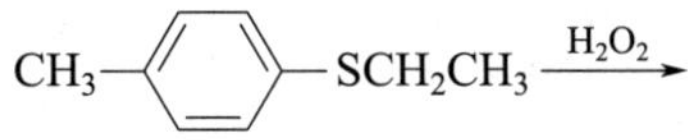

（3）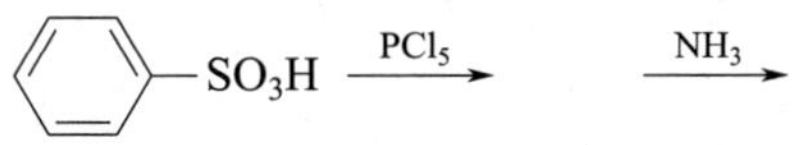

（4）$C_2H_5—S—S—C_2H_5 \xrightarrow{HNO_3}$

第八章
醛和酮

碳原子以双键与氧原子相连的官能团称为羰基官能团(carbonyl group)。

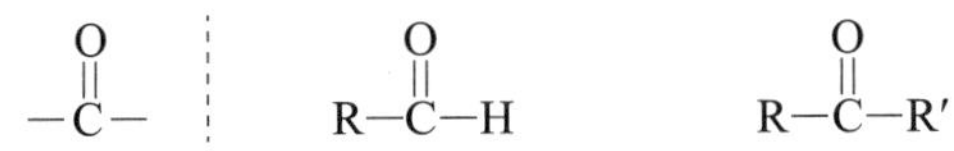

羰基官能团　醛 R=氢，脂肪烃基，芳香烃基　酮 R, R′=脂肪烃基，芳香烃基

羰基的碳原子至少和一个氢原子直接相连的化合物称为醛(aldehyde，RCHO)。醛的官能团(—CHO)又称醛基。羰基碳与两个烃基相连的化合物称为酮(ketone，RCOR′)，酮的官能团(—CO—)称为酮羰基。醛和酮广泛存在于自然界，有些是植物药的有效成分，有显著的生物活性。同时这类羰基化合物也是动植物体内代谢过程中的一个重要中间体。实际上，羰基也被认为是有机化学中最重要的官能团。对于医学相关研究人员而言，理解羰基化学是掌握体内糖代谢(如葡萄糖转化为能量)、药物作用机制(如某些抗生素与细菌酶的结合)以及战场急救药物(如神经毒剂解毒剂)设计原理的化学基础。

第一节 ▸ 结构、分类和命名

一、结构和分类

羰基的碳氧双键 C=O 与碳碳双键 C=C 类似，由一个 σ 键和一个 π 键组成，碳和氧都为 sp^2 杂化。因此，它们和碳原子上的两个取代基处于同一平面，碳原子的一个 sp^2 杂化轨道与氧原子 sp^2 杂化轨道按轴向重叠形成碳氧间的 σ 键，碳原子和氧原子中未参与杂化的 2p 轨道平行重叠形成 π 键(如图 8-1)。由于氧的电负性比碳大，故碳氧双键的电子云偏向于氧，因此羰基是极性基团。其中，氧带部分负电荷，碳带部分正电荷，使得羰基是一个短而强的极性键，导致其反应活性与烯烃的碳碳双键有很大的差异。

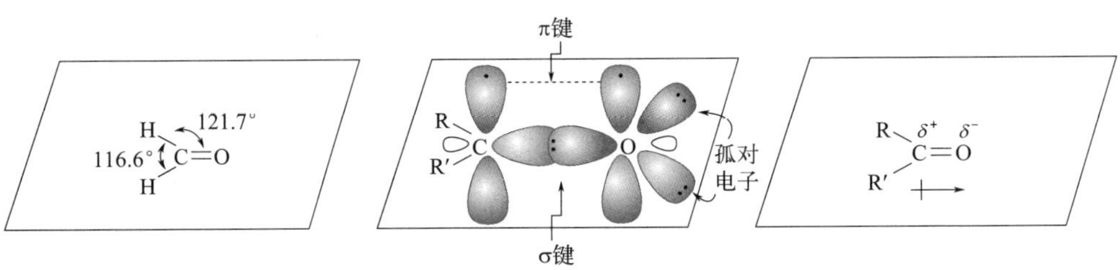

图 8-1　羰基的结构和杂化轨道示意图

醛和酮是极性分子，氧电负性比碳大，醛和酮羰基的碳氧双键是极性不饱和键，电子云偏向氧原子，这一结构特征促使醛、酮具有较高的化学活性。

按照醛和酮的结构特点，可根据烃基类型，将醛/酮分为脂肪醛/酮和芳香醛/酮；根据烃基不饱和度，也可将醛/酮分为饱和醛/酮以及不饱和醛/酮。根据羰基的数目，可将醛/酮分为一元醛/酮、二元醛/酮以及多元醛/酮。

二、命名

按照有机化合物系统命名的基团优先次序规则(IUPAC 规则)，醛基优先于酮羰基。系统命名法是将醛/酮视为烷烃的衍生物，在命名时，将相应烷烃名称的词尾“烷”字用“醛/酮”字替代。但由于历史原因，一些简单醛和酮的常用名(普通命名)沿用至今。

1. 醛的命名

醛作为最优官能团时，选含有醛基的最长链对应的烃作为母体，加后缀“醛(-al)”在母体烃后面，从醛基碳开始对碳链进行编号。例如：

HCHO 甲醛 formaldehyde

$CH_3CH_2CH_2CHO$ 丁醛 butyraldehyde

$CH_3CH_2CH(CH_3)CHO$ 2-甲基丁醛 2-methylbutanal

$MeOCH_2CH_2CH_2CHO$ 4-甲氧基丁醛 4-methoxybutanal

$CH_3CH{=}CHCH_2CHO$ 戊-3-烯醛 pent-3-enal

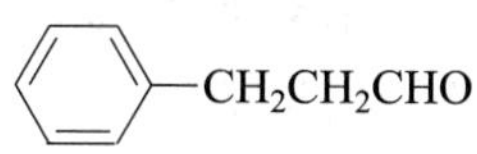
3-苯基丙醛 3-phenylpropanal

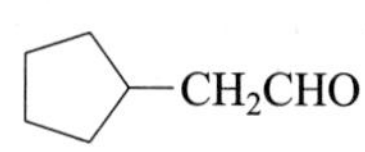
2-环戊基乙醛 2-cyclopentylacetaldehyde

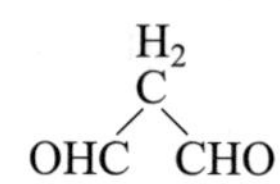
丙二醛 malonaldehyde

当三个以及三个以上醛基与直链烃相连，或者醛基直接与环烃碳相连时，将此“直链烃”或“环烃”看作母体，在母体烃名称加后缀“甲醛”进行命名。例如：

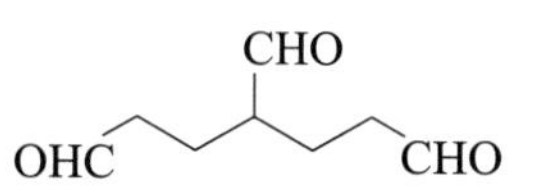
戊基-1,3,5-三甲醛 pentane-1,3,5-tricarbaldehyde

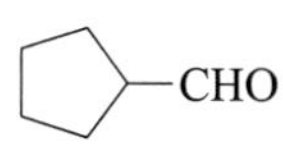
环戊基甲醛 cyclopentanecarbaldehyde

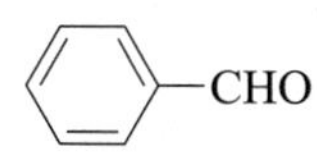
苯甲醛 benzaldehyde

当分子中存在更优先基团作为母体官能团(见书后附录二)时，醛基作为取代基，在主链上时以“氧亚基”命名，不在主链上时以“甲酰基”命名。编号时应使母体官能团位次尽可能小。例如：

$OHCCH_2CH_2CH_2COOH$ 5-氧亚基戊酸 5-oxopentanoic acid

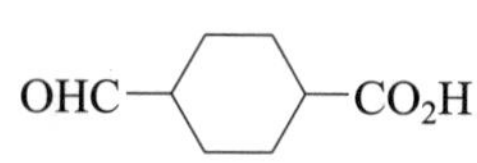
4-甲酰基环己基-1-甲酸 4-formylcyclohexane-1-carboxylic acid

早期一些从自然界获得的醛多有俗名。例如：

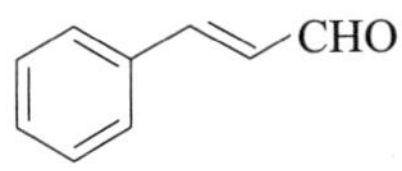

肉桂醛
cinnamaldehyde

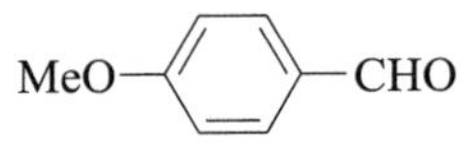

茴香醛
anisaldehyde

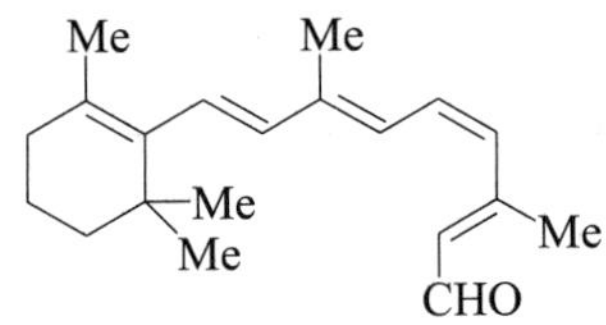

11-顺视黄醛
11-*cis*-retinal

2. 酮的命名

酮作为最优官能团时，将含有酮羰基对应烃作为母体，加后缀“酮(-one)”在母体烃名称之后，同时将含酮羰基的最长链作为主链，编号时应使酮羰基碳位次尽可能小。例如：

$CH_3\overset{O}{\overset{\|}{C}}CH_2CH_3$

丁-2-酮
butan-2-one

$CH_3\overset{O}{\overset{\|}{C}}CH_2\overset{O}{\overset{\|}{C}}CH_3$

戊-2，4-二酮
pentane-2，4-dione

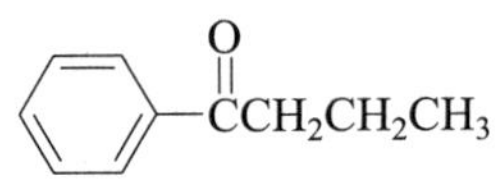

1-苯基丁-1-酮
1-phenylbutan-1-one

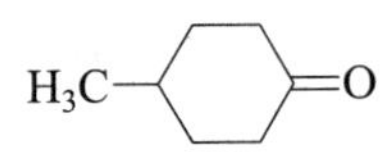

4-甲基环己-1-酮
4-methylcyclohexan-1-one

一些结构简单的酮常用名(普通命名)，因广泛使用而沿用至今，例如：

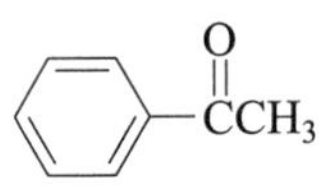

乙酰苯(甲基苯基酮)

$C_6H_5CH_2\overset{O}{\overset{\|}{C}}-\overset{O}{\overset{\|}{C}}CH_3$

苄基甲基二酮

当分子中存在更优先基团作为母体官能团时，酮羰基作为取代基，在主链上时以“氧亚基”命名，不在主链上时以“酰基”命名。编号时应使母体官能团位次尽可能小。例如：

$CH_3\overset{O}{\overset{\|}{C}}CH_2CH_2CH_2CHO$

5-氧亚基己醛
5-oxohexanal

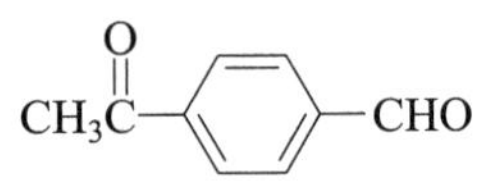

4-乙酰基苯甲醛
4-acetylbenzaldehyde

早期一些从自然界获得的酮多有俗名，例如：

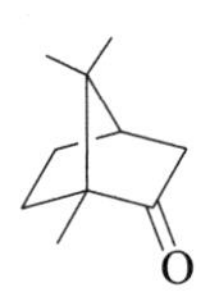

(+)-樟脑
camphor

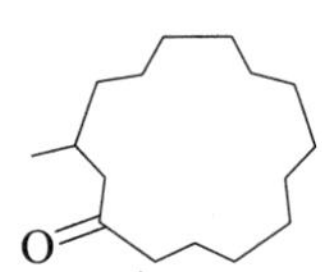

麝香酮
muscone

第二节 ▶ 醛和酮的性质

一、物理性质

室温下，甲醛为气体，其余醛和酮为液体或固体。低级醛具有强烈的刺激性气味，中级醛具有果香味，含有 9～10 个碳原子的醛常用于香料工业中。低级酮是液体，具有令人愉悦的气味，高级酮为固体。一些常见醛、酮的物理常数见表 8-1。醛和酮都是极性分子，分子间的偶极-偶极吸引作用较强，因此，其沸点比分子量相近的烷烃和醚类化合物高。而由于不能形成分子间的氢键，醛和酮比分子量相近的醇和羧酸的沸点低。

表 8-1 一些醛、酮的熔点和沸点

化合物名称	熔点/℃	沸点/℃	化合物名称	熔点/℃	沸点/℃
甲醛	−92	−21	苯甲醛	−26	178
乙醛	−121	20	丙酮	−94	56
丙醛	−81	49	甲乙酮	−86	80
正丁醛	−99	76	苯乙酮	21	202
异丁醛	−66	61	二苯酮	48	306
丙烯醛	−88	52.5	环己酮	−31	156

然而，醛和酮的羰基氧原子与水分子之间可以形成氢键，使其水溶性增加。因此，甲醛易溶于水，乙醛、丙酮可与水混溶；随着分子中疏水基团——烃基的比例增大，醛和酮的水溶性迅速降低。例如，含 6 个碳原子以上的醛、酮几乎不溶于水，而溶于乙醚、苯等有机溶剂中。

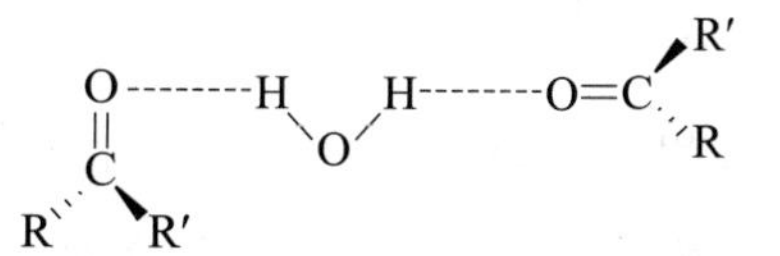

8～13 个碳原子的醛、酮和一些芳香族醛、酮具有特殊香味，作为香料可添加到化妆品及食品中。例如：

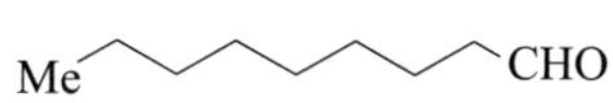

壬醛(玫瑰油)

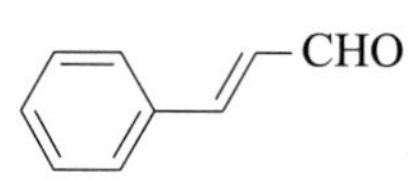

肉桂醛

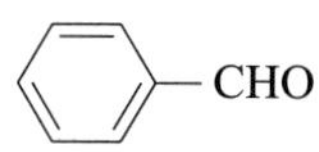

苯甲醛(杏仁香)

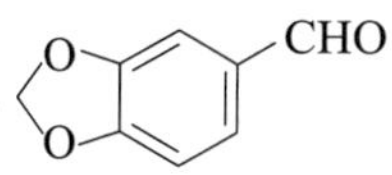

胡椒醛

二、化学性质

醛和酮的羰基(C=O)与烯烃的碳碳双键(C=C)都含有 π 键，因此都可以发生加成反应，但反应机理与特征存在显著差异，核心原因在于羰基的极性。这是因为氧的电负性大于碳，导致羰基中电子云偏向氧原子，羰基碳原子则带有部分正电荷，易受亲核试剂进攻，发生亲核加成反应。羰基对邻位碳原子表现出吸电子诱导效应($-I$)，使羰基 α-H 有一定的活泼性。

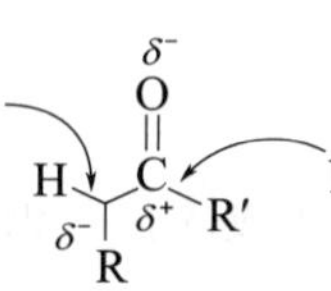

1. 亲核加成反应

醛、酮羰基中的 π 键易断裂而发生加成反应。羰基是极性不饱和基团，它有两个反应中心，即碳原子的正电中心和氧原子的负电中心，负电中心比正电中心稳定。反应时，一般是亲核试剂中带负电荷的部分(Nu^-)先进攻羰基碳，结果是试剂中带负电荷的部分加到羰基碳上，带正电荷的部分(E^+)则加到羰基氧上，这类反应称为亲核加成反应(nucleophilic addition)，这是醛、酮很重要的一类反应。该过程可概括地表示如下：

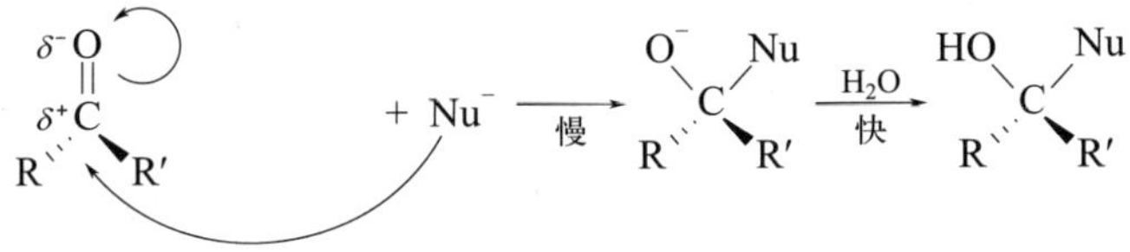

氧负离子中间体

醛、酮发生亲核加成反应的难易，主要取决于醛、酮的结构，即取决于羰基碳所连接的基团或原子的电子效应和立体效应。

羰基碳上所连接的基团越小，空间位阻也越小。甲醛的羰基碳上连有 2 个氢，其他的醛连 1 个氢和 1 个烃基，酮的羰基碳上连有 2 个烃基，因此醛比酮易于反应，而甲醛的反应活性最强。烃基越大，空间位阻也越大，甲基酮比非甲基酮的位阻小，所以，甲基酮比其他酮的反应活性大。

此外，因为烃基具有给电子效应，导致羰基碳的正电性降低，亲核加成反应的活性降低，所以甲醛比其他醛酮易于反应。苯甲醛的羰基与苯环相连，形成了 π-π 共轭体系，使羰基碳上的电子云密度增加而正电性降低，不利于亲核试剂进攻，因此反应活性低于脂肪醛。

综合上述两种因素，不同结构的醛、酮进行亲核加成的难易顺序为：

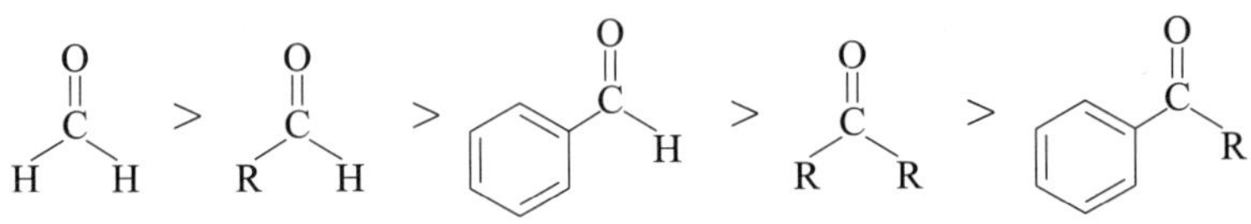

此外，亲核试剂的亲核能力强弱，对反应的影响也较大，亲核能力越强，反应越易进行。与醛、酮发生亲核加成反应的试剂种类很多，这些试剂包括氢氰酸、水、醇、氨及其衍生物等。根据亲核试剂的亲核性强弱不同，其反应历程基本上可分为两种，但决定反应速率的一步都是亲核试剂进攻羰基碳。

① 与强亲核试剂反应

羰基与强亲核试剂(如 CN^-)加成时，首先是亲核试剂进攻缺电子的羰基碳，形成四面体结构的氧负离子，然后，氧负离子与亲电试剂(通常是质子)结合得到正四面体结构的加成产物。

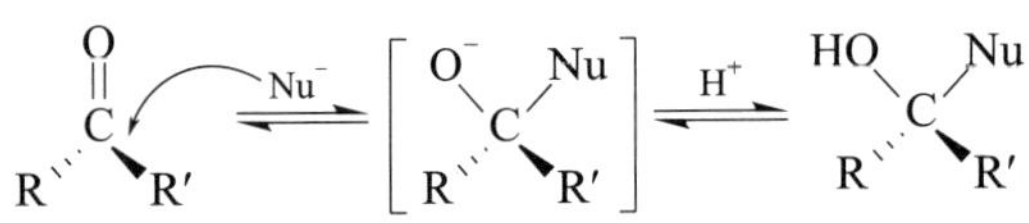

在整个反应过程中，第一步决定反应速率。

② 与弱亲核试剂反应

当羰基与弱亲核试剂(如醇)发生加成反应时，通常需要酸催化，反应历程为：酸首先进攻羰基氧，质子化的羰基加剧了羰基的极性，导致羰基碳原子的正电荷(δ^+)显著增强，更有利于亲核试剂进攻，后一步主要决定反应的速率：

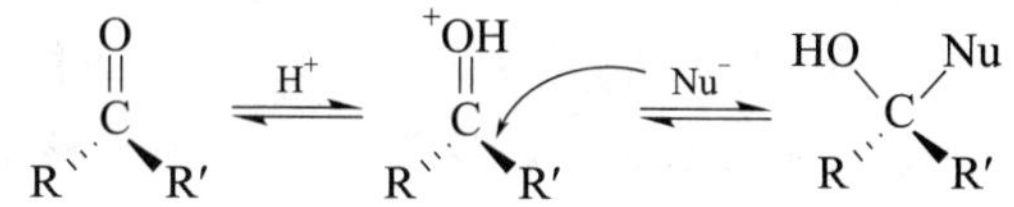

下面具体讨论几种羰基亲核加成反应：

(1)碳亲核试剂

① 与氢氰酸的加成

醛、脂肪族甲基酮和含 8 个碳原子以下的环酮都可以与氢氰酸加成生成相应 α-氰醇(α-羟基腈)。

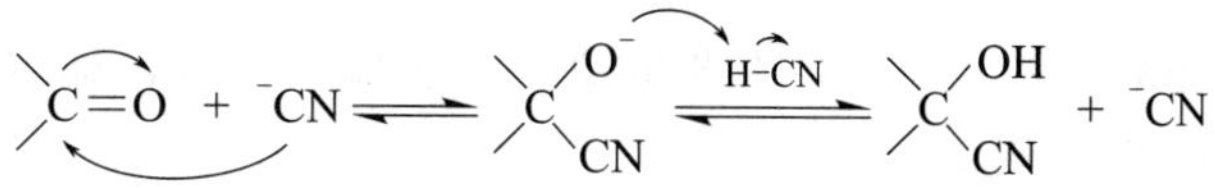

氰醇

醛、酮与 HCN 反应，在碱性介质中反应进行得很快，产率也很高。例如，丙酮与 HCN 反应，无碱存在，3～4 h 内只有一半原料参与反应；加入 1 滴氢氧化钾溶液，2 min 内就反应完成；加酸则使反应减慢，在大量酸存在下，放置几星期也不起反应。这些事实说明，在此反应中进攻羰基碳的亲核试剂是$^-$CN。HCN 是一个弱酸，不易解离生成$^-$CN，加酸抑制 HCN 的解离，使$^-$CN 浓度更加降低；而加碱，则增加$^-$CN 浓度，使反应加快。HCN 极易挥发，且有剧毒，是作用迅速的化学战剂(窒息性毒剂之一)。因此，为了操作安全，一般不用 HCN 直接反应，常用氰化钠或氰化钾与无机酸来代替 HCN 进行反应。在军事医学和应急救援中，对氰化物的快速检测与解毒(如使用亚硝酸钠-硫代硫酸钠疗法)是重要的研究课题。

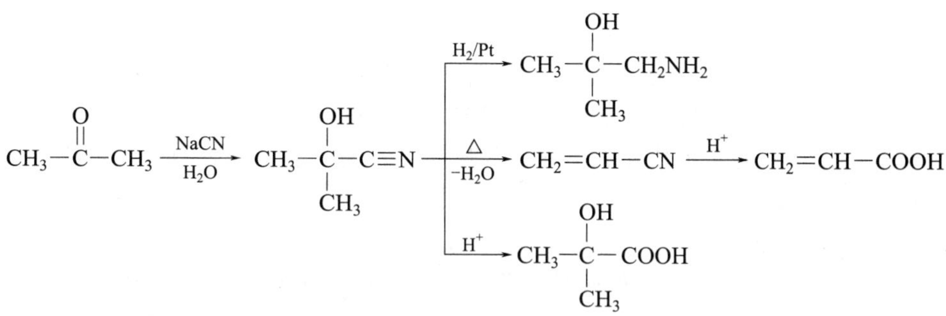

醛、酮与氢氰酸的加成反应，在有机合成上是增长碳链的一种方法。含有 R—CN 键的物质叫腈(nitrile)，氰基(—CN)是它的官能团。α-氰醇是一种重要的有机合成中间体，由 α-氰醇可制备 α,β-不饱和腈、β-羟基胺、α-羟基酸等多种类型的化合物。

② 与 Grignard 格氏试剂的加成

Grignard 格氏试剂分子中有一个极性很强的碳-金属键，与金属相连的碳原子具有很强的亲核性，其作为强亲核试剂，极易与醛、酮发生亲核加成反应，经过水解可以制得相应的伯醇、仲醇、叔醇；其中格氏试剂与甲醛反应可得伯醇、与其他醛反应可得到仲醇、与酮反应则得叔醇。

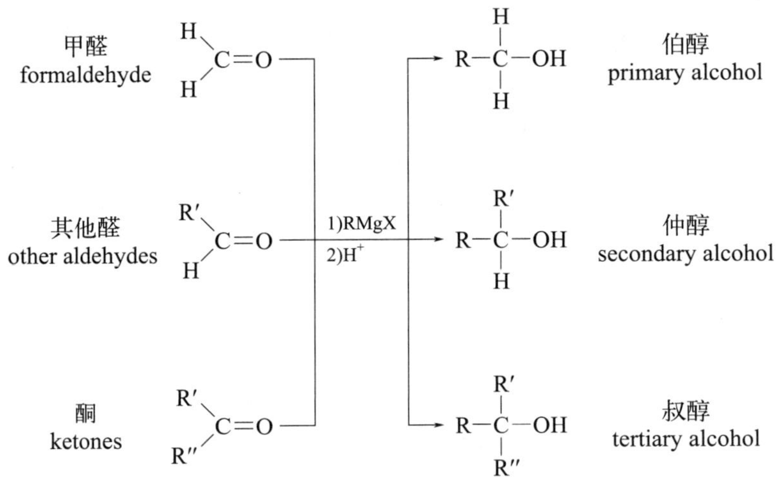

（2）氧亲核试剂

① 与水的加成

羰基与水加成形成偕二醇（geminal diol）。一般条件下，偕二醇不稳定，很容易脱水而生成醛或酮。因此，对于大多数的醛、酮来说，平衡偏向左边。个别的醛，例如甲醛的水溶液全部以水合物形式存在，且不能分离出来，在分离过程中易失去水。

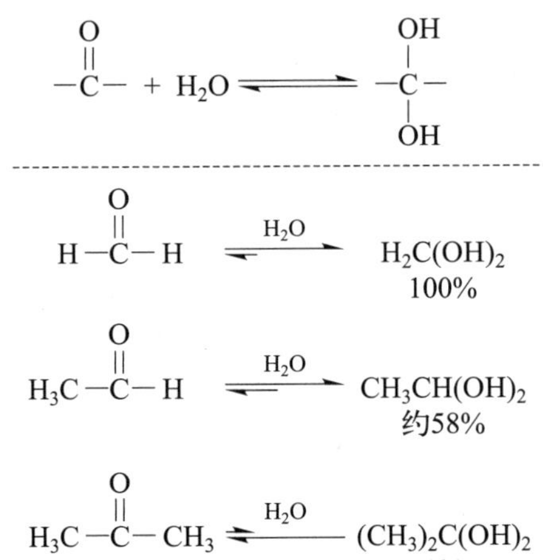

若羰基和强的吸电子基团相连，则羰基的亲电性增强，与水可形成稳定的水合物。例如$—CCl_3$、—COR、—CHO、—COOH、$—CCl_2F$等基团使羰基变得极为活泼，易形成稳定的水合物。例如：

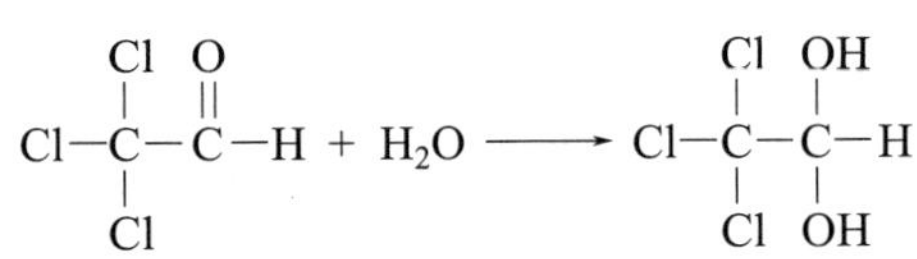

水合氯醛的红外吸收光谱表明分子中已无羰基存在。水合氯醛是临床上较安全的催眠药，不易引起蓄积中毒，但对胃有刺激，且味道不好，长期服用能成瘾。

② 与醇的加成

醛在无水 HCl 或无水强酸的催化下，很容易与醇发生亲核加成反应，生成 α-羟基醚即半缩醛(hemiacetal)。半缩醛不稳定，很容易分解为原来的醛和醇。但在酸催化下，半缩醛可继续与另一醇分子作用，脱去一分子水，生成比较稳定的缩醛(acetal)。缩醛在有机合成上可用来保护醛基；更重要的是，糖类化合物的环状结构本质上就是分子内的半缩醛或半缩酮，这是理解血糖(葡萄糖)稳定性和多种糖类药物(如肝素)结构的基础。此反应为可逆反应，为了提高产率，使平衡向右移动，需要除去生成的水。因此，常用苯进行恒沸蒸馏，带出反应生成的水。

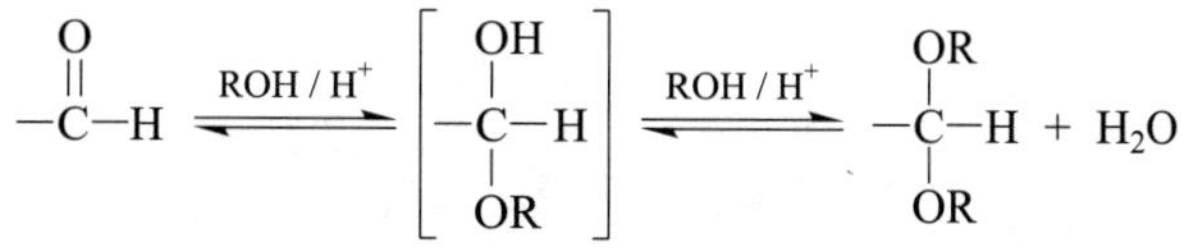

半缩醛　　　　缩醛

一般不稳定　碱性和中性环境中稳定

与缩醛相比，缩酮在上述条件下难以生成，原因是平衡偏向于反应物方向，但是环状的缩酮却较易形成。若采用特殊装置(分水器)，除去反应生成的水，使平衡向右移动，这样就可制备缩酮。

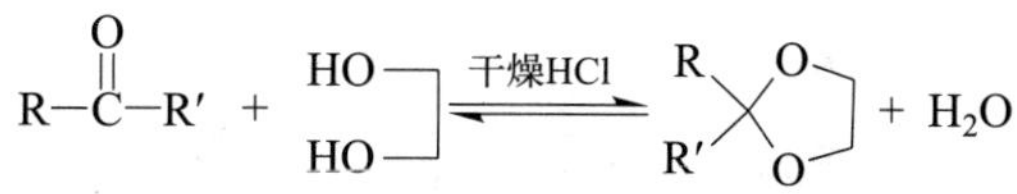

缩酮

缩醛和缩酮对酸不太稳定，可以水解为原来的醛或酮。但在中性或碱性条件下是稳定的，对氧化剂也稳定，利用此性质在有机合成中可保护羰基，使其在合成中免受氧化剂、还原剂以及其他碱性试剂的破坏。例如，将丁-3-烯醛转变为丁醛，不能直接催化氢化，但可采用如下方法：

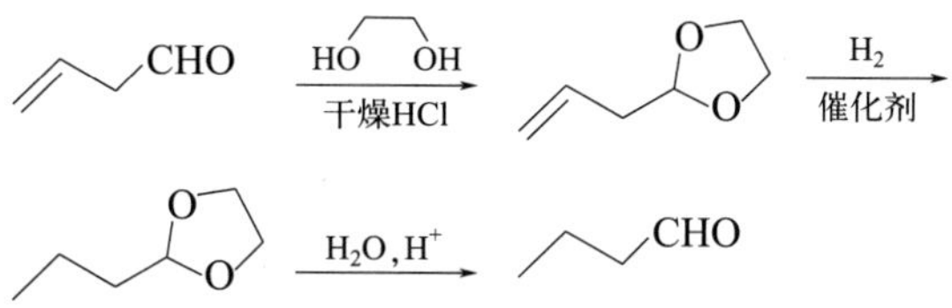

(3)氮亲核试剂

氨及氨的某些衍生物可以和醛、酮的羰基发生亲核加成反应，脱水后得到含氮的化合物。整个反应是亲核加成-消去反应，可表示为：

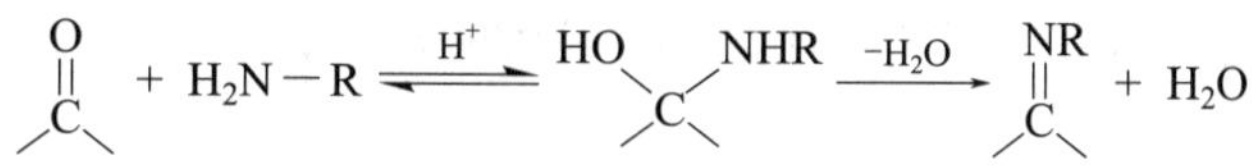

常用的氨衍生物有以下几种，见表 8-2。

表 8-2　常用氨衍生物及其与醛、酮发生亲核加成的产物

试剂	加成消除产物
H_2N-R 氨衍生物	$>C=N-R$ 亚胺

续表

试剂	加成消除产物
H_2N-OH 羟胺	$>C=N-OH$ 肟
H_2N-NH_2 肼	$>C=N-NH_2$ 腙
$H_2N-NHC_6H_5$ 苯肼	$>C=N-NHC_6H_5$ 苯腙
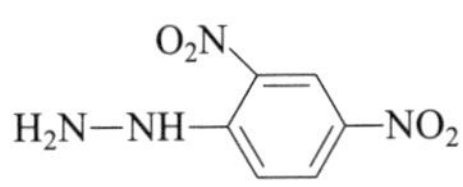 2,4-二硝基苯肼	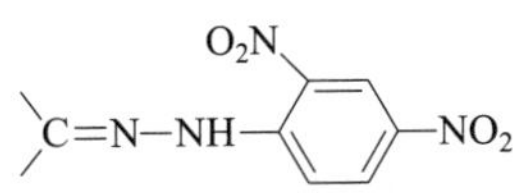 2,4-二硝基苯腙
$H_2N-NHC(=O)NH_2$ 氨基脲	$>C=N-NHC(=O)NH_2$ 缩氨脲

这些反应的产物一般是晶体，有一定的晶型和熔点。通过测定其熔点就可推断它是由哪一个醛或酮所生成的，故常用来鉴别醛、酮，这些试剂专称羰基试剂。尤其是由2,4-二硝基苯肼试剂生成的2,4-二硝基苯腙是黄色结晶，便于观察，应用很广。这些产物在稀酸作用下，可以水解为原来的醛、酮，因此，常利用这个性质从混合物中分离纯化出醛、酮。

伯胺与羰基化合物的亲核加成产物亚胺，也叫席夫碱(Schiff base)，此反应是可逆的。由羰基与氨基作用形成亚胺的反应，因与人体生化过程有关而被广泛研究。例如，不同的α-氨基酸与α-酮酸之间的转氨基作用就是在转氨酶催化下进行的，转氨酶的辅酶——磷酸吡多醛与氨基酸的氨基作用，其反应历程经历了亚胺的阶段。此外，许多药物的作用机制也涉及与靶标酶活性位点的赖氨酸残基形成席夫碱，从而抑制酶活性。

2. α-碳的反应

含α-氢的醛、酮，其α-氢受羰基吸电子诱导效应的影响变得活泼，α-氢可解离而显示出酸性；同时，α-碳原子形成碳负离子，α-碳原子上的负电荷可离域分散到羰基碳及氧上形成烯醇负离子，从而使α-碳原子变得稳定。

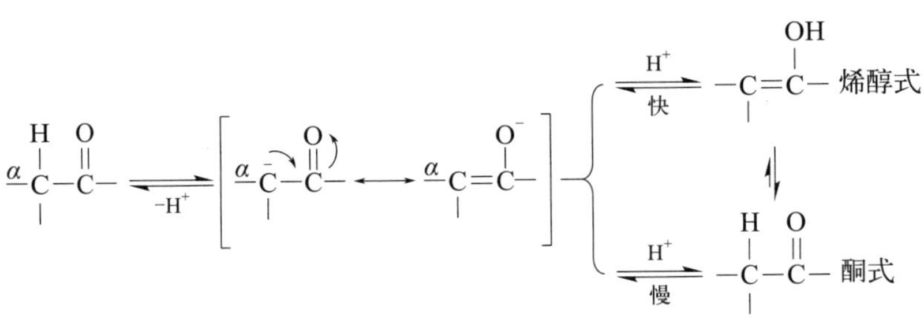

碳负离子与烯醇负离子和H^+结合的速率相差很大；H^+与碳原子结合慢而与氧原子结合很快，所以生成物是烯醇而不是原来的醛酮，一般条件下，烯醇不稳定，平衡偏向于醛酮。因此，平衡混合物中，酮式占优势。

例如：戊-2,4-二酮，作为双羰基化合物，具有弱酸性，中间3-位亚甲基受到两个羰基的双重吸电子效应影响，质子重排成烯醇式，形成分子内氢键，共轭体系稳定性增加。常温下，它既可以发生甲基酮的典型反应，又具有烯醇的性质（溴水褪色；$FeCl_3$ 呈紫色）。这些现象表明：戊-2,4-二酮是酮式和烯醇式两种异构体的混合物。

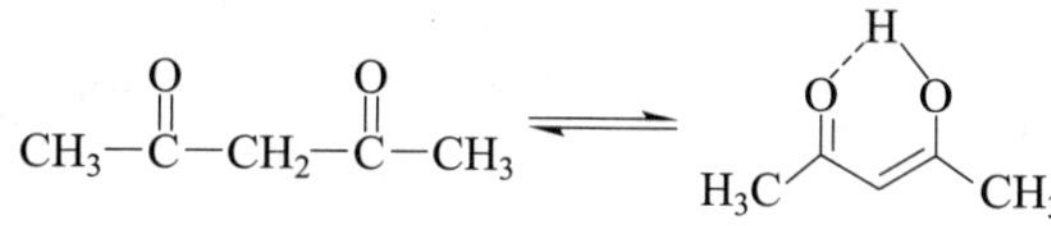

酮式 (20%)　　烯醇式 (80%)

由于 α-氢的活性及酮式、烯醇式互变异构体的产生，所以在醛、酮的 α-碳上可以进行一系列相关反应。

① 羟醛缩合

在稀碱条件下，含 α-氢的醛与另一醛发生亲核加成反应，生成 β-羟基醛。由于产物分子中既有羟基又有醛基，统称为羟醛，这类反应称羟醛缩合（aldol condensation）。羟醛缩合是有机合成中增长碳链的重要方法之一。例如：乙醛在稀碱作用下解离出 α-氢原子，同时形成碳负离子，它作为亲核试剂进攻另一乙醛的羰基碳发生亲核加成，生成的氧负离子再接受质子生成 β-羟基醛。反应生成的 β-羟基醛在加热条件下容易脱水生成 α,β-不饱和醛。

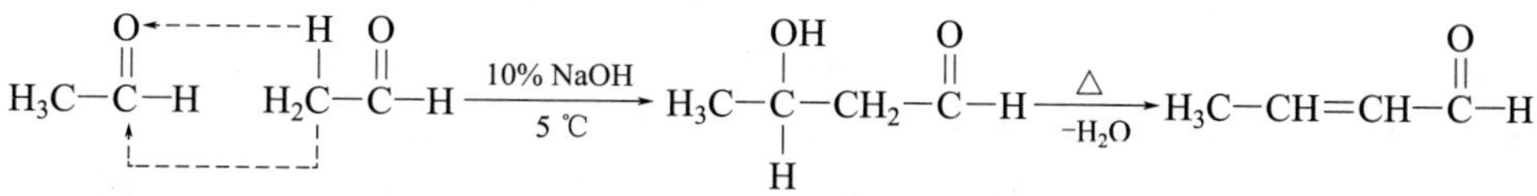

在碱性条件下，醛或酮发生羟醛缩合反应的反应机制如下：

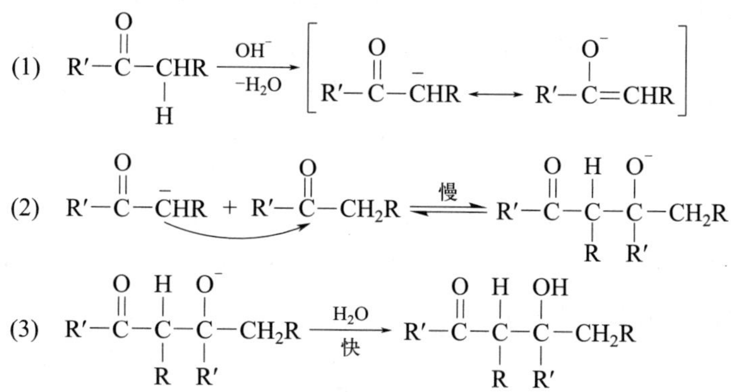

两种不同的醛或酮可以发生分子间交叉羟醛缩合反应。例如，乙醛与丙醛在稀碱存在下反应，得到四种缩合产物，由于分离困难，实用意义不大。但若一个不含 α-氢的醛或酮与一个含 α-氢的醛或酮，发生交叉的羟醛缩合反应，产物比较单一。例如：

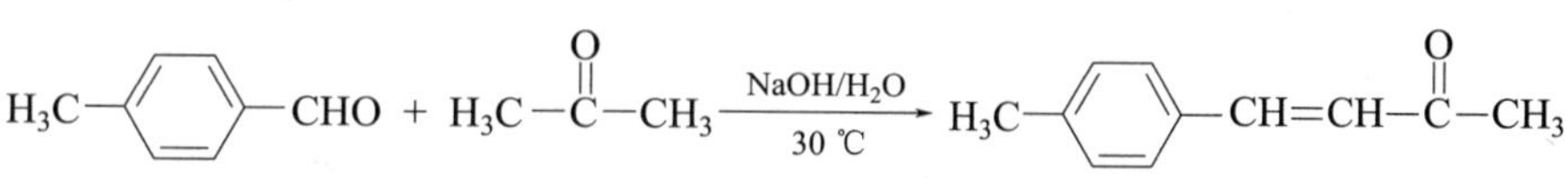

② α-氢的卤代

醛、酮的 α-氢在酸或碱催化下，α-氢可被卤素取代，生成各种卤代醛、酮。例如：

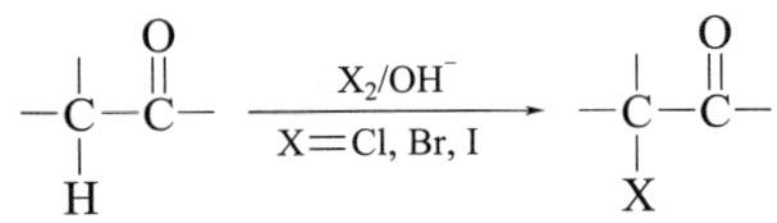

碱催化的卤代反应是通过烯醇负离子进行的：

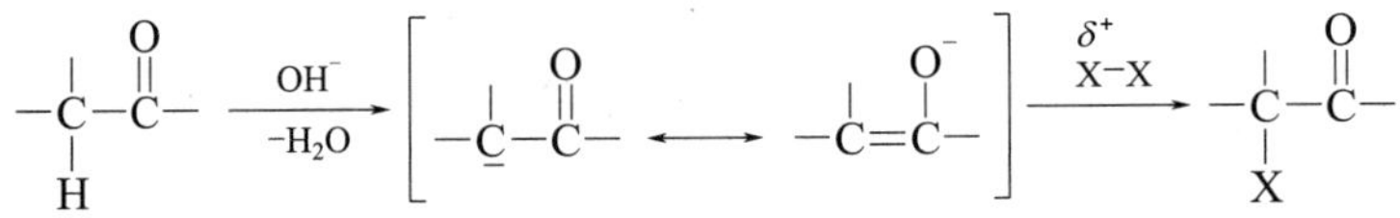

当引入一个卤原子后，由于卤原子的吸电子效应，更容易形成新的烯醇负离子，形成的烯醇负离子也更稳定。因此，二卤代的速率比一卤代的速率要快，反应难以停留在一卤代阶段，易生成多卤代产物。

在碱性条件下发生卤代反应，乙醛、甲基酮可以形成三卤化物。在生成的三卤化物中，由于三个卤原子的吸电子作用，增强了羰基碳的正电性，极易受 OH^- 的进攻，进一步使C—C 键断裂，生成卤仿与羧酸盐，这种反应叫卤仿反应（haloform reaction）。卤仿反应可用于制备比原来的醛、酮少一个碳原子的羧酸。

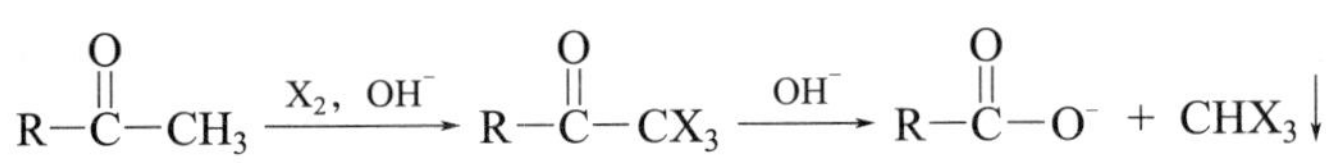

用碘的氢氧化钠溶液与甲基酮、乙醛反应可得到碘仿（CHI_3，iodoform），它是具有特殊臭味的黄色固体，难溶于水，且反应进行很快，常利用碘仿反应来鉴别这一类化合物。由于卤仿反应所用的试剂 X_2 的氢氧化钠溶液是弱氧化剂，因此能够被它氧化成乙醛或甲基酮的乙醇、甲基仲醇也可以发生卤仿反应。在临床检验科，虽然现代方法更为精准，但碘仿反应的基本原理仍是理解糖尿病酮症酸中毒等代谢性疾病中酮体检测的经典化学模型。

3. 还原反应

醛和酮都能在一定条件下被还原，由于所用试剂及反应条件的不同，可以将羰基还原为相应的醇羟基或者将羰基还原成亚甲基。

（1）羰基还原为相应的醇羟基

① 催化氢化

羰基化合物在加热条件下可催化氢化为相应的醇。其中，醛被还原为伯醇，酮被还原为仲醇，常用的催化剂为铂、钯、镍等。在该反应条件下，不饱和醛、酮中的碳碳不饱和键也同时被还原。

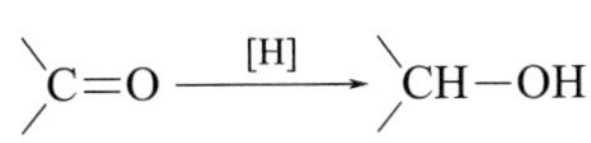

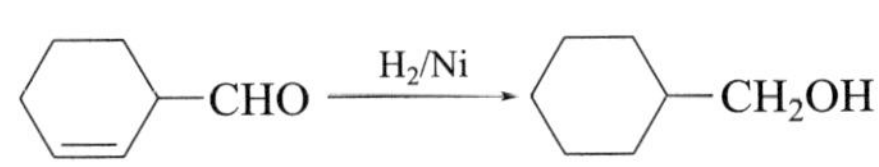

② 金属氢化物还原

使用金属氢化物如 $NaBH_4$、$LiAlH_4$ 等还原剂，很容易将羰基还原为相应的醇，而分子中的碳碳不饱和键则不受影响。

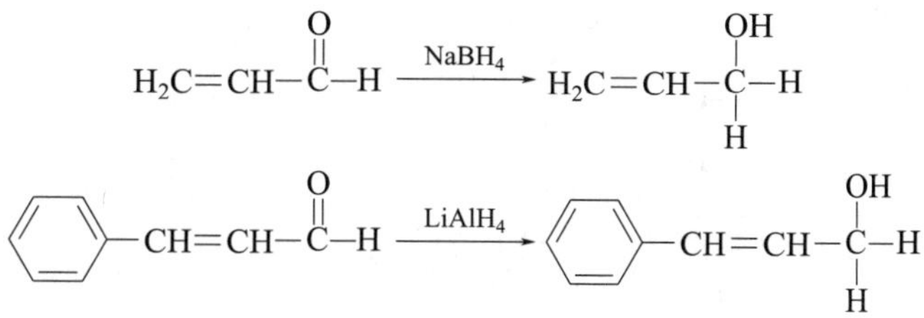

$LiAlH_4$ 极易水解，反应要在无水条件下进行。$NaBH_4$ 与水、质子性溶剂作用较慢，使用比较方便，但还原能力比 $LiAlH_4$ 弱。

(2)羰基还原成亚甲基

① 克莱门森(Clemmensen)还原法

醛、酮与锌汞齐及浓盐酸共热，羰基被还原为亚甲基，得到相应的烃，这一反应称为克莱门森还原法。例如：

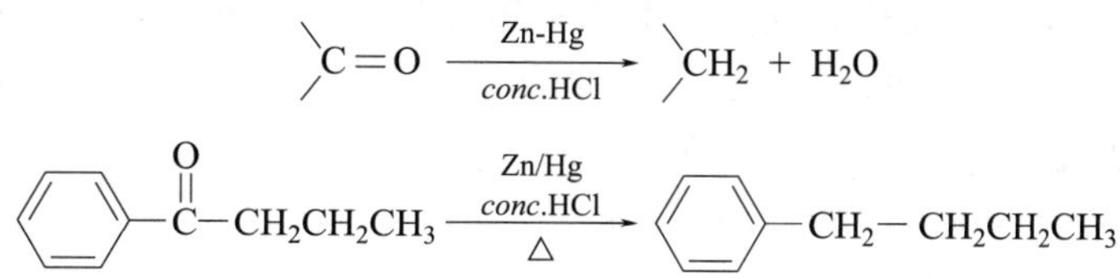

此法还原芳香酮的收率较好，是合成带侧链芳烃的一种方法，但此法只适用于对酸稳定的醛或酮的还原。

② 沃尔夫-凯惜纳-黄鸣龙还原法

对酸不稳定而对碱稳定的羰基化合物，可采用沃尔夫-凯惜纳-黄鸣龙(Wolff-Kishner-Huang Minglong)还原法。即在高沸点溶剂如二缩乙二醇[$(HOCH_2CH_2)_2O$，b. p. 245 ℃]中，在 NaOH 或 KOH 存在下，用肼还原：

$$R-\overset{O}{\overset{\|}{C}}-R' \xrightarrow[(HOCH_2CH_2)_2O,\triangle]{NH_2\text{-}NH_2,NaOH} R-CH_2-R' + N_2$$

黄鸣龙 有机化学家，药学家 1898—1979

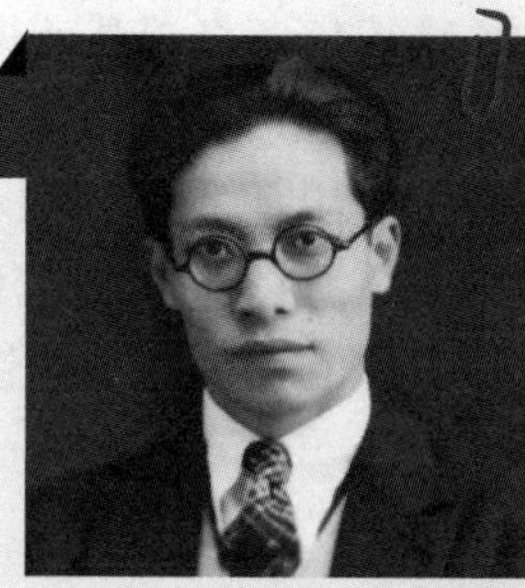

黄鸣龙，江苏扬州人，德国柏林大学博士。曾任“中央研究院”有机化学研究所研究员、西南联合大学教授。新中国成立后任中国科学院上海有机化学研究所研究员、中国科学院数学物理化学部委员。他所改进的“沃尔夫(德国化学家)-凯惜钠(苏联化学家)还原法”，被称为“黄鸣龙还原法”，为世界各国广泛应用。他研究发现山道年的四个立体异构体可成圈转变，并推断出山道年及四个变质山道年的相对构型，为其后国内外研究山道年及其结构类似物的绝对构型与全合成提供了理论依据。在研究副肾皮质激素、女性激素及甾体口服避孕药的合成中，发现若干新的合成方法和新的反应，对建立我国甾体激素药物工业起了奠基作用。

4. 氧化反应

醛和酮之间最大的差别是对氧化剂的敏感性不同。醛的羰基碳原子上连有一个氢原子，很容易被氧化成含相同碳原子数的羧酸。而酮则不易被氧化，若采用强氧化剂(如酸性高锰酸钾、硝酸)氧化酮，将导致其碳链的断裂，生成羧酸。

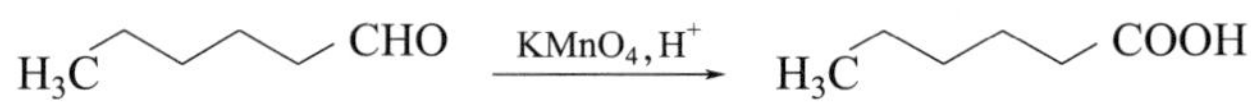

实验室可以选择弱氧化剂来区别醛和酮，常见的弱氧化剂有托伦(Tollens)试剂和费林(Fehling)试剂。酮不与上述两个试剂反应，因此，常用这两个反应来鉴别醛和酮。

托伦试剂即硝酸银的氨溶液$[Ag(NH_3)_2^+OH^-]$，可以将醛氧化为羧酸，银离子被还原为金属银，金属银沉积在器壁上形成银镜，因此，这个反应又称银镜反应。脂肪醛和芳香醛都能发生此反应。

$$RCHO+2[Ag(NH_3)_2]^+OH^- \xrightarrow{\triangle} RCOONH_4+2Ag\downarrow+3NH_3+H_2O$$

费林试剂是$CuSO_4$和酒石酸钾钠的溶液混合而成，Cu^{2+}作为氧化剂，将醛氧化为羧酸盐，同时Cu^{2+}被还原为砖红色的氧化亚铜沉淀。只有脂肪醛能与费林试剂作用，芳香醛则不起作用。

$$RCHO+2Cu(OH)_2+NaOH \xrightarrow{\triangle} RCOONa+Cu_2O\downarrow+3H_2O$$

第三节 ▸ 重要的醛、酮与醌

1. 甲醛

甲醛(HCHO)又叫“蚁醛”，具有强烈刺激性的无色气体，沸点−21 ℃，易溶于水，其40%的水溶液叫福尔马林(formalin)。福尔马林中的甲醛能使蛋白质变性，具有广谱的杀菌作用。临床上可用于消毒外科器械、手套、污染物等，也可用于保存解剖标本的防腐剂。在野战医院、大规模灾害防疫及生物恐怖袭击后的洗消作业中，福尔马林因其强效和易得，曾是一种重要的消杀剂，但其挥发性和刺激性也对操作人员构成健康风险，现正逐渐被更安全的替代品所补充。甲醛与氨水溶液共同蒸发时，缩水生成环状乌洛托品(urotropine，六甲基四胺)，临床上乌洛托品可用作尿道消毒剂。甲醛对人体健康有害。目前，甲醛已经被世界卫生组织确定为致畸和致癌物质。研究表明，甲醛可以通过影响DNA表达调控、影响细胞凋亡、对生物大分子(如DNA、蛋白质)造成氧化损伤等机制，引起组织细胞癌变。

2. 丙酮

丙酮(CH_3COCH_3)，又名二甲基甲酮，是最简单的饱和酮。丙酮是无色、有特殊香味的液体，沸点56 ℃，能与水和甲醇、乙醇、乙醚、氯仿、吡啶等有机溶剂混溶；丙酮易燃、易挥发，化学性质较活泼，工业上主要作为溶剂，也可作为合成烯酮、碘仿、聚异戊二烯橡胶、甲基丙烯酸、环氧树脂等物质的重要原料。

正常人的血液中丙酮含量极低，但当糖代谢紊乱如患糖尿病时，脂肪加速分解会产生过量的丙酮，成为酮体的组成成分之一，从尿中排出或随呼吸呼出。丙酮的临床检验，可用亚硝基铁氰化钠[$Na_2Fe(CN)_5NO$]溶液和氨水，如尿中有丙酮存在，则会呈现鲜红色；也可用碘仿反应检查。

3. 醌

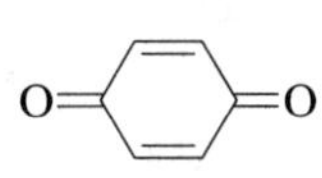

对醌式

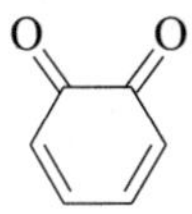

邻醌式

共轭环己二烯二酮

醌是一类分子中含有共轭环己二烯二酮结构的化合物，具体表现为两种结构单元：对醌式或邻醌式，这两类结构统称为醌型结构。醌类化合物可以由相应的芳香族化合物制得，但醌并不具有芳香族化合物的特性。醌的化学性质主要体现为 α,β-不饱和酮的典型性质。

具有醌型结构的化合物大多具有颜色，醌类化合物普遍存在于色素、染料和指示剂中。此外，醌类化合物在自然界分布很广，与药物有关的醌类化合物大都是从中草药中提取分离而获得的。例如重要的化合物维生素 K 类，它们属于萘醌类化合物，维生素 K 是合成凝血因子的关键辅因子，参与血液凝固过程，有助于加速伤口愈合和预防出血性疾病。在军事医学中，这一点至关重要。华法林等香豆素类抗凝药物（其结构含有醌型或类似醌的片段）通过抑制维生素 K 环氧化物还原酶而起效，用作抗血栓药物。而另一方面，某些剧毒灭鼠药（如“超级华法林”）也是基于相同机理，误食或作为化学威胁物质时，大剂量维生素 K_1 是其特效解毒剂。此外，大黄素和茜草素也属于蒽醌类化合物。

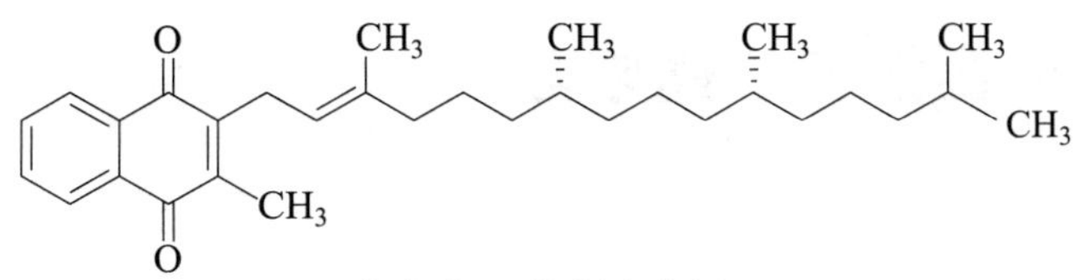

维生素K_1(抗凝血作用)

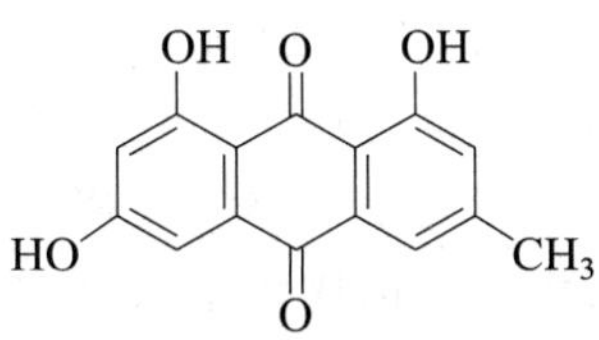

大黄素
(泻药)

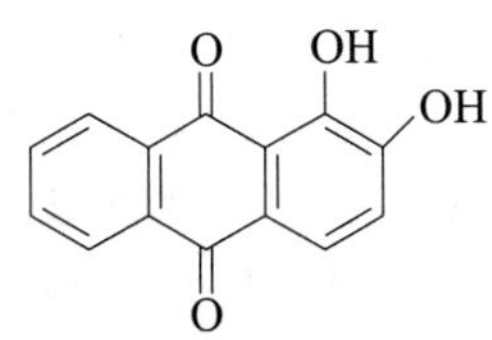

茜草素
(化妆品色素)

醌是作为相应芳烃的衍生物来命名的。例如：苯得到的醌称为苯醌，萘得到的醌称为萘醌等。

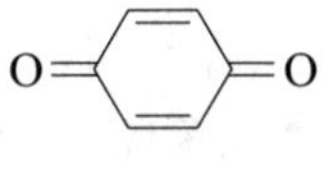

萘-1, 4-醌
(对位苯醌)

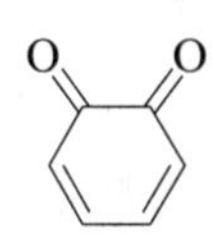

苯-1, 2-醌
(邻位苯醌)

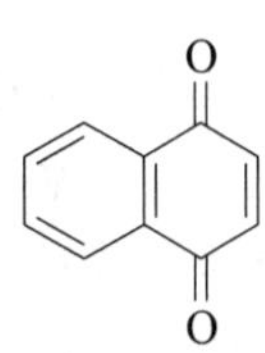

萘-1, 4-醌

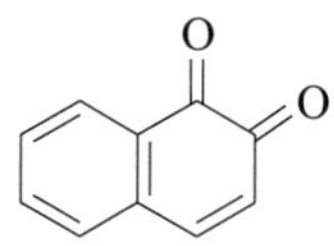
萘-1,2-醌

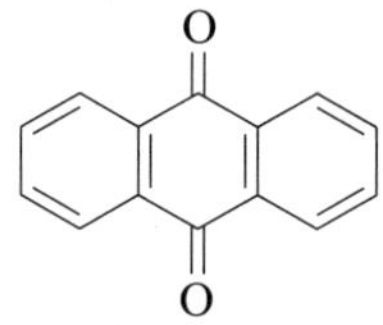
蒽-9,10-醌

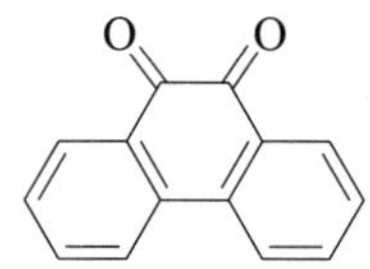
菲-9,10-醌

习题

1. 命名下列各化合物。

（1）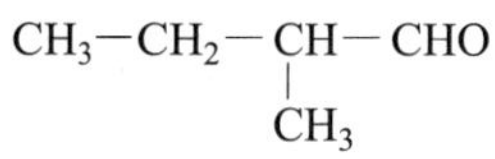

（2）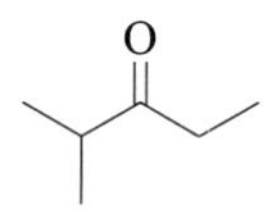

（3）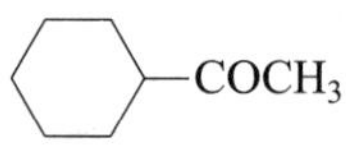

（4）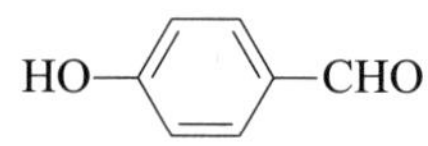

（5）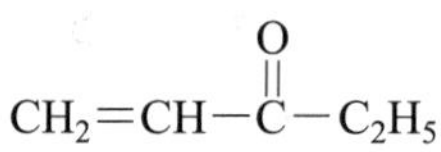

（6）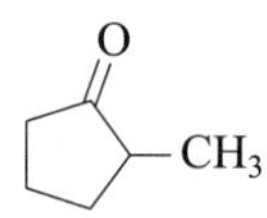

2. 完成下列各反应式。

（1）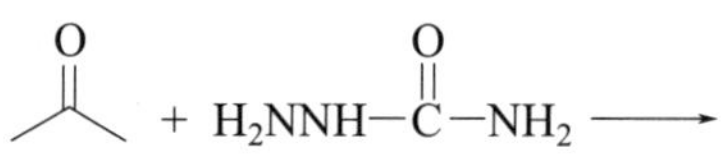

（2）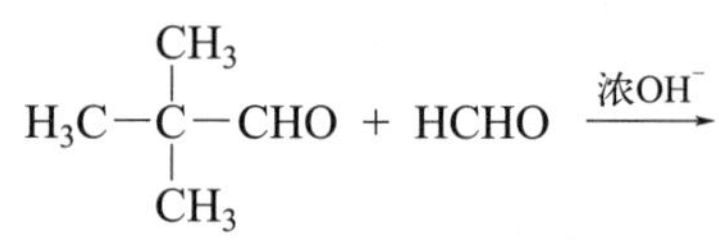

（3）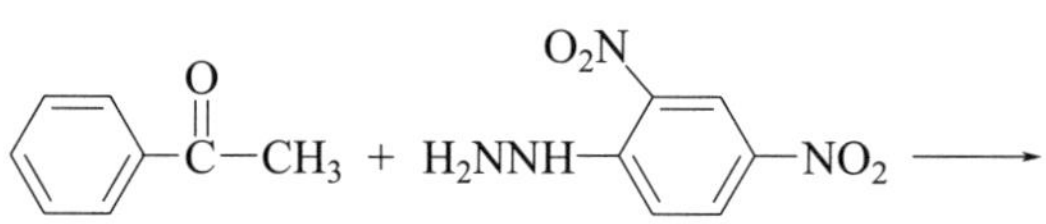

（4）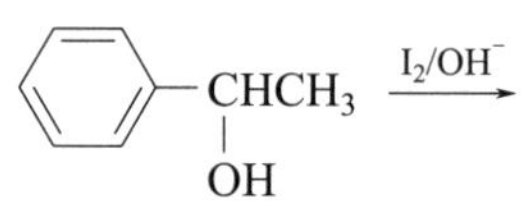

（5）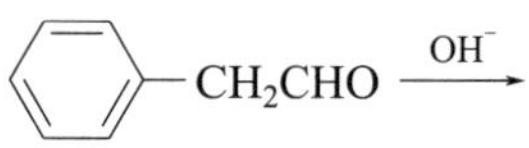

（6）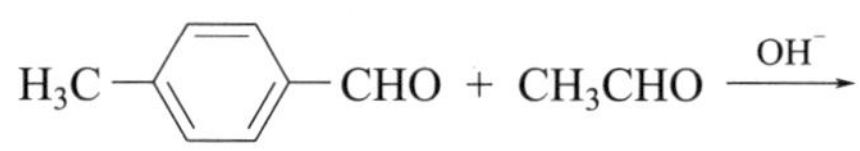

3. 将下列化合物按羰基活性由大到小的顺序排列。

（1）2,2,4,4-四甲基戊-3-酮、丙醛、丁酮、乙醛、β-萘甲醛

（2）乙醛、丙酮、三氟乙醛、氯乙醛、甲醛

4. 下列化合物中哪些能与饱和 $NaHSO_3$ 加成？哪些能发生碘仿反应？分别写出反应产物。

（1）丁-2-酮　（2）丁醛　（3）乙醇　（4）甲醛

（5）环己酮　（6）戊-2-酮　（7）2-甲基丙醛　（8）苯乙酮

5. 用简单的化学方法区分下列各组物质。

（1）乙醛和丙醛　（2）戊 2 酮、戊-3-酮与己-2-醇

（3）苯乙酮和戊-2-酮　（4）丁-3-烯醛和丁醛

（5）苯甲醛、苯甲醇、苯乙酮

6. 用反应式表示如何完成以下转变。

（1）乙炔转化为 CH_3CH_2OH

（2）丙烯转化为 CH_3COCH_3

（3）$CH_3CH_2CHO \longrightarrow CH_3CH_2CH(OH)COOH$

（4）$CH_3COCH_3 \longrightarrow H_3C{-}C(OH)(CH_3){-}CH_2COCH_3$

（5）CH_3CH_2CHO 转化为 $CH_3COCH_2CH_3$

（6）$CH_3CH_2CH_2OH \longrightarrow H_3C{-}C(OH)(CH_3){-}CH_2CH_2CH_3$

（7）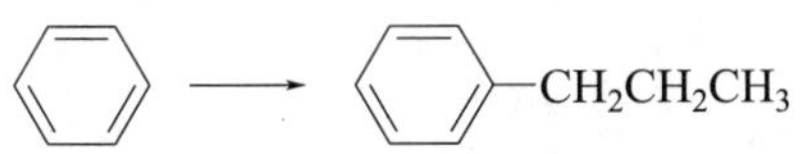

7. 写出符合下述条件的化合物可能的结构式。

（1）$C_4H_8Cl_2$，水解后生成 C_4H_8O；后者能与羟胺生成肟，但与托伦试剂无反应。

（2）$C_5H_{10}O$，可还原为戊烷并能与苯肼反应生成苯腙，但与托伦试剂无反应，也无卤仿反应。

（3）$C_5H_8O_2$，可还原为戊烷，能与羟胺生成二肟，也能与费林溶液生成 Cu_2O，并有碘仿反应。

8. 某化合物 A 分子式为 $C_6H_{12}O$，能与 2,4-二硝基苯肼反应生成黄色沉淀，但不能与 Tollens 试剂发生银镜反应。将 A 催化氢化后得化合物 B，将 B 与浓 H_2SO_4 作用并高温加热得化合物 C，将 C 用臭氧氧化并以锌粉处理得一分子醛 D 和一分子酮 E，D 不能发生碘仿反应。试推导 A～E 的结构式。

9. 化合物 A C_8H_8O 与托伦试剂无反应，但与 2,4-二硝基苯肼生成相应的苯腙，也有碘仿反应；A 经 Clemmensen 还原得乙苯。试推导 A 的结构式。

10. 分子式为 $C_8H_{14}O$ 的化合物 A 可使溴很快褪色，也可与苯肼反应。A 氧化后可得到丙酮与化合物 B，B 与次碘酸钠生成碘仿与丁二酸。试写出 A、B 的结构式，并用反应式表示上述化学变化。

11. 分子式为 $C_9H_{10}O_2$ 的化合物Ⅰ能溶于 NaOH，并能分别与溴水、羟胺与氨基脲发生作用，但不能还原托伦试剂。如用 $LiAlH_4$ 将Ⅰ还原，则生成Ⅱ $C_9H_{12}O_2$，Ⅰ及Ⅱ都有卤仿反应。Ⅰ以 Zn-Hg/HCl 还原得Ⅲ $C_9H_{12}O$，Ⅲ与 NaOH 反应后再与 CH_3I 共热得Ⅳ $C_{10}H_{14}O$，以 $KMnO_4$ 将Ⅳ氧化生成对甲氧基苯甲酸。试推导Ⅰ可能的结构式。

第九章 羧酸、取代羧酸及羧酸衍生物

分子中具有羧基(carboxyl group)的有机化合物称为羧酸(carboxylic acid)，可用通式RCOOH表示。羧酸分子中烃基上的氢原子被其他原子或基团取代的化合物称为取代羧酸(substituted carboxylic acid)，常见的取代羧酸有卤代酸、氨基酸、羟基酸和酮酸。羧基中羟基被其他原子或官能团取代的化合物称为羧酸衍生物(carboxylic acid derivative)，重要的羧酸衍生物有酰卤、酸酐、酯及酰胺。

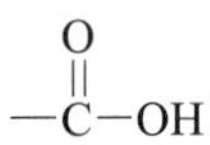

羧基
carboxyl group

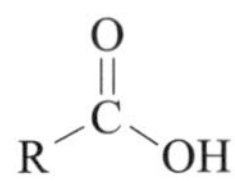

羧酸
carboxylic acid

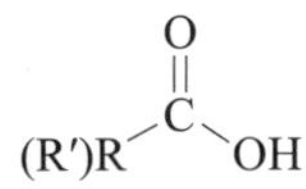

取代羧酸
substituted carboxylic acid
R'=X, OH, NH_2, =O

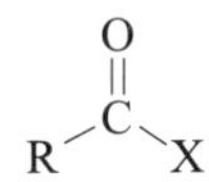

羧酸衍生物
carboxylic acid derivative

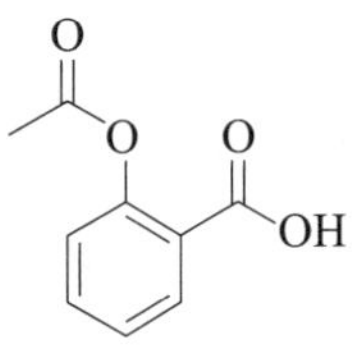

阿司匹林
aspirin

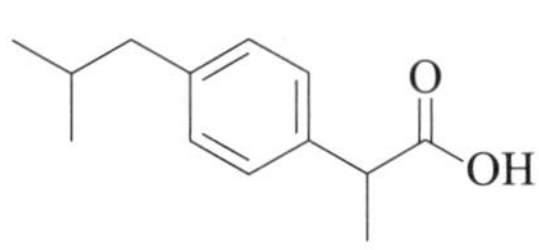

布洛芬
ibuprofen

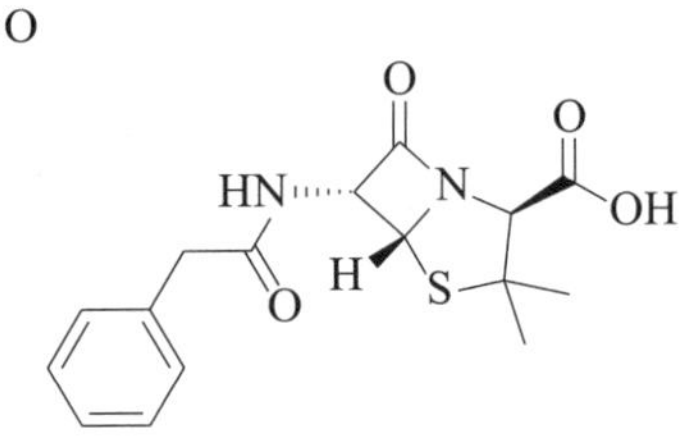

青霉素
penicillin

羧酸、取代羧酸及羧酸衍生物广泛存在于动植物体内，它们参与了动植物的生命过程，具有重要的生理活性。日常生活中，食用醋，含有3%～5%的乙酸；肥皂，是高级脂肪酸的钠盐；食用油，是高级脂肪酸甘油酯。它们也是一类与医药关系十分密切的有机物，常作为合成药物的中间体或者原料，或者本身就是一种药物，例如：临床常用药物阿司匹林(乙酰水杨酸，一个酯类前药)、布洛芬(一种芳基丙酸)、青霉素(其核心结构含有不稳定的β-内酰胺环，是一种特殊的酰胺)等。在战场急救中，用作止血粉的聚乳酸纤维可在体内水解为乳酸(一种羟基酸)被吸收，是生物可吸收材料的典型应用。

第一节 ▶ 羧酸

一、结构和分类

羧酸与醛、酮类化合物都具有羰基结构，但在性质上却有明显的差异。形式上看，羧基是由羰基与羟基组成的，它可以有3种表达形式：—COOH、$—CO_2H$或$-\overset{\overset{\large O}{\|}}{C}-OH$。羧基中

的碳原子为 sp^2 杂化，它以 3 个 sp^2 杂化轨道分别与 2 个氧原子和另 1 个烃基的碳原子(或氢原子)形成 3 个 σ 键，余下的 p 轨道与 1 个氧原子的 p 轨道侧面重叠形成 1 个 π 键。因此，羧基是一个平面结构，3 个 σ 键间的夹角约为 120°。羟基氧原子的未共用 p 电子对与 π 键形成 p-π 共轭，其结构如图 9-1 所示。X 射线衍射实验证明，在甲酸分子中 C═O 双键键长为 0.123 nm，较醛、酮中的羰基键长(0.120 nm)有所增长；C—O 单键键长为 0.136 nm，较醇中的 C—O 单键键长(0.143 nm)为短。这表明羧基中的羰基和羟基之间发生了相互影响(p-π 共轭)。由于 p-π 共轭效应的影响，羧基的化学性质主要受两个方面的影响：①羰基的吸电子作用，使羟基 O—H 具有明显的酸性；②羟基的给电子作用，降低了羰基碳的正电性，使其亲核加成活性低于醛、酮。

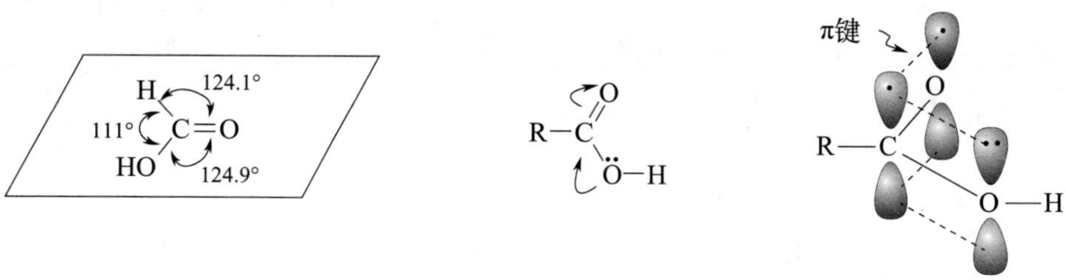

(a) 甲酸键角　(b) 羧酸Lewis结构式　(c) 羧酸电子云图

图 9-1　羧基的结构

按羧基所连接的烃基种类不同，羧酸可分为脂肪族羧酸(aliphatic carboxylic acids)、脂环族羧酸(cycloaliphatic carboxylic acids)、芳香族羧酸(aromatic carboxylic acids)；按烃基是否饱和可分为饱和羧酸(saturated carboxylic acids)、不饱和羧酸(unsaturated carboxylic acids)；按分子中所含羧基的数目不同，可分为一元羧酸(mono carboxylic acids)、二元羧酸(dicarboxylic acids)和多元羧酸(polycarboxylic acids)等。

CH_3COOH 一元酸 脂肪酸

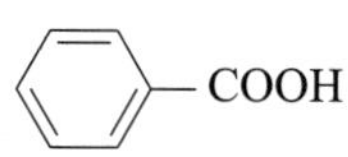
一元酸 芳香酸

HOOC—COOH 二元酸 脂肪酸

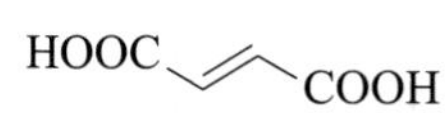
二元酸 不饱和脂肪酸

二、命名

按照有机化合物系统命名法的基团优先次序规则(IUPAC 规则)，羧酸作为最优先的官能团时，其系统命名法与醛类似。一些简单的羧酸常用普通命名法。

将含有羧基的最长碳链对应的烃作为母体，加后缀“酸”在母体烃后面，从羧基碳开始对碳链进行编号。例如：

HCOOH
甲酸
formic acid

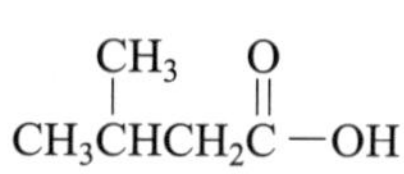
3-甲基丁酸
3-methylbutanoic acid

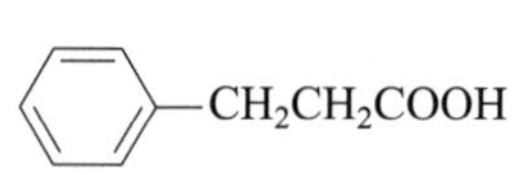
3-苯基丙酸
3-phenylpropanoic acid

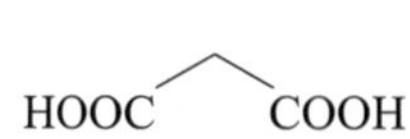
丙二酸
malonic acid

当 3 个以及 3 个以上羧基与直链烃基直接相连，或者羧基直接与环烃碳相连时，将此“直链烃”或“环烃”看作母体，在母体烃名称加后缀“甲酸”进行命名。例如：

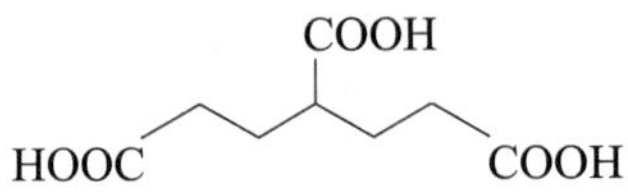

戊烷-1,3,5-三甲酸
pentane-1,3,5-tricarboxylic acid

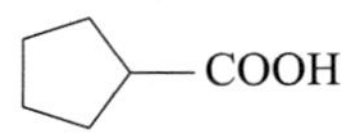

环戊基甲酸
cyclopentanecarboxylic acid

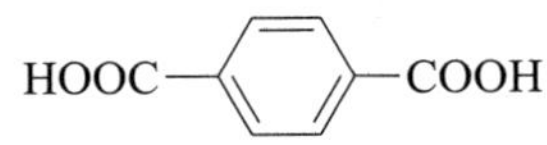

苯-1,4-二甲酸
terephthalic acid

早期一些从自然界获得的酸常根据它们的来源而多有俗名。例如：

HCOOH
蚁酸
formic acid

CH_3COOH
醋酸
acetic acid

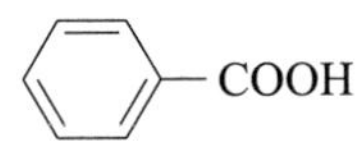

安息香酸
benzoic acid

HOOC—COOH
草酸
oxalic acid

第二节 ▸ 羧酸的性质

一、物理性质

在饱和一元羧酸中，含 1～9 个碳原子的低、中级脂肪酸是液体，它们都有强烈的气味，如甲酸、乙酸具有刺鼻臭味；丙酸至壬酸具有不愉快的恶臭；高级脂肪酸如硬脂酸、软脂酸为白色蜡状固体；二元羧酸和芳酸都是结晶固体。在饱和一元酸中，甲酸至丁酸在室温下与水混溶；其他羧酸随碳链增长，水溶性迅速降低，含 10 个碳以上的羧酸则不溶于水；低级二元酸可溶于水，而芳酸水溶性小。羧酸的沸点比分子量相近的醇沸点还高，这是因为羧酸是极性分子，相互间能形成强的氢键，两分子羧酸可通过氢键形成二聚体：

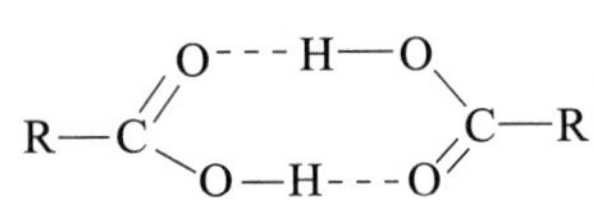

羧酸二聚体

羧酸在固态和液态时主要以双分子聚合体的形式存在，甲酸、乙酸甚至在气体状态下仍以双分子聚合体的形式存在。饱和一元酸的沸点和熔点的总趋势都是随碳链增长和分子量增大而升高。但熔点的变化是呈锯齿状上升，即含偶数碳原子酸的熔点高于前后相邻奇数碳原子酸的熔点。这是由于在晶体中，羧酸分子的碳链呈锯齿状排列，只有含偶数碳原子酸的链端甲基和羧基分处于链的两侧，这种形式具有较高的对称性，在晶格中排列得更为紧密，分子间的吸引力更大，因而具有更高的熔点（表 9-1）。

表 9-1　常见羧酸的物理常数

名称	熔点/℃	沸点/℃	溶解度/(g/100g H_2O)
甲酸	8.4	100.5	∞
乙酸	16.6	117.9	∞
丙酸	−20.8	141	∞
丁酸	−4.3	163.5	∞
2-甲基丁酸	−46.1	153.2	22.8

续表

名称	熔点/℃	沸点/℃	溶解度/(g/100g H_2O)
戊酸	−33.8	186	≈5
己酸	−2	205	0.96
苯甲酸	122.4	249	0.34
苯乙酸	77	265.5	—
乙二酸	189.5	—	8.6
丙二酸	135.6	—	74.5
丁二酸	185	—	5.8
戊二酸	99	—	63.9
己二酸	153	—	1.5

二、化学性质

如果从结构上把羧酸看作是羰基的羟基衍生物，那么便可以预见它们的性质和功能：羟基氢具有酸性，氧具有碱性和亲核性，羰基碳可受亲核试剂进攻，羟基在一定条件下可以被取代，受羧基的吸电子影响，α-H 具有一定的活性。

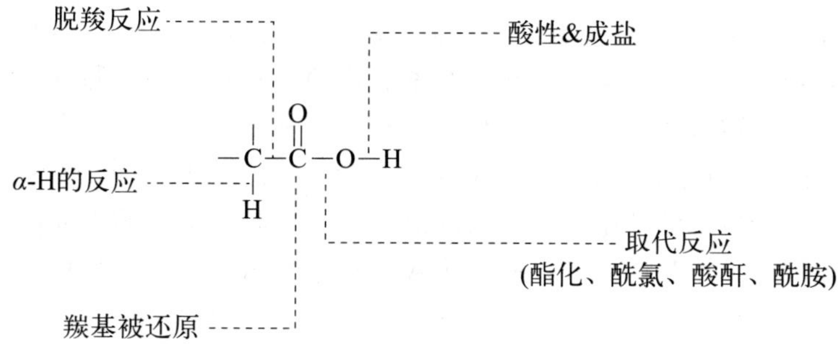

1. 酸性

在具有酸性的有机化合物中，羧酸是最重要最具代表性的一类物质。它们的酸性表现为在水溶液中可解离出质子，可与碱作用生成羧酸盐，而这些盐用强酸酸化又生成羧酸。

$$RCOOH \rightleftharpoons RCOO^- + H^+$$
$$RCOOH + NaOH \longrightarrow RCOONa + H_2O$$
$$RCOONa + HCl \longrightarrow RCOOH + NaCl$$

由于羧酸的酸性比碳酸强，所以不溶于水的羧酸能溶于 $NaHCO_3$ 溶液；酚类化合物不溶于 $NaHCO_3$，所以实验室中常用 5% $NaHCO_3$ 水溶液来鉴别羧酸和酚。羧酸盐是离子化合物，具有盐类的一般性质。羧酸的钠盐、钾盐及铵盐一般易溶于水，故制药工业中常用这一性质，将不溶于水的药物变成水溶性的。如常用的抗生素青霉素 G，其本身是酸性的，水溶性差且不稳定，将其制成钠盐或钾盐后，不仅提高了水溶性便于制成注射剂，也增强了其固体的稳定性。

羧酸酸性与分子结构有关，影响酸性强弱的因素比较复杂，但总的来说，若羧酸分子烃基上的氢被甲基等给电子基所取代，给电子诱导效应（+I）增加羰基碳原子上的电子云密度，从而导致—OH 氧原子的电子云密度增加，削弱了羧基中 O—H 键的极性，使氢原子难以解离，酸性减弱。反之，若羧酸分子烃基上的氢被卤素、羟基、硝基等电负性大的取代基所取代，吸电子诱导效应(-I)降低了羰基碳原子上的电子云密度，进一步降低—OH 氧原子的电子云密度，增强了羧基中 O—H 键的极性，使氢原子易于解离，酸性增强。

例如：从甲酸到丙酸，pK_a 为 3.77～4.87。羧基上所连烷基取代基的电负性较氢小，给电子诱导效应依次增大，由于烷基的给电子效应使分子中氧氢键的极性较甲酸中的小，因而较难解离出氢，故酸性强弱顺序为：甲酸＞乙酸＞丙酸。

名称	结构式	pK_a
甲酸	HCOOH	3.77
乙酸	CH_3COOH	4.74
丙酸	CH_3CH_2COOH	4.87

卤原子的吸电子诱导效应(-I)强弱顺序为 F＞Cl＞Br＞I，所以 4 种一卤代乙酸的酸性强弱顺序是：氟乙酸＞氯乙酸＞溴乙酸＞碘乙酸；

	FCH_2COOH	＞	$ClCH_2COOH$	＞	$BrCH_2COOH$	＞	ICH_2COOH
pK_a	2.66		2.86		2.87		3.13

取代基的诱导效应在饱和链上的传递随距离的增加而逐渐减小，通常经过 3 个原子后影响就很小了，因此下面 3 种羧酸的酸性应是：α-氯丁酸＞β-氯丁酸＞γ-氯丁酸；

	$CH_3CH_2CH(Cl)COOH$	＞	$CH_3CH(Cl)CH_2COOH$	＞	$CH_2(Cl)CH_2CH_2COOH$
pK_a	2.86		4.41		4.70

同理可知，不同数目的氯原子取代的三种乙酸，其酸性应为：三氯乙酸＞二氯乙酸＞一氯乙酸＞乙酸。

	Cl_3CCOOH	＞	$Cl_2CHCOOH$	＞	$ClCH_2COOH$	＞	CH_3COOH
pK_a	0.64		1.26		2.86		4.74

当羧酸的烃基部分与羧基构成共轭体系时，除诱导效应外，还存在着共轭效应。苯甲酸可以看作甲酸的苯基衍生物，其酸性比甲酸弱。这是由于苯环与羧基共轭，电子云向羧基偏移，增加了羧基碳原子的电子云密度。如果苯环与羧基间距离增加，则共轭效应不复存在。例如，苯乙酸的苯环对羧基的影响仅为－I 效应，其 pK_a 接近于乙酸。

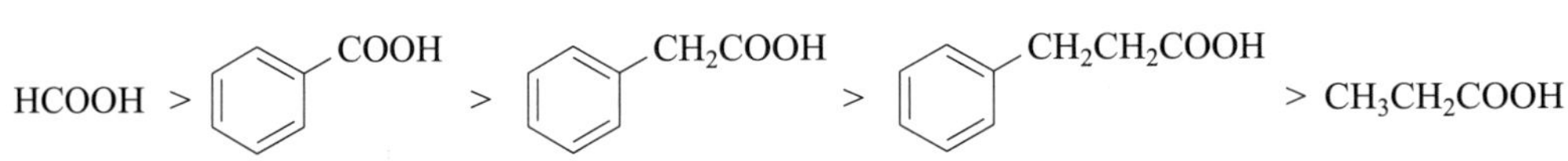

pK_a　3.75　4.20　4.28　4.66　4.86

苯环上取代基对芳酸酸性的影响，除取代基的结构因素外，还受取代基与羧基的相对位置影响。当苯甲酸的对位连有硝基或甲氧基时，因距羧基较远，诱导效应很弱，主要为共轭效应。硝基吸电性的－C 效应使酸性增强，二甲氧基因给电性的＋C 效应而使酸性减弱。

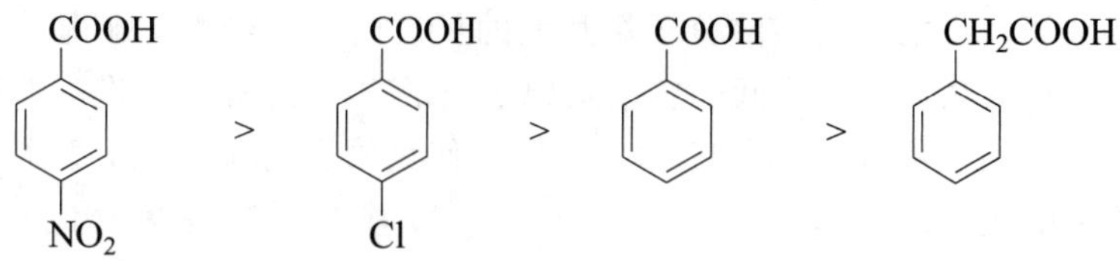

pK$_a$ 3.41 3.98 4.20 4.28

苯环上取代基对芳酸酸性的影响，除取代基的结构因素外，还随取代基与羧基的相对位置不同而异。多数邻位取代苯甲酸的酸性强于苯甲酸及其相对应的对、间位取代酸。这是由于邻位基团的存在，羧基与苯环的共平面性相对于间位和对位取代酸被削弱，从而导致苯环的给电子共轭效应减弱，这种邻位基团对活性中心的影响称为邻位效应。

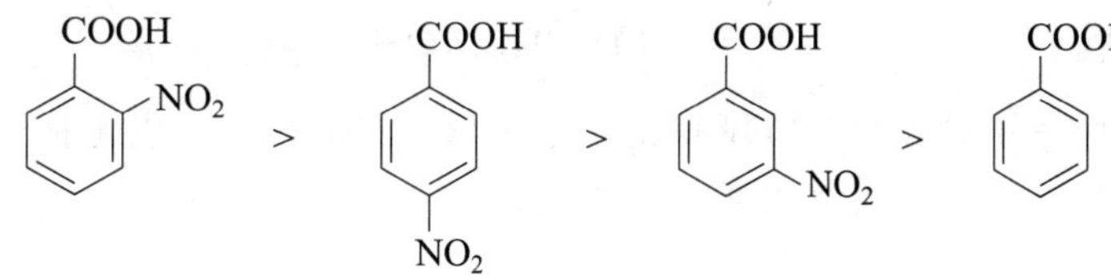

pK$_a$ 2.21 3.40 3.46 4.20

二元羧酸分两步解离，一般情况下，K_{a1} 比 K_{a2} 大得多，如乙二酸的 pK_{a1}＝1.25，pK_{a2}＝4.14；丙二酸的 pK_{a1}＝2.83，pK_{a2}＝5.69。这是由于解离前，一个羧基对另一个羧基有$-I$ 效应，使羧基易于解离出氢离子，而解离后的羧基负离子对第二个羧基有$+I$ 效应，使得第二个羧基较难离解，所以总是 pK_{a1}＜pK_{a2}。

2. 取代反应

羧酸羧基中的羟基，被卤素、酰氧基、烷氧基或氨基取代，形成的化合物作为羧酸的衍生物分别被命名为酰卤、酸酐、酯或酰胺。

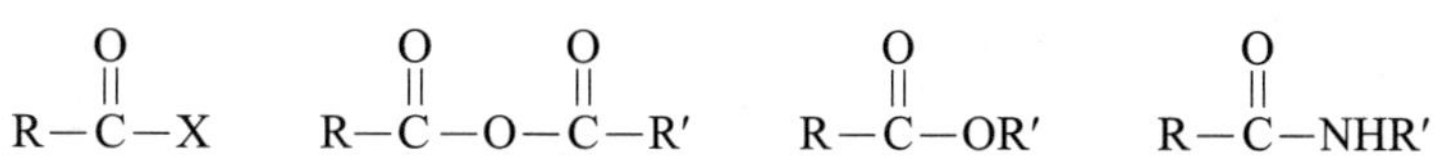

酰卤 羧酸酐 羧酸酯 酰胺

上述羧酸衍生物的反应，大多是羧基中羰基上的碳与亲核试剂的反应。但由于羧基中羰基的 π 电子与羟基氧原子的一对电子共轭，使羰基碳的亲电能力降低。因此，一般能与醛或酮反应的亲核试剂，很难与羧酸进行反应。羧酸发生这类反应，需要在酸或碱催化下进行。

(1)酰卤的生成

羧酸(甲酸除外)与磷的卤化物(PX_3、PX_5)或亚硫酰氯($SOCl_2$)作用时，羧酸中的羟基被卤素原子取代生成相应的酰卤(acyl halide)。例如：

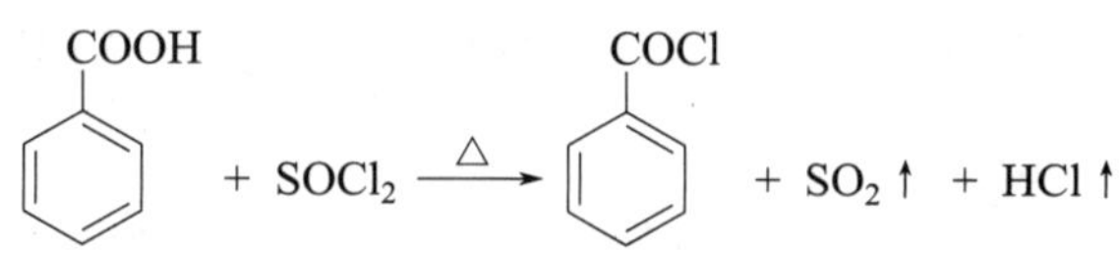

$$3CH_3CH_2CH_2-\overset{O}{\overset{\|}{C}}-OH + PCl_3 \xrightarrow{\triangle} 3CH_3CH_2CH_2-\overset{O}{\overset{\|}{C}}-Cl + H_3PO_3$$

$$CH_3(CH_2)_5CH_2-\overset{O}{\overset{\|}{C}}-OH + PCl_5 \xrightarrow{\triangle} CH_3(CH_2)_5CH_2-\overset{O}{\overset{\|}{C}}-Cl + POCl_3 + HCl\uparrow$$

酰卤是化学性质很活泼的物质，容易水解。可用蒸馏法分离提纯，但应避免与水接触。在实验室内制备酰氯时，用亚硫酰氯比较方便。这是由于产物除酰氯外，SO_2 和 HCl 都是气体，容易与酰氯分离。过量的亚硫酰氯因沸点较低（79 ℃），可用蒸馏法除去。酰卤的反应活性高，常作为酰化试剂用于含酰基药物的合成。例如，在合成局部麻醉药普鲁卡因的过程中，就需要使用对硝基苯甲酰氯作为关键中间体。由于酰卤对湿气和黏膜的强烈刺激性，在实验室和生产中需在通风橱内操作并佩戴防护装备。

（2）酸酐的生成

除甲酸外，一元羧酸与脱水剂共同加热时，两分子羧酸可脱去一分子水，生成酸酐（anhydride）。

$$R-\overset{O}{\overset{\|}{C}}-OH + R-\overset{O}{\overset{\|}{C}}-OH \xrightarrow[\triangle]{P_2O_5} R-\overset{O}{\overset{\|}{C}}-O-\overset{O}{\overset{\|}{C}}-R$$

五元或六元酸酐，可由相应的二元酸加热，分子内脱水制备。

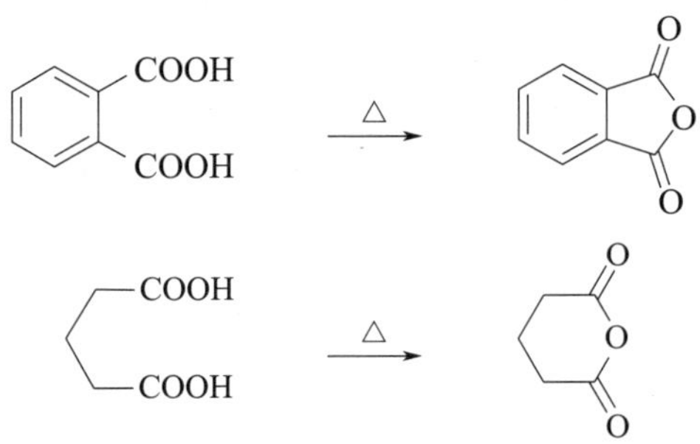

（3）酯化（esterification）

酯化是酸和醇脱水生成酯（ester）的反应。羧酸酯是有机酸酯中最重要的一类化合物。羧酸与醇的酯化是可逆反应，而且反应速率慢，需要酸（无水 HCl、浓 H_2SO_4 或苯磺酸）作催化剂。为了提高产率，可以使用过量的某一反应物，如加过量的酸或醇；或者除去反应生成的水，在酯化的过程中采用共沸等方法，随时把产生的水除去，使平衡不断向生成酯的方向移动，可提高产率。在药物设计中，常利用酯化反应制备“前药”。例如，抗血栓药氯吡格雷就是一种前药，其在体内经酯酶水解转化为活性代谢物才能起效。

$$R-\overset{O}{\overset{\|}{C}}-OH + H-OR' \overset{H^+}{\rightleftharpoons} R-\overset{O}{\overset{\|}{C}}-OR' + H_2O$$

通常，伯醇、仲醇与羧酸的酯化反应是由羧酸分子中羟基与醇羟基的氢结合，脱水，生成相应的羧酸酯，其反应机制如下。

第一步：催化剂 H^+ 使羧酸的羰基质子化形成氧鎓离子，进而羰基碳原子带有更高的正电性，有利于亲核试剂（ROH）的进攻。

第二步：亲核试剂（醇）与质子化的羧酸加成，生成四面体的中间产物。这是酯化反应的关键一步，也是决定反应速率的一步。

第三步：质子转移，再消去水和质子，生成羧酸酯。

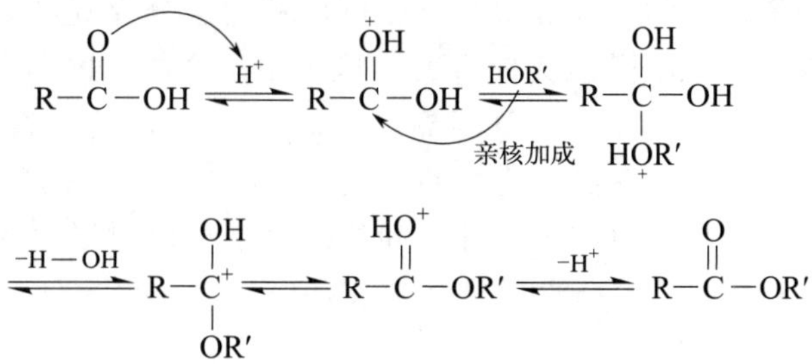

不同结构的羧酸或醇的酯化反应速率不一样。同一种羧酸与不同的醇反应时，反应速率的大小次序为：甲醇＞伯醇＞仲醇。同一种醇与不同的羧酸酯化时，反应速率大小次序为：甲酸＞乙酸＞RCH_2COOH＞$R_2CHCOOH$＞R_3CCOOH。这是由于羧酸中的羧基或醇中的羟基所连基团较大时，产生位阻效应，使羰基碳在从 sp^2 杂化转变为 sp^3 杂化时更加困难，同时烃基的增大阻碍了亲核试剂的进攻，使酯化反应速率减慢。

然而，叔醇与羧酸酯化时，由于其作为亲核试剂时位阻过大，同时在酸性条件下叔醇也能够质子化而脱水形成相对稳定的三级碳正离子，因此，叔醇与羧酸酯化时不按亲核加成-消除机制成酯，而是按碳正离子机制成酯，其反应机制如下：

第一步，在酸性条件下叔醇质子化脱水形成相对稳定的三级碳正离子；

第二步，羧酸中羰基氧进攻碳正离子，再消去质子，生成羧酸酯。

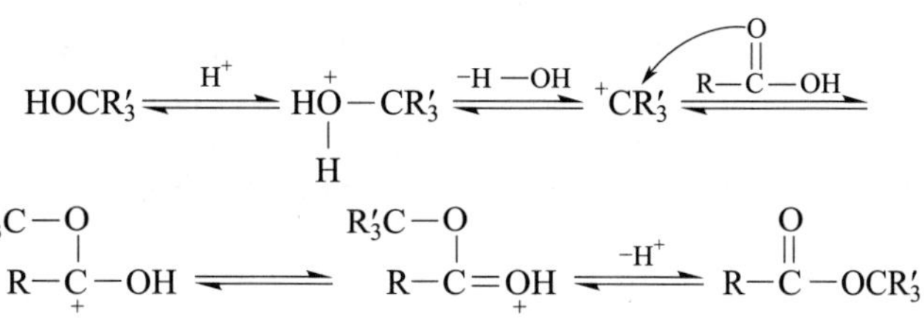

值得注意的是，由于叔碳正离子易发生重排和消除等副反应，因此通过此路径制备叔醇酯时，产率和纯度可能受到影响。

(4)酰胺的生成

羧酸与氨反应按亲核加成-消除机制，生成相应的酰胺。

$$R-\overset{O}{\overset{\|}{C}}-OH + R'NH_2 \xrightarrow{\triangle} R-\overset{O}{\overset{\|}{C}}-NHR + H_2O$$

酰胺是一类在生命科学中具有基石意义的化合物。蛋白质和多肽的主链就是由酰胺键(肽键)连接而成的。此外，绝大多数抗生素(如青霉素类、头孢菌素类)、镇静催眠药(如巴比妥类)和抗肿瘤药(如环磷酰胺)都含有酰胺键结构。

3. 热解反应

羧酸在高温下受热，会发生热解反应，根据结构不同，可能发生脱羧反应、脱水反应或者既发生脱羧又脱水。

(1)脱羧反应

羧酸脱去羧基放出二氧化碳的反应叫脱羧反应(decarboxylation)。反应的结果是从羧基脱去 CO_2。一般来说，当羧基的 α-碳上连有较强的吸电子基团(如硝基、卤素、羰基、氰基、羧基等)时，较易发生脱羧反应。例如，二元酸(乙二酸、丙二酸及其烷基衍生物)受热时易于脱羧：

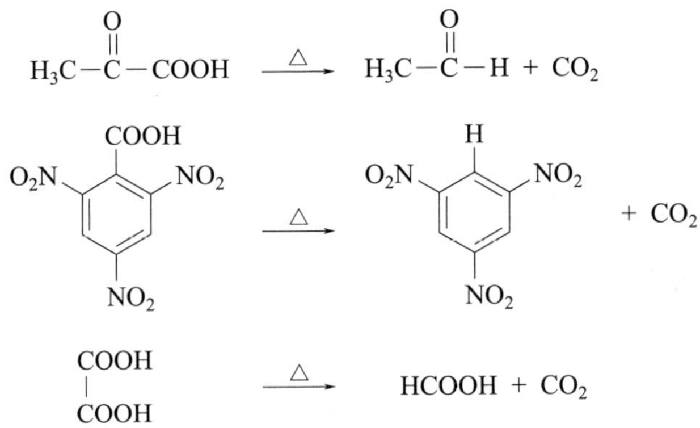

(2)脱水反应

丁二酸、戊二酸受热发生脱水反应，生成环状酸酐。

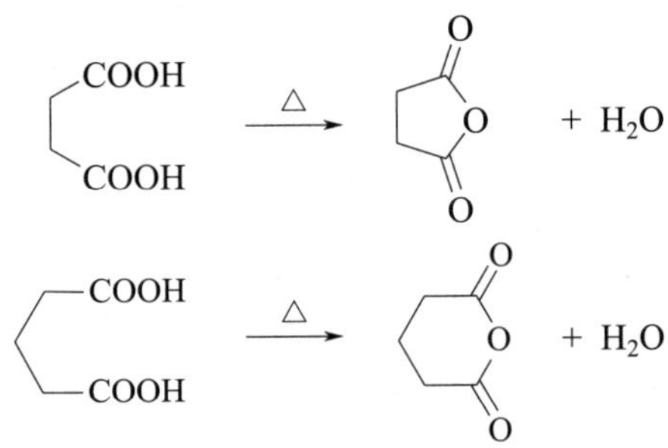

(3)脱羧脱水反应

有些二元羧酸(己二酸、庚二酸以及它们的烷基衍生物)受热时，同时脱羧和脱水，产物是五元或六元的环酮。庚二酸以上的二元酸在受热时易生成聚酐。

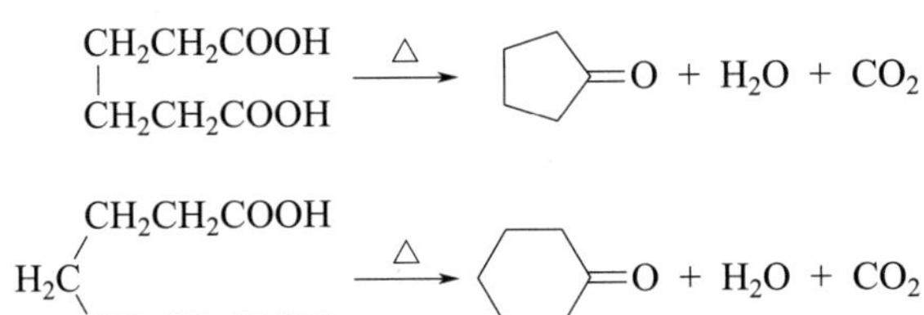

羧酸在发生脱羧脱水反应时，遵循布朗克(Blanc)规则，即在有机反应中，如果存在成环的可能性，通常倾向于形成五元环或六元环。

4. 还原反应

与醛、酮的羰基不同，羧基中的羰基通常很难被还原，需用强还原剂如 $LiAlH_4$ 将其还原为伯醇。

$$R-\overset{O}{\overset{\|}{C}}-OH \xrightarrow{LiAlH_4} R-CH_2-OH$$

与催化氢化相比较，用 $LiAlH_4$ 作还原剂，不仅产率高而且还具有高度的化学选择性，烯酸在反应中其双键不受影响。

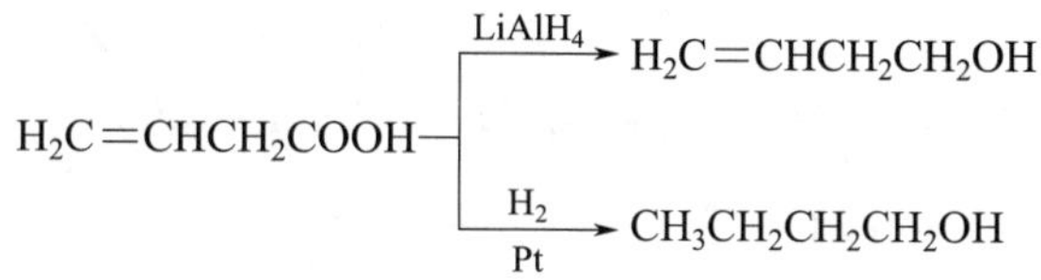

第三节 ▸ 取代羧酸

取代羧酸可以看成是羧酸分子中烃基上的氢被其他原子或原子团取代后的化合物。根据取代原子或基团的不同，最常见的取代羧酸分别是卤代酸、羟基酸、羰基酸和氨基酸。

取代羧酸属于多官能团化合物，他们的分子中既有羧基，又有其他官能团。在化学性质上，不仅具有每一种官能团的典型反应，而且还具有分子中不同官能团之间相互影响的一些特殊性质，这些性质说明多官能团化合物分子中各原子(团)不是孤立存在的，而是在一定的化学结构中相互联系和相互影响的。本章仅讨论羟基酸和羰基酸。氨基酸将在本书第十四章介绍。

一、羟基酸

羟基酸是分子中同时具有羟基和羧基两种官能团的化合物。根据羟基所连接的烃基不同，羟基酸可分为醇酸和酚酸两类，前者是指脂肪羧酸烃基上的氢原子被羟基取代的衍生物，而后者则是指芳香族羧酸芳环上的氢原子被羟基取代的衍生物。

1. 命名

羟基酸含有羟基和羧基两种官能团，而对于含有两种或几种官能团的化合物用系统命名法命名时，根据多官能团主官能团的优先顺序规则，选择主官能团，并以相应的化合物作为母体，其他的官能团都看成是取代基。含有羧基的化合物一般以羧酸为母体，其他官能团作为取代基来命名。例如：

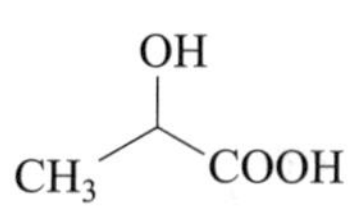

2-羟基丙酸(乳酸)

2-hydroxypropanoic acid

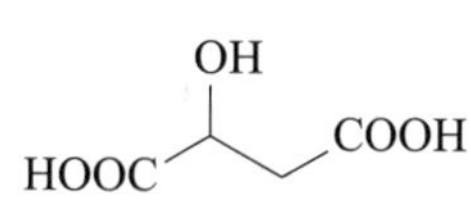

2-羟基丁二酸(苹果酸)

2-hydroxysuccinic acid

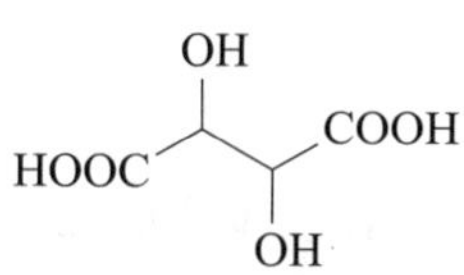

2,3-二羟基丁二酸(酒石酸)

2,3-dihydroxysuccinic acid

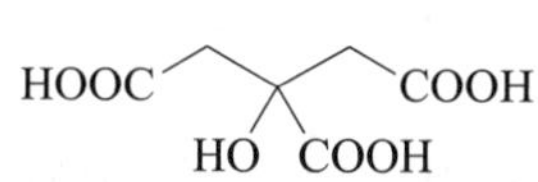

2-羟基丙烷-1,2,3-三甲酸(柠檬酸)

2-hydroxypropane-1,2,3-tricarboxylic acid

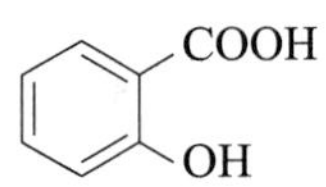

2-羟基苯甲酸(水杨酸)
2-hydroxybenzoic acid

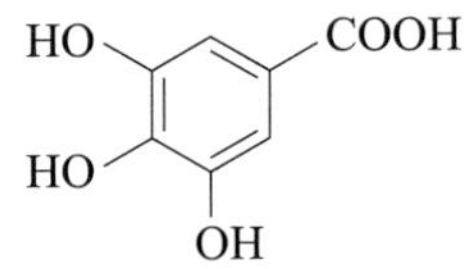

3,4,5-三羟基苯甲酸
3,4,5-trihydroxybenzoic acid

许多羟基酸还有俗名，其应用往往比系统命名更为广泛。例如：乳酸、酒石酸、柠檬酸、苹果酸及水杨酸等。果酸是从水果中提取的一类 α-羟基酸的总称，在美容和化妆品中普遍使用，包括柠檬酸、苹果酸、甘醇酸、乳酸等。果酸具有去皮肤角质、皮肤保润、改善皮肤质地，延缓皮肤老化，使皮肤美白、红润等作用。

2. 化学性质

羟基酸具有醇羟基和羧基的典型反应，由于羟基和羧基的相互影响，醇酸还具有一些特殊性质，这些特殊性质又因羟基和羧基的相对位置不同而有所差异。

（1）酸性

醇酸中，羟基具有吸电子诱导效应，因此一般醇酸酸性强于相应的羧酸，随着羟基越靠近羧基，对酸性的影响越大。例如：

$$
\begin{array}{lccccc}
 & HOCH_2COOH & > & HOCH_2CH_2COOH & > & CH_3COOH \\
pK_a & 3.83 & & 4.51 & & 4.74
\end{array}
$$

酚酸的酸性与电子效应、邻位效应等相关，例如：对羟基苯甲酸中羟基的给电子共轭效应大于其吸电子诱导效应，从而使酸性降低。

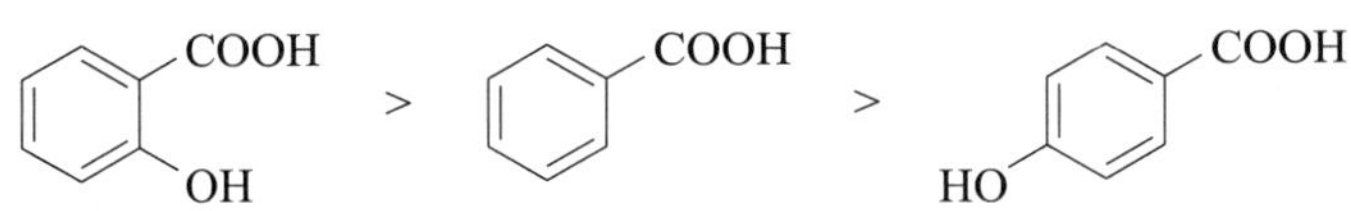

pK_a　　2.98　　4.17　　4.57

然而，水杨酸酸性却反常地比苯甲酸酸性强，主要是因为邻位羟基与羧基形成分子内氢键，解离后的羧基负离子也由于分子内氢键而稳定，有利于平衡右移。

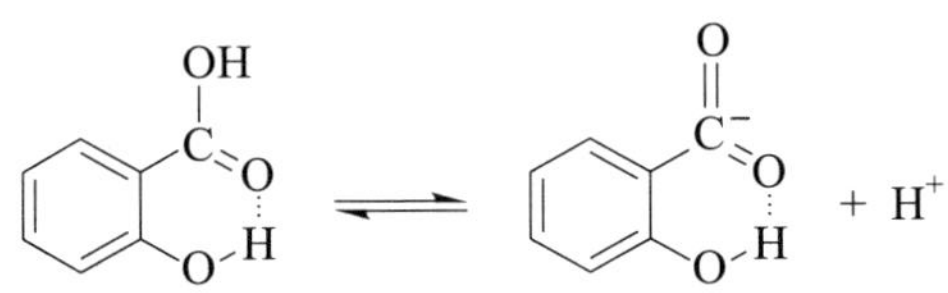

（2）羟基酸的氧化

受羧基的影响，醇酸分子中的羟基比醇分子中的羟基易被氧化。例如，Tollens 试剂和稀硝酸都不能氧化醇，但能氧化 α-醇酸生成 α-羰基酸。

$$HOOC-CH_2OH \xrightarrow{\text{稀}HNO_3} HOOC-CHO \xrightarrow{\text{稀}HNO_3} HOOC-COOH$$

$$HOOC-\underset{\substack{|\\OH}}{CH}-CH_3 \xrightarrow{\text{Tollens试剂}} HOOC-\underset{\substack{\|\\O}}{C}-CH_3 + Ag\downarrow$$

(3)羟基酸的脱水反应

α-羟基酸受热后发生双分子间的脱水反应，生成交酯(lactide)。例如：

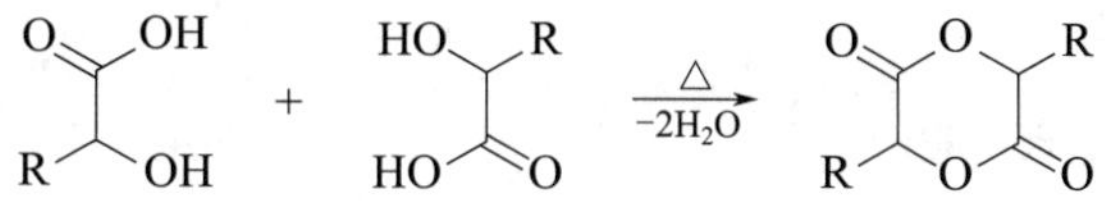

β-羟基酸受热时，羟基与相邻的 α-C 上的活泼氢脱去一分子水，生成 α,β-不饱和酸。

$$HOOC-CH_2-\underset{OH}{\underset{|}{CH}}-CH_3 \xrightarrow[-H_2O]{\triangle} HOOC-CH=CH-CH_3$$

γ-或 δ-羟基酸受热后，在同一分子内的羟基与羧基发生酯化反应，生成五元或六元的环状内酯(lactone)。例如：

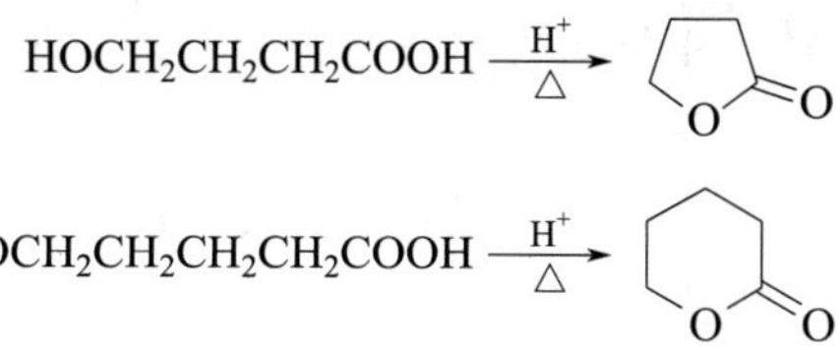

由于五元环和六元环稳定，因此 γ-和 δ-内酯也极易生成，γ-羟基酸甚至在室温下即可自动脱水生成五元或六元的环状内酯(lactone)。内酯通常为液体或熔点较低的固体，内酯结构广泛存在于天然产物和药物中。例如，他汀类降脂药辛伐他汀的核心结构就是内酯，其在体内水解开环后产生药效。

(4)脱羧反应

α-醇酸与硫酸共热，脱羧分解为少一个碳原子的醛或酮。芳环上连接有羟基的酚酸，加热时，也能发生脱羧反应，生成相应的酚。

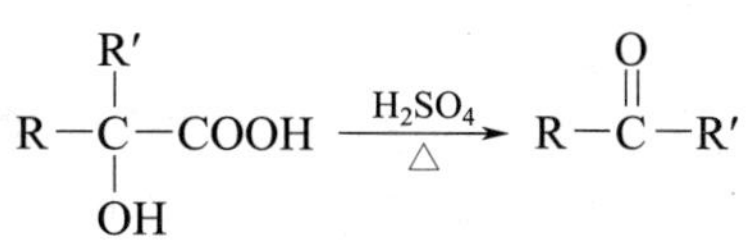

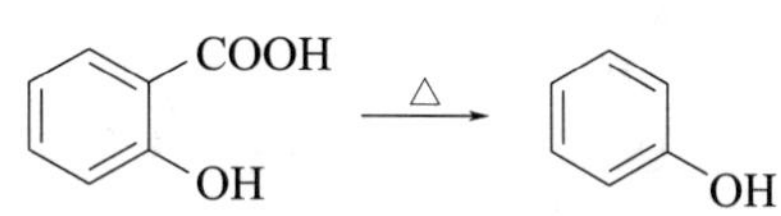

人体内的糖类等物质在代谢过程中，常产生羟基酸，这些羟基酸在酶的催化作用下，也发生类似上述的氧化、脱水和分解等反应。

二、羰基酸

羰基酸可以看成是羧酸分子中烃基上的两个氢原子被氧原子取代后的生成物，包括醛酸和酮酸两类。

1. 命名

分子中含有醛基或酮基的羧酸分别叫作醛酸或酮酸。最简单的醛酸是乙醛酸，最简单的酮酸是丙酮酸。醛酸和酮酸的系统命名法以羧酸为母体，选择包括羧基、醛基或酮羰基在内的最长碳链为主链，称为某酸。氧原子作为取代基并标出位置。有些酮酸还有医学上的习惯名称，例如丙酮酸、乙酰乙酸、草酰乙酸及 α-酮戊二酸等，它们都是与人体代谢有关的重要化合物。例如：

H—CO—COOH	H_3C—CO—COOH	HOOC—CH_2—CO—COOH
2-氧亚基乙酸(乙醛酸)	2-氧亚基丙酸(丙酮酸)	2-氧亚基丁二酸(草酰乙酸)
2-oxoacetic acid	2-oxopropanoic acid	2-oxosuccinic acid

2. 化学性质

羰基酸结构中因含有醛基和羧基或者酮羰基和羧基，因此羰基酸既具有醛酮的化学性质，也具有羧基的基本性质。由于醛酸种类较少，本小节只讨论酮酸的化学性质。

(1)酮酸的酸性

由于酮羰基的吸电子诱导效应比羟基更强，因此酮酸的酸性比相应的醇酸强，更强于相应的羧酸，且 α-酮酸的酸性比 β-酮酸酸性强。例如：

	H_3C—CO—COOH	>	H_3C—CO—CH_2COOH	>	H_3C—CH(OH)—COOH	>	CH_3CH_2COOH
pK_a	2.49		3.51		3.86		4.75

(2)酮酸的脱羧反应

α-酮酸与稀硫酸加热至 150 ℃，发生脱羧反应，生成少一个碳原子的醛。

$$R-\overset{O}{\overset{\|}{C}}-COOH \xrightarrow{稀H_2SO_4} R-\overset{O}{\overset{\|}{C}}-H + CO_2\uparrow$$

β-酮酸受热时比 α-酮酸更易脱羧，一方面是由于酮羰基上的氧原子的吸电子诱导效应，另一方面酮羰基上氧原子与羧基氢形成分子内氢键的缘故。这一化学性质在人体糖代谢和酮体代谢中具有至关重要的生物学体现。在肝脏中，乙酰乙酸(一种 β-酮酸)在酶催化下可自发或经乙酰乙酸脱羧酶作用脱羧生成丙酮，这是糖尿病酮症酸中毒患者呼出气有“烂苹果味”和尿液中可检测到丙酮的化学原理。反应历程如下：

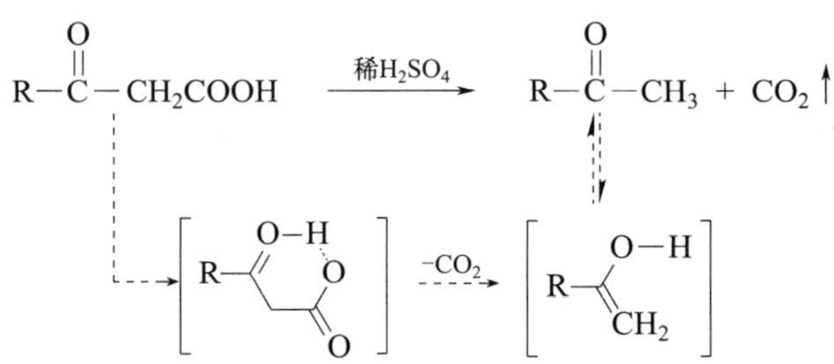

第四节 ▸ 羧酸衍生物

羧酸衍生物是指羧酸分子中羧基上的羟基被其他原子或原子团取代后生成的化合物。从结构上看，羧基中羟基被卤素(—X)、酰氧基(—OCOR)、烷氧基(—OR)或氨基(—NH_2

或—NHR，—NR_2)取代，分别生成酰卤、酸酐、酯或酰胺。结构通式如下：

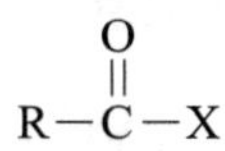
酰卤

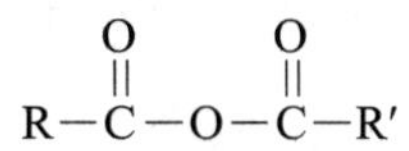
酸酐

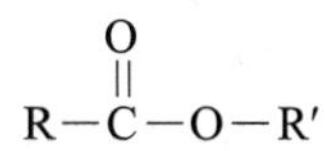
羧酸酯

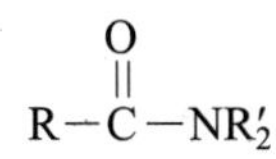
酰胺

一、命名

1. 酰卤

酰卤是将酰基的名称放在前面，卤素的名称放在后面来命名。例如：

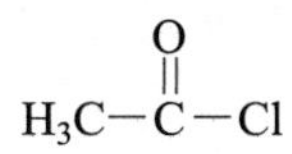
乙酰氯
acetyl chloride

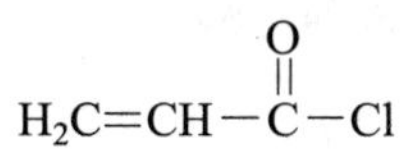
丙烯酰氯
acryloyl chloride

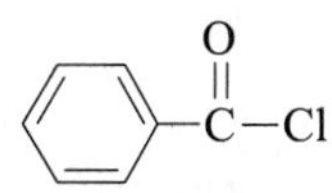
苯甲酰氯
benzoyl chloride

2. 酸酐

酸酐是根据相应的羧酸的名称来命名的，称为某(酸)酐。例如：

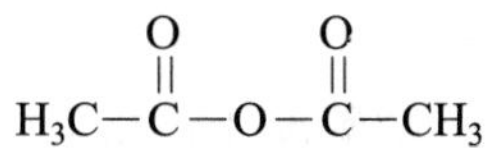
乙酸酐
acetic anhydride

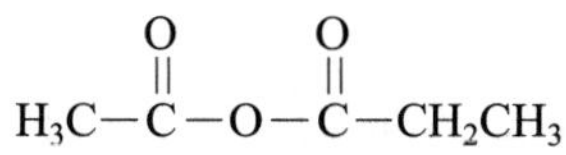
乙酸丙酸酐
acetic propionic anhydride

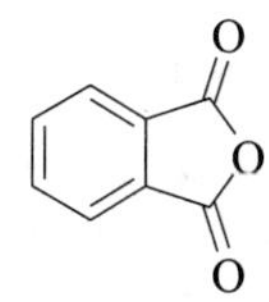
邻苯二甲酸酐
phthalic anhydride

3. 羧酸酯

羧酸酯是根据相应的羧酸及醇来命名。一元羧酸与一元醇的羧酸酯叫作“某酸某酯”；二元羧酸和同一种醇生成的酯称为“某二酸二某酯”；二元醇与同一羧酸生成的羧酸酯称为“某二醇二某酸酯”。环状酯的命名是将其相应的“酸”字变为“内酯”，数字是表示羟基的位置。例如：

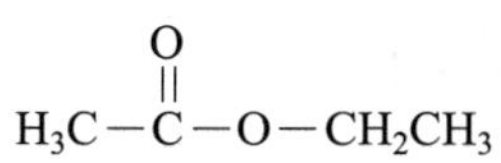
乙酸乙酯
ethyl acetate

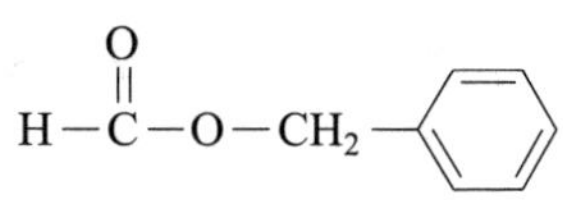
甲酸苄酯
benzyl formate

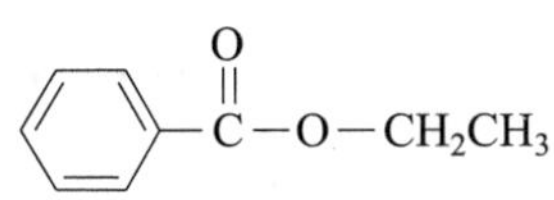
苯甲酸乙酯
ethyl benzoate

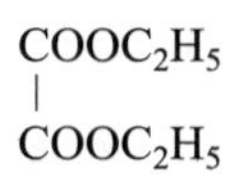
乙二酸二乙酯
diethyl oxalate

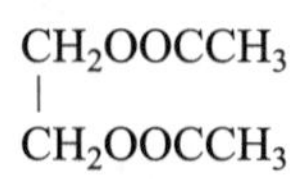
乙二醇二乙酸酯
ethane-1,2-diyl diacetate

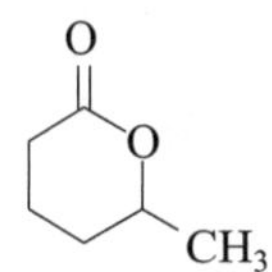
己-5-内酯
hexan-5-lactone

4. 酰胺

酰胺的命名与酰卤相似，称为“某酰胺”；若酰胺氮原子上有取代基，命名时取代基前加字母“*N*”，表示取代基连在氮原子上。例如：

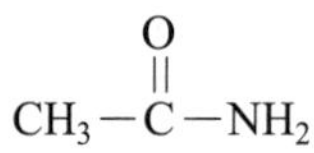

乙酰胺
acetamide

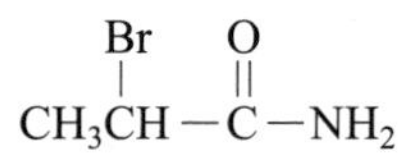

2-溴丙酰胺
2-bromopropanamide

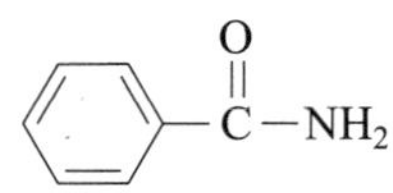

苯甲酰胺
benzamide

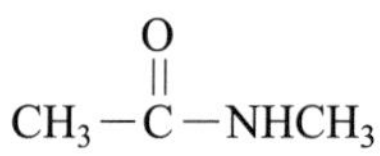

N-甲基乙酰胺
N-methylacetamide

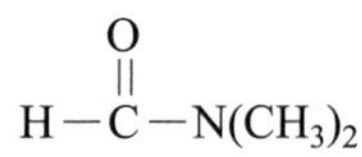

N,*N*-二甲基甲酰胺 (DMF)
N,*N*-dimethylformamide

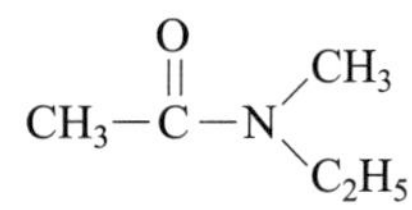

N-乙基-*N*-甲基乙酰胺
N-ethyl-*N*-methylacetamide

二、物理性质

羧酸衍生物中都含有羰基，都是极性化合物。低级酰卤、酸酐为有刺激性气味无色液体；低级酯为易挥发并有香味的无色液体，如乙酸戊酯有梨香，丁酸甲酯有菠萝香味。十四碳以下的甲酯、乙酯均为液体。酰卤、酸酐和酯这三类化合物的各自分子间不能通过氢键缔合，仅有范德华力作用。因此，酯、酰卤的沸点小于相应的酸，酸酐的沸点比分子量相当的羧酸低，但比相应的醇高。酰胺分子间可形成氢键，因而其熔、沸点比相应羧酸的要高。

酰卤和酸酐均难溶于水，但可被水分解，在空气中易吸潮变质。低级酯在水中有一定的溶解度，例如室温下 100 g 水中能溶解甲酸甲酯 30 g，乙酸乙酯 8.5 g。分子量较大的酯则难溶于水。但酯类易溶于有机溶剂，也能溶解许多有机物，常被用萃取剂从水溶液中提取有机物。

三、化学性质

羧酸衍生物在分子结构上有相似之处，在化学性质上也有许多相似之处，羰基碳易受亲核试剂的进攻，发生亲核取代反应。

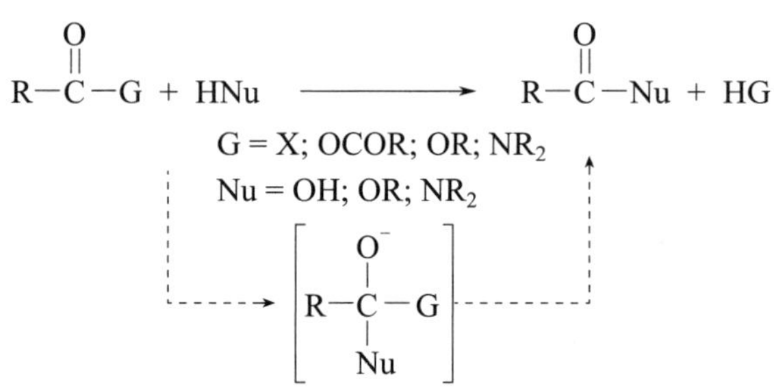

上述反应中的离去基团(G)被亲核试剂取代(Nu^-)，这类反应统称为羧酸衍生物的亲核取代反应，反应通过“加成-消除”的过程与水、醇、氨等分别进行水解、醇解、氨解等反应。亲核取代的速率与亲核加成和消除两个步骤均有关系。第一步亲核加成速率取决于羧酸衍生物羰基碳的正电性和中间体的稳定性。第二步消除的速率取决于离去基团的离去能力，碱性越弱，越易离去。综上因素，羧酸衍生物亲核取代的活性次序依次是：酰卤＞酸酐＞羧酸酯＞酰胺。较活泼的羧酸衍生物能直接转化为不活泼的羧酸衍生物，但后者不能直接转化为前者。

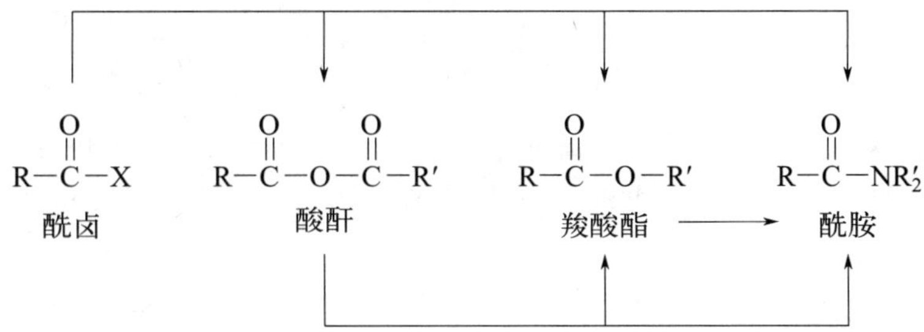

1. 水解反应

酰卤、酸酐、羧酸酯和酰胺水解的共同产物是羧酸，同时酰卤生成卤化氢，酸酐生成另一分子羧酸，羧酸酯则得到醇，酰胺得到胺。

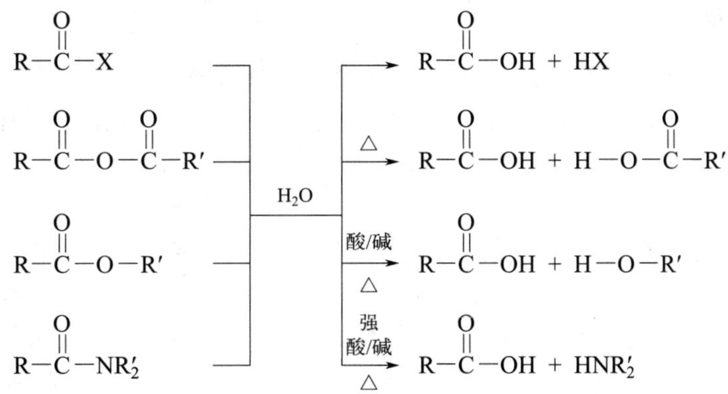

酰卤遇水立即反应生成羧酸与卤化氢，并放出热量，即使在空气中放置时，酰卤也能水解。因此，在使用或储存酰卤时，应保持干燥，避免与水接触。

酸酐与水的反应比酰卤慢，加热时才能作用，反应速率取决于相应酸酐在水中的溶解度。

羧酸酯的水解在无催化剂时反应很慢，常需要酸或者是碱催化、加热水解。用酸催化的羧酸酯水解是酯化的逆反应，水解到一定程度即建立平衡。用碱水解时，由于生成了羧酸盐，破坏了水解平衡，使平衡右移，从而能使反应进行完全。羧酸酯的碱性水解也叫作皂化(saponification)。

酰胺中羰基的吸电子效应和 p-π 共轭，使酰胺的碱性减弱，接近中性。因此，其水解需要强碱或酸的催化，以及长时间的加热回流。

2. 醇解反应

羧酸衍生物的醇解反应在合成上常用来保护醇或者酚羟基等。

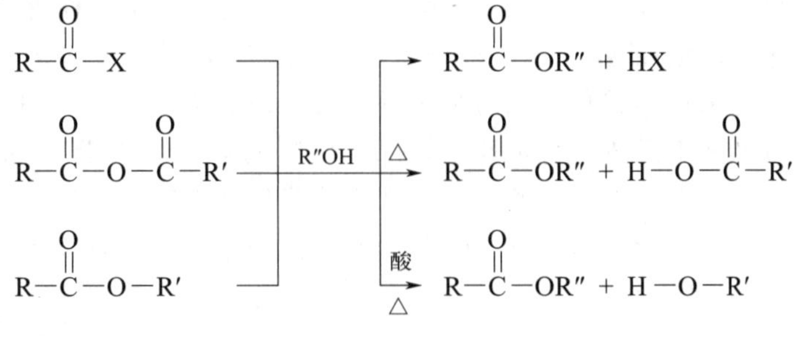

酰卤、酸酐和羧酸酯与醇的反应叫醇解(alcoholysis)，它们的相同产物是羧酸酯。

酰卤和酸酐的醇解速率虽然比水解慢，但也易于进行，因而是制取羧酸酯的良好方法，特别是酸酐应用更广泛。

羧酸酯的醇解是可逆反应，须在催化剂(无水 HCl、浓 H_2SO_4 等)存在下进行。此反应可生成另一种醇和另一种酯，故又称为酯交换反应(transesterification)。酯交换反应可用来从廉价易得的低级醇制取高级醇。

3. 氨解反应

酰卤、酸酐和羧酸酯与氨(或胺)发生氨解(ammonolysis)的相同产物是酰胺(或 *N*-取代酰胺)，在合成上常作为胺的保护剂等。

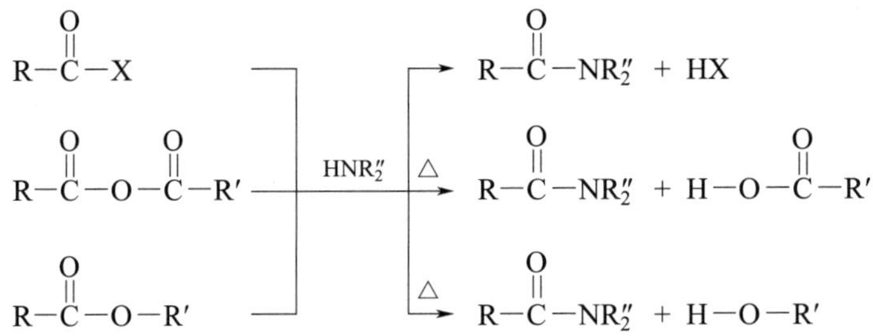

酰卤或酸酐与氨或伯、仲胺迅速反应，因此，常用它们来制备酰胺或 *N*-取代酰胺。酯也能够与氨发生氨解反应，生成酰胺和醇。

酰卤、酸酐、羧酸酯和酰胺与水、醇和氨反应后，分子中各有一个氢原子被取代，也就是说在水、醇和氨分子中分别引入了酰基。在分子中引入酰基的反应叫酰化反应(acylation)，因而可把羧酸衍生物称为酰化剂。各类羧酸衍生物酰化作用的强弱不同。酰化能力最强的是酰卤，其次是酸酐，它们是常用的酰化剂。羧酸酯的酰化能力较弱。

酰化反应具有重要的生物学意义，如有些药物，引入酰基能降低毒性、提高疗效或增强药物的脂溶性；有些酰基本身就是药效基团的组成成分；人体新陈代谢过程中的一些变化也是通过酰化反应来实现的。例如，某些药物或毒物(如磺胺类药物)在体内的Ⅱ相代谢反应就是与乙酰辅酶 A 发生乙酰化反应，增加水溶性以便排出体外。在解毒方面，对乙酰氨基酚过量中毒时，会耗竭肝脏的谷胱甘肽，此时给予 *N*-乙酰半胱氨酸作为酰化剂的前体，可重新补充谷胱甘肽，起到解毒作用。

习题

1. 命名下列各化合物。

(1) 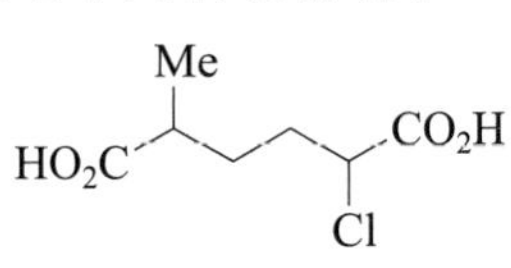

(2) $(CH_3CH_2CH_2CO)_2O$

(3) 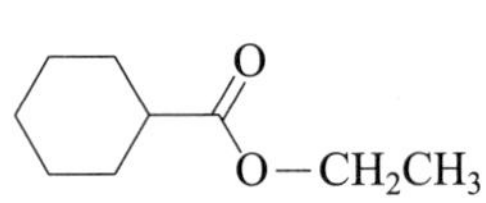

(4) 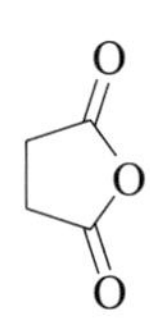

（5）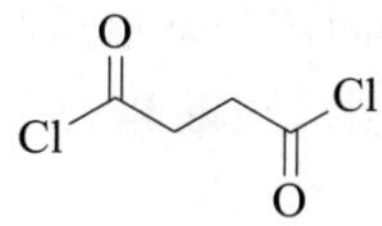　（6）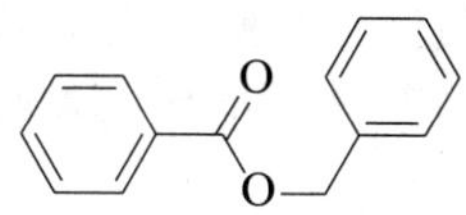

2.下列各物质受热时各生成什么？

（1）2-乙基-2-甲基丙二酸　（2）3,4-二甲基己二酸

（3）丁二酸　（4）乙二酸

（5）3-乙基-2-甲基戊二酸　（6）2-乙基-3-羟基-4-甲基戊醛

（7）α-羟基丁酸　（8）β-羟基戊酸

（9）γ-羟基己酸　（10）4-甲基戊-3-酮酸

3.完成下列各反应并写出主产物的名称。

（1）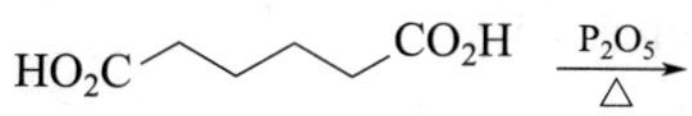

（2）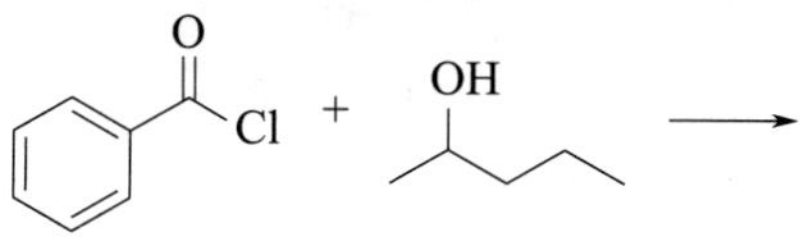

（3）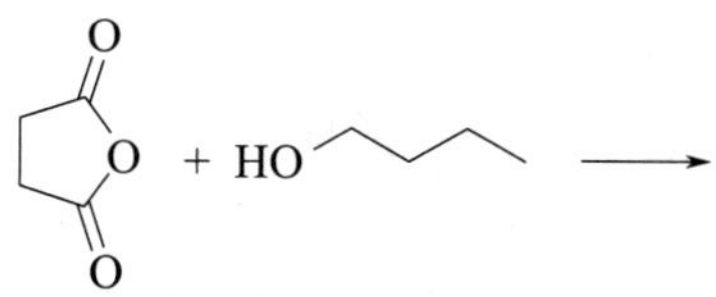

（4）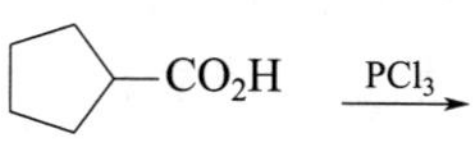

（5）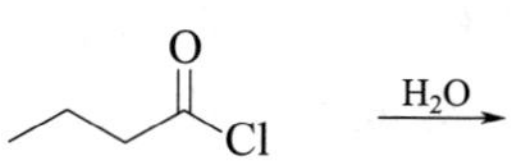

（6）$(CH_3CH_2CO)_2O \xrightarrow{NH_3}$

（7）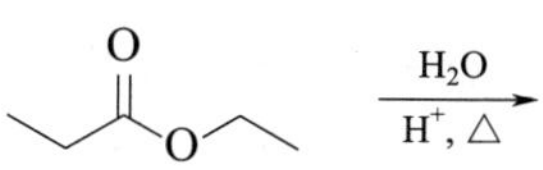

（8）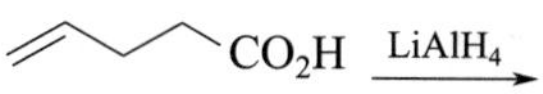

4.比较下列各组中化合物酸性的强弱。

（1）2-硝基丁酸、3-硝基丁酸、4-硝基丁酸

（2）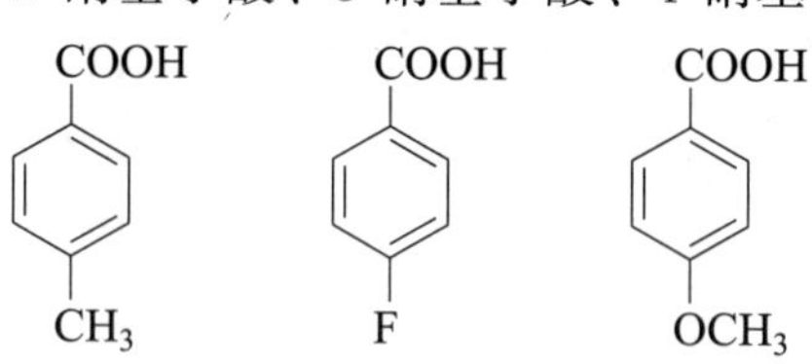

（3）$NCCH_2COOH$、$(CH_3)_2CHCH_2COOH$、$CH_2{=}CHCH_2COOH$

（4）C_2H_5OH、CH_3COOH、CF_3COOH、$HCOOH$

（5）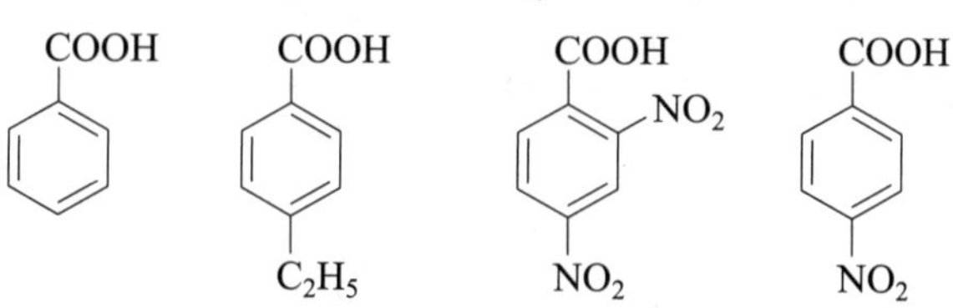

5. 用简单的化学方法区分下列各组中的化合物。

（1） HCOOH、CH_3COOH　　（2） 丙烯酸、丙酸

（3） 乙醇、乙醛、乙酸　　（4） 草酸、环己醇、环己烯、己酸

（5） 苄醇、水杨酸、苯甲酸

（6） 对甲基苯甲酸、对羟基苯乙酮、2-乙烯基-1,4-苯二酚

6. 用反应式分别表示下列转变过程。

（1） 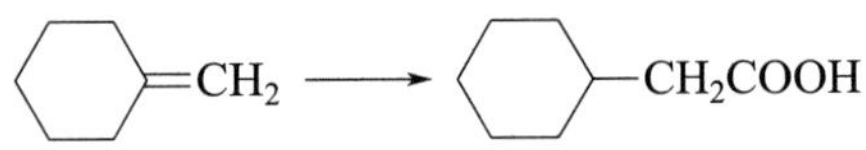

（2） CH_3COCH_3 转化为$(CH_3)_2CH{=}CHCOOH$

（3） 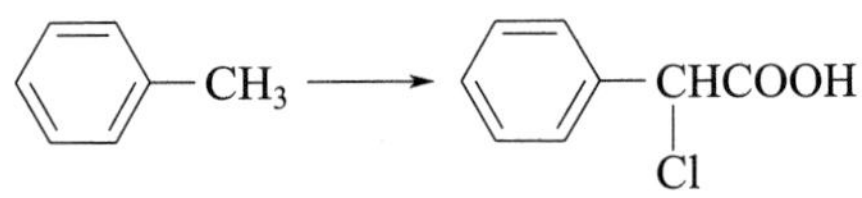

（4） CH_3COOH 转化为 $HOOCCH_2COOH$

（5） 丁酸转化为丁-2-烯酸

（6） 环己烷转化为环己烷羧酸

（7） 丁酸转化为戊酸

（8） 己二酸转化为丁二酸

（9） 1-丙醇转化为丁酰胺

7. 满足下列条件的链状的化合物各是什么？

（1） 一个二元酸受热后，生成一个有两个立体异构体的一元酸

（2） 一个具有旋光性的醛(不含醛基以外的官能团)

（3） 一个酸 $C_6H_{10}O_4$ 能生成环状酸酐

（4） 一个酸 $C_6H_{12}O_3$ 受热后的主产物是环状化合物

（5） 一个酸 $C_6H_{12}O_3$ 受热后的主产物是链状的不饱和化合物

（6） 一个烃 C_5H_8 能在 Hg^{2+} 及 H^+ 存在下水合为 $C_5H_{10}O$，但此烃与 Cu_2Cl_2-NH_3 不生成沉淀

8. 下列各化合物中，哪个能与 $FeCl_3$ 发生颜色反应？

（1） $CH_3COCH(C_2H_5)COOC_2H_5$

（2） $CH_3COCH_2CH_2COOC_2H_5$

（3） 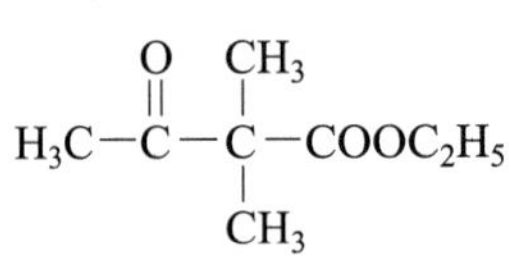

（4） 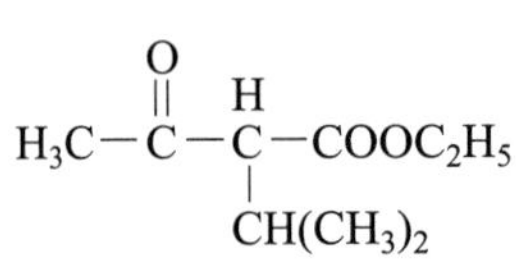

9. 化合物 A(C_9H_8)能与 Cu_2Cl_2-NH_3 生成红色沉淀。A 与 H_2/Pt 反应可生成 B(C_9H_{12})。B 氧化为一酸性物质，它受热后生成一个酸酐 C($C_8H_4O_3$)。推导 A 可能的结构式。

10. 化合物甲(C_9H_{16})氢化得乙(C_9H_{18})。甲氧化可得酸丙($C_9H_{16}O_3$)。丙以 Br_2-NaOH 处理后生成二元酸丁($C_8H_{14}O_4$)的钠盐。丁受热后得 4-甲基环己酮。推导甲可能的结构式。

11. 化合物 A($C_6H_{12}O_3$)脱水得 B($C_6H_{10}O_2$)。B 无旋光异构体，但有两个顺反异构体。

B 加 1 mol H_2 得 C($C_6H_{12}O_2$)，C 可拆分为两个对映体。在一定条件下，C 与 1 mol Cl_2 反应得 D。D 与 KOH-乙醇溶液反应生成 B 的钾盐。B 氧化时得 E(C_4H_8O)及草酸。E 无银镜反应，但能生成碘仿。推导 A 可能的结构式。

12. 化合物甲($C_7H_{16}O$)有旋光异构体。甲氧化后得乙($C_7H_{14}O$)。乙也有旋光异构体，它无银镜反应，但能与 $NaHSO_3$ 生成加成产物。甲脱水得到丙(C_7H_{14})。丙有旋光异构体，也有顺反异构体。推导甲可能的结构式。

第十章 有机含氮化合物

有机化合物分子中的氢原子可以被氮原子或含有氮原子的官能团取代，通常将含有氮原子的有机化合物称为有机含氮化合物(nitrogenous compound)，包括硝基化合物、胺(amine)、重氮化合物(diazo compound)、偶氮化合物(azo compound)、杂环化合物(heterocyclic compound)、氨基酸(amino acid)和生物碱(alkaloid)等。不同种类的有机含氮化合物具有不同的化学性质，有些具有重要的生理功能，与人类生命活动密切相关，有些则是重要的化工原料，许多染料和药物也是有机含氮化合物。

第一节 ▸ 胺

一、结构和分类

胺是指氨(ammonia)分子中氢原子被烃基取代而生成的一系列化合物。胺的结构与氨相似，氮原子以三个 sp^3 杂化轨道与氢原子或碳原子形成三个 σ 键，氮原子上未共用电子对占据了另一个 sp^3 杂化轨道，形成棱锥体结构，如图 10-1 所示。

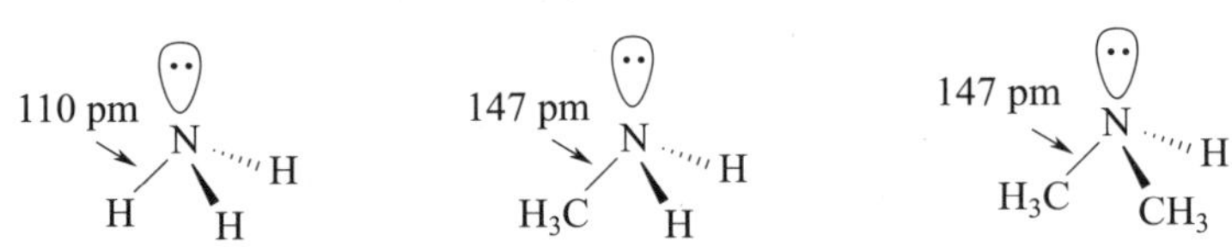

图 10-1　氨、甲胺、二甲胺的结构

根据氮原子上所连接的烃基数目，胺可分为伯、仲、叔(或一级、二级、三级)胺。它们的通式为：

RNH_2	R_2NH	R_3N
伯胺	仲胺	叔胺

无机铵盐或氢氧化铵分子中，铵离子上的四个氢原子被烃基取代后的化合物，称为季铵盐和季铵碱。

$NH_4^+X^-$	$R_4N^+X^-$	$NH_4^+OH^-$	$R_4N^+OH^-$
卤化铵	季铵盐	氢氧化铵	季铵碱

伯、仲、叔胺中伯、仲、叔的含义与醇中不同，它是指氮原子上连有一个、两个或是三个烃基，而与连接氨基的碳是伯、仲还是叔碳无关。例如：

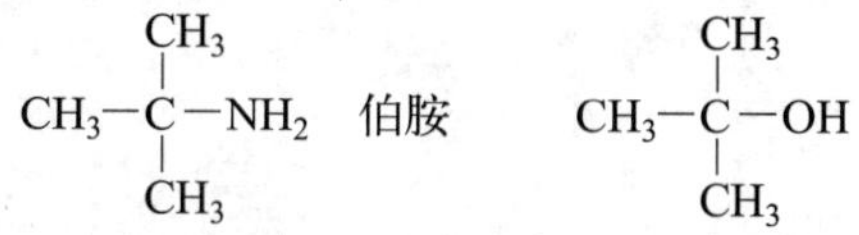

还应注意“氨(ammonia)”“胺(amine)”及“铵(ammoniun)”的含义不同。氨指 NH_3 或氨基($-NH_2$)；胺指氨的烃基衍生物，如 RNH_2；铵是 NH_4^+ 或其中的氢被烃基取代后的产物，如卤化铵、氢氧化铵、季铵盐和季铵碱。

根据氮原子所连烃基的种类，分为脂肪胺、芳香胺。氨基与脂肪烃基相连的是脂肪胺，与芳香环直接相连的叫芳香胺或简称芳胺。例如：

CH_3NH_2

甲胺
(脂肪胺)

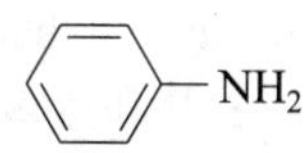

苯胺
(芳香胺)

胺还可以根据分子中氨基的数目分为一元胺和多元胺。例如：

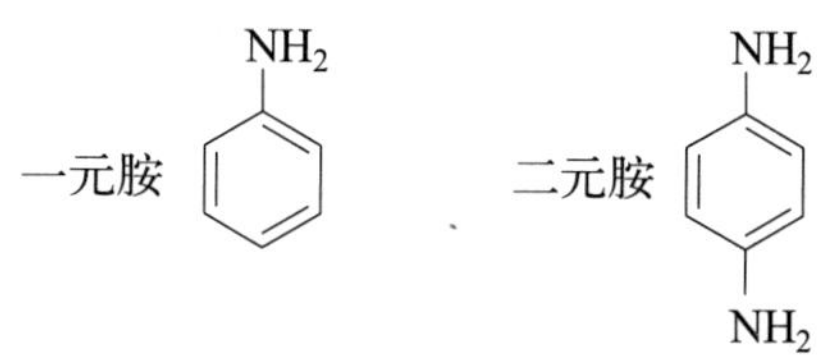

二、命名

氨(胺)分子中去掉氮原子上的一个氢原子后得到的基团称为氨基(烃氨基)。去掉氮原子上的两个氢原子后得到的基团称为氨叉基(—NH—)或氨亚基(═NH)。

简单的胺可按“烃基＋胺”来命名，其中的“基”字可省略。若氮原子上所连的烃基相同，用“二”或“三”表明烃基的数目；若氮原子上所连的烃基不同，则按基团首字母依次列出。脂肪胺英文名以-amine结尾。例如：

$CH_3CH_2NH_2$

乙(基)胺
ethanamine

$(CH_3CH_2)_2NH$

二乙胺
diethylamine

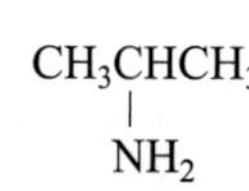

异丙胺
isopropylamine

$(CH_3)_2CHNHCH_3$

异丙基甲基胺
isopropylmethylamine

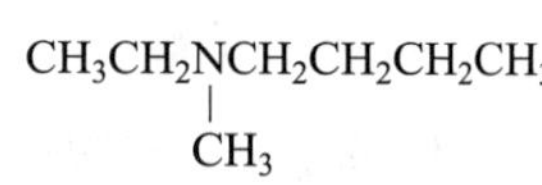

丁基乙基甲基胺
butylethylmethylamine

对烃基结构比较复杂的脂肪胺，可选最长的碳链作为母体，编号时使氨基的位次尽可能小，按“母体氢化物(烃)＋胺”来命名。母体氢化物为烷烃时，“烃”字可省略。对于仲胺和叔胺，用“*N*-”标明氮上取代基的位次。例如：

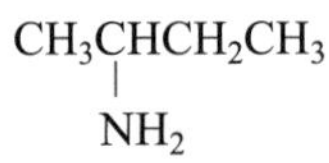

丁-2-胺
butan-2-amine

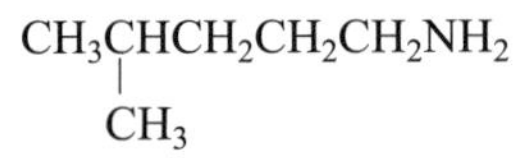

4-甲基戊-1-胺
4-methylpentan-1-amine

$(CH_3)_2CHNHCH_3$

N-甲基丙-2-胺
N-methylpropan-2-amine

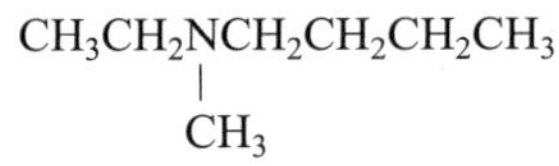

N-乙基-*N*-甲基丁-1-胺
N-ethyl-*N*-methylbutan-1-amine

单个氨基与单个苯环相连的芳香胺，通常以苯胺为母体进行命名。命名时如果氮原子上有取代基，以“*N*-”或“*N*,*N*-”表示其位次。例如：

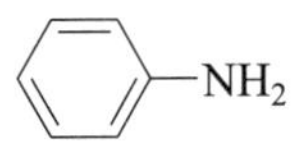

苯胺
aniline

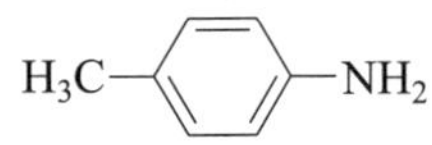

4-甲基苯胺
4-methylaniline

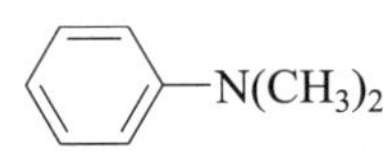

N, *N*-二甲基苯胺
N, *N*-dimethylaniline

当分子中有更优先的基团作为主体官能团（见书后附录二）时，则将氨基或烃氨基（—NHR、—NR_2）作为前缀取代基进行命名。例如：

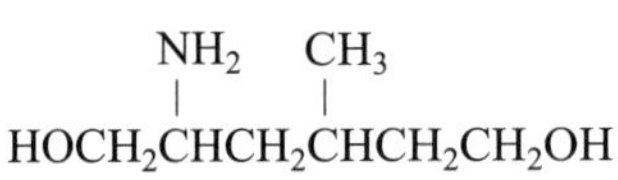

2-氨基-4-甲基己-1, 6-二醇
2-amino-4-methylhexane-1,6-diol

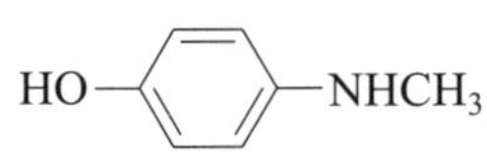

4-甲氨基苯酚
4-(methylamino)phenol

季铵盐、季铵碱和胺的盐类的命名类似无机铵盐。例如：

$(CH_3CH_2)_4\overset{+}{N}Br^-$
溴化四乙铵
tetraethylammonium bromide

$HOCH_2CH_2\overset{+}{N}(CH_3)_3OH^-$
氢氧化(2-羟乙基)三甲基铵(胆碱)
(2-hydroxyethyl)trimethylaminium hydroxide(choline)

三、物理性质

脂肪胺中甲胺、二甲胺、三甲胺和乙胺在常温下是气体，丙胺以上为液体，十二胺以上为固体。低级胺的气味与氨相似，三甲胺有鱼腥味；高级胺为无臭固体，不溶于水。芳香胺是无色高沸点的液体或低熔点的固体，有特殊气味，毒性较大，不仅其蒸气能被人吸收，液体也能透过皮肤而被吸收。联苯胺、萘胺等具有致癌作用，使用时应注意做好防护。

因为伯胺、仲胺分子间都可经氢键缔合，而叔胺不能，所以同分异构体的伯、仲、叔胺其沸点依次降低；同时伯胺、仲胺分子沸点较分子量相近的烷烃高些，叔胺则与烃相似。由于氮原子电负性比氧弱，所以分子量相近的胺比醇的沸点低。

低级胺都有较好的水溶性，因为它们都能与水形成氢键，随着分子量的增加，其水溶性迅速降低。含六个碳以上的胺难溶或不溶于水。通常情况下，胺能溶于有机溶剂。

四、化学性质

胺分子中氮原子上的孤对电子使其呈现出碱性和亲核性，碱性体现为孤对电子可接受质子(如与酸反应生成铵盐)，亲核性则表现为孤对电子能进攻缺电子中心(如参与亲核取代、亲核加成反应)。胺的主要化学性质，如与酸的成盐反应、与酰卤的酰化反应、与亚硝酸的反应等，均源于这两种核心性质。

1. 胺的碱性

胺的氮原子上的一对未共用电子对能接受质子形成铵离子，因此在水溶液中胺具有碱性。

$$RNH_2 + H_2O \rightleftharpoons RNH_3^+ + OH^-$$

胺类的碱性强度可用 pK_b 表示，也可用共轭酸的 pK_a 表示。胺的碱性越强，pK_b 值越小，其共轭酸的 pK_a 越大。

(1)脂肪胺的碱性

	NH_3	$CH_3CH_2NH_2$	$(CH_3CH_2)_2NH$	$(CH_3CH_2)_3N$
pK_a	9.3	10.71	11.1	10.6

由上可见，脂肪胺的碱性都大于氨；烷基相同时，仲胺碱性最强，伯胺次之，叔胺最弱。

影响碱性大小主要有三个因素。

① 诱导效应

氮原子上的电子云密度越大，接受质子的能力就越强，碱性就越强。烷基具有给电子诱导效应，能使氮上电子云密度增高，故碱性增强。所以脂肪胺中烷基愈多，其碱性就可能愈强。

② 溶剂化效应

氮原子上的氢能与水形成氢键，氮原子所连接的氢愈多，则与水形成氢键的机会就愈多，溶剂化程度也愈高，导致铵离子愈稳定，从而使胺的碱性增强。这样碱性强弱的顺序就应为：伯胺＞仲胺＞叔胺。

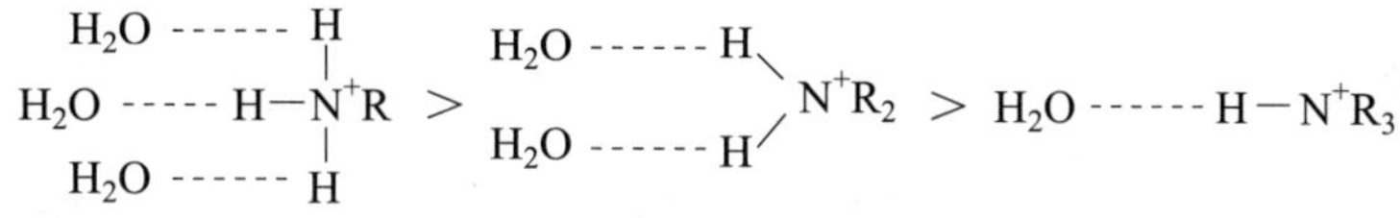

伯胺　　　仲胺　　　叔胺

③ 立体效应

烷基的立体效应对碱性的强弱也有一定影响，烷基越多，所占空间体积越大，对氮上未共用电子对的屏蔽作用也越大，使质子不易靠近氮原子，阻碍了与 H^+ 的结合，导致碱性减弱。例如，三甲胺的碱性就比二甲胺、甲胺的碱性弱。

判断胺类碱性的强弱，应综合电子效应、溶剂化效应和立体效应所产生的结果而定。

(2)芳香胺的碱性

	NH_3	$C_6H_5NH_2$	$(C_6H_5)_2NH$	$(C_6H_5)_3N$
pK_a	9.3	5.62	1.0	约为0

苯胺的碱性较氨弱得多(相差 $10^4 \sim 10^5$ 倍)。这是由于苯胺分子中氮上未共用电子对与苯环的大 π 键形成 p-π共轭体系(如图 10-2)，电子离域到苯环上，氮原子上的电子云部分地移向苯环，从而使氮原子上的电子云密度减小，与质子结合的能力降低，碱性减弱；同时由于苯环又占据较大的空间，阻碍了质子和氨基接近，所以芳香胺的碱性比氨和脂肪胺都弱。芳香胺氮原子上所连的苯环愈多，共轭程度愈大，位阻也愈大，碱性就愈弱，因此碱性强弱顺序为：氨>苯胺>二苯胺>三苯胺；苯胺与强酸生成可溶于水的盐，水溶液显酸性；与弱酸不能成盐。二苯胺虽可与强酸成盐，但遇水就分解。三苯胺与强酸也不成盐。

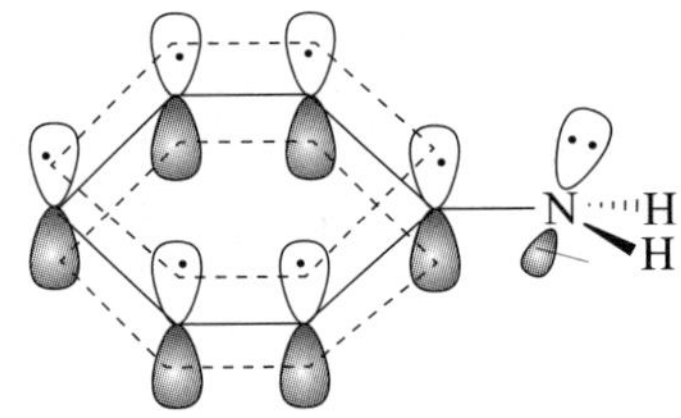

图 10-2 苯胺的 p-π 共轭体系

氮上的氢若被供电子的烷基取代，碱性略有增强，但还属芳香胺范畴，碱性远弱于脂肪胺。例如：

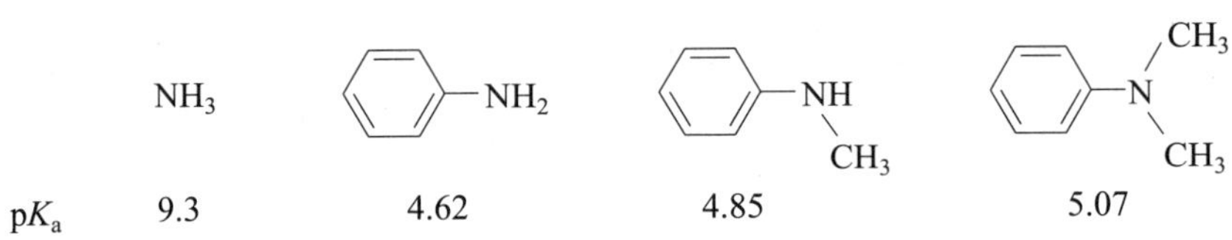

芳脂胺属于脂肪族胺，碱性比苯胺类强，例如：

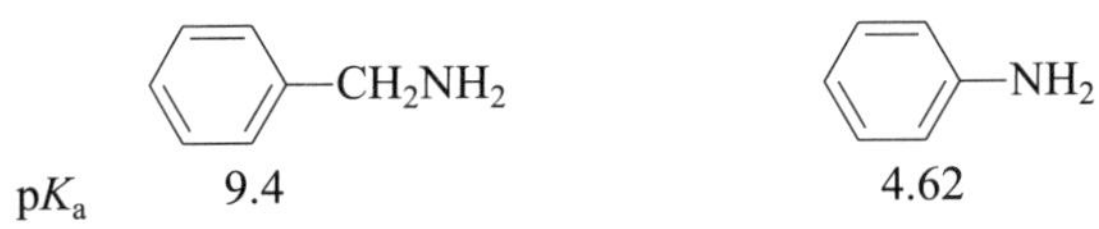

(3)季铵碱的碱性

季铵碱($R_4N^+OH^-$)是典型的离子化合物，类似于氢氧化钠和氢氧化钾，呈强碱性，能吸收空气中的二氧化碳和水分，形成碳酸盐。

综上所述，碱性顺序通常为：季铵碱>脂肪胺>氨>芳香胺。

胺类是弱碱，其碱性比氢氧化钠弱得多，它与强酸可形成铵盐，铵盐的水溶性较胺大。合成或提取工作中常将胺转变成溶于水的铵盐，使之与不溶于水的杂质分离，再用强碱把胺碱化游离出来，进而达到分离纯化的目的。例如：

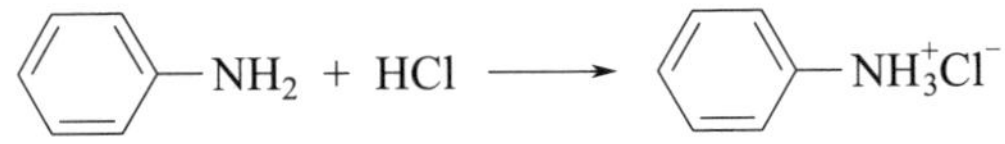

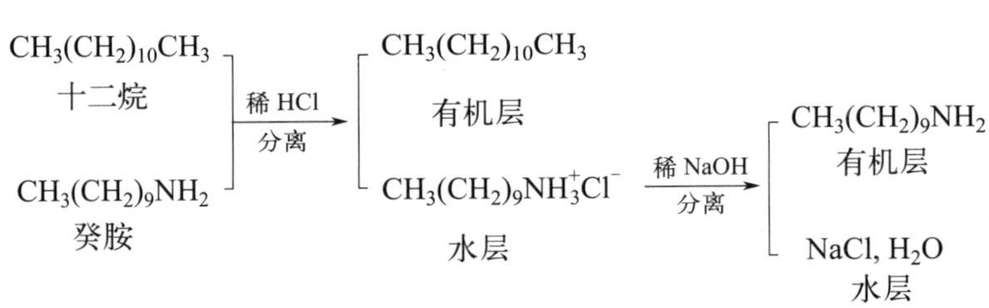

利用铵盐的水溶性，可将某些水不溶性的胺类药物转变为水溶性剂型的药物，从而方便临床使用。例如：

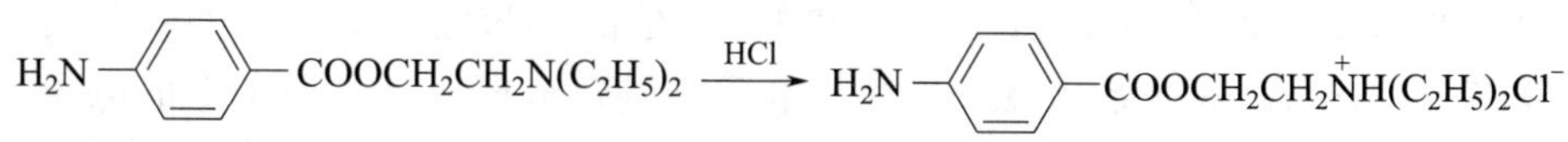

2. 酰化反应

伯胺和仲胺的氮原子作为亲核中心，还可以与酰卤、酸酐等发生亲核取代反应，该反应称为酰化反应。在反应中氨基上的氢被酰基取代，生成 N-取代酰胺。例如：

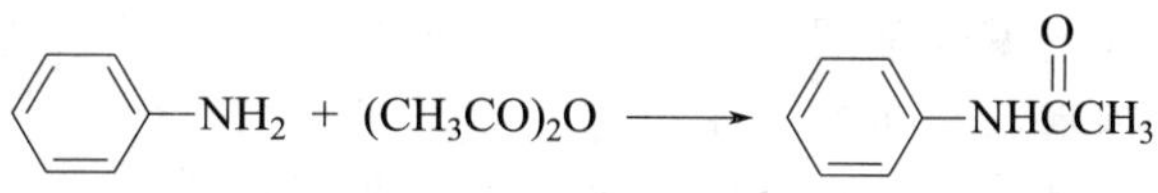

叔胺氮上没有氢原子，故无此反应。

酰胺是具有一定熔点的晶体，所以利用酰化反应产物的熔点不同可以鉴别伯胺和仲胺；叔胺不发生酰化反应，故此性质可以用来区别叔胺，并可以从伯、仲、叔胺的混合物中把叔胺分离出来。此外，酰胺在酸或碱的条件下，可水解游离出原来的胺。

由于氨基活泼，并容易氧化，故在有机合成中常用酰化的方法来保护芳胺的氨基。例如由对甲基苯胺合成对氨基苯甲酸反应路线：

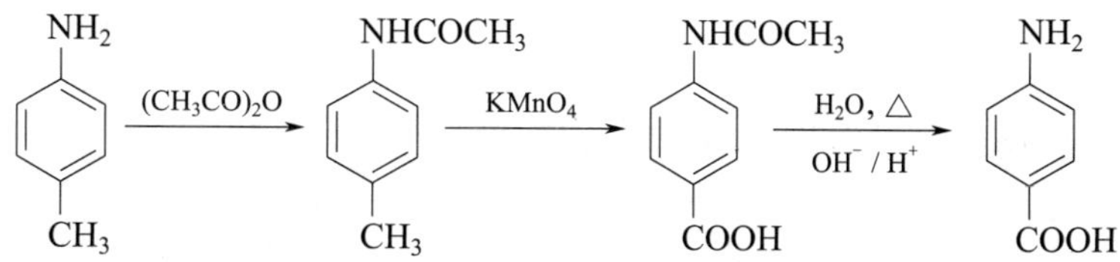

在含有氨基的药物分子中引入酰基，常可增加药物的脂溶性，有利于人体的吸收以提高或延长其疗效，同时也可降低药物本身的毒性并增加其稳定性。

3. 磺酰化反应

伯胺和仲胺可与苯磺酰氯或对甲苯磺酰氯反应，生成相应的磺酰胺。由伯胺生成的磺酰胺氮上的氢受磺酰基影响呈弱酸性，可与碱成盐而溶于水；仲胺形成的磺酰胺氮上无氢，不与碱成盐而在水溶液中呈固体析出；叔胺不被磺酰化，故在水溶液中成盐溶解。

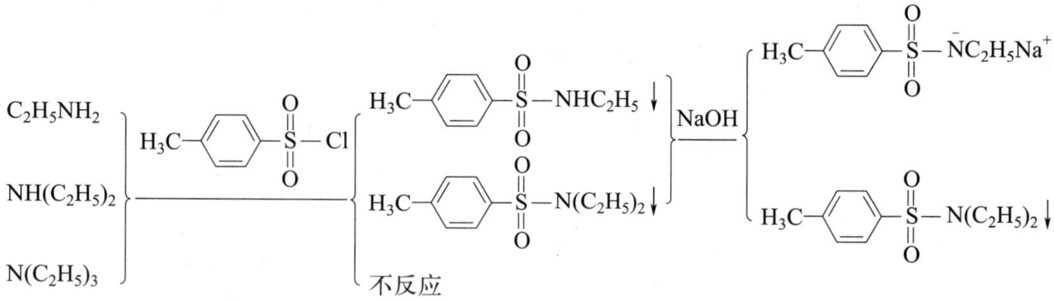

4. 与亚硝酸的反应

胺可与亚硝酸反应，不仅伯、仲、叔胺的反应结果各异，而且脂肪胺与芳香胺反应结果也不相同。亚硝酸是中强酸，不稳定，通常使用亚硝酸钠与盐酸或硫酸代替。

（1）伯胺与亚硝酸的反应

脂肪族伯胺与亚硝酸反应定量放出氮气，生成取代、消除和重排产物。例如：

$$RNH_2 \xrightarrow{NaNO_2 + HCl} N_2\uparrow + \underbrace{R^+ + Cl^-}_{\text{醇、烯、卤代烃等混合物}}$$

可根据定量放出的氮气对脂肪族伯胺进行定量分析。

芳香族伯胺与亚硝酸在过量的强酸中低温反应生成重氮盐，该反应称作重氮化反应(diazotization)。例如：

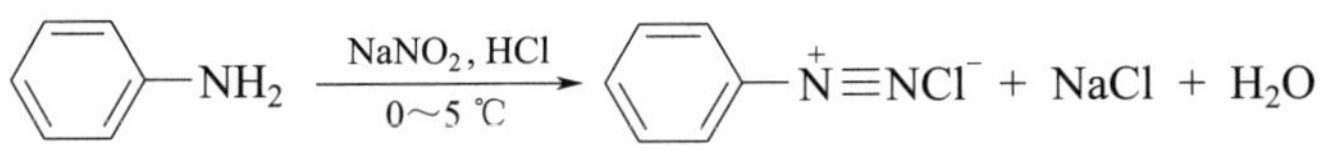

将重氮盐水溶液加热至室温时则分解放出氮气，并生成酚类化合物。例如：

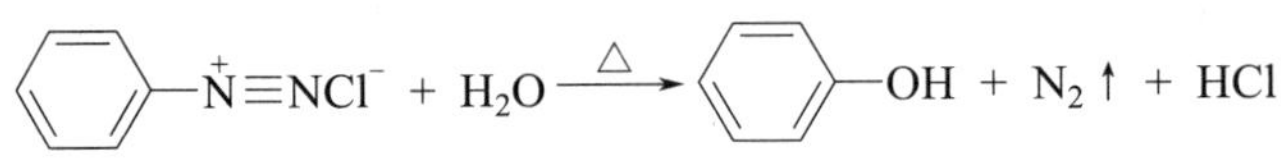

利用此反应可区别芳香族伯胺与脂肪族伯胺，因为脂肪族伯胺即使在 0 ℃时也会放出氮气。

(2)仲胺与亚硝酸的反应

脂肪族仲胺和芳香族仲胺与亚硝酸反应后生成 *N*-亚硝基胺，不放出氮气。*N*-亚硝基胺一般为黄色油状液体或固体，比较稳定。*N*-亚硝基胺的毒性很强，具有致癌性。例如：

$$(C_2H_5)_2NH \xrightarrow[H_2SO_4]{NaNO_2} (C_2H_5)_2N-NO$$

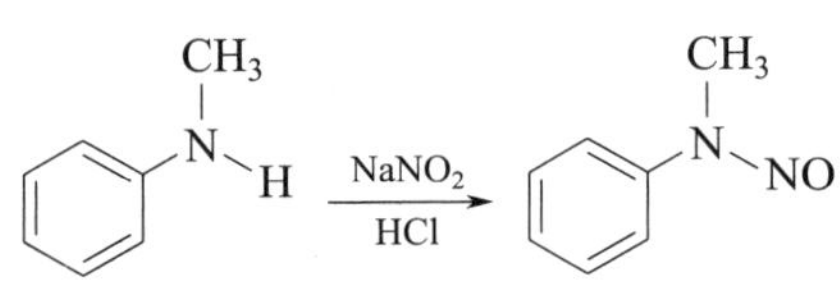

脂肪族亚硝基胺与稀酸共热时会分解为原来的胺。利用此反应可分离或提纯脂肪族仲胺。

案例 10-1　N-亚硝基胺类化合物的危害性

自然界中存在的 *N*-亚硝基胺类化合物不多，但它可以通过食品加工过程中发色剂里的硝酸盐或亚硝酸盐与食品中的胺发生反应而生成。例如，肉类制品加工过程中也常加入亚硝酸盐使肉类色质鲜艳，食用这些食品后，其中的亚硝酸盐在胃酸的作用下，可以与体内代谢产生的仲胺形成 *N*-亚硝基胺类化合物，它具有致癌、致畸、致突变性并对肝脏、肺等许多组织器官有急毒性，从而危害人体健康。也有实验证明维生素 C 能抑制体内的 *N*-亚硝基胺的合成。因此，多食富含维生素 C 的新鲜蔬菜、水果，可以减少体内 *N*-亚硝基胺的合成。

(3)叔胺与亚硝酸的反应

脂肪族叔胺因氮上无氢，只能形成不稳定的水溶性亚硝酸盐，用碱处理后，又得到原来的脂肪族叔胺。例如：

$$R_3N + HNO_2 \longrightarrow [R_3\overset{+}{N}H]NO_2^- + NaOH \longrightarrow R_3N + NaNO_2 + H_2O$$

芳香族叔胺与亚硝酸作用不生成盐，而是在芳环上引入亚硝基，生成对亚硝基芳香叔胺；对位有取代基团时，亚硝基进入邻位。例如：

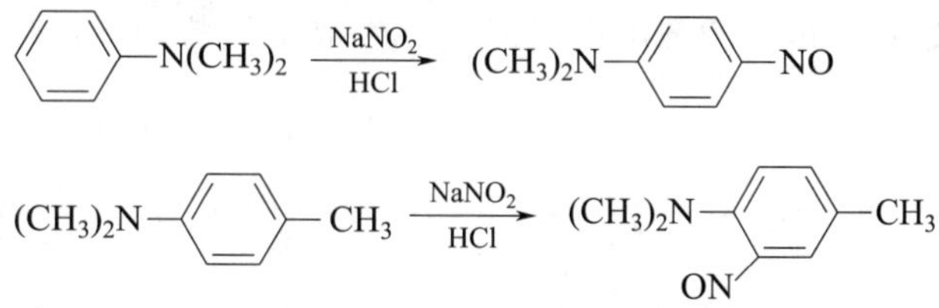

亚硝基芳香叔胺在碱溶液中呈翠绿色，在酸性溶液中由于互变成醌式盐而呈橘黄色，可用于鉴别化合物。例如：

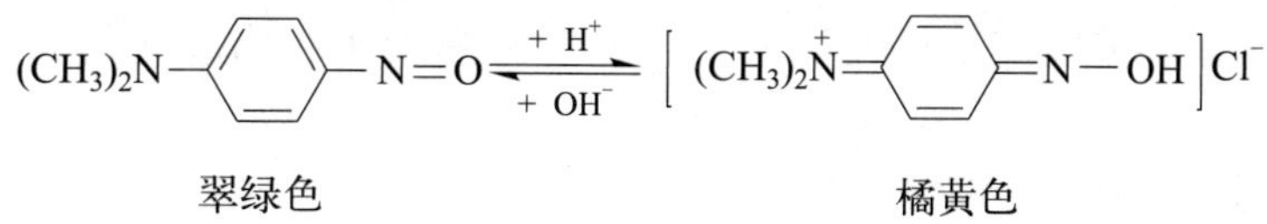

由于上述反应现象各异，故可用亚硝酸来鉴别伯、仲、叔胺。

5. 芳香胺苯环上的亲电取代反应

芳香胺的氨基是较强的邻对位定位基，易使苯环上的邻、对位发生亲电取代反应。例如，加溴水于苯胺溶液中会立即生成白色的2,4,6-三溴苯胺沉淀。该反应可用于苯胺的定性和定量测定。

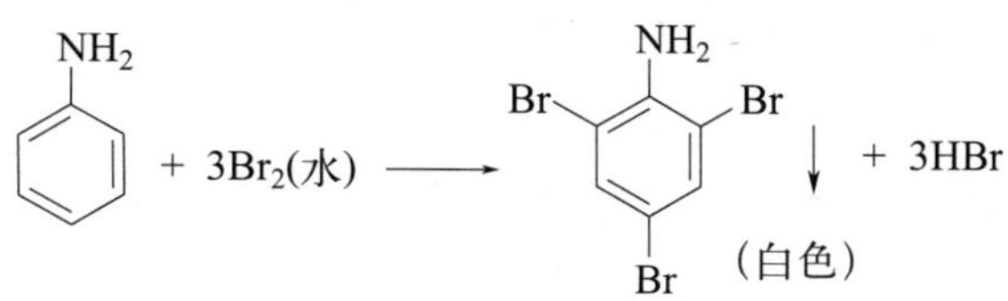

产物因受三个溴原子的吸电子诱导效应影响，碱性很弱，不能与生成的 HBr 成盐，故呈不溶于水的白色沉淀析出。

当氨基被酰化时，氨基的活性降低，反应可以停留在生成一溴化物或一氯化物的阶段。例如：

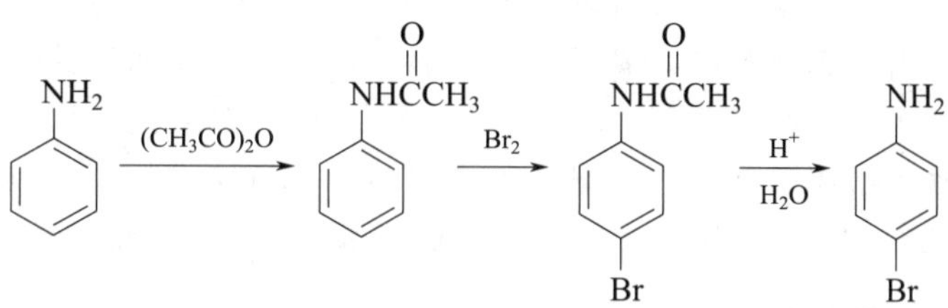

五、胺的制备

1. 硝基化合物的还原

工业上制备胺的方法是以铁粉和盐酸为还原剂来还原硝基化合物，实验室常用锡、锌、铁或二氯化锡和盐酸作还原剂。例如：

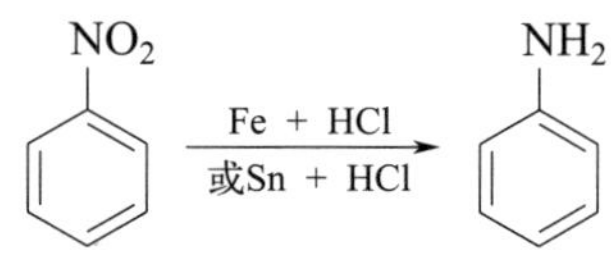

若以二氯化锡为还原剂，可选择性还原硝基，避免醛基的还原。例如：

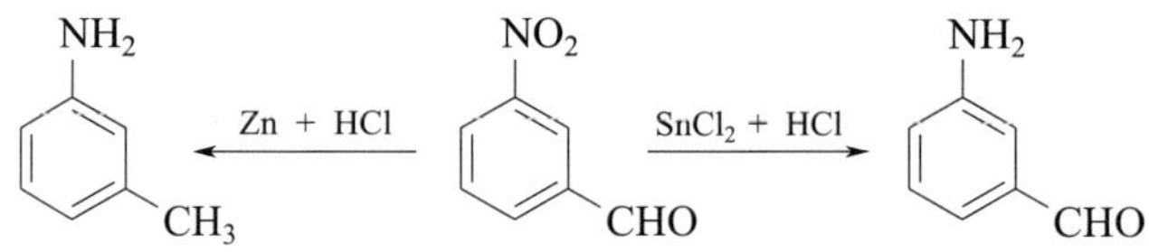

多硝基芳烃在计算量的 Na_2S_x、NH_4HS、$(NH_4)_2S$、$(NH_4)_2S_x$ 等硫化物的作用下可进行部分还原，即只还原一个硝基。不同的试剂还原的硝基可能不同，只有通过实验才能确定哪个硝基被还原。例如：

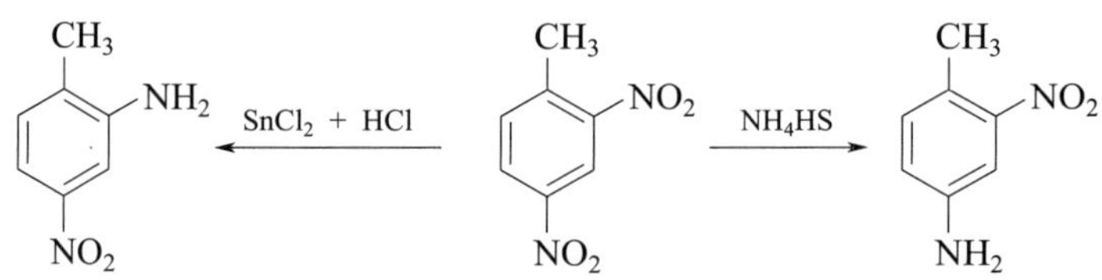

此外，催化氢化也可将硝基还原为氨基，此法特别适用于对酸敏感的硝基化合物的还原。例如：

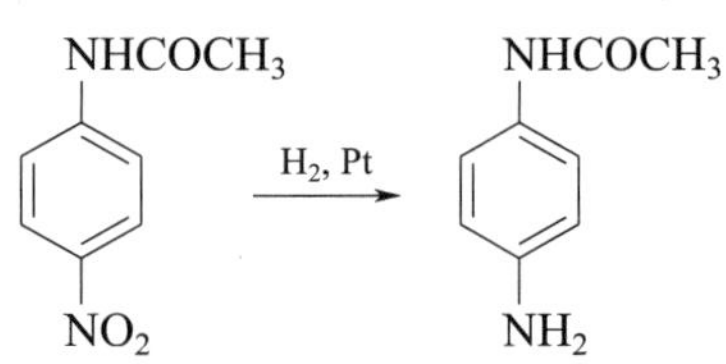

2. 腈的还原

腈可以通过催化加氢或用 $LiAlH_4$ 催化，还原为胺。

$$RC \equiv N \xrightarrow[\text{或 } LiAlH_4]{H_2,Ni} RCH_2NH_2$$

若用卤代烃作原料制备腈，然后再还原时，得到的胺比原来的卤代烃多一个碳原子。

$$R—CH_2Br \xrightarrow{NaCN} R—CH_2CN \xrightarrow{H_2,Ni} R—CH_2CH_2—NH_2$$

六、重要的胺及其衍生物

1. 苯胺

苯胺存在于煤焦油中，为无色油状液体，沸点 184.4 ℃，微溶于水，易溶于乙醇和醚等有机溶剂。苯胺有毒，吸入其蒸气或透过皮肤都能使人中毒。苯胺也是重要的芳香族伯胺，被广泛用于合成药物和染料等。苯胺易被氧化，在空气中久存会变成深色。

2. 胆碱

胆碱是季铵碱类化合物，具有碱性。因其最初是在胆汁中发现的，故名胆碱(choline)。结构式如下：

$$[HOCH_2CH_2N^+(CH_3)_3]OH^-$$

胆碱在动物的卵和脑组织中含量较多，是卵磷脂的组成部分。它能调节肝中脂肪的代谢，有抗脂肪肝的作用。

胆碱分子中羟基的氢原子被乙酰基取代，生成的酯叫乙酰胆碱(acetylcholine)，是重要的神经递质。结构式如下：

$$[CH_3\overset{\overset{O}{\|}}{C}OCH_2CH_2N^+(CH_3)_3]OH^-$$

3. 新洁尔灭

新洁尔灭化学名为苄基十二烷基二甲基溴化铵，又称苯扎溴铵，属于季铵盐类化合物。

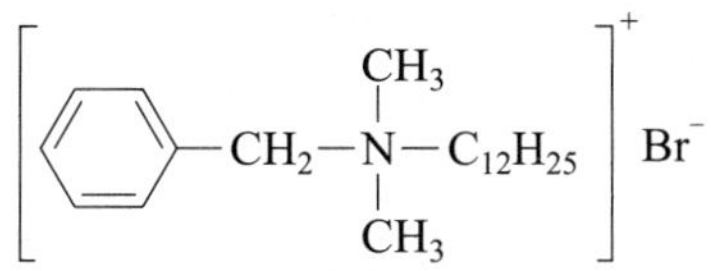

常温下为淡黄色胶体，具有很强的吸湿性，易溶于水、醇，水溶液呈碱性。因其结构为含有长链烷基的季铵盐，是一种重要的阳离子表面活性剂，穿透细胞能力较强，具有杀菌和去垢双重能力，而且毒性低。临床上通常用其0.1%的溶液作为皮肤或外科手术器械的消毒剂。

4. 多巴胺和5-羟色胺

多巴胺和5-羟色胺在动物的中枢神经系统中起着神经递质的作用。

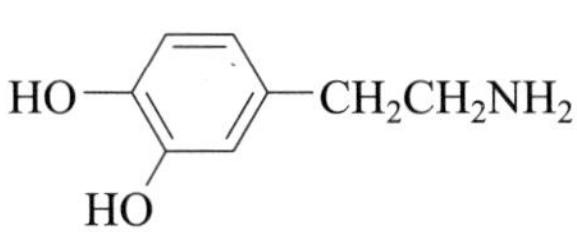

多巴胺

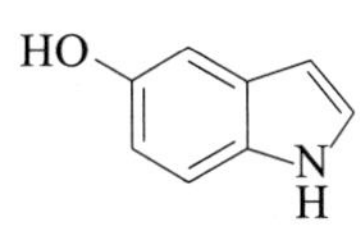

5-羟色胺

多巴胺能增强心肌收缩力，增加心排血量；升高动脉压，扩张内脏血管，增加血流量。在临床上多用于治疗各种类型的休克，也常用来治疗急性肾功能衰竭等。

案例 10-2 磺胺类抗菌药物

磺胺类药物是最早人工合成的广谱抗菌药物之一，自20世纪30年代应用于临床以来，凭借结构简单、合成成本低、抗菌谱广等优势，在抗感染治疗中发挥了重要作用。其核心结构为对氨基苯磺酰胺(芳香伯胺类衍生物)，通过对苯环、磺酰氨基或氨基进行结构修饰，可衍生出抗菌谱、药代动力学特性各异的系列药物。该类药物通过叶酸代谢拮抗发挥广谱抑菌作用。

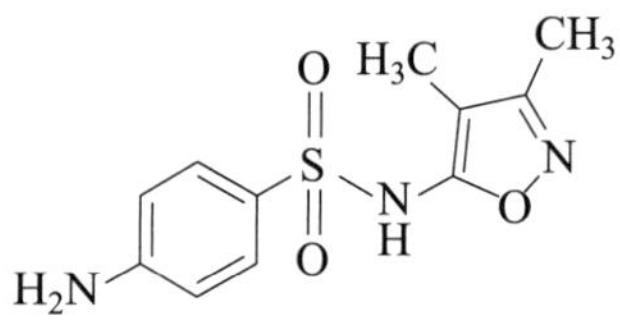

磺胺异噁唑

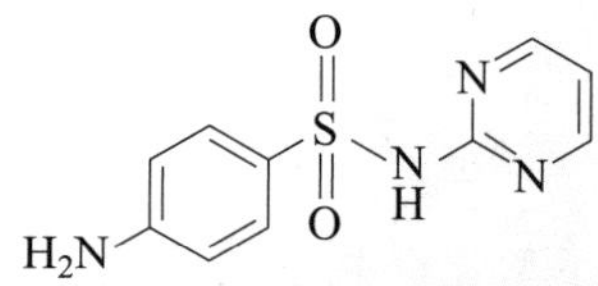

磺胺嘧啶

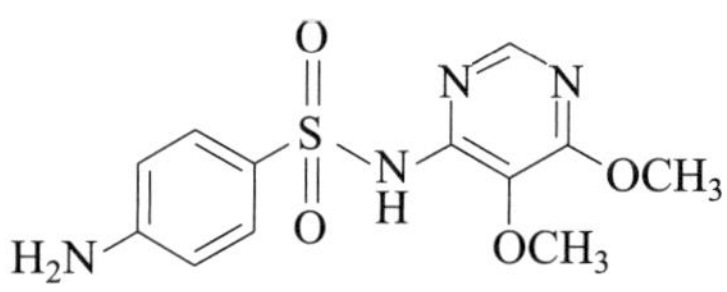

磺胺多辛

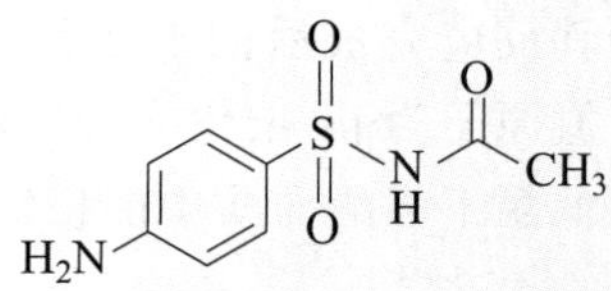

磺胺醋酰

磺胺异噁唑是短效磺胺类抗菌药物，水溶性强，对大肠埃希菌、溶血性链球菌等革兰氏阳性菌和部分阴性菌有效。临床主要用于治疗膀胱炎、肾盂肾炎等泌尿系统感染，也可用于轻症呼吸道、肠道感染。

磺胺嘧啶是中效磺胺类药物，侧链含嘧啶环。对脑膜炎奈瑟菌、溶血性链球菌等作用显著。临床常用于流行性脑脊髓膜炎的预防与轻症治疗，也可治疗呼吸道、泌尿系统感染。口服吸收完全，能高效透过血脑屏障是其突出优势。

磺胺多辛是长效磺胺类药物，侧链修饰延长了半衰期。广谱抑菌，对革兰氏阳性菌和部分阴性菌有效。临床多用于慢性感染维持治疗或预防用药，如疟疾辅助预防、慢性支气管炎复发预防。

磺胺醋酰是外用磺胺类药物，临床常用其钠盐形式，用于治疗结膜炎、角膜炎、睑缘炎等眼部感染，常制成滴眼液或眼膏局部给药。因局部作用、不进入血液循环，全身不良反应较少。

第二节 ▸ 重氮化合物和偶氮化合物

一、结构

重氮化合物（diazo compound）和偶氮化合物（azo compound）都含有—N═N—官能团。重氮化合物是重氮基（$-\overset{+}{N}\equiv N$）与烃基相连的化合物，而偶氮化合物的通式为 R—N═N—R，—N═N—叫作偶氮基。这两类化合物都是人工合成产物，自然界并不存在。芳香族重氮化合物在有机合成和分析上有广泛的用途。例如：

CH_2N_2

重氮甲烷

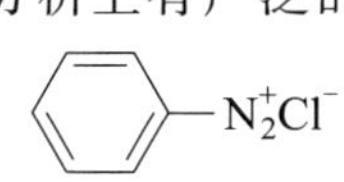

氯化重氮苯

$CH_3N{=}NCH_3$

偶氮甲烷

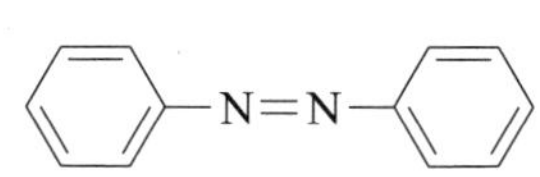

偶氮苯

在低温和强酸性水溶液中，芳香族伯胺与亚硝酸反应生成重氮化合物，此反应称为重氮化反应。例如：

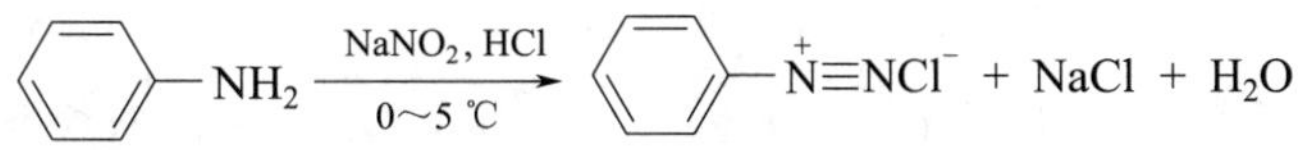

重氮盐为离子型化合物，具有盐的特点，易溶于水，不溶于有机溶剂。结构式可表示为：$\mathrm{Ar\overset{+}{N}{\equiv}NX^-}$或简写成$\mathrm{ArN_2^+X^-}$。大多数干燥的重氮盐对热和震动很敏感，容易发生爆炸，所以通常用其反应完成后的水溶液直接进行下一步反应。在重氮正离子中，$\mathrm{C{-}\overset{+}{N}{\equiv}N}$是直线形结构，氮原子为 sp 杂化。芳香重氮盐中芳环与重氮基中的 π 键形成 π-π 共轭体系，使芳香重氮盐在低温下强酸介质中能稳定存在一段时间。

二、化学性质

重氮盐的化学性质很活泼，归纳起来有如下两类反应：放氮反应和不放氮的偶联反应。

1. 放氮反应

放氮反应是重氮基被其他原子或原子团取代，同时放出氮气的一类反应，这些取代的原子和原子团主要有卤原子、氰基、硝基、羟基和氢等。

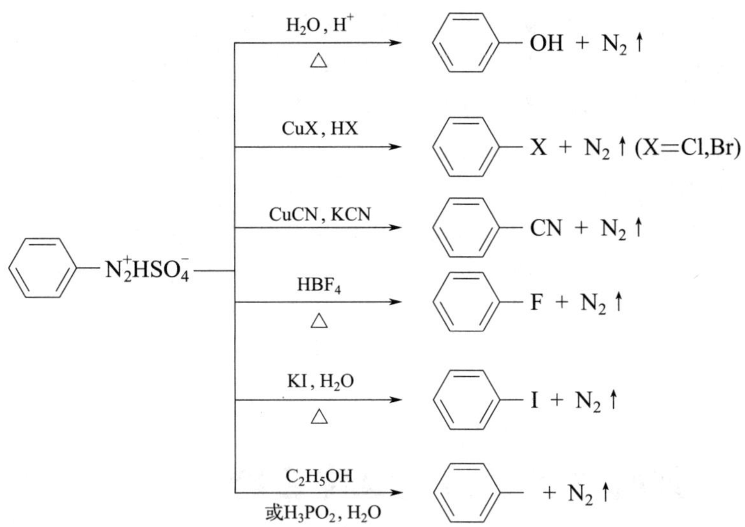

重氮盐的水解，宜用硫酸氢重氮苯，而不用氯化重氮苯，因为用氯化重氮苯常伴有重氮基被氯离子取代的反应。另外，此反应需在强酸性溶液中进行，以免生成的酚与未反应的重氮盐发生偶合反应。

重氮盐在亚铜盐的催化作用下重氮基团被置换成氯、溴和氰化物的反应称为桑德迈尔(Sandmeyer)反应。

重氮盐与氰化钾反应，重氮基被氰基(—CN)取代放出氮气，生成芳香腈，芳香腈水解生成羧酸。在合成实验中，可用此途径将硝基化合物转变为羧酸。例如：

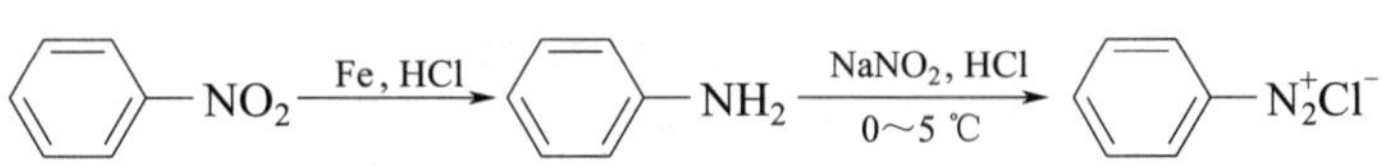

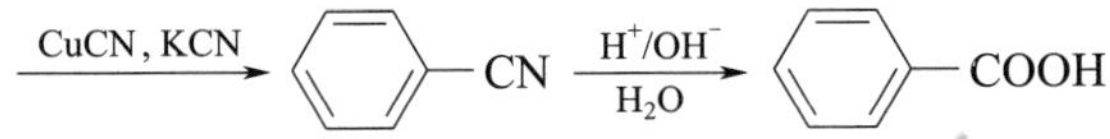

重氮盐与次磷酸(H_3PO_2)或乙醇反应时，重氮基被氢原子取代，放出氮气。这个反应可用以除去苯环上的氨基。例如，由苯胺制取 1,3,5-三溴苯的反应如下：

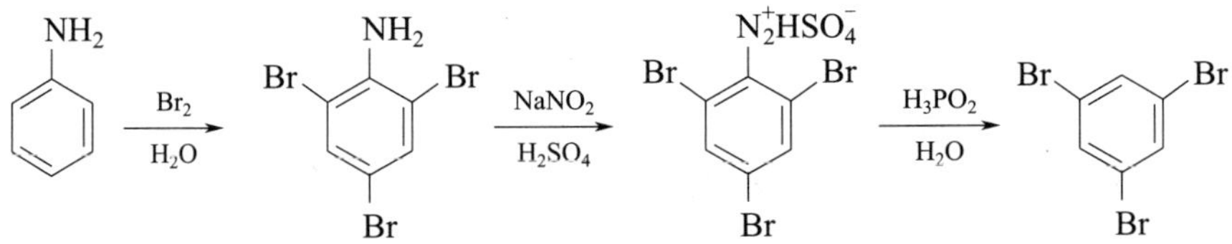

2. 偶联反应

重氮盐在低温下与酚(或芳胺类)在弱酸性(或弱碱性)条件下进行缩合，形成带色的偶氮化合物，这类反应称为偶联反应(coupling reaction)。例如：

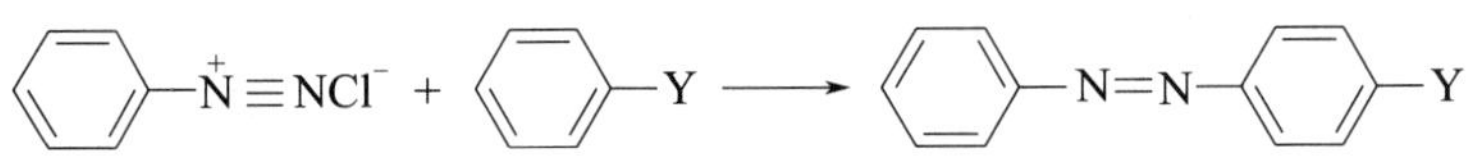

Y=—OH，—NH_2，—NHR，—NR_2

由于重氮阳离子是较弱的亲电试剂，所以只能与环上电子云密度较高的酚或芳胺发生偶合反应。反应一般发生在羟基或氨基的对位；如果对位已有取代基，则在邻位反应；如果对位和邻位都有取代基，则不发生反应。例如：

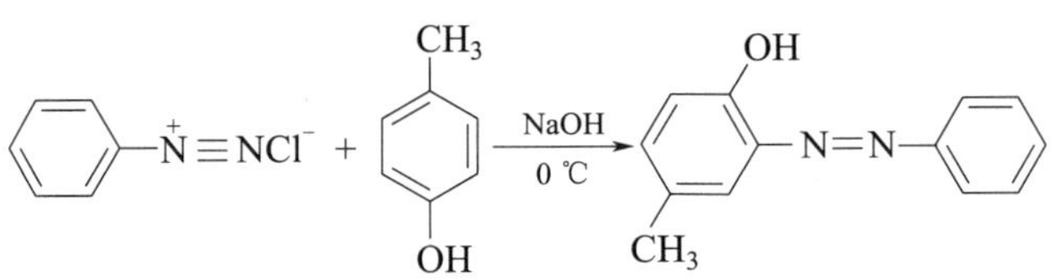

重氮盐与酚类在弱碱性溶液中进行偶联反应时，酚成为苯氧阴离子，此时苯环上的电子云密度比苯酚高，更易发生亲电取代反应。

重氮盐与芳香叔胺进行偶合反应时，一般是在弱酸性溶液中进行。酸性太强，芳胺能质子化成盐，使偶合反应难以进行；碱性太强，重氮盐变成重氮酸或重氮酸盐后，就不再是亲电试剂，偶合反应也就不能发生。

通常芳胺在 pH＝5～7 条件下偶合，酚则在 pH＝8～10 的弱碱性条件下偶合。

习题

1. 命名下列化合物并说明归属类别。

(1) $C_6H_5CH(CH_3)NHCH_3$　　(2) $CH_3CH_2CH_2CH_2NH_2$

(3) 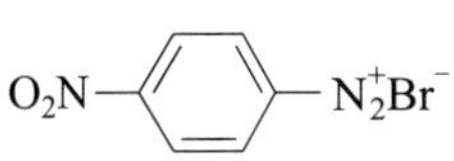　　(4) $[(C_2H_5)_2\overset{+}{N}(CH_3)_2]Br^-$

(5) 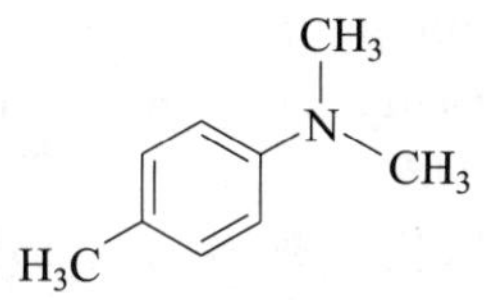

2. 写出下列化合物的结构式。

(1) 苯胺　　(2) 双(2-氯乙基)胺

(3) *N*-乙基-*N*-甲基环己胺　　(4) α-氨基丁酸

(5) 碘化四异丁铵

3. 将下列化合物按碱性递增次序排列。

甲胺　　二甲胺　　苯胺　　二苯胺　　氨

4. 用化学方法区别下列各组化合物。

(1) 二乙胺、苯胺和苄胺

(2) 对甲基苯胺、*N*-乙基苯胺和 *N*,*N*-二乙基苯胺

5. 由指定原料合成下列化合物。

(1) 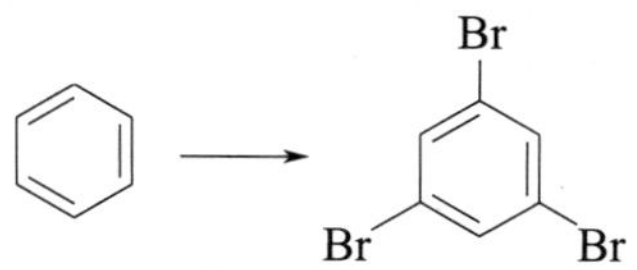　　(2) 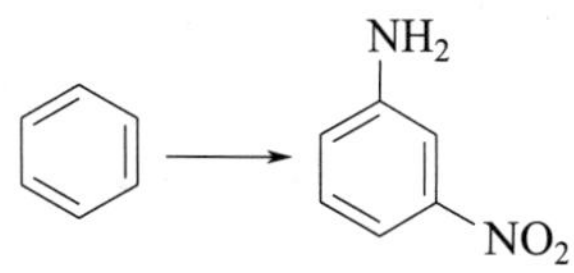

6. 写出对甲氧基氯化重氮苯与下列试剂作用后的产物。

(1) CuCl/HCl　　(2) NaCN/CuCN　　(3) H_3PO_2/H_2O

(4) 对甲基苯酚　　(5) *N*-甲基苯胺　　(6) KI/H_2O

7. 三个化合物 A、B、C 的分子式为 $C_4H_{11}N$。与亚硝酸作用时，A 和 B 生成含有四个碳原子的醇，而 C 则与亚硝酸结合成盐。将由 A 所得的醇经氧化生成异丁酸，将由 B 所得的醇经浓硫酸脱水后的产物再氧化生成乙酸，试推出 A、B、C 的构造式。

8. 化合物分子式为 $C_4H_9NO_2$，有旋光性，不溶于水，可溶于盐酸，亦可逐渐溶于 NaOH 水溶液，与亚硝酸在低温下作用会立即放出氮气，试推导该化合物的可能立体结构，并用费歇尔投影式表示。

第十一章
杂环化合物和生物碱

在环状化合物中，构成环的原子除碳原子外还有其他的原子，这类化合物叫作杂环化合物(heterocyclic compound)，其他的原子称为杂原子(heteroatom)，最常见的杂原子有氮、氧和硫。前面学过的内酯、内酰胺、环氧化合物等虽也含有由杂原子组成的杂环，但因其性质与相应的脂肪族化合物较相似，因此都并入脂肪族化合物中讨论，而不列为杂环化合物。

杂环化合物是有机化合物中数目最庞大的一类，据统计，在已发现的几百万种有机化合物中，杂环化合物约占总数的65%以上。这类化合物在生命过程和医学实践中具有核心地位。例如，中草药的有效成分生物碱、体内输送氧气的血红素、进行光合作用的叶绿素、遗传物质DNA和RNA中的碱基，以及众多辅酶和维生素的活性中心，都是含氮杂环化合物。此外，绝大多数临床药物(如抗生素、抗病毒药、抗肿瘤药)也都含有杂环结构。因此，掌握杂环化合物的知识是理解生命现象和药物作用机制的基础。

本章将着重讨论那些基本的、环系比较稳定，具有芳香性的杂环化合物，其中以五元、六元杂环及其稠杂环化合物为重点。因这类化合物具有芳香族化合物的特点，可通称为芳(香)杂环化合物。

第一节 ▶ 杂环化合物

一、分类和命名

1. 分类

杂环化合物按环的大小，可分为五元杂环和六元杂环两大类；又可按杂环中杂原子数目的多少，分为含有一个杂原子的杂环及含有两个或两个以上杂原子的杂环；还可按成环的形式，分为单杂环或稠杂环。以上这些分类方法以杂环的骨架为基础。常见杂环化合物的分类和命名见表11-1。

表 11-1　常见杂环化合物的分类和命名

分类	含有一个杂原子的杂环			含有两个杂原子的杂环		
五元杂环	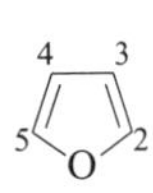 呋喃 (furan)	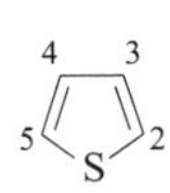 噻吩 (thiophene)	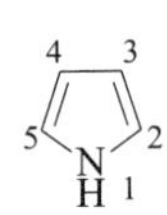 吡咯 (pyrrole)	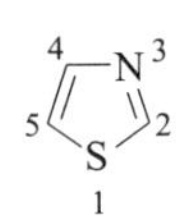 噻唑 (thiazole)	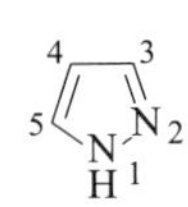 吡唑 (pyrazole)	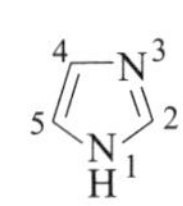 咪唑 (imidazole)

续表

分类	含有一个杂原子的杂环			含有两个杂原子的杂环		
六元杂环	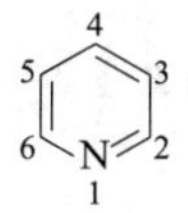 吡啶 (pyridine)	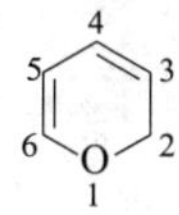 2*H*-吡喃 (2*H*-pyran)	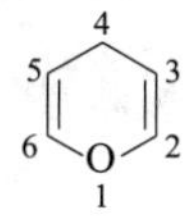 4*H*-吡喃 (4*H*-pyran)	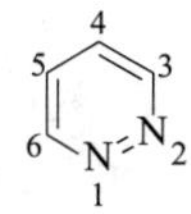 哒嗪 (pyridazine)	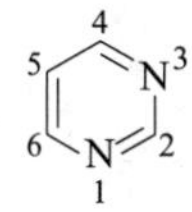 嘧啶 (pyrimidine)	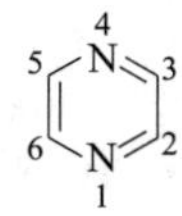 吡嗪 (pyrazine)
分类	含有一个杂原子的稠杂环			含有两个以上杂原子的稠杂环		
稠杂环	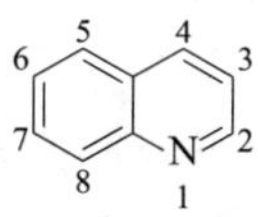 喹啉 (quinoline)	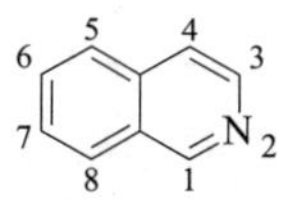 异喹啉 (isoquinoline)	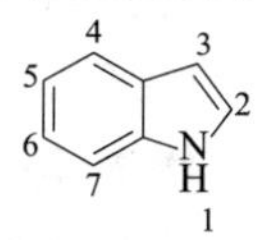 吲哚 (indole)	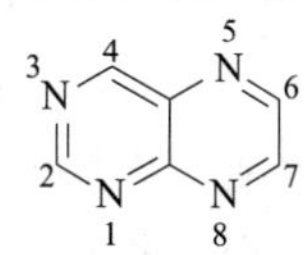 蝶啶 (pteridine)	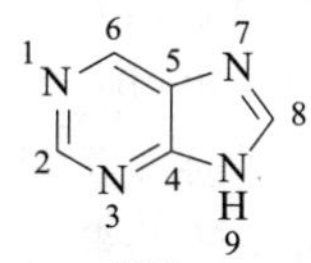 嘌呤 (purine)	

另一种分类方法是根据杂环上碳原子的电子云密度分布情况，分为多π电子芳杂环和缺π电子芳杂环两类。这种分类方法反映出杂环性质的不同，可与上述杂环骨架分类法互为补充。

2. 命名

杂环化合物的名称包括基本母环及环上取代基两大部分。杂环母环的命名我国采用“音译法”，即按 IUPAC 命名原则为准，按英文名称的读音，选用同音汉字，再加上“口”旁命名，例如吡啶(pyridine)、噻吩(thiophene)等。

杂环母环的编号规则：以杂原子作为起点开始编号，用阿拉伯数字标示。环上只有一个杂原子时，也可用希腊字母 α、β 和 γ 编号，邻近杂原子的碳原子为 α，其次为 β，再次为 γ。

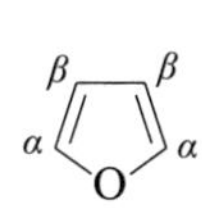 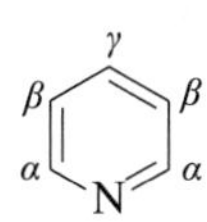

环上有两个或两个以上相同杂原子时，应从连有氢或取代基的杂原子开始编号，并使其他杂原子编号的数字尽可能地小。

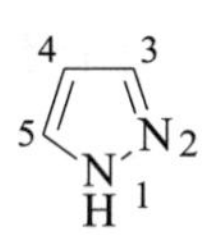

若环上有不同的杂原子时，则按 O、S、NH、N 先后顺序编号。

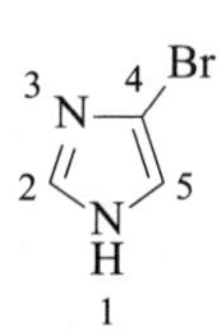

4-溴咪唑
4-bromoimidazole

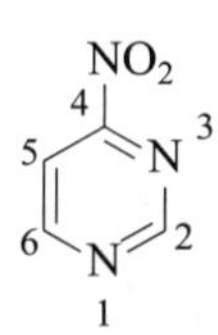

4-硝基嘧啶
4-nitropyrimidine

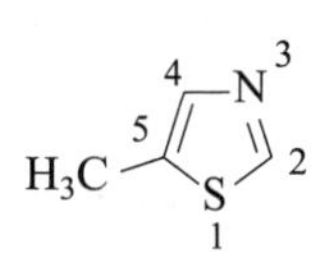

5-甲基噻唑
5-methylthiazole

取代基的命名原则与前面脂肪烃类和芳香烃类化合物大体一致，命名时以杂环为母体。但若环上有醛基、羧基、磺酸基等官能团时，一般把杂环作为取代基来命名。

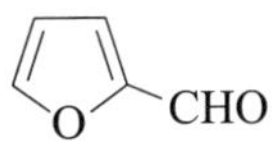

呋喃-2-甲醛
furan-2-carbaldehyde

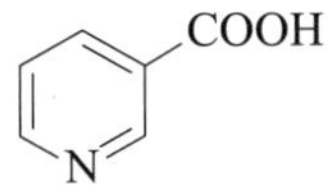

吡啶-3-甲酸
pyridine-3-carboxylic acid

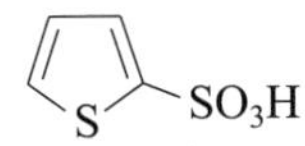

噻吩-2-磺酸
thiophene-2-sulfonic acid

二、结构

杂环化合物的种类繁多，结构复杂，这里仅介绍常见的具有芳香性的五元、六元杂环。吡咯、呋喃和噻吩是比较重要的五元杂环，它们环上的杂原子氧、硫、氮都是 sp^2 杂化，碳原子之间及碳原子与杂原子之间都通过 sp^2 杂化轨道形成 σ 键。环上的五个原子还各有一个未参与杂化的 p 轨道，其中四个碳的 p 轨道上各有一个电子，杂原子的 p 轨道上有两个电子。这些未参加杂化的 p 轨道，彼此平行，侧面重叠，形成环状的大 π 键，π 电子数为 6，符合 $4n+2$ 规则，故有芳香性。杂原子的第三个 sp^2 杂化轨道中，吡咯有一个电子，与氢形成 σ 键；呋喃和噻吩各有一对未共用电子对。这三个化合物的电子结构与环戊二烯负离子较相似。吡咯、呋喃和噻吩的结构见图 11-1。

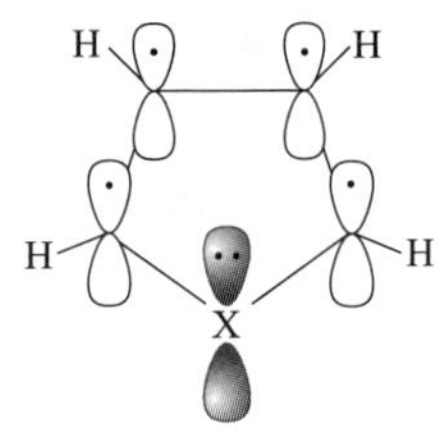

X=NH，O，S

图 11-1　吡咯、呋喃和噻吩的结构

这三个化合物的封闭式大 π 键不同于苯，它们是五个 p 轨道，含有六个 π 电子，电子离域的结果使杂原子上的电子云密度降低，环上的电子云密度有所增加，有利于环上的亲电取代。而另一方面，由于这几个杂原子的电负性都大于碳，又表现出吸电子诱导效应。因此，呋喃、噻吩及吡咯环上的电子云密度并不是均匀分布，杂原子周围的电子云密度较大，所以它们的芳香性远不如苯，稳定性顺序是：苯＞噻吩＞吡咯＞呋喃。当发生亲电取代反应时，主要发生在 α 位。

六元芳香杂环中最常见的是吡啶。吡啶的分子结构与苯相似，组成环的五个碳原子和一个氮原子都是 sp^2 杂化，相互以 σ 键连接成环状结构，N 原子的一个 sp^2 杂化轨道被一对孤对电子占据。每个原子各有一个电子在其 p 轨道上，形成环状闭合的大 π 键，π 电子数为 6，符合 $4n+2$ 规则，因此也具有芳香性。吡啶分子中，由于氮的电负性大于碳，环上的电子云密度不像苯那样均匀分布，而是氮原子周围的电子密度云较高，环上的电子云密度较低，因此，吡啶与苯有所不同，较难发生亲电取代反应。吡啶的结构见图 11-2。

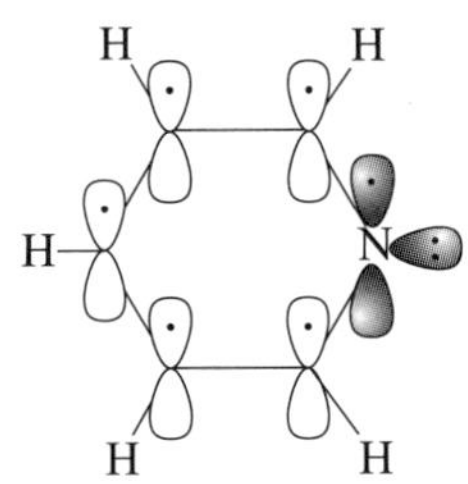

图 11-2　吡啶的结构

三、化学性质

吡咯和吡啶的化学性质主要包括酸碱性、亲电取代反应和吡啶环侧链的氧化反应。

1. 碱性

吡咯由于氮原子上未共用电子对与环中 π 电子形成了共轭体系，未共用电子对不再是氮原子独有，削弱了它与 H^+ 结合的能力，它的碱性大大降低，因此吡咯是一个很弱的碱

($pK_b=13.6$)，不能与稀酸或弱酸成盐。同时由于共轭，吡咯氮上的电子云密度相对较低，氮上的氢容易以 H^+ 的形式解离，所以吡咯又显弱酸性，可与氢氧化钠或氢氧化钾成盐。

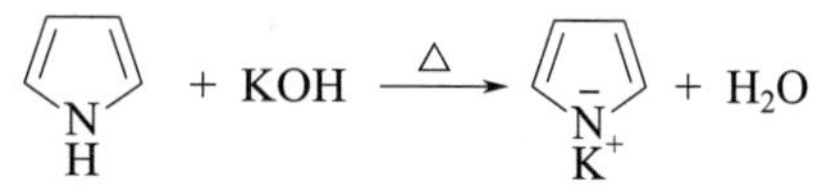

吡啶氮原子具有未共用电子对，它并不参与环上的共轭体系，因此可以和 H^+ 结合或给出电子，呈弱碱性，能与强酸成盐。

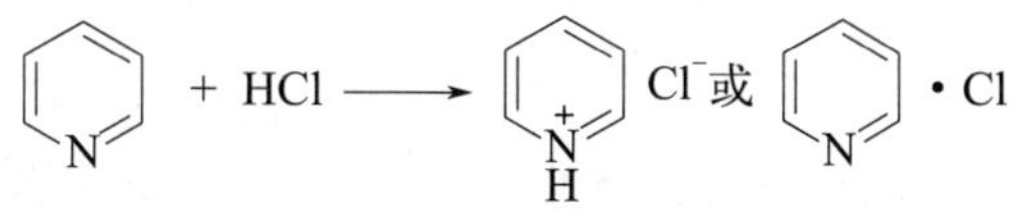

吡啶的碱性比一般脂肪胺及氨都弱，但比苯胺强。其原因是吡啶中氮原子上的未共用电子对处于 sp^2 杂化轨道中，s 成分较多，距核较近，电子受核的束缚较强，给电子倾向较小，较难与质子结合，所以碱性较弱。几种物质的碱性顺序如下：

	苯胺	< 吡啶	< 氨	< 三乙胺	< 哌啶
pK_a	4.7	5.19	9.24	10.6	11.2

吡啶的碱性有很大的实用意义。从混合物中分离吡啶类化合物，常利用它们的碱性，如从煤焦油中分离吡啶及其同系物，即用硫酸水溶液将它们萃取出来。在许多化学反应中吡啶用作催化剂和除酸剂，它在水中和有机溶剂中都有良好的溶解性，所以它的催化作用常常是一些无机碱所无法达到的。

2. 亲电取代反应

吡咯由于氮原子上的未共用电子对参与环系共轭，结果使杂原子上的 π 电子云密度降低，带部分正电荷，使环上电子云密度有所增加，所以它比苯更容易发生亲电取代反应，尤其是在环 α 位置上的氢易被取代。

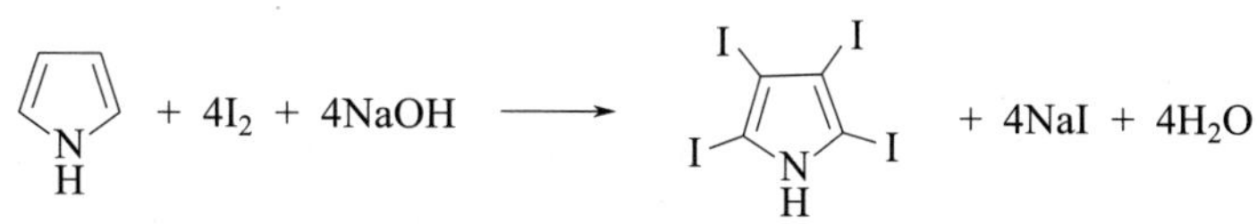

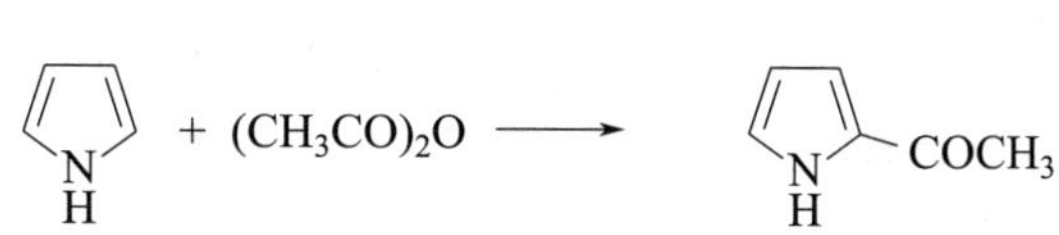

吡啶的芳环上也可发生亲电取代反应。但由于吡啶环上的氮原子具有与强的间位定位基（如$-NO_2$）相似的作用，使环上电子云密度降低，因而亲电取代反应的活性比苯低，与硝基苯相当。环上氮原子的钝化作用使其亲电取代反应要求在较强的条件下进行，且产率较低；另一方面，由于亲电试剂为正离子（如 X^+、NO_2^+、H^+），与吡啶反应时，常先进攻吡啶的氮原子形成吡啶盐，成盐后吡啶环上的电子云密度进一步降低，致使亲电试剂进攻更为不利。所以吡啶不能发生傅-克酰基化和烷基化反应。吡啶的亲电取代反应取代基主要进入 β 位。

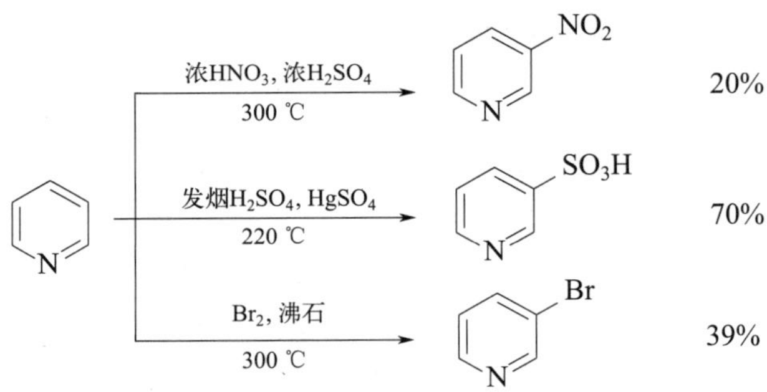

3. 亲核取代反应

由于吡啶环的电子云密度比苯环低，是一个缺 π 电子体系，所以较易发生亲核取代反应，主要生成 α 位取代产物。

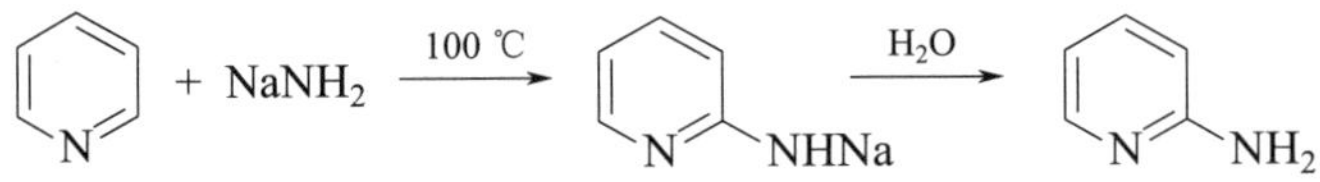

当吡啶环的 α 位或 γ 位上有易离去基团(如 Cl、Br)时，该取代吡啶可与较弱的亲核试剂(如 NH_3、H_2O 等)发生亲核取代反应。

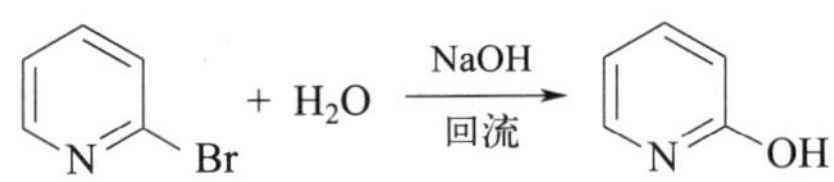

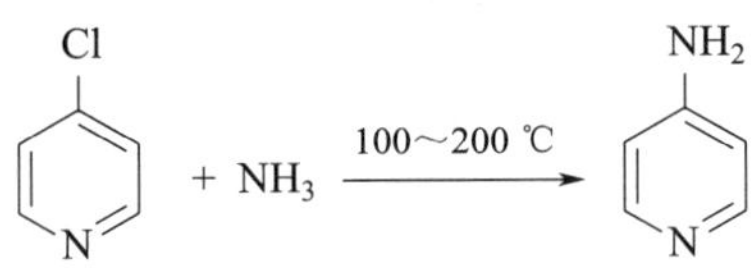

另一方面，吡啶氮上的孤对电子没有参与共轭，具有亲核性，可与脂肪族卤代烃反应生成季铵盐。

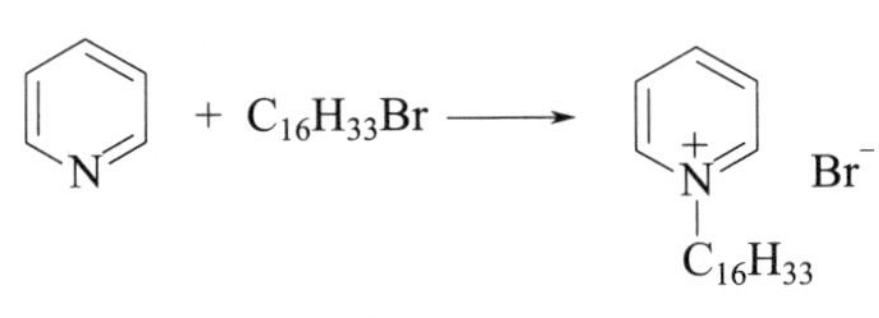

4. 吡啶衍生物的氧化还原反应

吡啶对氧化剂很稳定，当环上连有 α-H 的烷基侧链时，侧链可被氧化成羧酸，例如：

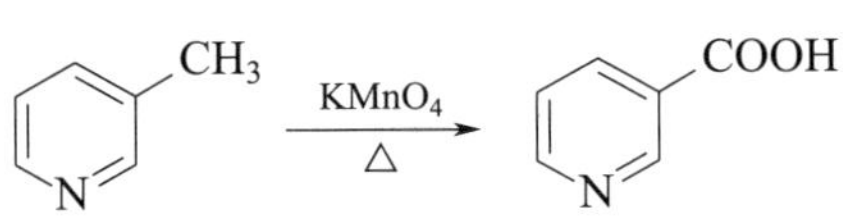

吡啶较苯易被还原，用金属钠和乙醇或催化氢化，都可使吡啶还原成六氢吡啶，六氢吡啶又称哌啶($pK_b = 2.8$)，是脂肪族仲胺，碱性较吡啶强 10^6 倍，能与水互溶。

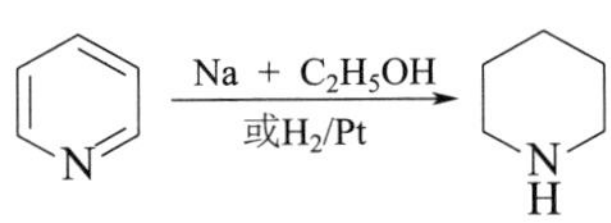

四、重要的含氮杂环化合物及其衍生物

1. 吡咯及其衍生物

吡咯的衍生物在自然界分布很广，如叶绿素、血红素和维生素 B_{12} 等，它们都是具有重要生理活性的物质。

血红素的基本骨架称为卟吩(porphin)。卟吩的取代物为卟啉(porphyrin)。叶绿素中结合的是镁离子，血红素中结合的是亚铁离子，维生素 B_{12} 中结合的是钴离子。血红素是高等动物体内输送氧的物质，它与蛋白质结合成血红蛋白而存在于红细胞中。

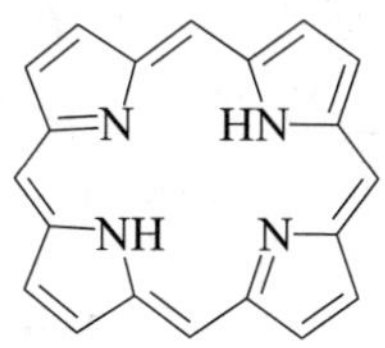

卟吩

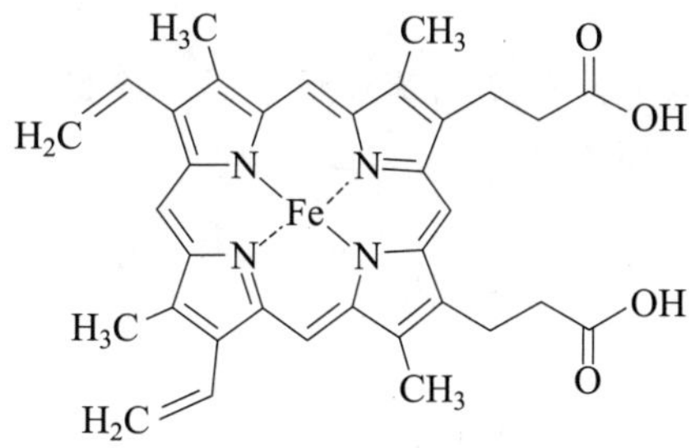

血红素

2. 吡啶及其衍生物

吡啶的重要衍生物有维生素 PP、异烟肼等。维生素 PP 是 B 族维生素之一，它包括烟酸和烟酰胺两种物质。维生素 PP 能促进组织新陈代谢，降低血液中的胆固醇。体内缺乏维生素 PP 时，能引起糙皮病。异烟肼(雷米封)是抗结核药物。

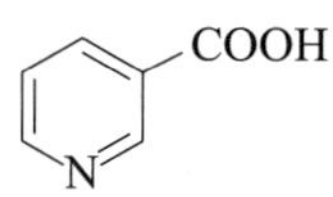

烟酸

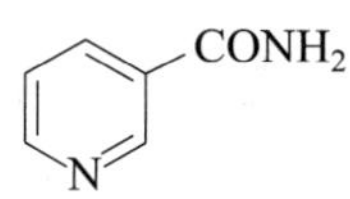

烟酰胺

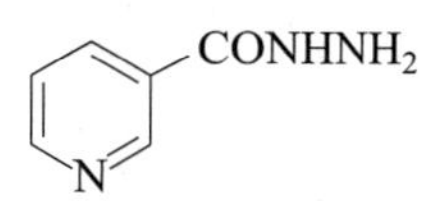

异烟肼

3. 嘧啶及其衍生物

嘧啶是含有两个氮原子的六元杂环化合物，氮原子在 1,3 位上。嘧啶的重要衍生物胞嘧啶、尿嘧啶和胸腺嘧啶都是核酸的组成部分。维生素 B_1 和磺胺嘧啶类药物结构中都含有嘧啶环的结构。

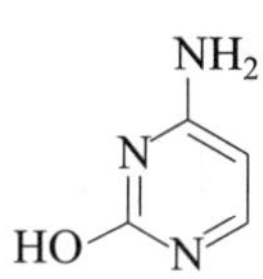

胞嘧啶

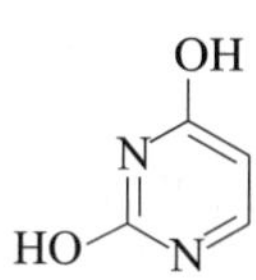

尿嘧啶

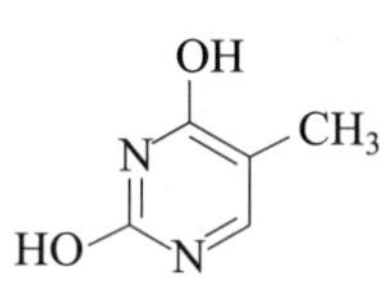

胸腺嘧啶

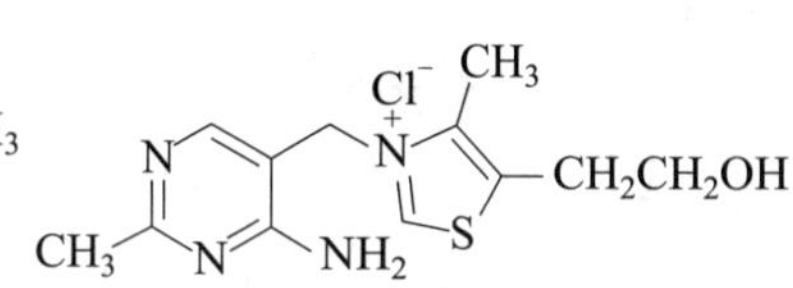

维生素B_1

4. 嘌呤及其衍生物

嘌呤本身在自然界中不存在，但它的衍生物广泛分布于动植物的体内。腺嘌呤、鸟嘌呤是核酸结构的组成部分；黄嘌呤、次黄嘌呤和尿酸为腺嘌呤和鸟嘌呤的代谢产物，它们都是生理过程中十分重要的物质。黄嘌呤和尿酸都有酮式-烯醇式互变异构现象。

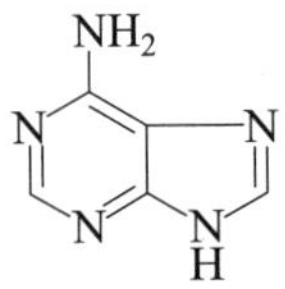

腺嘌呤

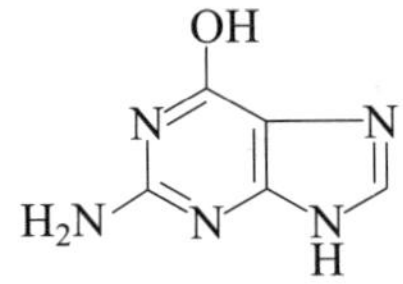

鸟嘌呤

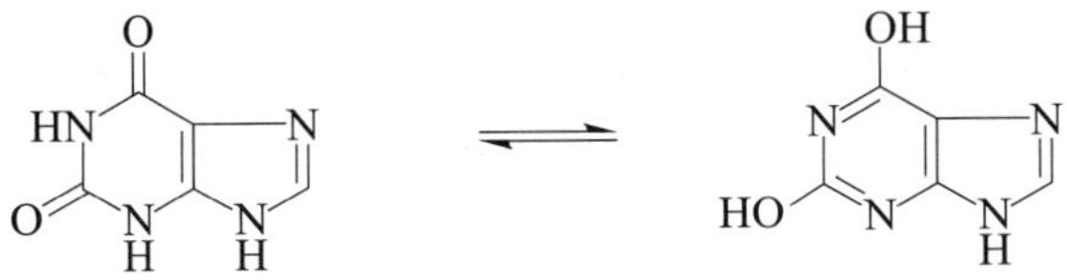

黄嘌呤　　　黄嘌呤(烯醇式)

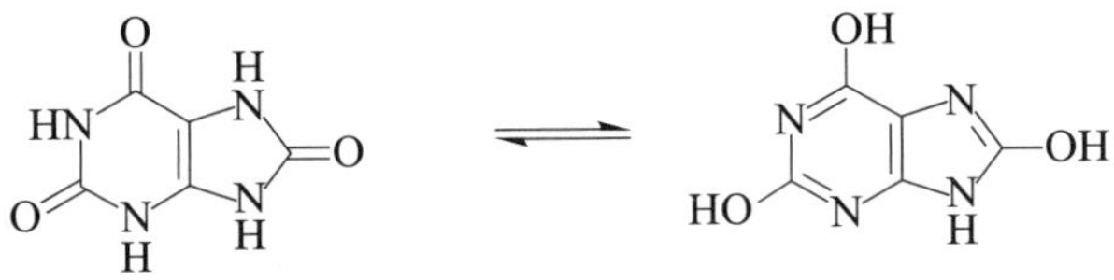

尿酸(酮式)　　　尿酸(烯醇式)

汉斯·费歇尔　Hans Fischer 1881—1945

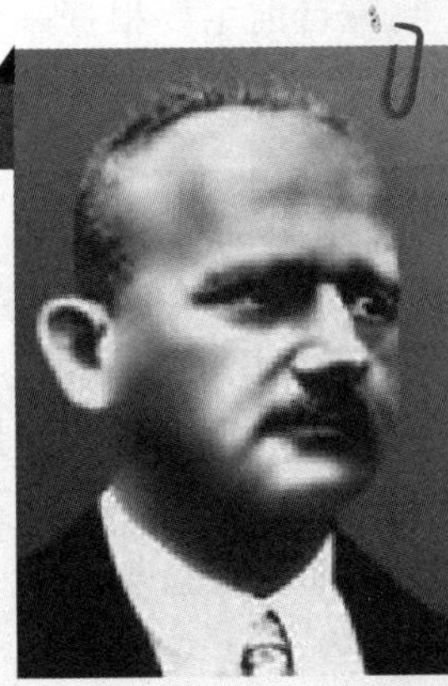

汉斯·费歇尔1881年7月27日出生于德国法兰克福。他先后在斯图加特和威斯巴登完成小学和中学的学业。1904年费歇尔在马尔堡大学获得化学博士学位，然后继续攻读医学，并在1908年于慕尼黑大学获得医学博士学位。

在1908年至1921年间，费歇尔先后从事过医学、化学、心理学工作。其间他在赫尔曼·埃米尔·费歇尔的指导下在柏林大学进行过科学研究。1916年他在因斯布鲁克大学首次获得化学教授职位。1921年后他一直在慕尼黑工业大学担任有机化学教授。

费歇尔最重要的科研工作是胆红素与血红素的合成。他合成了超过130种卟啉，包括在1929年合成血红素。在1930～1940年的十年间，他对叶绿素的研究发表了一百多篇论文，阐明了叶绿素的结构，重点论证叶绿素分子中含有二氢卟吩环系，且中心有一个与二氢卟吩环形成配位键的镁原子。由于对血红素和叶绿素结构以及血红素合成等方面的研究成果，费歇尔获得了1930年诺贝尔化学奖。

第二节 ▶ 生物碱

生物碱(alkaloid)是一类存在于生物体内(尤其是植物、动物和微生物)具有碱性的复杂含氮有机化合物。自然界中生物碱常与酸如乳酸、酒石酸、苹果酸、乙酸、磷酸等结合成盐而存在于植物的不同器官中，也有少数以游离碱、糖苷、酯或酰胺的形式存在。很多生物碱具有特殊和显著的生理活性，许多中草药的有效成分是生物碱。例如：罂粟中的吗啡具有镇痛作用，麻黄中的麻黄碱具有平喘的效能，颠茄中的莨菪碱有解痉作用。一般的生物碱毒性大，适量时能治疗疾病，量过大时有可能引起中毒。迄今已从动植物中发现了超过六千多种生物碱，其中近百种已用于临床或正在进行临床试验。

一、分类和命名

(1)分类

生物碱的分类方法很多，以化学结构分类较常见。根据化学结构可分为有机胺类如麻黄碱，吡啶衍生物类如苦参碱，喹啉衍生物等十几类。或根据其来源进行分类，如长春花生物碱等。

(2)命名

生物碱目前主要根据来源来命名。例如，麻黄碱存在于麻黄中，烟碱存在于烟草中。此外也可采用国际通用名称的译音，如烟碱又名尼古丁(nicotine)等。

二、理化性质

生物碱结构复杂，种类繁多，彼此之间性质有所差异，但大多数具有一些相同的性质。

(1)物理性质

生物碱一般为无色或白色结晶形固体，少数有颜色或为流体，如喜树碱为黄色，烟碱为液体。游离的生物碱一般不溶或难溶于水，易溶于乙醇、乙醚、丙酮等有机溶剂，也可溶于稀酸水溶液而生成盐类。大多数生物碱具有旋光性，且多数为左旋体。

(2)碱性

生物碱为含氮有机化合物，大多数呈碱性，因结构不同其碱性的强弱程度亦不同，但一般能与酸结合生成盐。临床上利用此性质将生物碱类药物制成易溶于水的盐类而应用。如硫酸阿托品、磷酸可待因、盐酸吗啡等。生物碱的盐类遇强碱可重新转变为不溶于水的游离生物碱，因此不能与碱性药物配伍使用，否则就会析出沉淀。利用这个性质还可以分离和精制提取生物碱。

(3)沉淀反应

大多数生物碱或其盐的水溶液能与一些试剂作用，生成难溶性的盐或配合物而沉淀，这些试剂叫作生物碱沉淀剂。例如生物碱遇鞣酸溶液生成棕黄色沉淀，遇氯化汞溶液生成白色沉淀，遇苦味酸溶液生成黄色沉淀。常用的生物碱沉淀还有碘化汞钾、碘化铋钾、磷钨酸、磷钼酸等。根据沉淀反应可检查某些植物中是否含有生物碱，并利用沉淀的颜色、形状等来鉴别生物碱。

(4)颜色反应

生物碱还可与某些试剂发生颜色反应，且因其结构不同而显不同的颜色，这些能使生物碱发生显色反应的试剂叫作生物碱显色剂。例如生物碱中的吗啡与甲醛-浓硫酸溶液作用呈现紫色，可待因与甲醛-浓硫酸溶液作用呈现蓝色。常用的生物碱显色剂还有硝酸-浓硫酸溶液、重铬酸钾或高锰酸钾的浓硫酸溶液、钼酸铵-浓硫酸溶液等。

三、重要的生物碱

（1）莨菪碱和阿托品

莨菪碱存在于颠茄、莨菪、曼陀罗等茄科植物中，它具有左旋性，在碱中或受热时会消旋化，转变成消旋的莨菪碱即阿托品。阿托品为白色结晶，难溶于水，易溶于乙醇，有苦味。医药上用作抗胆碱药，能抑制汗腺、唾液、泪腺、胃液等多种腺体的分泌并能扩散瞳孔，用于医治平滑肌痉挛、胃和十二指肠溃疡病，也可用作有机磷及锑剂中毒的解毒剂。

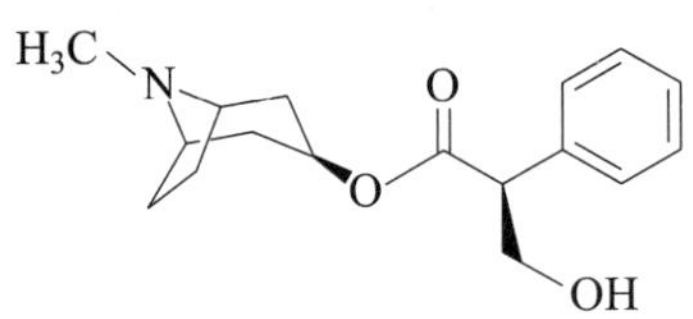

莨菪碱

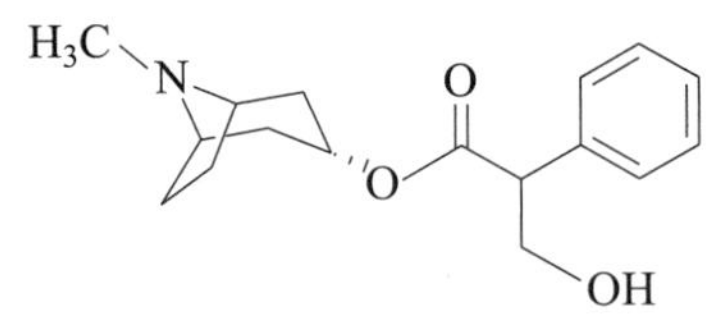

阿托品

（2）吗啡和可待因

吗啡是罂粟科植物罂粟或白花罂粟中的生物碱，为白色晶体，微溶于水，其水溶液有苦味。吗啡有强而快的镇痛作用，但很易成瘾，不宜长期使用。可待因是吗啡的甲基醚，镇痛作用很弱，可用于镇咳。

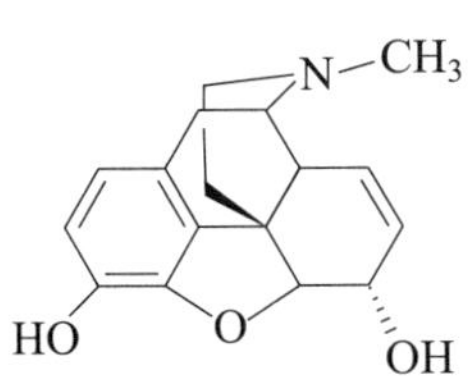

吗啡

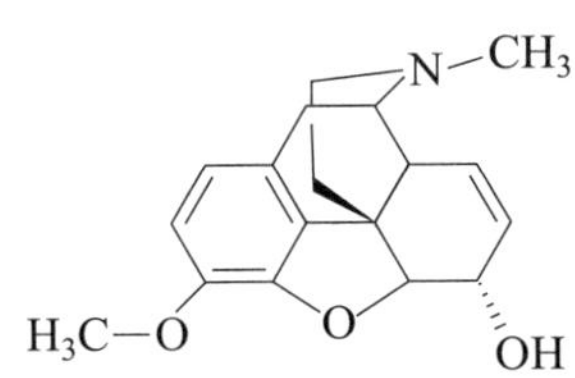

可待因

（3）小檗碱

小檗碱即黄连素，存在于黄连、黄柏等小檗科植物中。小檗碱为黄色结晶，味极苦。其抗菌作用强，常用于治疗菌痢、胃肠炎等疾病。

（4）烟碱

烟草中含有十余种生物碱，烟碱是其中之一。烟碱又名尼古丁，属于吡啶族生物碱。它是无色能溶于水的液体，沸点 246 ℃，有旋光性，天然存在的是左旋体。烟碱有剧毒，少量对中枢神经有兴奋作用，能增高血压，量大时能抑制中枢神经系统，使心脏麻痹以致死亡。烟碱可用作农业杀虫剂，能杀灭蚜虫、蓟马、木虱等。

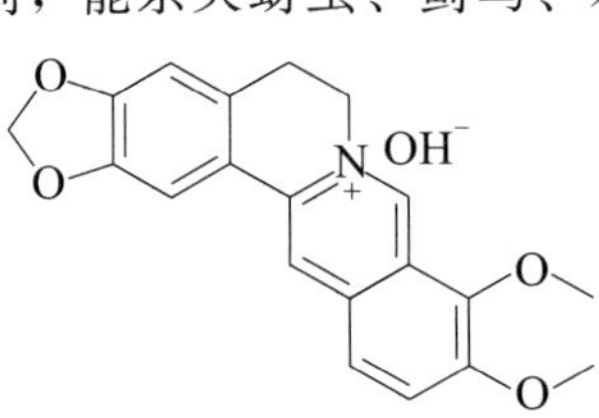

小檗碱

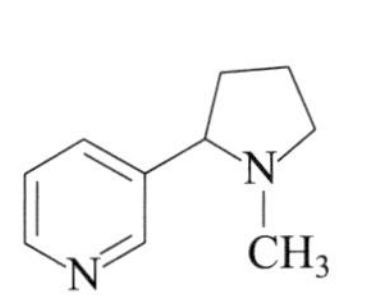

烟碱

(5)金鸡纳碱

金鸡纳碱俗称奎宁，是存在于金鸡纳树皮中的一种主要生物碱，分子中含有喹啉环，属于喹啉生物碱。奎宁是无色结晶，微溶于水，易溶于乙醇、乙醚等有机溶剂。奎宁能杀灭各种疟原虫红内期的裂殖体，早在三百多年前人们就知道用金鸡纳树皮医治疟疾。奎宁对恶性疟原虫无效，并有引起耳聋的副作用。

(6)喜树碱

喜树碱是近年来从我国的喜树中提取出的喹啉类生物碱，自然界存在的是右旋体。喜树碱为黄色结晶，在紫外光照射下显蓝色荧光，有抗白血病及抗癌的作用。

(7)咖啡碱

咖啡碱是存在于咖啡、茶叶中的一种生物碱，属于嘌呤类生物碱。咖啡碱是白色针状结晶，有苦味，能溶于热水，有兴奋中枢神经的作用，并能止痛和利尿。因此咖啡及茶一直被人们当作饮料。

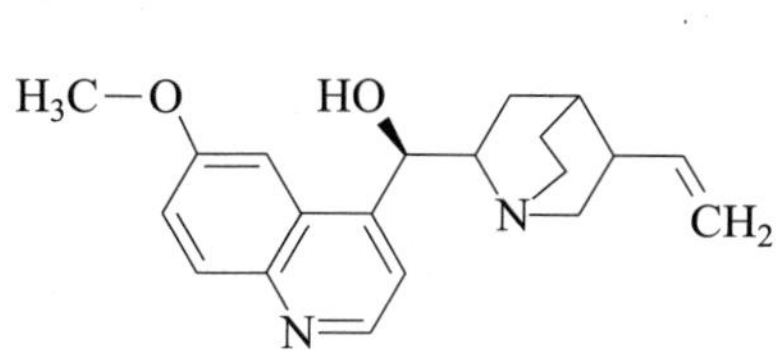
奎宁

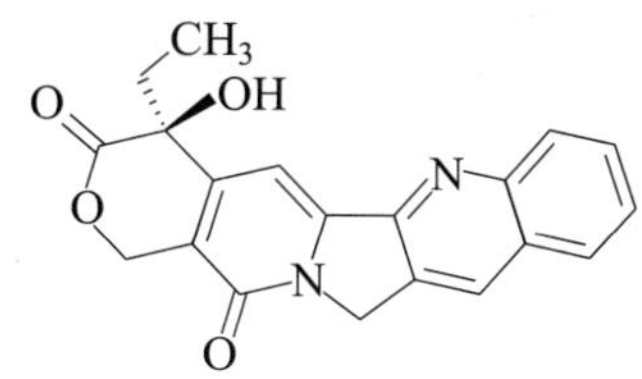
喜树碱

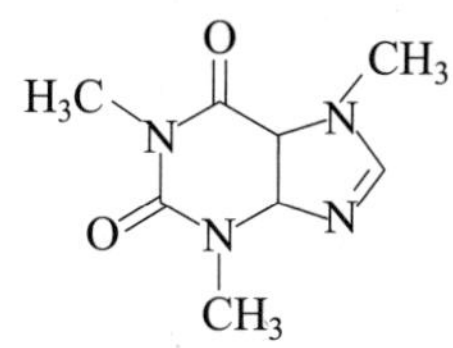
咖啡碱

习题

1. 命名下列化合物。

(1) 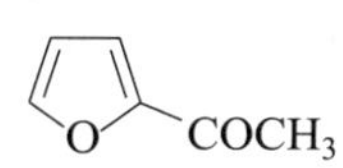

(2) 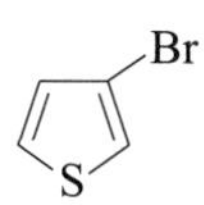

(3) 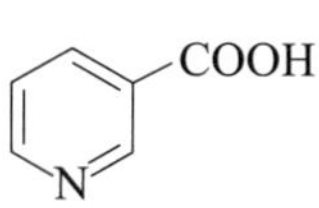

(4) 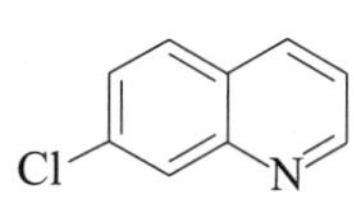

(5) 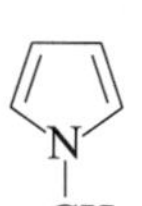

(6) 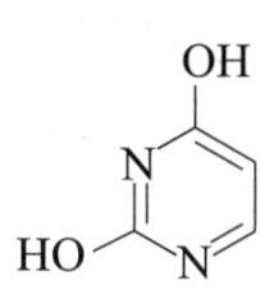

2. 写出下列化合物的结构式。

(1) 3-甲基噻吩　　(2) 7-甲基吲哚

(3) *N*-甲基四氢吡咯　　(4) 2,6-二甲基嘌呤

3. 将下列化合物按碱性递增次序排列。

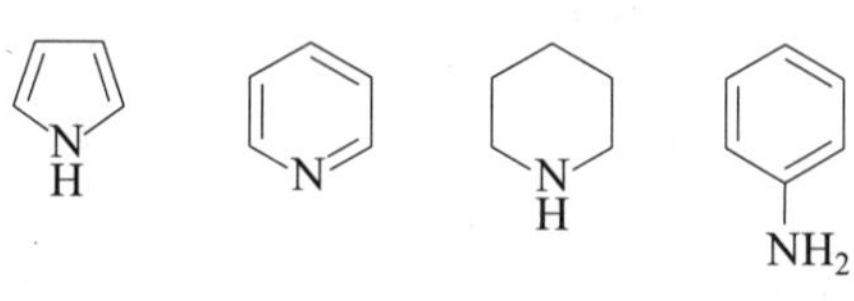

4. 完成下列反应。

（1）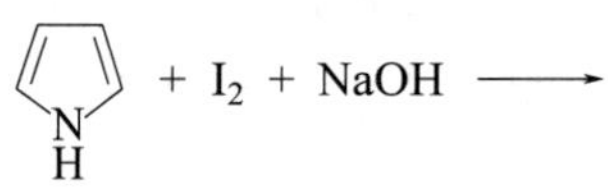

（2）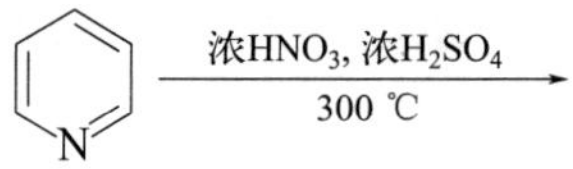

（3）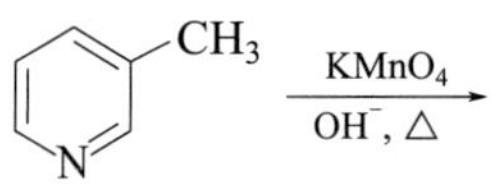

（4）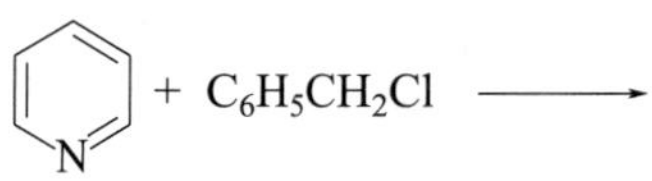

5. 某些烷基取代吡啶及其 pK_a 如下所示：

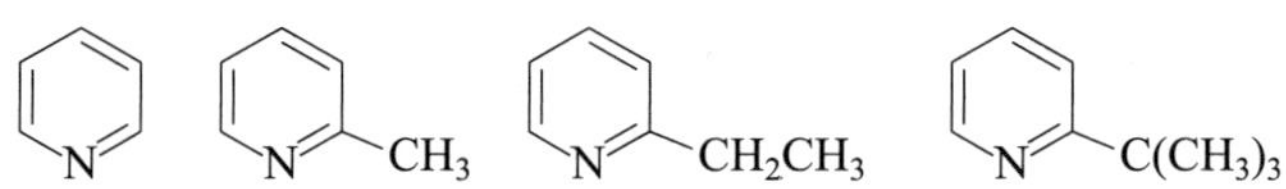

pK_a　5.19　5.97　5.90　5.76

吡啶的 pK_a 基本不受取代基空间位阻的影响，试说明原因。

6. 组胺(histamine)分子中，哪个氮原子碱性最强？写出氮原子碱性强弱顺序并说明理由。

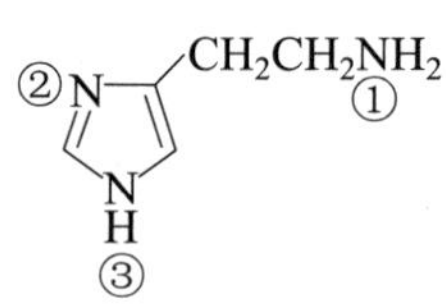

第十二章
糖　类

糖类(saccharide)是自然界广泛存在的一类有机化合物。由于最初发现的一些糖具有 $C_n(H_2O)_m$ 的结构通式，都是由碳、氢、氧三种元素组成的，并且氢和氧的比例与水相同，如下列所示的葡萄糖和果糖($C_6H_{12}O_6$)，因此这类化合物又被称为碳水化合物(carbohydrate)。但后来的结构研究发现，有些糖的分子中氢与氧的比例并不等于2∶1，不符合结构通式 $C_n(H_2O)_m$，如下列所示的鼠李糖($C_6H_{12}O_5$)、岩藻糖($C_6H_{12}O_5$)和脱氧核糖($C_5H_{10}O_4$)。而另一些分子式符合上述通式的物质如乙酸($C_2H_4O_2$)、乳酸($C_3H_6O_3$)，并不具备糖的性质。因此，“碳水化合物”这个名称并不确切，只是出于历史习用，迄今仍在使用。

糖类是一类多羟基醛、酮，或通过水解能产生多羟基醛、酮的物质。例如，葡萄糖、鼠李糖、岩藻糖是多羟基醛；果糖是多羟基酮，淀粉和纤维素可经水解产生葡萄糖，它们都属于糖类。

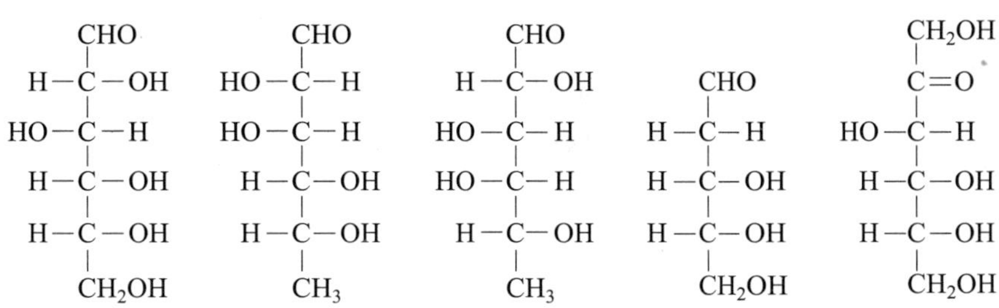

葡萄糖　　鼠李糖　　岩藻糖　　2-脱氧核糖　　果糖

糖类与人类生活有着密切的关系，是一切生物体维持生命活动所需能量的主要来源。此外，有的还具有特殊的生物活性，例如，肝脏中的肝素有抗凝血作用；细胞膜外的糖链结构与人的血液的分型及多种生物免疫过程有关；核糖和脱氧核糖是核酸的重要组成成分。因此，糖类在医学领域具有重要意义。

根据糖类分子结构的组成情况，可将糖分为三大类，即单糖、低聚糖和多糖。单糖(monosaccharide)是最简单的糖，它不能再被水解成更小的糖分子，如葡萄糖(glucose)、果糖(fructose)等；低聚糖(oligosaccharide)又称寡糖，是由2～9个单糖分子脱水缩聚而成的，其中最重要的是二糖，如蔗糖(sucrose)、麦芽糖(maltose)、乳糖(lactose)等。多糖(polysaccharide)是由多于9个单糖分子脱水而成的，如淀粉(starch)、糖原(glycogen)、纤维素(cellulose)等。

糖类化合物的命名多根据其来源而沿用俗名。例如，葡萄糖最初是从葡萄中得到的，蔗糖是从甘蔗中得来的，淀粉、纤维素等也都是俗名。

第一节 ▸ 单　糖

根据所含官能团，单糖可分为醛糖(aldose)和酮糖(ketose)，根据分子中所含碳原子的数目，又可分为三碳(丙)糖、四碳(丁)糖、五碳(戊)糖和六碳(己)糖等。甘油醛是自然界中最简单的醛糖，是丙醛糖；1,3-二羟基丙酮是最简单的酮糖，是丙酮糖；自然界最广泛的葡萄糖是己醛糖；蜂蜜中的果糖是己酮糖。某些糖的羟基可被氨基或氢原子取代，分别称为氨基糖和脱氧糖，如 2-氨基葡萄糖和 2-脱氧核糖，它们在生物体内的作用都非常重要。

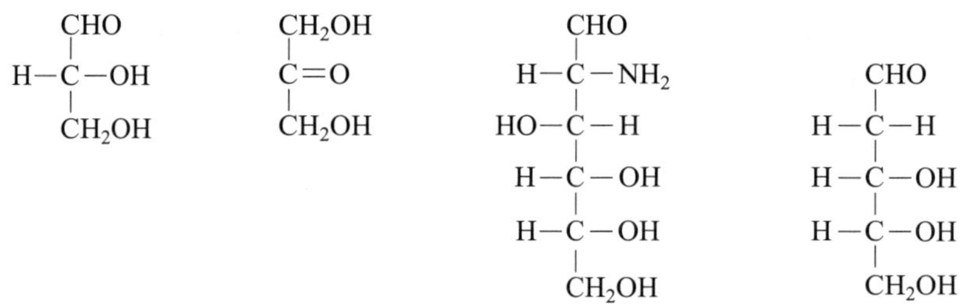

甘油醛　　1,3-二羟基丙酮　　2-氨基葡萄糖　　2-脱氧核糖

纯的单糖是具有甜味的结晶形物质，可溶于水而难溶于有机溶剂中，水-醇混合液常用于糖的重结晶。

一、单糖的开链结构及构型

一般的单糖碳链含有多个手性碳，无分支。例如葡萄糖是己醛糖，在其费歇尔投影式中 C-2、C-3、C-4、C-5 是手性碳原子，并且 C-2、C-4、C-5 位的羟基在碳链同侧，而 C-3 位的羟基在异侧，有两个互为对映关系的异构体：

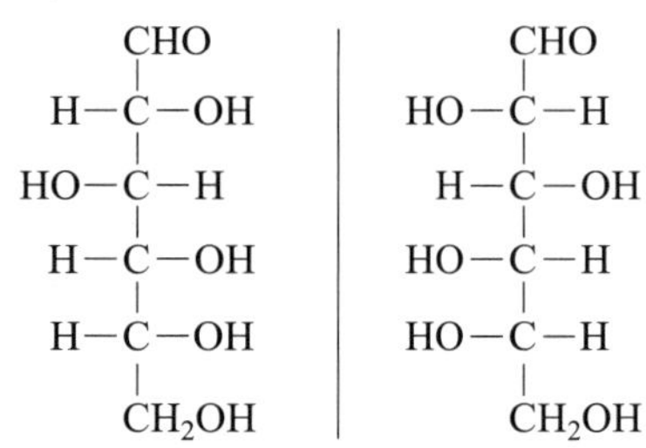

葡萄糖

这种结构称为葡萄糖的开链式，为了书写方便，手性碳原子可省略不写，竖线和横线交叉的地方就是手性碳(如下图所示)。

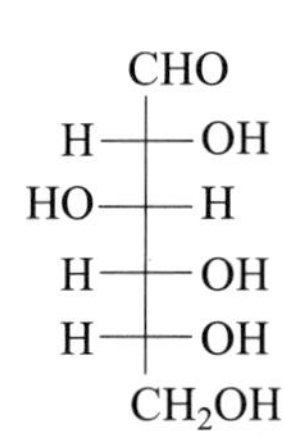

虽然单糖可用 R/S 命名法标出分子中每个手性碳的绝对构型，但对于含多个手性碳的分子来说太复杂。目前仍习惯用 D/L 表示法，即以甘油醛作为标准，将糖的异构体予以区分，具体步骤如下：

① 用费歇尔投影式表示糖的结构，竖线表示碳链，使羰基具有最小编号；

② 将编号最大的手性碳(如己醛糖的 C-5)的构型与 D-(＋)-甘油醛的 C-2 构型比较，构型相同的糖属于 D 构型；反之，属于 L 构型。

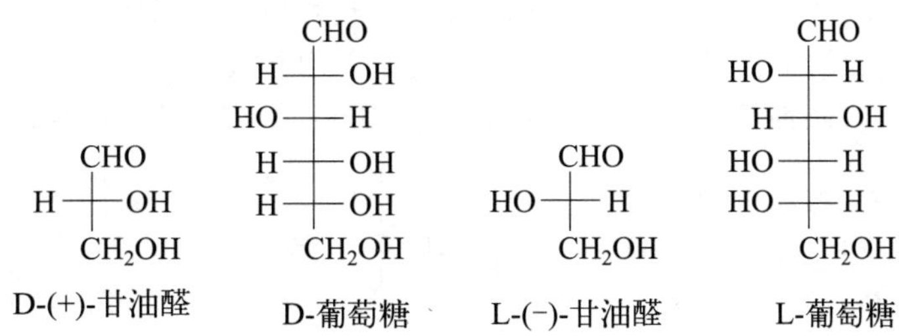

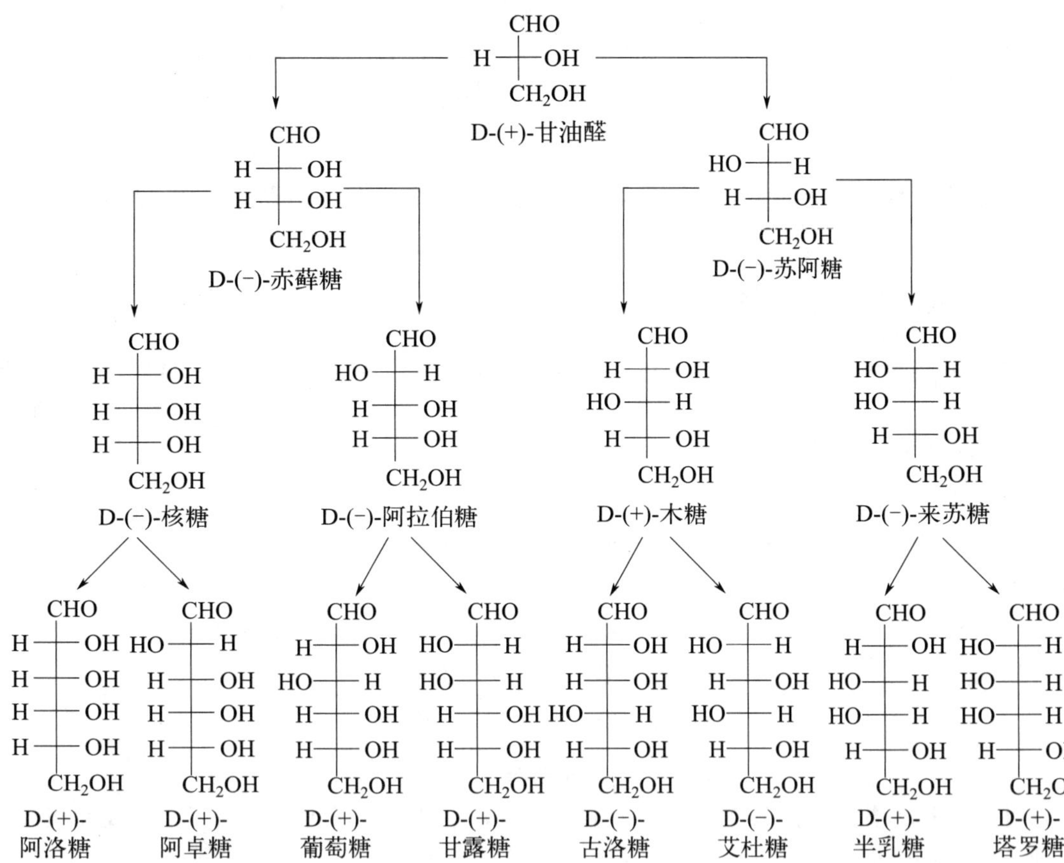

图 12-1　D-醛糖系列(C_3～C_6)

天然存在的单糖大多是 D 构型的。

通常具有 n(n＝1、2、3…)个不同手性碳的化合物应具有 2^n 个立体异构体(分子内无对称因素时)，因此葡萄糖有四个不同的手性碳原子，有 16 个立体异构体，即八对对映体，其中一半是 D 构型；另一半是 L 构型(简称 D 系和 L 系)。D 及 L 型葡萄糖是其中的两个(如图 12-1)。

葡萄糖与甘露糖 C-2 位羟基的取向相反，是非对映异构体的关系，其差别仅在 C-2 位的构型不同。像这种含有多个手性碳原子的两个非对映异构体，彼此间仅有一个手性碳原子的构型不同，而其余的都相同者，称为差向异构体(epimer)。除甘露糖外，葡萄糖的 C-4 位差向异构体是半乳糖；C-3 位差向异构体是阿洛糖。

对于己酮糖果糖，比相应的醛糖少一个手性碳，有三个不同的手性碳原子，故有 8 个立体异构体，即四对对映体，包括四个 D 型糖、四个 L 型糖。D 及 L 型果糖是其中的两个(见图 12-2)。

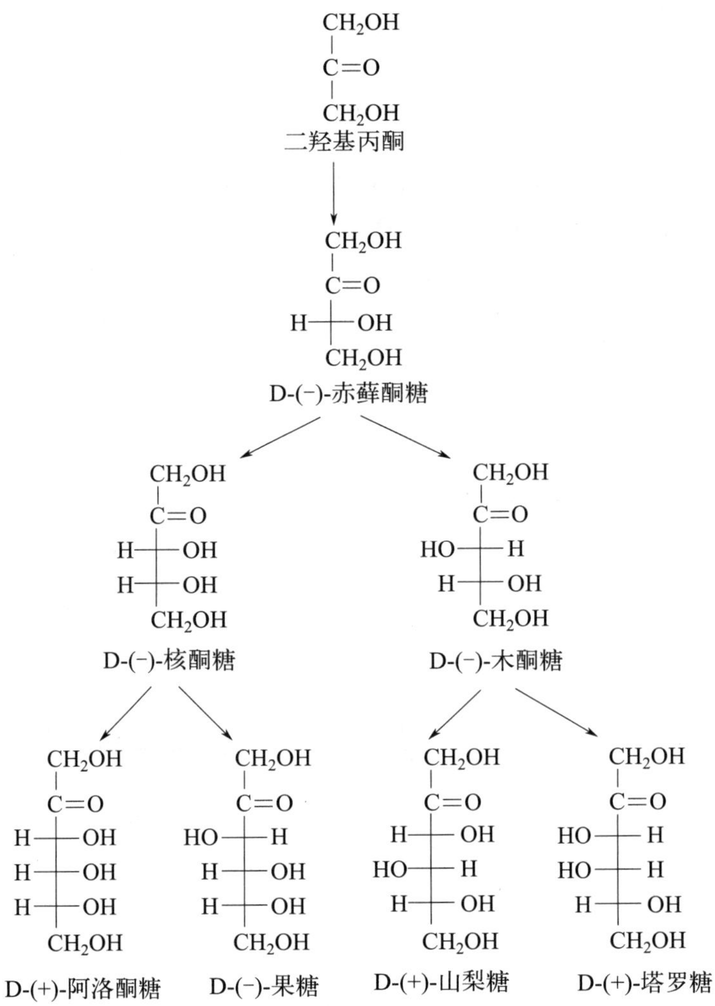

图 12-2　D-酮糖系列(C_3～C_6)

二、单糖的环状结构和变旋光现象

葡萄糖分子的开链结构中含有一个羰基和五个羟基，但有些实验事实用开链结构不能解释，例如：

① 葡萄糖的醛基能与无水乙醇在酸性条件下反应，但不能与两分子乙醇缩合形成缩醛；而是仅与一分子乙醇缩合形成稳定的化合物。

② 与某些羰基加成亲核试剂(如 $NaHSO_3$ 饱和水溶液)不发生反应。

③ 在不同条件下结晶，可得到两种 D-葡萄糖晶体：从冷乙醇中可得熔点为 146 ℃、比旋光度为＋112°的晶体；从热吡啶中可得到熔点为 150 ℃、比旋光度为＋18.7°的晶体；如

将这两种晶体的水溶液放置，比旋光度都会发生变化，最后都达到平衡值＋52.7°。这个现象并不是由于葡萄糖在水中分解引起的，因为把溶液蒸干后，分别用上述两种方法再结晶，仍可分别得到原来比旋光度的两种晶体。这种在溶液放置过程中，比旋光度自行改变的现象称为变旋(光)现象(mutarotation)。

④ 固体 D-葡萄糖在红外光谱中不出现羰基的伸缩振动峰，在核磁共振谱中也不显示与醛基相连的氢原子($\mathrm{H-\underset{\underset{O}{\|}}{C}-}$)的特征峰。

上述事实可由葡萄糖的环状结构得到解释。因为醛(或酮)与醇能相互作用生成半缩醛(或酮)，葡萄糖分子内同时存在醛基和羟基，它们有可能发生分子内反应，生成环状的半缩醛结构。X 射线衍射研究的结果也证实了单糖晶体是环状化合物。开链式的半缩醛(或酮)是不稳定的，但形成了环状结构的糖半缩醛(或酮)结构相对更稳定。戊糖和己糖通常以五元环或六元环的形式存在。若以五元环存在时，与含氧的五元杂环呋喃相似，故称为呋喃糖(glycofuranose)；当其以六元环存在时，与含氧的六元杂环吡喃相似，故称为吡喃糖(glycopyranose)。在形成半缩醛(或酮)时，由于羰基是平面结构，C-4(或 C-5)位羟基可以从平面两侧向 C-1 羰基进攻，都使 C-1 成为新的手性中心，结果生成两个不同的环状半缩醛(或酮)，即两种异构体。如下面 D-核糖和 D-葡萄糖的情况：

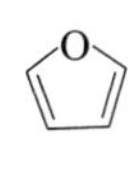
呋喃

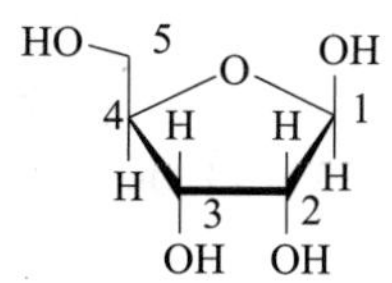
β-D-呋喃核糖

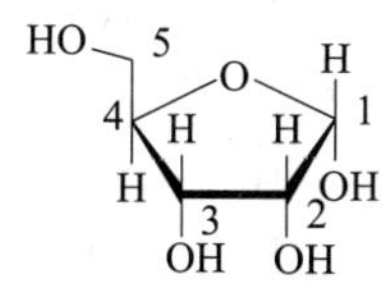
α-D-呋喃核糖

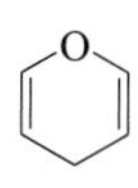
吡喃

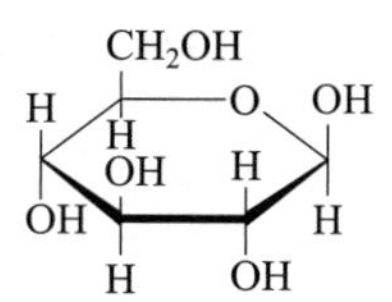
β-D-吡喃葡萄糖

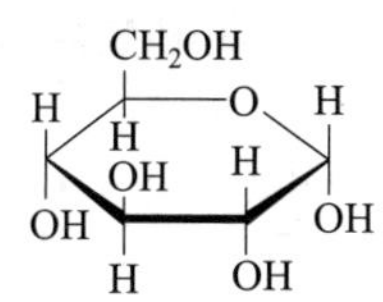
α-D-吡喃葡萄糖

上述环状结构式即为 Haworth(哈沃斯)透视式，环平面垂直于纸平面。在吡喃糖中，一般将 C-2、C-3 处于纸平面的前方，用粗线表示，氧原子处于环中后右上方，环上碳原子按顺时针方向编号。环上氢原子可省略，也可写出。五元环的情况类似(见上图所示)。有时碳环也可简化为均一单线条的六元或五元环。习惯上，将环上 C-1 位羟基与 C-4 或 C-5 羟甲基处环平面同侧的称为 β 体；异侧的称为 α 体。它们是非对映体，也是差向异构体，但由于它们的差别仅在 C-1 位上，因此又被称为异头物或端基异构体(anomer)。D-葡萄糖发生变旋现象的内在原因就是 α 体和 β 体及其开链结构处于动态平衡中。由于开链结构含量极低，因此羰基加成的某些反应不易发生。

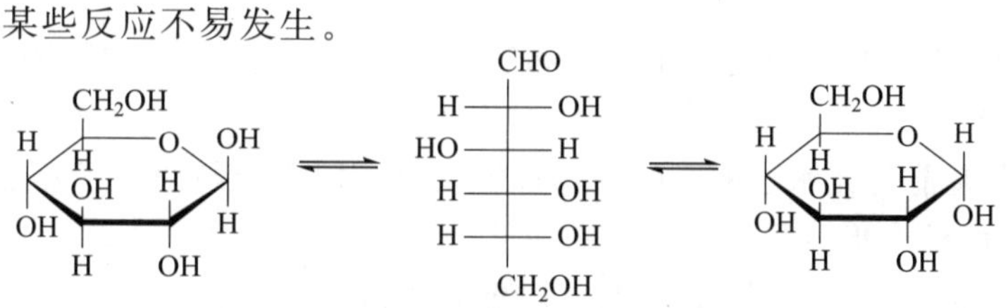

β-D-吡喃葡萄糖 约64%　　开链D-葡萄糖 约0.024%　　α-D-吡喃葡萄糖 约36%

从 D-葡萄糖直链的费歇尔投影式改写成 Haworth 透视式时，注意费歇尔投影式中 C-1 羰基朝后，C-5 羟基朝前，这种排列使它们不太可能相互接触成环。为使 C-5 羟基靠近醛基，可使 C-4 与 C-5 间的单键旋转 120°，致使 C-5 羟基由朝前转成朝后，使原朝后的 C-5 羟甲基朝向左前方，如下式中旋转后的费歇尔投影式所示。此过程并没有断裂任何键，因此 C-5 的构型并没有改变。此时随着碳链弯曲，更有利于 C-5 羟基向 C-1 羰基（两面）的进攻成环，最后得到两个端基异构体，具体过程表示如下：

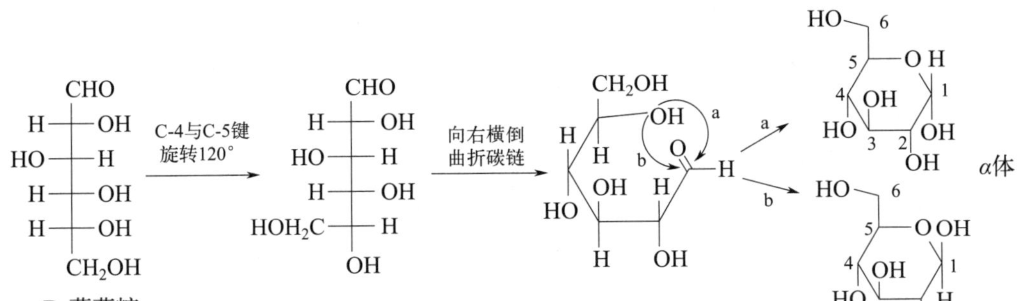

D-葡萄糖
原费歇尔投影式　　旋转后的费歇尔投影式

在上述转换过程中，凡在原费歇尔投影式中处左侧的基团，将处在 Haworth 式中的环上；处右侧的基团将处环下。在 Haworth 式中，C-5 位上—OH 已参与成环，既不在环上，也不在环下，故无法直接以其为标准判定是 D 型还是 L 型，但吡喃型己醛糖的 C-5 位羟甲基在上述 Haworth 式中的位置是不同的：D 型的 C-5 位羟甲基在环上；L 型的 C-5 位羟甲基在环下，故可由此差别判断糖的构型。α 和 β 体的确定原则是：D 型糖中，C-1 羟基在环上者为 β 体，处环下者为 α 体；在 L 型糖中，C-1 羟基在环上者为 α 体，处环下者为 β 体。

环上的羟基常用短直线表示，氢原子可省略。当不知道 C-1 位构型，或表示两种端基异构体的混合物时，可将 C-1 上的氢原子和羟基并列写出或用波浪线（也有用虚线的）将 C-1 与羟基相连：

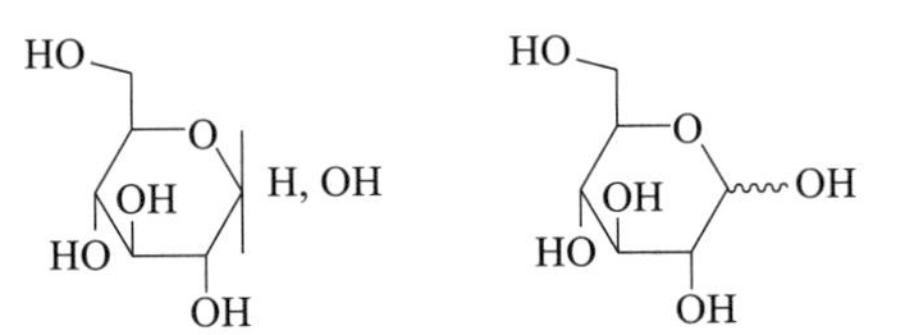

三、葡萄糖的优势构象

在 Haworth 式中把环作为平面，把原子和原子团排布在环的上下方仍不能真实地反映葡萄糖的立体结构，构象式更符合实际情况。吡喃糖的含氧六元环与环己烷类似，以椅式构象存在，椅式构象又有两种形式，如下列 β-D-吡喃葡萄糖的构象：

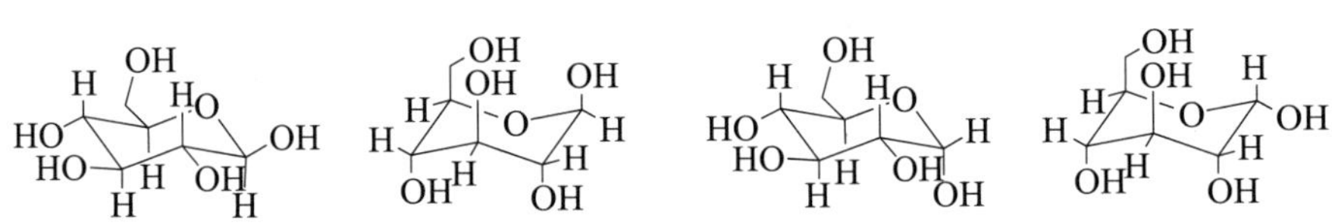
Ⅰ式　　Ⅱ式　　Ⅰ式　　Ⅱ式
β-D-吡喃葡萄糖　　α-D-吡喃葡萄糖

在环己烷的椅式构象中取代基特别是体积较大的取代基处于 a 键的能量高于处于 e 键的能量，在 β-D-吡喃葡萄糖的Ⅰ式中，各羟基、羟甲基均处于 e 键，为优势构象；而在Ⅱ式中，各取代基均处于 a 键，则为劣势构象。对于 α-D-吡喃葡萄糖来说，处于Ⅰ式中，除 C-1 位羟基为 a 键外，其他羟基、羟甲基均处于 e 键；而在Ⅱ式情况下，除 C-1 位羟基为 e 键外，其他羟基、羟甲基均处于 a 键，因此 α 体的优势构象是Ⅰ式。但与 β 体相比，α 体Ⅰ式构象的能量较高。这就解释了为什么在 D-葡萄糖的水溶液中，β-异构体的含量比 α-异构体的多，约 64 ∶ 36，开链式和呋喃葡萄糖的含量均极少。

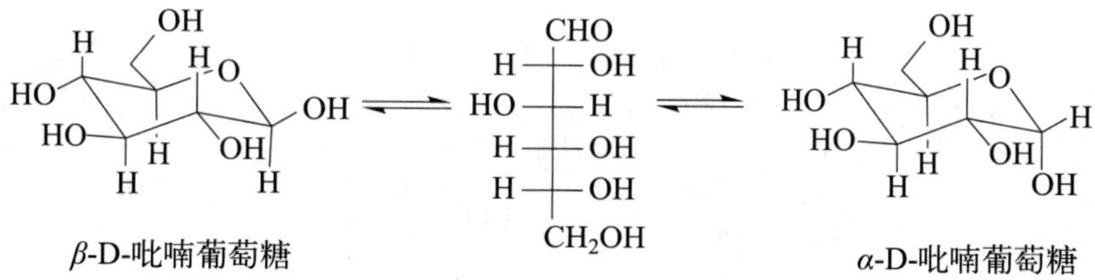

β-D-吡喃葡萄糖　　　　α-D-吡喃葡萄糖

四、果糖

果糖是己酮糖，费歇尔投影式中 C-5 位羟基可与羰基形成环状半缩酮结构，即呋喃型 Haworth 式。与戊醛糖一样，己酮糖的 C-5 羟甲基处环上者为 D 构型，环下者为 L 构型。D-果糖的 C-2 也有 α 和 β 两种异构体，半缩酮羟基处环上者为 β 体，环下者为 α 体。在自然界中，结合状态的果糖主要是以 β-D-呋喃果糖的形式存在。

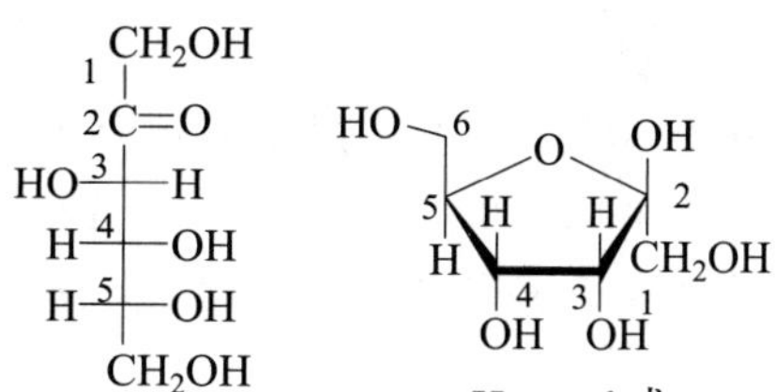

D-果糖　　　　Haworth式 β-D-呋喃果糖

果糖的 C-6 位羟基也可以和羰基形成环状结构，即吡喃果糖。在己酮糖的吡喃型 Haworth 式(参与形成半缩酮的羟基来自最末一个碳原子)中，由于原费歇尔投影式中 C-5 位上—OH 不参与成环，故可直接根据它们在 Haworth 式中的位置判断构型，即己酮糖的 C-5 位上羟基处环上者为 L 构型；环下者为 D 构型。吡喃果糖也有 α 和 β 两种异构体，在自然界中，单独存在的果糖是 β-D-果糖。

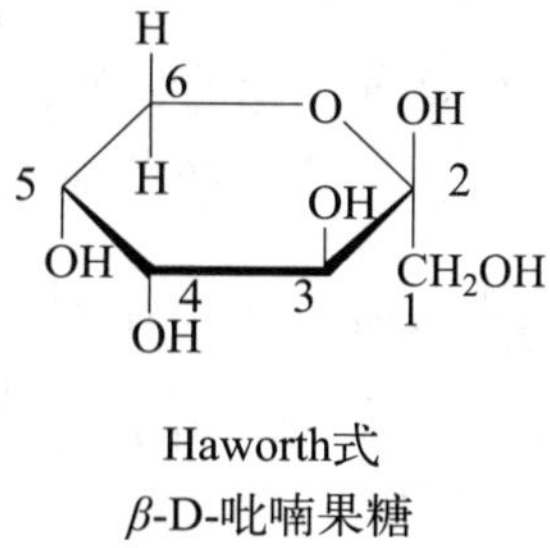

Haworth式

β-D-吡喃果糖

赫尔曼·埃米尔·费歇尔　Hermann Emil Fischer 1852—1919

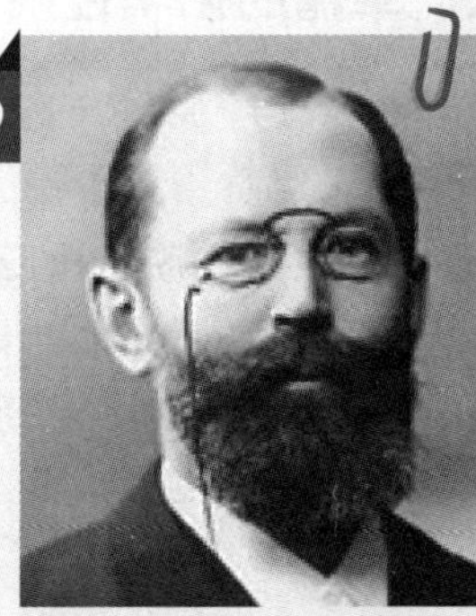

赫尔曼·埃米尔·费歇尔（Hermann Emil Fischer，1852—1919），德国有机化学家。1852年生于莱茵河附近的奥伊斯基兴，1919年在柏林去世。19世纪下半叶和20世纪初，在有机化学领域中，德国的埃米尔·费歇尔是最知名的学者之一。他发现了苯肼，对糖类、嘌呤类有机化合物的研究取得了突出的成就，因而荣获1902年的诺贝尔化学奖。此外他还对酶、氨基酸和蛋白质进行了广泛深入的研究，研究领域集中在有机化学中那些与人类生活、生命有密切关系的有机物质的探索，为现代蛋白质和核酸的研究奠定了重要的基础。

沃尔特·诺曼·哈沃斯　Walter Norman Haworth 1883—1950

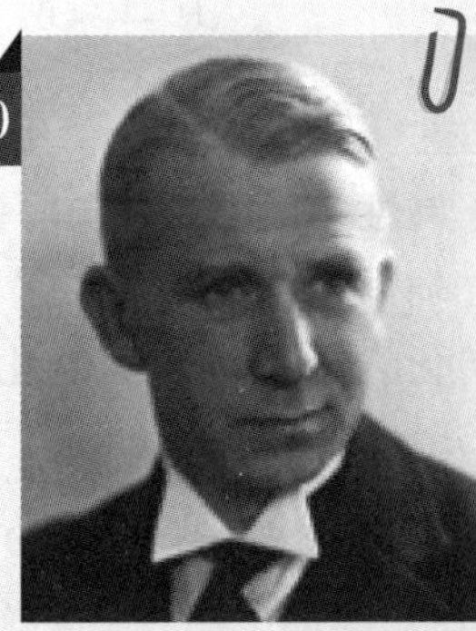

沃尔特·诺曼·哈沃斯（Walter Norman Haworth，1883—1950），英国化学家。1883年生于英国兰开夏郡，1950年在伯明翰去世。1912年哈沃斯在圣安得鲁斯大学与化学家J.欧文和T.珀迪共同研究碳水化合物，其中包括糖类、淀粉和纤维素。他们发现糖的碳原子不是直线排列而成环状，此结构被称为哈沃斯结构式。此后，哈沃斯转而研究维生素C，并发现其结构与单糖相似。1934年他与英国化学家E.赫斯特成功地合成了维生素C，这是人工合成的第一种维生素。为此，哈沃斯于1937年获得了诺贝尔化学奖。

五、单糖的物理性质

单糖是具有甜味的结晶性物质，易溶于水，难溶于有机溶剂。除极少数（二羟基丙酮）外，所有单糖有变旋光现象，一些单糖的熔点和比旋光度如下：

糖	熔点/℃	比旋光度
D-核糖	87	−23.7
D-2-脱氧核糖	90	−59
D-葡萄糖	146	+52.7
D-果糖	104	−92.4
D-半乳糖	167	+80.2
D-甘露糖	132	+14.6

六、单糖的化学性质

单糖中含有羟基和羰基，具有一般醇和醛、酮的性质，这些官能团之间相互影响，故又显示某些特殊性质。

1. 酸性条件下的脱水反应

戊醛糖和己醛糖与浓盐酸共沸，发生分子内脱水，分别形成呋喃甲醛（糠醛）和5-羟甲基呋喃甲醛（5-羟甲基糠醛）。5-羟甲基糠醛可与酚类化合物缩合产生有色物质，可用于糖类的鉴定。

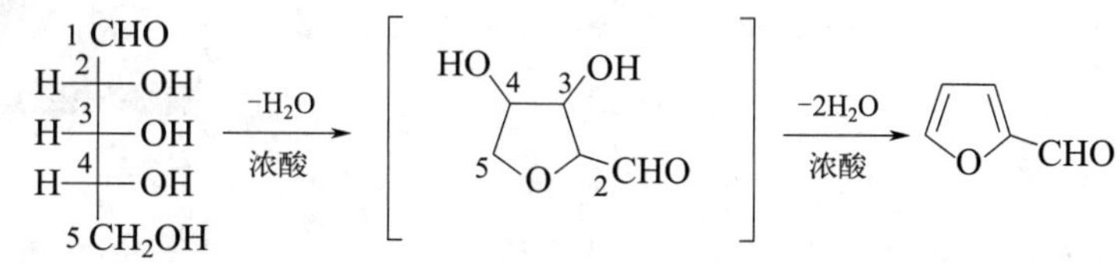

呋喃甲醛

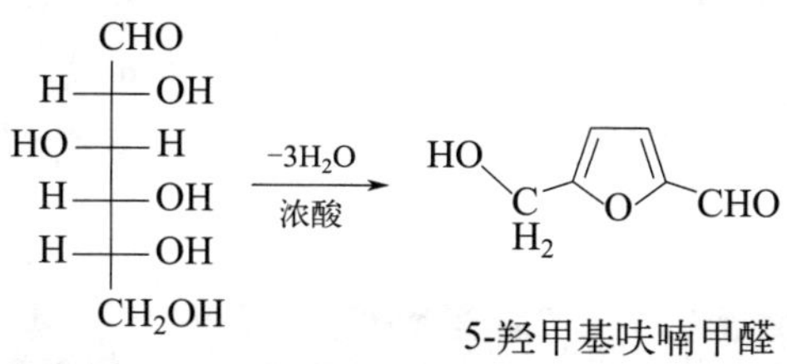

5-羟甲基呋喃甲醛

2. 碱性条件下的差向异构化

在弱碱（如氢氧化钡）作用下，D-葡萄糖、D-甘露糖和D-果糖三者可通过烯二醇中间体相互转化。生物体内酶催化下也能进行这种转化。

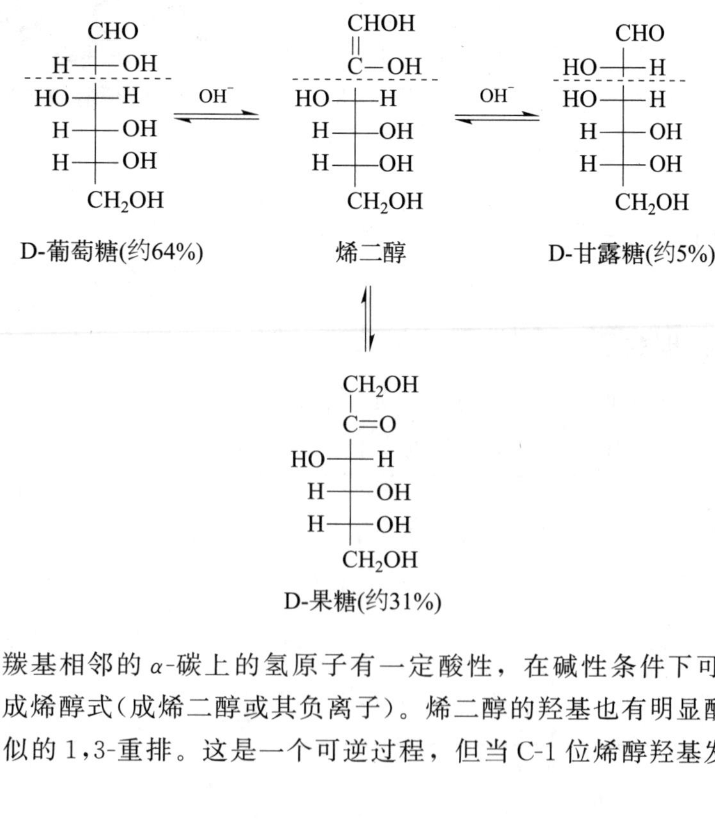

这是由于与羰基相邻的α-碳上的氢原子有一定酸性，在碱性条件下可解离，发生1,3-重排（互变异构）成烯醇式（成烯二醇或其负离子）。烯二醇的羟基也有明显酸性，故在碱性条件下也可发生类似的1,3-重排。这是一个可逆过程，但当C-1位烯醇羟基发生可逆的1,3-重

排时，可在双键的两个方向进行，因此得到 D-甘露糖和原来的 D-葡萄糖；当 C-2 位烯醇羟基发生重排时，即得 D-果糖。在此反应中，由 D-葡萄糖转成 D-甘露糖（反之亦然）的过程称为差向异构化(epimerism)。

3. 氧化反应

虽然单糖主要以环状半缩醛（酮）结构存在，开链结构占比低，两者处于动态平衡。开链结构参与反应，反应对开链结构的消耗会打破原有平衡，促使环状结构不断转化为开链结构以补充反应物，所以糖的多数反应仍是以开链式进行。

（1）与 Tollens、Benedict 和 Fehling 试剂的反应

醛糖能还原银氨络离子（Tollens 试剂），产生银镜；也能还原 Cu^{2+}（Benedict 溶液和 Fehling 溶液）产生氧化亚铜的砖红色沉淀。果糖是 2-羰基酮糖，本身不具有能被氧化的醛基，但因在碱性条件下可差向异构化成醛糖，因此也能发生这个反应：

$$[Ag(NH_3)_2]^+ + \underset{\text{糖}}{R'-\underset{\displaystyle OH}{\underset{|}{C}H}-\underset{\displaystyle O}{\underset{\|}{C}}-R} \longrightarrow Ag\downarrow\text{（银镜）} + \text{糖酸（混合物）}$$

$$Cu^{2+} + \underset{\text{糖}}{R'-\underset{\displaystyle OH}{\underset{|}{C}H}-\underset{\displaystyle O}{\underset{\|}{C}}-R} \longrightarrow Cu_2O\downarrow\text{（砖红色）} + \text{糖酸（混合物）}$$

R=H或CH_2OH；R'=分子其余部分

在糖化学中，将能发生上述氧化反应的糖称为还原糖；不反应的称为非还原糖。由于醛糖在碱性条件下会发生异构化，故糖酸为混合物。

Benedict 试剂是由硫酸铜、柠檬酸和碳酸钠配制成的蓝色溶液，比较稳定，使用方便，且不为尿酸和肌酸等所干扰。临床上常用该试剂检验尿中是否有葡萄糖，并可进行葡萄糖的含量测定。测定时，取一定量的标准 Benedict 试剂，用尿液滴定至蓝色褪去，从尿液的用量就可以计算出尿中葡萄糖的含量。

（2）与溴水的反应

溴（或其他卤素）的水溶液可很快地与醛糖反应，选择性地将醛基氧化成羧基，先生成醛糖酸，然后很快生成内酯。酮糖不发生此反应，因此可作为区分醛糖和酮糖的鉴别反应。

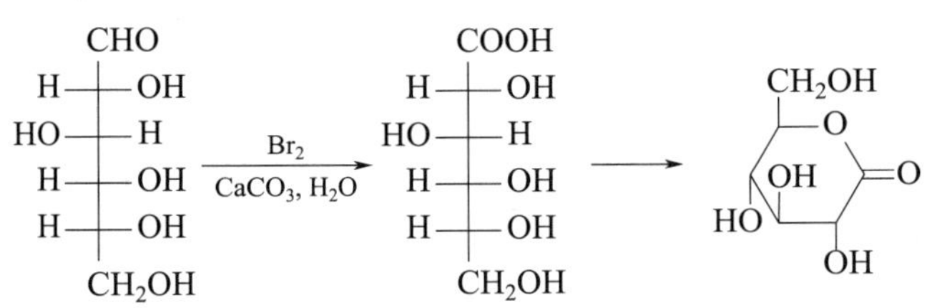

D-葡萄糖　　D-葡萄糖酸　　D-葡萄糖酸-δ-内酯

生物体内也可经酶催化氧化产生葡萄糖酸。

（3）与稀硝酸的反应

在温热的稀硝酸作用下，醛糖可转化成糖的二酸，在氧化醛基的同时，一级醇羟基也选择性地被氧化。如 D-半乳糖被硝酸氧化，生成半乳糖二酸，通常称为黏液酸。D-葡萄糖经

硝酸氧化，生成 D-葡萄糖二酸，再经适当方法还原，可得 D-葡萄糖醛酸(D-glucuronic acid)。

D-葡萄糖醛酸往往是以苷的形式存在，广泛分布于动植物体内。如在肝脏中可与某些醇、酚等有毒物质生成苷，然后排出体外，从而起到解毒作用。

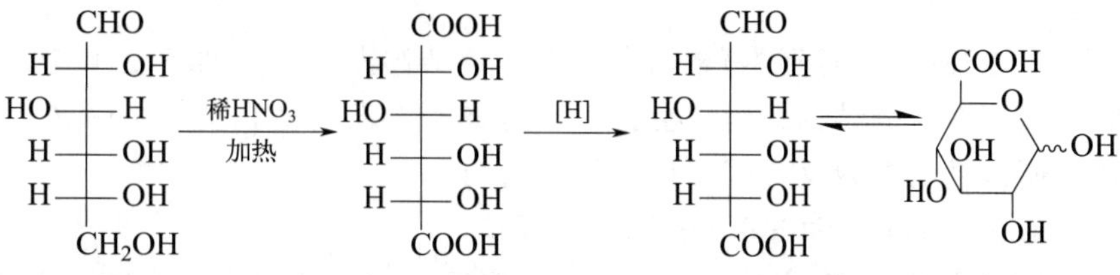

D-葡萄糖　D-葡萄糖二酸　D-葡萄糖醛酸　D-葡萄糖醛酸

酮糖不被溴水氧化，但可被硝酸氧化，如 D-果糖在上述条件下发生 C-2 与 C-3 位链断裂，生成小分子的二元酸二羟基丁二酸和草酸，然后草酸又被氧化为二氧化碳和水。

(4)与高碘酸的反应

高碘酸对糖分子中的邻二醇结构也有氧化作用。当分子中连续三个碳原子带有羟基时，中间的碳原子将被高碘酸氧化成甲酸。

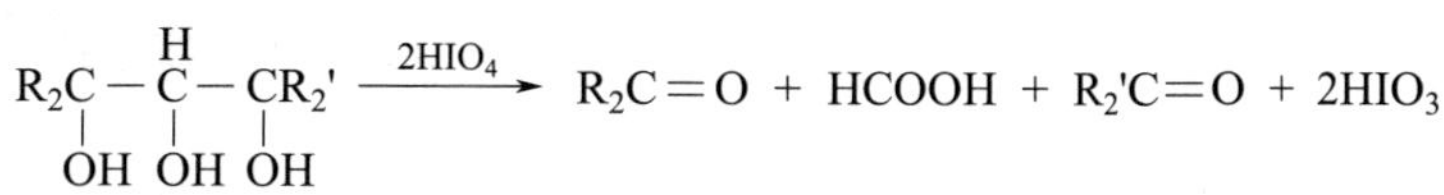

此外，α-羟基取代的羰基化合物，也能被高碘酸氧化，在两个碳原子间发生氧化断裂，生成羧酸和羰基化合物，例如 D-葡萄糖可与 5 分子高碘酸反应，生成 5 分子甲酸和 1 分子甲醛。

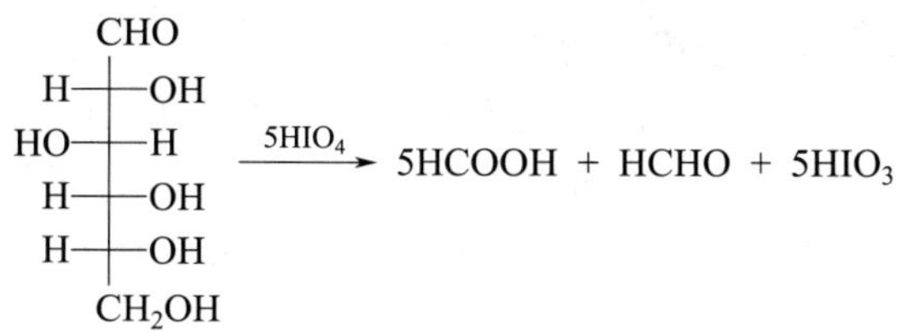

D-葡萄糖

4. 成脎反应

单糖与等摩尔苯肼在温和条件下可生成糖苯腙；但在苯肼过量(3 mol)时，与羰基相邻的 α-羟基可被苯肼氧化成羰基，然后再与 1 mol 苯肼反应，结果生成称为脎(osazone)的黄色晶体。C_3～C_6 具有相同结构的已醛糖或已酮糖都可形成相同的糖脎，如 D-葡萄糖、D-甘露糖、D-果糖都形成同一种糖脎。因此糖脎的形成常可用于糖的定性反应和制备衍生物，还可作为结构鉴定的依据。

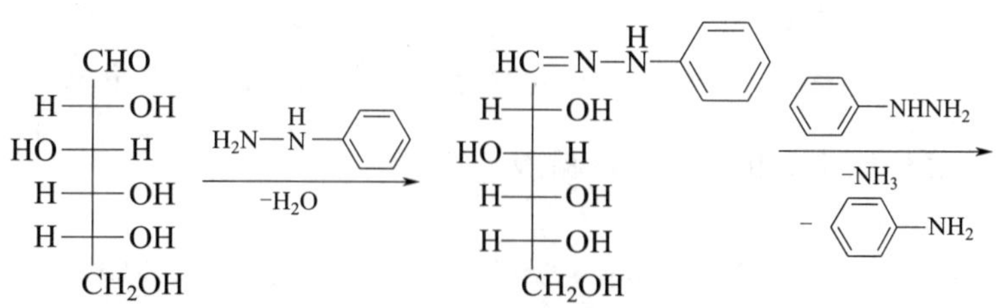

D-葡萄糖　D-葡萄糖苯腙

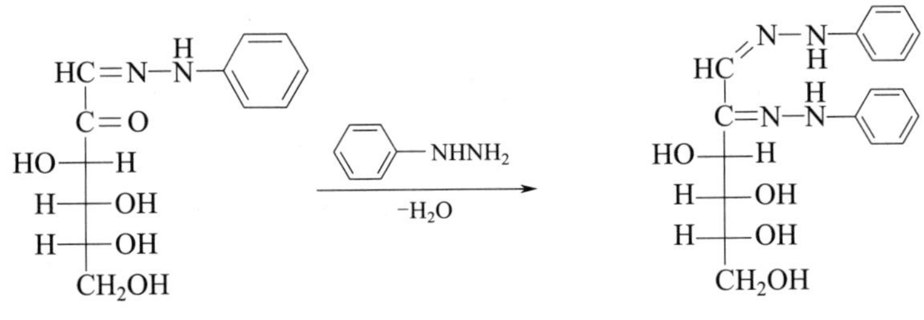

D-葡萄糖脎

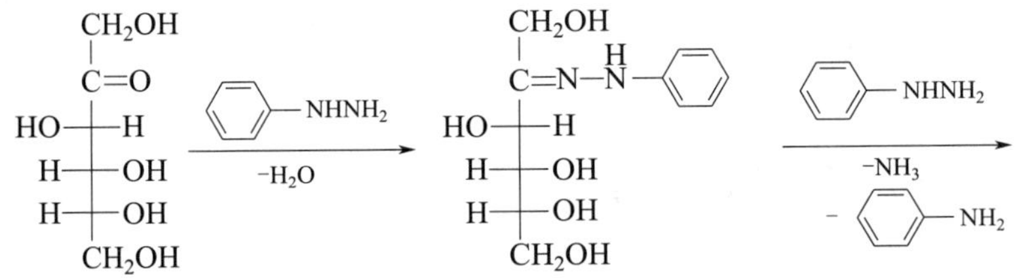

D-果糖　　D-果糖苯腙

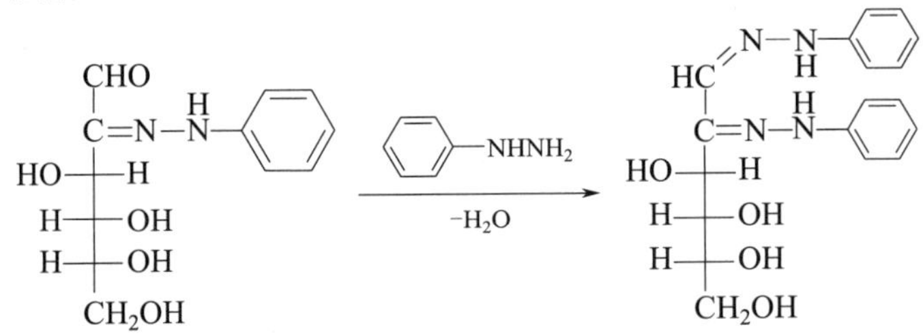

D-果糖脎

不同的糖生成糖脎所需的时间不同。一般来说，单糖快些，二糖慢些。糖脎是难溶于水的黄色结晶，不同的糖脎具有不同的晶形和熔点。

5. 成苷反应

单糖的半缩醛(酮)羟基可与其他含羟基或活泼氢(如氨基、巯基)的化合物脱水，生成称为糖苷的化合物(glycoside)，此反应称为成苷反应。例如，D-葡萄糖在干燥 HCl 条件下与甲醇回流加热，可生成 D-葡萄糖甲苷。成苷的产物为 α 和 β 体的混合物，但以 α 体为主。

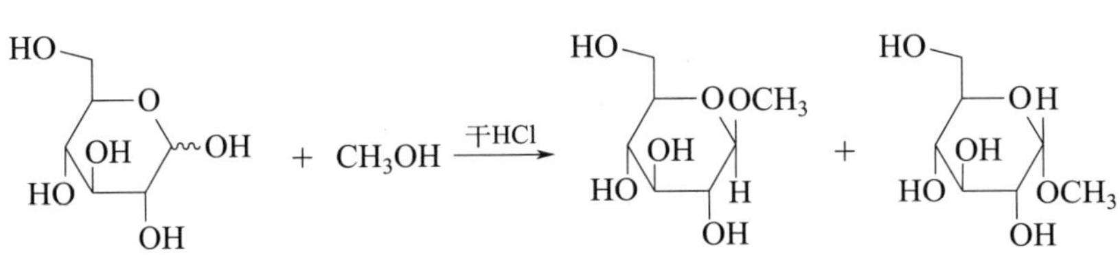

β-D-吡喃葡萄糖甲苷　　α-D-吡喃葡萄糖甲苷

糖苷由糖和非糖部分组成(若二者均为糖，称为双糖，见第二节)。一般将糖部分称为糖苷基；非糖部分称为配基或糖苷配基。二者之间的糖苷键称为氧苷键、氮苷键、硫苷键和碳苷键等。

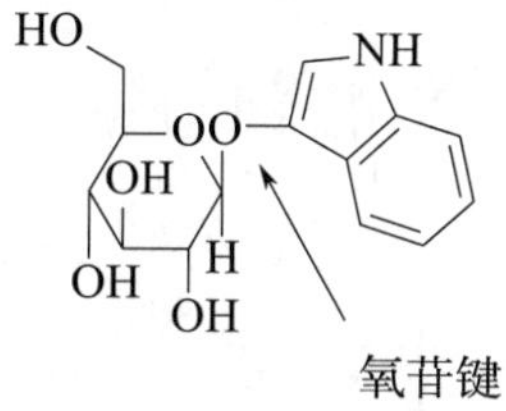

氧苷（尿兰母，存在于静兰植物中）

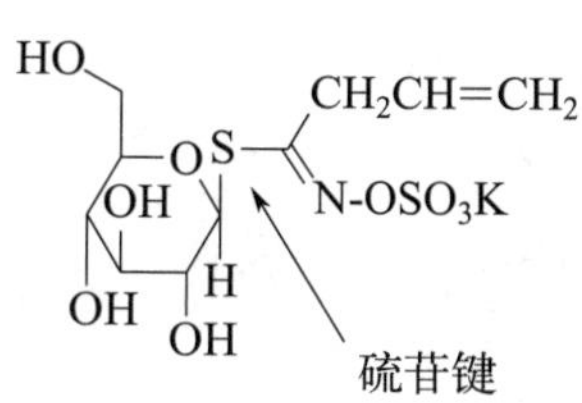

硫苷（黑芥子苷）

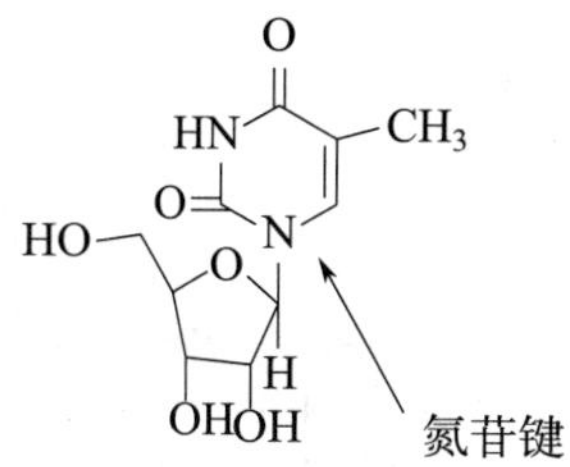

氮苷（脱氧胸苷）

糖苷中已无半缩醛（酮）羟基，不能转变为开链结构，故糖苷无变旋现象，也无还原性。

自然界中很多具有生物活性的物质以糖苷形式存在。在糖苷中糖分子可增加水溶性，并常作为与酶作用时分子识别的部位。

第二节 ▸ 低聚糖和多糖

低聚糖和多糖都是由单糖通过脱水以苷键连接而成的化合物。本节将讨论一些有代表性的低聚糖（包括双糖和环糊精）和某些多糖，借以了解连接单糖的各种方式，以及介绍一些有重要生物功能的化合物。

一、双糖

双糖的两个单糖可以相同，也可以不同。连接双糖的苷键可以是一个单糖的半缩醛羟基（苷羟基）与另一个单糖的醇羟基脱水；也可以是两个单糖都用苷羟基脱水而成。在前一种情况下双糖分子中还保留着一个半缩醛羟基，在溶液中可以通过互变生成醛基，而显示出还原性、变旋现象和成脎等性质，这类双糖称为还原性双糖。在后一种情况下双糖分子中已没有半缩醛羟基，在溶液中不能通过互变生成醛基，没有还原性、变旋现象和成脎等性质，这类双糖称为非还原性双糖。

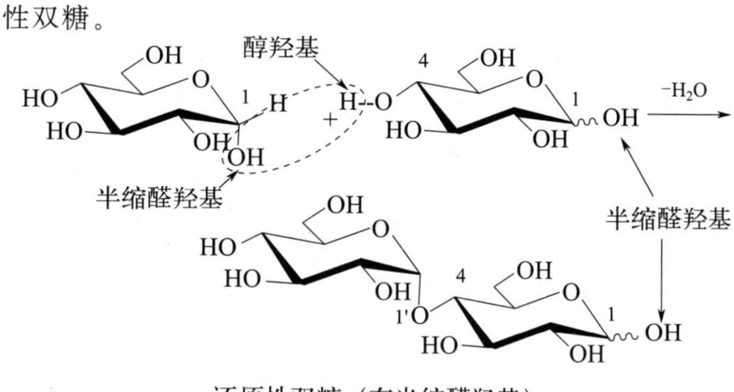

还原性双糖（有半缩醛羟基）

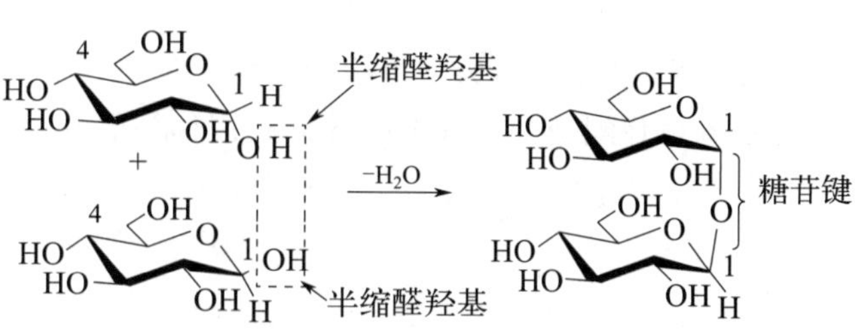

非还原性双糖（无半缩醛羟基）

1. 麦芽糖

淀粉在稀酸中部分水解时，可生成麦芽糖(maltose)；淀粉发酵成乙醇的过程中也可生成麦芽糖，发酵所需的麦芽糖酶存在于发芽的大麦中。麦芽糖晶体含一分子结晶水，熔点 103 ℃(分解)，易溶于水。

麦芽糖苷键是由一分子 D-葡萄糖的苷羟基与另一分子 D-葡萄糖的醇羟基缩合而成。麦芽糖是以 α-1,4-苷键连接的、具有变旋现象的双糖，比旋光度为＋136。分子内存在游离的半缩醛羟基，是还原糖，可还原 Ag^+ 和 Cu^{2+} 试剂；能与苯肼成脎；当被溴水氧化时，只产生一个羧酸。全名为 4-O-(α-D-吡喃葡萄糖基)-D-吡喃葡萄糖。结晶状态的麦芽糖中，半缩醛羟基是 β 构型。但在水溶液中，变旋产生 α 和 β 体的混合物，故 C-1 构型可不标出。麦芽糖的结构如下：

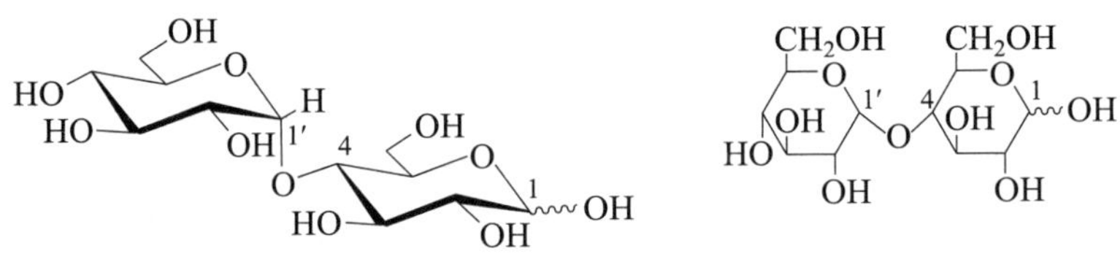

麦芽糖

2. 蔗糖

蔗糖(sucrose)为自然界分布最广的二糖，尤其在甘蔗和甜菜中含量可分别达到 26％及 20％，故有蔗糖或甜菜糖之称。蔗糖苷键是由一分子 D-葡萄糖与一分子 D-果糖缩合而成的。蔗糖是以 α-1,2-苷键连接的双糖。当蔗糖被稀酸水解时，产生等量的 D-葡萄糖和 D-果糖。蔗糖分子中不存在游离的半缩醛(或酮)羟基，无变旋现象，也不能还原 Ag^+ 和 Cu^{2+} 试剂，因此是非还原糖。

蔗糖可被麦芽糖酶水解，说明具有 α-糖苷键；同时，其又可被转化酶(β-D-果糖苷键的酶)专一性地水解，以上说明蔗糖既是 α-D-葡萄糖苷，又是 β-D-果糖苷，结构比较复杂。后经 X 射线研究及蔗糖的全合成，证明蔗糖为 α-D-吡喃葡萄糖基-β-D-呋喃果糖苷。当然，它也可称为 β-D-呋喃果糖基-α-D-吡喃葡萄糖苷。其结构式如下：

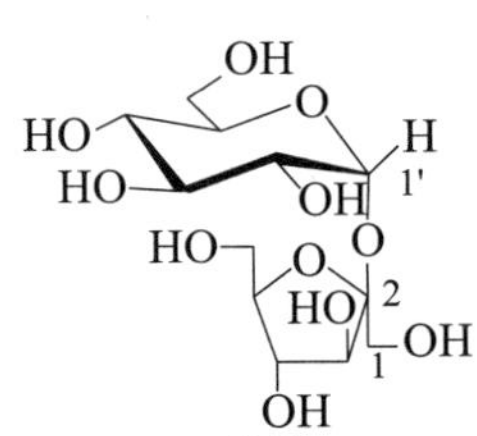

蔗糖

蔗糖是右旋糖，比旋光度为＋66.5°。蔗糖水解后生成等量的 D-葡萄糖和 D-果糖的混合物，其比旋光度为－19.7°，水解前后旋光方向发生了改变。因此，常将蔗糖的水解反应称为转化反应，水解后生成的 D-葡萄糖和 D-果糖的混合物称为转化糖(invert sugar)。蜂蜜中大部分是转化糖。蜜蜂体内含有能催化水解蔗糖的酶，这些酶被称为转化酶(invertase)。

3. 纤维二糖

纤维二糖(cellobiose)是纤维素(棉纤维)部分水解的产物。进一步水解后生成两分子

(＋)-D-吡喃葡萄糖，也是以 1,4-糖苷键相连。分子中还有一个游离的半缩醛羟基，为还原糖，有变旋现象；与麦芽糖不同的是纤维二糖不能被麦芽糖酶水解，而只能被苦杏仁酶(emulsin，来自苦杏仁)水解，此酶是专一性断裂 β-糖苷键的糖苷酶。说明纤维二糖是以 β-1,4-苷键连接的。纤维二糖的全名为 4-O-(β-吡喃葡萄糖基)-D-吡喃葡萄糖，其结构如下：

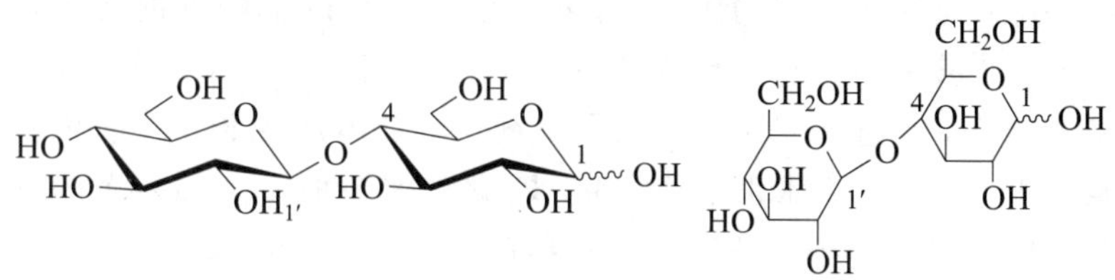

纤维二糖

虽然纤维二糖与麦芽糖只是苷键的构型不同，但性质差别很大。麦芽糖有甜味，可被人体分解消化；而纤维二糖既无甜味，也不能被人体消化吸收(食草动物可以纤维二糖为食)。

4. 乳糖

乳糖(lactose)存在于哺乳动物的乳汁中(约占人乳的 7%～8%，牛奶的 4%～5%)。工业上可从制取奶酪的副产物乳清中获得。

乳糖也是还原糖，有变旋现象，当用苦杏仁酶水解时，可得等量的 D-葡萄糖和 D-半乳糖。根据水解乳糖脎生成 D-半乳糖和 D-葡萄糖脎；水解乳糖酸生成 D-葡萄糖酸和 D-半乳糖，均可看出：还原糖单元是 D-葡萄糖，乳糖是 D-半乳糖的苷。通过实验可知，葡萄糖的 C-4 羟基参与了成苷键；两个单糖均为吡喃糖。因此，乳糖是由 β-1,4-苷键相连、具有还原性的双糖，全名为 4-O-(β-D-吡喃半乳糖基)-D-吡喃葡萄糖，其结构为：

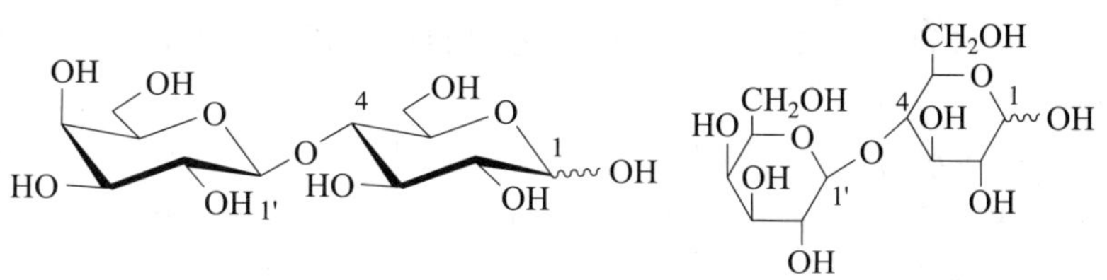

乳糖

二、环糊精

环糊精(cyclodextrin，简称 CD)是经浸解杆菌淀粉酶(amylase of bacillus macerans)作用于淀粉后产生的环状低聚糖的总称。可由 6、7、8 个 D-(＋)-吡喃型葡萄糖残基经 α-1,4-糖苷键连接，因此环糊精有 α、β、γ 三种。图 12-3 是 α-环糊精的结构示意图，环糊精分子呈上大下小的圆筒状，分子上端有来自葡萄糖 C-2 和 C-3 的 12 个仲醇羟基(相互以氢键相连)；下端有来自葡萄糖 C-6 的 6 个伯醇羟基，因而分子外部是亲水的。同时，由于伯醇羟基能自由旋转，可遮盖空腔的一部分，而仲醇羟基有一定刚性，不能自由旋转，因此使下端伯醇羟基一端的内径略小于上端，整个分子像个无底水桶。分子空腔腔壁是由环上的 C—H、C—C 以及 C—O 键构成，因而具有疏水性。环糊精外部亲水内部疏水的结构特征使许多非极性有机分子或有机分子的非极性一端可进入环糊精的内腔形成包合物(inclusion complex)。这种包合物的结合力不是通过化学键，而是通过疏水性结合的范德华力，但被包合分子(客体)的大小必须与环糊精(宿主)的空腔容积相匹配。

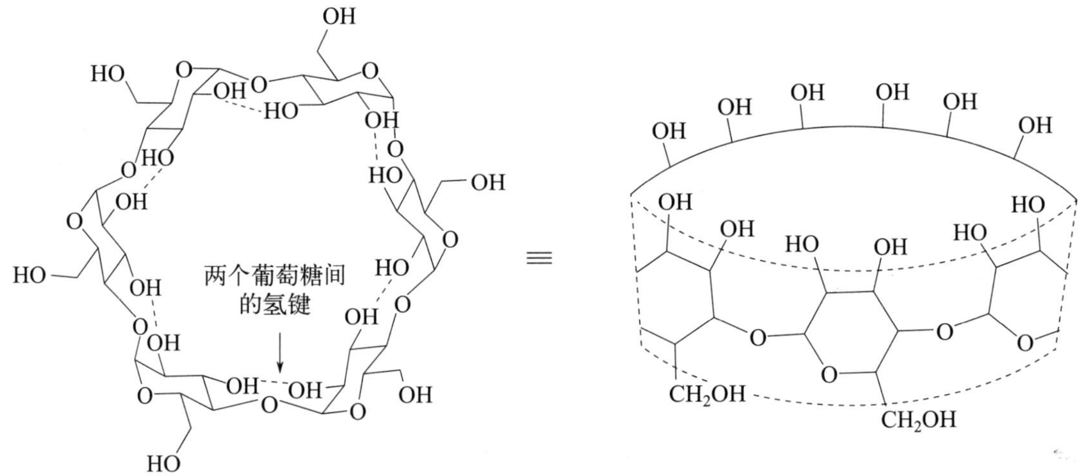

图 12-3 α-环糊精结构示意图

形成包合物后能改变被包结物的理化性质，例如，溶解性、挥发性、稳定性、气味、颜色等，因此被广泛用于食品、医药、农药、化学分析等方面。在药物制剂方面可以起到增溶的作用，如抗真菌药物伊曲康唑(Itraconazole)不溶于水，可通过其与3-羟丙基环糊精形成包结物制成注射剂；在有机合成方面，环糊精的加入也有很多具体的应用，可以增加某些反应的速率和立体选择性，如苯甲醚在次氯酸作用下的氯化作用(图 12-4)。在无 CD 存在时得到 33%邻氯苯甲醚和 67%对氯苯甲醚；但当加入 CD 后，进入 CD 空腔的苯环只有一个位置(对位)裸露，因而可在对位选择性地反应，得到 96%的对氯苯甲醚。

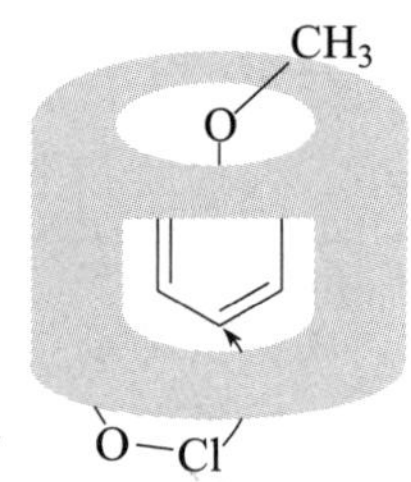

图 12-4 苯甲醚在环糊精催化下的氯化

由于 CD 与被包合物的主-客体关系非常像酶与底物的作用，因此，CD 已成为广泛研究的酶模型之一。

三、多糖

多糖与寡糖的区别仅在于构成分子的单糖数目不同。多糖是高分子化合物，自然界大多数多糖含有 80～100 个单元的单糖，也有更大分子量的。多糖主要有直链和支链两类，个别也有环状的。连接单糖的苷键主要有 α-1,4、β-1,4 和 α-1,6 三种，前两种在直链多糖中常见；支链多糖的链与链的连接点是 α-1,6-苷键。在糖蛋白中还有 1,2 和 1,3 连接方式。多糖分子中虽有苷羟基，但因分子量很大，所占比例太小，因此它们并没有还原性和变旋现象。多糖水解先生成分子量较小的多糖，然后生成寡糖，最后是单糖。

多糖绝大多数不溶于水，个别多糖虽溶于水，但只是形成胶体溶液。它们都是无定形粉末，也无甜味。

1. 纤维素

纤维素(cellulose)是自然界分布最广、存量最多的多糖。木材含纤维素 50%～70%，棉花含 92%～95%。脱脂棉和滤纸几乎是纯的纤维素。

纤维素是 D-葡萄糖以 β-1,4-苷键相连的长链聚合物，没有支链，链与链之间因氢键的作用而绞成绳索状(图 12-5)。

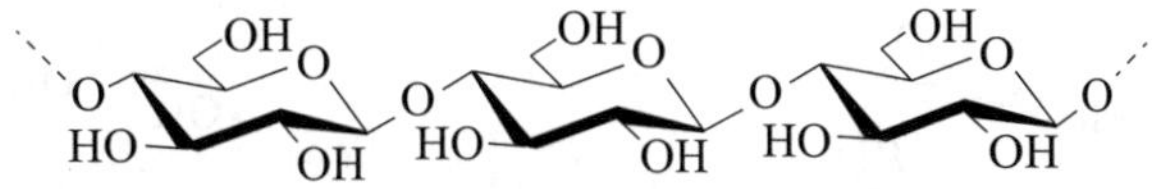

纤维素

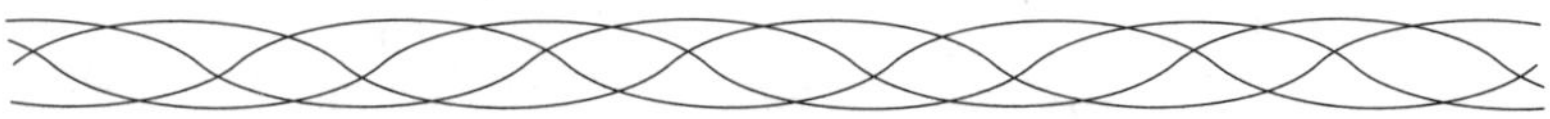

图 12-5 绞成绳索状的纤维素

纤维素较难水解，在盐酸水溶液中水解可得到 D-葡萄糖。用酶的方法部分水解可产生纤维二糖。植物纤维素分子含有 1000～15000 个葡萄糖，分子量相应有 160 万～240 万。纤维的强度主要取决于相邻的长链间羟基与羟基形成氢键的多少。虽然纤维素与淀粉一样由 D-葡萄糖组成，但由于是 β-1,4-苷键相连，不能被淀粉酶水解。除反刍动物外，一般动物(包括人)胃中无纤维素酶，不能消化纤维素，但它可增强肠的蠕动，因此食用富含纤维素的食品有利于健康。

纤维素无变旋现象，不易被氧化，但有一般羟基的反应，经硝化和乙酰化后，可制成人造丝、火棉胶、电影胶片(赛璐珞)、硝基漆等。

2. 淀粉

在植物和动物中，淀粉(starch)是含量第二个丰富的多糖，也是人类获取糖类的主要来源。淀粉是白色、无臭和无味的粒状物质，其颗粒形状和大小因来源不同而异。天然淀粉可分为直链淀粉(amylose)和支链淀粉(amylopectin)。前者存在于淀粉的内层；后者存在于淀粉的外层，组成淀粉的皮质。直链淀粉难溶于冷水，在热水中有一定的溶解度；支链淀粉在热水中也不溶，但可膨胀成糊状。直链淀粉一般由 250～300 个 D-葡萄糖以 α-1,4-苷键连接而成，呈线形直链，支链很少。由于 α-1,4-苷键的氧原子有一定键角，且单键可自由转动，分子内的羟基间可形成氢键，因此直链淀粉可形成规则的螺旋状空间排列，每一圈螺旋有六个 D-葡萄糖。直链淀粉结构如下：

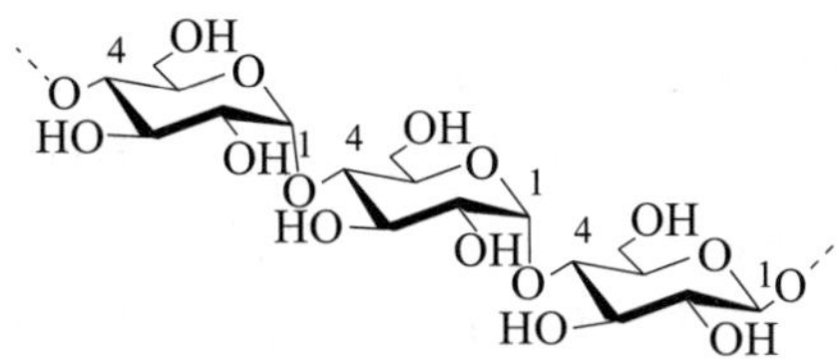

直链淀粉

淀粉溶液遇碘可产生紫蓝色，这是直链淀粉的定性鉴定反应。目前认为，可能是直链淀粉螺旋状结构中的空穴恰好适合碘分子的进入(实际上碘以络离子 I_3^- 存在)，并依靠分子间的引力使碘与淀粉形成紫蓝色的配合物(图 12-6)。

支链淀粉的分子量因来源不同而异，一般含 6000～40000 个 D-葡萄糖。支链淀粉分子中，主链由 α-1,4-苷键连接，而分支处为 α-1,6-苷键，其结构如图 12-7 所示。

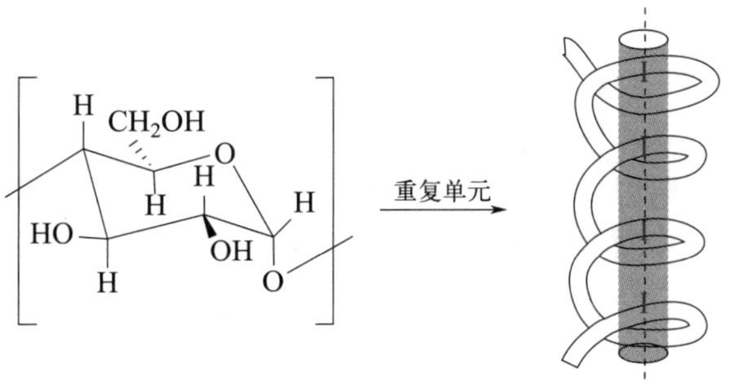

图 12-6　碘进入淀粉螺旋状结构中的示意图

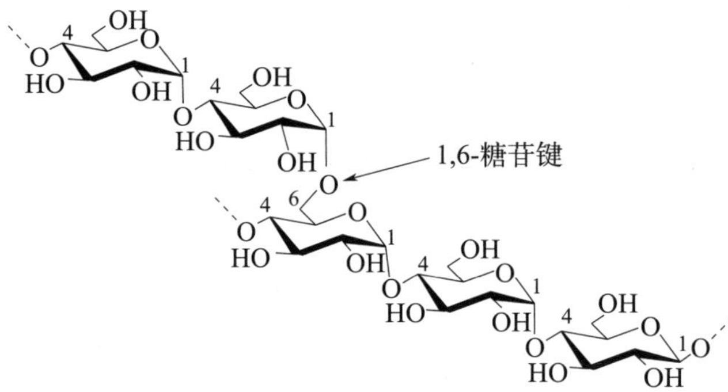

支链淀粉中

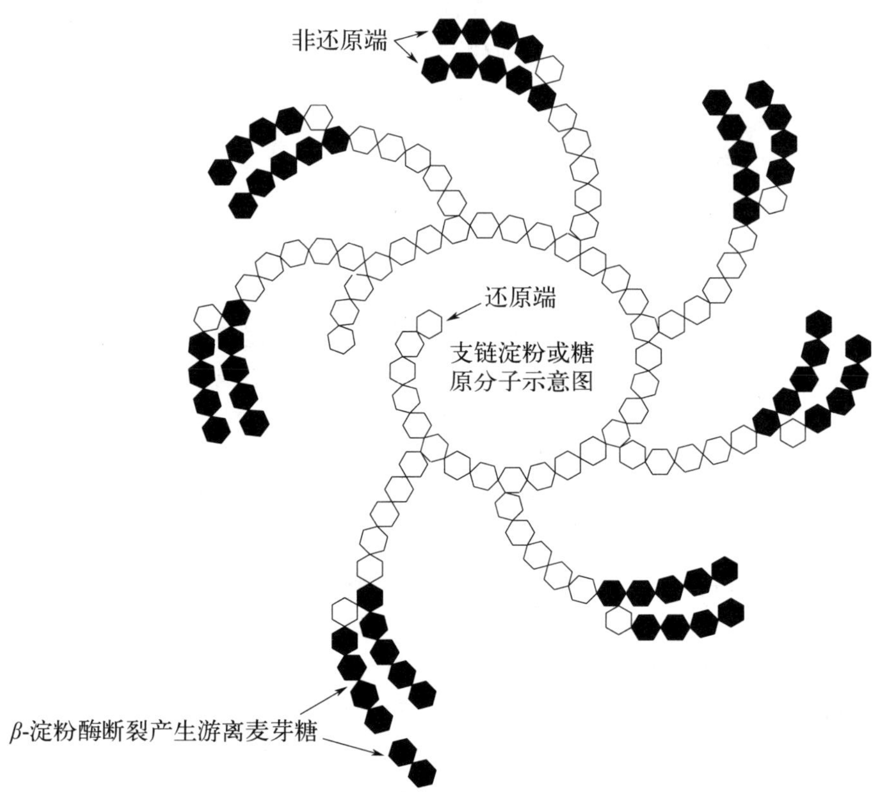

图 12-7　支链淀粉结构及被淀粉酶水解生成麦芽糖的示意图

每一黑点代表一葡萄糖单位，两个并联的黑点代表一个麦芽糖单位，箭头所指处为可被淀粉酶水解的部分

3. 糖原

糖原(glycogen)是存在于人和动物体内的多糖，又称动物淀粉。是贮存葡萄糖的形式，又是获得葡萄糖的来源。在人体中，糖原主要贮藏在肝脏和骨骼肌中(见图 12-8)。肝脏中糖原的浓度(10%～20%)比肌肉中的高(4%)，但骨骼肌中贮藏的糖原较多，因为肌肉的量比肝脏多得多。当人的血糖浓度低于正常水平时(低血糖)，糖原又可分解出葡萄糖(糖原分解过程)。

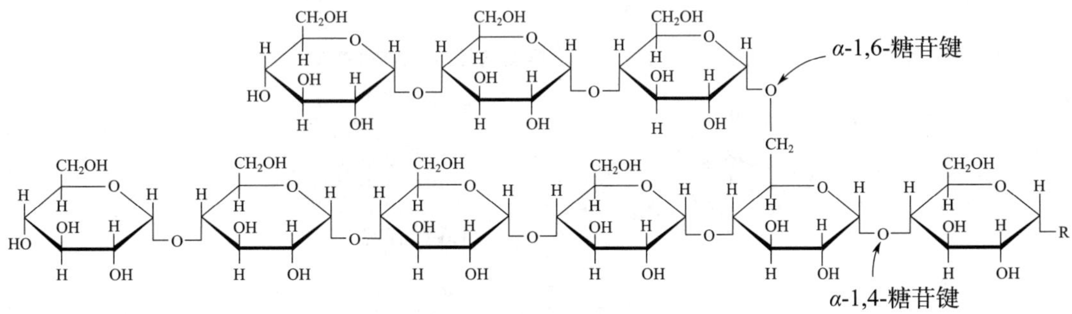

图 12-8　糖原结构及其连接方式示意图

从结构上看，糖原与支链淀粉很相似，但分支更密，每隔 8～10 个葡萄糖残基就出现一个 α-1,6-苷键。分支的作用很重要，可增加水溶度，尤其是分支造成了许多非还原性的末端残基，而它们是糖原合成和分解酶的作用部位，因而也增加了糖原合成和降解的速率。

糖原是无定形粉末，不溶于冷水，加热不糊化，与碘作用呈紫红色或紫蓝色。

第三节 ▸ 糖蛋白和血型

一、糖蛋白

糖蛋白(glycoprotein)是分支的寡糖链与多肽链共价相连所构成的复合糖，主链较短，在大多数情况下，糖的含量小于蛋白质。在糖蛋白中，糖的组成常比较复杂，有甘露糖、半乳糖、岩藻糖、葡糖胺、半乳糖胺、唾液酸等。组成寡糖链的单糖间可有 1,2-、1,3-、1,4-、1,6-各种方式连接。因此，寡糖链不仅有直链，也有支链。此外，糖苷键的连接又可有 α-或 β-不同构型。构成了数目众多的糖蛋白。寡糖和蛋白质有两种结合方式：①糖的半缩醛羟基和含羟基的氨基酸(丝氨酸、苏氨酸、羟基赖氨酸等)以 O-糖苷键结合；②糖的半缩醛羟基和天冬酰胺的酰胺基以 N-糖苷键结合。在人体内既有存在于各种体液中的可溶性糖蛋白；又有结合于细胞膜的糖蛋白，这类糖蛋白嵌入膜的脂双层中，与糖脂等构成细胞膜的成分，像天线一样分布在细胞膜的表面，起着多种特异的生理功能。

已研究过的六七十种血浆蛋白质中，绝大多数是糖蛋白。它们包括酶、免疫球蛋白、载体蛋白、结构蛋白、激素、毒素、凝集素等。不同的糖蛋白中寡糖链的长度和数目以及含糖量可以有很大差别，如胶原蛋白的含糖量不到 1%；而血型物质含糖量高达 85%。糖蛋白具有种属专一性，一种蛋白质在某种动物中以糖蛋白形式存在，在另一种动物中则可能不是。即使同是糖蛋白，它们的糖组分含量也可能不同，如牛、绵羊和猪的胰核糖核酸酶都是糖蛋白，但糖的含量却分别为9.4%、9.8%和38%；大鼠的此种酶却不含糖。

二、糖与血型物质

众所周知，人的血型分为A型、B型、AB型和O型四种。血液的血型相同时可以互相混合，输血时不发生凝集。血液的血型不同时不一定能互相混合，如A型血不能与B型血混合，AB型血不能与其他任何血型的血混合，否则将发生血凝，危及生命；而O型血可以与其他血型混合。目前已知人的血型是由红细胞膜上所谓的“抗原决定簇”所决定的，它们是糖蛋白。这些糖蛋白的末端都有一个寡糖链，抗原决定簇的区别就在于这些糖蛋白末端寡糖链的组成不同。氨基糖与血型密切相关，天然氨基糖是己醛糖C-2上的羟基被氨基或乙酰氨基取代的糖。四种寡糖链中都有*N*-乙酰氨基-α-D-葡萄糖、α-D-半乳糖、*N*-乙酰氨基-α-D-半乳糖和α-L-岩藻糖，但α-D-半乳糖的C-3位有差别。

O型：红细胞------*N*-乙酰氨基-α-D-葡萄糖--(4,1-)--β-D-半乳糖--(2,1-)--α-L-岩藻糖

B型：红细胞------*N*-乙酰氨基-α-D-葡萄糖--(4,1-)--β-D-半乳糖--(2,1-)--α-L-岩藻糖
β-D-半乳糖 |(3,1-) α-D-半乳糖

A型：红细胞------*N*-乙酰氨基-α-D-葡萄糖--(4,1-)--β-D-半乳糖--(2,1-)--α-L-岩藻糖
β-D-半乳糖 |(3,1-) *N*-乙酰氨基-α-D-半乳糖

AB型：兼有A型和B型的糖

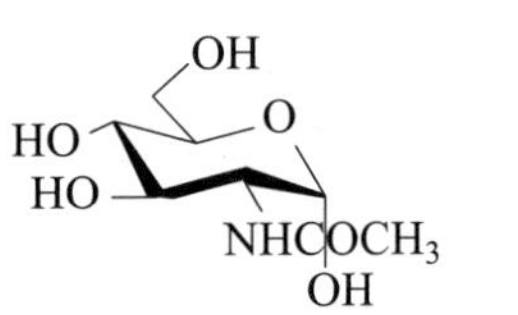
N-乙酰氨基-α-D-葡萄糖

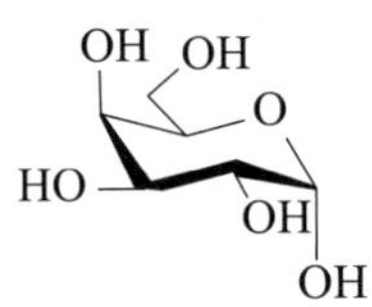
α-D-半乳糖

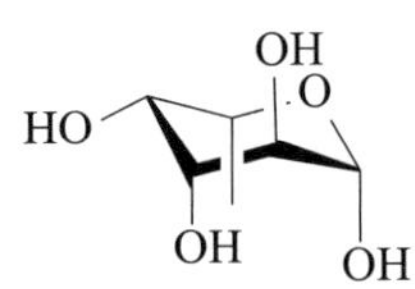
α-L-岩藻糖

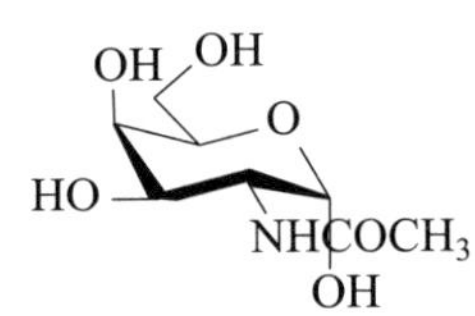
N-乙酰氨基-α-D-半乳糖

目前已有研究证明可用α-D-半乳糖糖苷酶切断B型抗原决定簇中的α-1,3-苷键，使B型血改造成应用更广泛的O型血。

习题

1. 写出D-葡萄糖的开链结构和环状结构，二者有何关系？
2. 用葡萄糖的结构来说明D、L、+、−、α、β的意义。
3. 写出D-葡萄糖的Haworth透视式和优势构象式。
4. 下面是8个单糖的结构：

A. 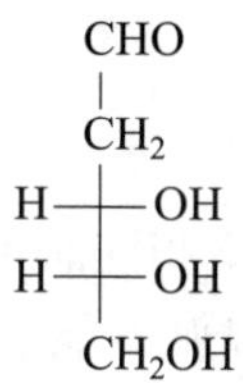
B. 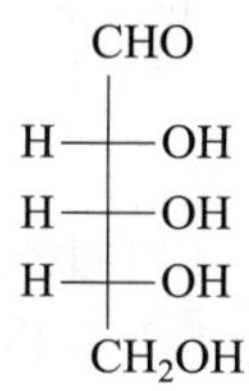
C. 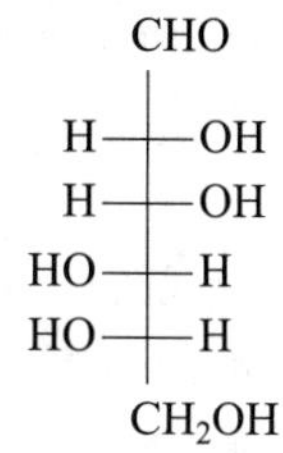
D. 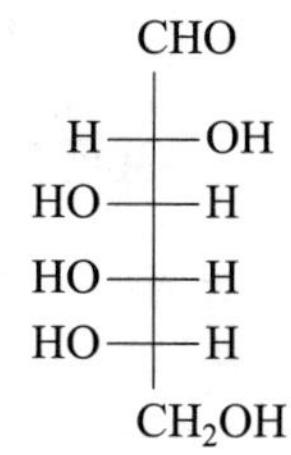

E. 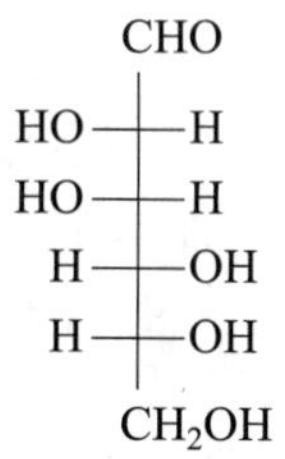
F. 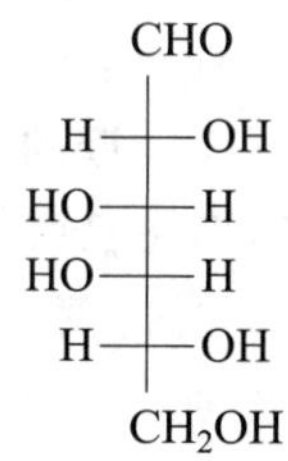
G. 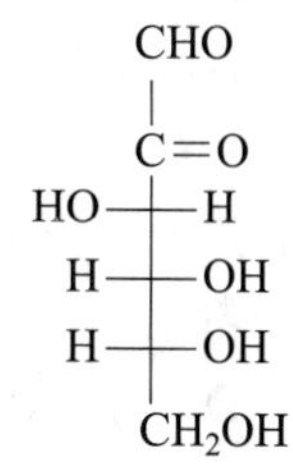
H. 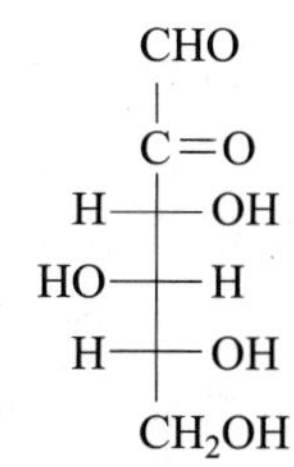

（1）指出哪些互为对映异构体。

（2）指出哪些互为非对映异构体。

（3）指出哪些互为差向异构体。

5.什么叫作还原糖、非还原糖？它们在结构和性质上有何区别？常见的单糖、二糖及多糖中，哪些是非还原糖，为什么？

6.什么叫作苷键、糖苷键？和半缩醛羟基有什么关系？指出下列化合物分子中的糖苷键，并说明哪些能水解，水解产物是什么？

果糖　核糖　半乳糖　蔗糖　乳糖　麦芽糖　糖原　纤维素

7.写出 D-(＋)-半乳糖与下列试剂的反应式。

（1）溴水　（2）过量的苯肼　（3）乙醇和干燥的氯化氢气体　（4）乙酸酐和无水氯化锌　（5）稀硝酸

8.有两个 D-丁醛糖（Ⅰ）和（Ⅱ），将（Ⅰ）和（Ⅱ）用硝酸氧化时，（Ⅰ）生成有旋光性的四碳二元酸；（Ⅱ）生成无旋光性的四碳二元酸。试写出（Ⅰ）和（Ⅱ）结构式及相关反应方程式。

9.某 D-戊醛糖 A，经 HCN 处理，稀盐酸水解，再用稀硝酸氧化，得到两个 D-己醛糖二酸 B 和 C 的混合物，其中 A、B 具有旋光性，而 C 无旋光性。试推断 A、B、C 的结构式，并用反应式表示推断过程。

10.某 D-型化合物 A，分子式为 $C_4H_8O_4$，具有旋光性，能与苯肼作用成脎。A 用稀硝酸氧化得到分子式为 $C_4H_6O_6$ 的化合物 B，B 无旋光性。A 的同分异构体 C 具有旋光性，与苯肼作用生成相同的脎。C 的硝酸氧化产物 D 与 B 是差向异构体，且有旋光性。试写出 A、B、C、D 的结构式。

第十三章 氨基酸、多肽、蛋白质和核酸

蛋白质和核酸都是复杂的含氮高分子化合物，它们是生物体内一切细胞的重要组成部分，是生命活动的重要物质基础，氨基酸则是组成蛋白质的基本成分。

蛋白质的英文名称 protein，来自希腊文的 proteios，意思是首要的、根本的。蛋白质不仅是构成人体组织和细胞的基本成分，而且生命过程中的一切活动几乎都与蛋白质有关，例如酶、调节代谢的激素、与免疫功能有关的抗体等都是蛋白质，很多糖类和脂类也是与蛋白质结合后才能在生物体内起作用。

蛋白质是由氨基酸通过肽键(酰胺键)组成的高聚物。习惯上，将分子量在 1 万以下的这种聚酰胺称为多肽；分子量在 1 万以上的称为蛋白质(但也不很严格)。多肽不仅可以组合构成分子量更高的蛋白质，而且很多多肽本身具有重要的生理功能，称为活性肽。

蛋白质广泛的生物学功能与其结构的复杂和多样性密切相关。有关蛋白质、核酸结构与功能的研究，不仅为探索生命活动的基本规律提供了大量的信息，而且对防治某些疾病也有新的启示。现在对蛋白质和核酸的研究已经取得了丰硕的成果，这对生命科学的进展影响很大，使人们有可能从分子水平去认识复杂的生命现象。

本章对氨基酸的化学及多肽和蛋白质的结构特点作些必要的、基本的介绍。同时，也简单地介绍一下核酸的性质和功能。

第一节 ▸ 氨基酸

一、氨基酸结构、分类和命名

羧酸分子中烃基上的氢被氨基取代的化合物称为氨基酸(amino acid)，氨基酸是组成蛋白质的基本成分。根据氨基酸分子中氨基和羧基的相对位置可分为 α-、β-、γ-等氨基酸。氨基在羧基的 α 位，则称为 α-氨基酸。蛋白质水解后产生的氨基酸，除脯氨酸外，都是 α-氨基酸，其结构通式表示如图 13-1。

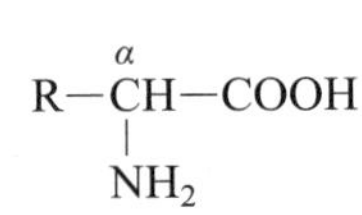

图 13-1 α-氨基酸的结构

构成蛋白质的氨基酸主要有 20 种，其他一些是代谢过程中产生的。表 13-1 列出了常见的 α-氨基酸。其中有些是生命的必需物质，但是人体不能自己合成，必须从饮食中获得，这些氨基酸称为必需氨基酸。

一般根据氨基酸分子中氨基和羧基的数目不同，将其分为中性、碱性和酸性氨基酸。中性氨基酸是指氨基酸分子中氨基和羧基数目相等(如表 13-1 中的甘氨酸、丙氨酸等)；碱性氨基酸指氨基酸分子中氨基数目多于羧基数目(如表 13-1 中的赖氨酸、精氨酸等)；酸性氨基酸是指氨基酸分子中羧基数目多于氨基数目(如表 13-1 中的谷氨酸、天冬氨酸等)。

R 代表侧链基团，不同的 α-氨基酸的差别就在 R 的不同，脯氨酸(见表 13-1)可看作是

α-亚氨基酸。

表 13-1 构成蛋白质的氨基酸

结构式	中文名称	英文名称	三字符号	等电点
$H-CH(^{+}NH_3)-COO^-$	甘氨酸	glycine	Gly	5.97
$CH_3-CH(^{+}NH_3)-COO^-$	丙氨酸	alanine	Ala	6.0
$CH_3CH(CH_3)-CH(^{+}NH_3)-COO^-$	* 缬氨酸	valine	Val	5.96
$CH_3CH(CH_3)CH_2-CH(^{+}NH_3)-COO^-$	* 亮氨酸	leucine	Leu	5.98
$CH_3CH_2CH(CH_3)-CH(^{+}NH_3)-COO^-$	* 异亮氨酸	isoleucine	Ile	6.02
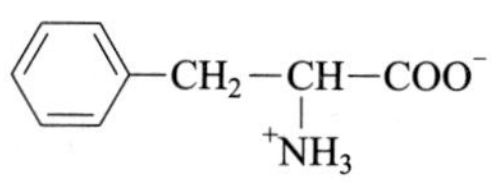	* 苯丙氨酸	phenylalanine	Phe	5.48
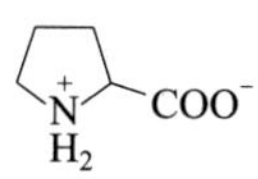	脯氨酸	proline	Pro	6.30
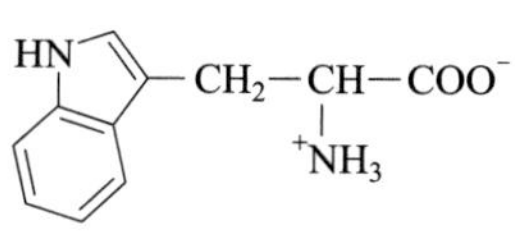	* 色氨酸	tryptophan	Trp	5.89
$HOCH_2-CH(^{+}NH_3)-COO^-$	丝氨酸	serine	Ser	5.68
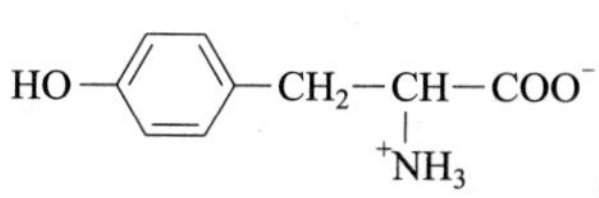	酪氨酸	tyrosine	Tyr	5.66
$CH_3SCH_2-CH(^{+}NH_3)-COO^-$	* 蛋氨酸	methionine	Met	5.74
$HS-CH_2-CH(^{+}NH_3)-COO^-$	半胱氨酸	cystcine	Cys	5.07

续表

结构式	中文名称	英文名称	三字符号	等电点
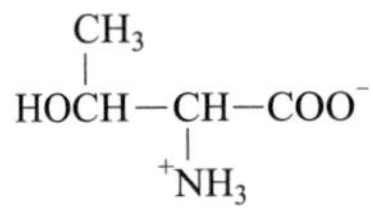	* 苏氨酸	threonine	Thr	6.16
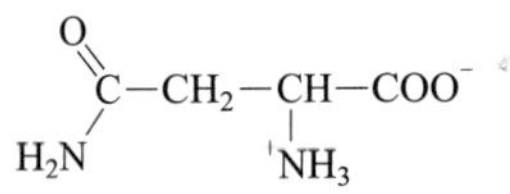	天冬酰胺	asparagines	Asn	5.45
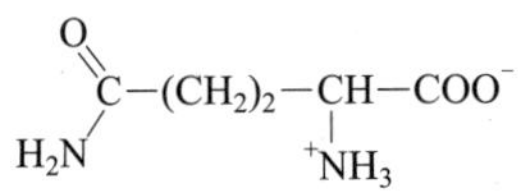	谷氨酰胺	glutamine	Gln	5.56
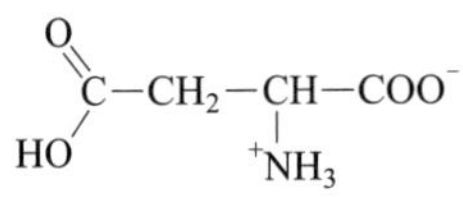	天冬氨酸	aspartic acid	Asp	2.77
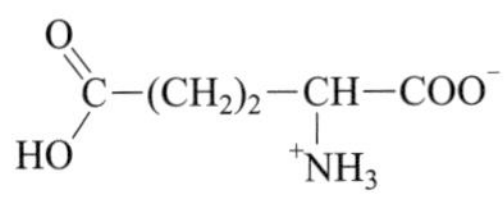	谷氨酸	glutamic acid	Glu	3.32
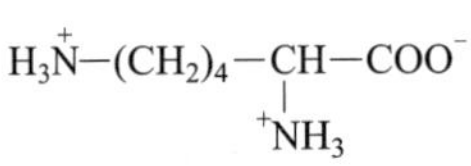	* 赖氨酸	lysine	Lys	9.74
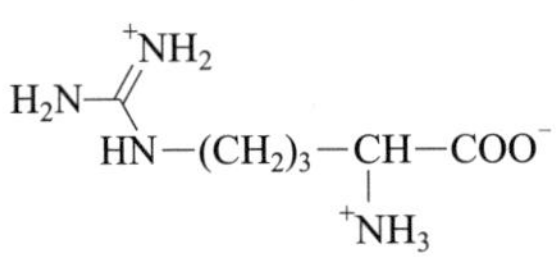	精氨酸	arginine	Arg	10.76
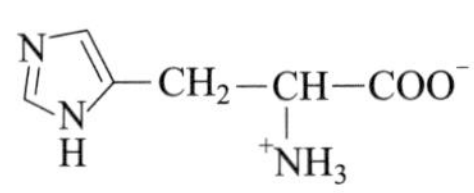	组氨酸	histidine	His	7.59

注：有“*”者为必需氨基酸。

在这 20 种氨基酸中除甘氨酸外，其他的 α-氨基酸中的 α-碳原子均为手性碳，都具旋光性。并且大都是 L-构型。氨基酸的 α-碳原子的构型也可用 R/S 标记法标定，但习惯上，常用 D/L 标记法标定：在氨基酸的费歇尔投影式中，凡是氨基位置与 L-甘油醛中手性碳原子上的羟基位置相同，称为 L-构型(如下所示)；反之为 D-构型。氨基酸侧链的手性碳原子的构型按 R/S 标记法标定。

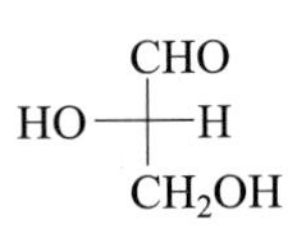

L-甘油醛
L-glyceraldehyde

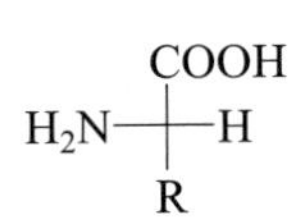

L-氨基酸
L-amino acids

为方便起见，氨基酸一般用俗名。俗名常根据其来源或某些特性而得，如甘氨酸，因其具有甜味而得名；天冬氨酸来源于天门冬植物。

对于其他一些重要的氨基酸，可用系统命名法中取代羧酸的命名规则来命名。例如：

$H_2NCH_2CH_2CH_2COOH$	$H_2NCH_2CH_2COOH$	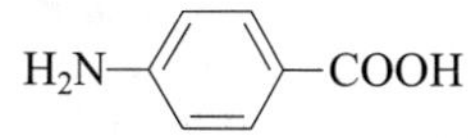
γ-氨基丁酸(GABA)	β-丙氨酸	对氨基苯甲酸
γ-aminobutyric acid	β-alanine	p-aminobenzoic acid

二、氨基酸的物理性质

α-氨基酸都是无色或白色结晶，熔点较高，很多具有接近 300 ℃的高熔点，如甘氨酸熔点 262 ℃，酪氨酸熔点为 310 ℃。氨基酸大都难溶于非极性溶剂，在水中相对易溶。以上性质是与氨基酸内盐的结构相一致的。内盐也称偶极离子(Zwitterion，来自德文 Zwitter，两性)。并不是所有分子中只要存在碱性基团和酸性基团都能形成内盐，只有酸性基团的共轭碱的碱性弱于碱性基团时，才有可能形成内盐。天然的 α-氨基酸符合上述结构特点。

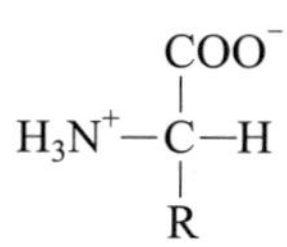

由于形成内盐结构，具有离子键的特征，所以氨基酸不溶于乙醚等非质子溶剂，各种氨基酸在水中的溶解度也有很大的差异，但都远大于在乙醚中的溶解度。

三、氨基酸的化学性质

由于氨基酸分子结构中含有羧基和氨基两类官能团，所以氨基酸既显示有羧酸的性质，又具有胺类化合物的性质，同时还具有这两种官能团相互影响而赋予它们的某些特性。它是多官能团性质的综合体现，如羧基可以酯化，氨基可以酰化等。

1. 等电点

在氨基酸水溶液中，其偶极离子既可与 H^+ 结合成正离子，也可以失去 H^+ 成为负离子。这三种离子在水溶液中通过得失氢离子(H^+)而互相转化并呈平衡状态。

$$\underset{\text{阴(负)离子}}{H_2NCHRCOO^-} \underset{OH^-}{\overset{H^+}{\rightleftharpoons}} \underset{\text{偶极离子}}{H_3\overset{+}{N}CHRCOO^-} \underset{OH^-}{\overset{H^+}{\rightleftharpoons}} \underset{\text{阳(正)离子}}{H_3\overset{+}{N}CHRCOOH}$$

在氨基酸的酸性水溶液中，H^+ 的浓度高，抑制了羧基的解离，氨基酸分子主要以阳离子形式存在；在碱性水溶液中，由于 H^+ 的浓度很低，则氨基酸主要以羧酸阴离子的形式存在。

把氨基酸的水溶液置于电场中时，由于溶液的 pH 值不同氨基酸有不同的表现。对于中性氨基酸来说，在碱性溶液中，氨基酸主要以阴离子形式存在，氨基酸会向电场的阳极泳动，此现象称为电泳(electrophoresis)；在较强的酸性溶液中，氨基酸主要以阳离子的形式存在，则氨基酸向阴极泳动。如果在一定的 pH 溶液中，使氨基酸的阳离子和阴离子的数量相等，溶液中主要以电中性的偶极离子存在时，电场中就没有氨基酸的泳动发生，此时溶液的 pH 值就称为该氨基酸的等电点(isoelectric point，pI)。

在等电点时，由于氨基酸水溶液中净电荷为 0，此时的氨基酸在水中的溶解度最小。对于中性氨基酸来说，由于羧基的解离能力一般大于氨基接受质子的能力，即羧基的酸性稍大于氨基的碱性，其水溶液中生成的阴离子略多于阳离子，若要到达等电点，需加入少量酸抑制阴离子的过量。因此，中性氨基酸的等电点一般在 5.0～6.0 之间。

对于碱性氨基酸来说，分子中的碱性基团易形成阳离子，因此在中性水溶液中，正离子的量会多于负离子，必须加入适量的碱来抑制碱性基团生成的阳离子而达到等电状态。因此，碱性氨基酸在等电点时水溶液的 pH 值较大(如 Arg 10.76、His 7.59、Lys 9.74)。一般说来，碱性越强，p*I* 值越大。

酸性氨基酸的等电点较小(如 Asp 2.77、Glu 3.22)，因为分子中有两个羧基，显较强的酸性，只有加入较多的酸，才能抑制其阴离子的过量生成。氨基酸的酸性越强，其 p*I* 值越小。利用氨基酸等电点时在水中溶解度最小的性质，通过调节溶液的酸碱度，可对氨基酸的混合物进行初步分离和纯化。

2. 受热后的变化

(1)α-氨基酸受热的反应

α-氨基酸受热时可以发生分子间的交互脱水而生成六元环的交酰胺(又称二酮吡嗪)。当两分子的 α-氨基酸受热时，可以脱去一分子水生成二肽，但更容易生成二酮吡嗪。二酮吡嗪用酸或碱处理又可得二肽。

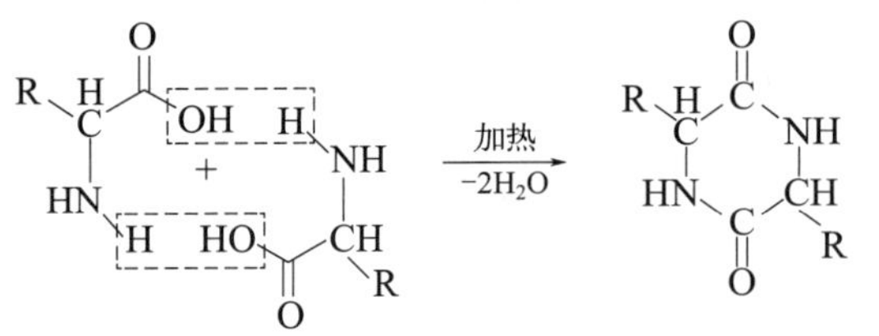

(2)β-氨基酸受热的反应

β-氨基酸受热时，氨基酸易失去一分子氨而生成 α,β-不饱和酸。

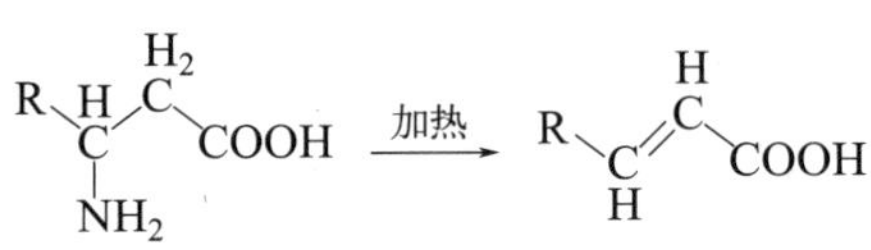

(3)γ-或 δ-氨基酸受热的反应

γ-或 δ-氨基酸受热时，则容易发生分子内的脱水而生成 γ-内酰胺或 δ-内酰胺。在酸性或碱性条件下这些内酰胺水解又得到原来的氨基酸。

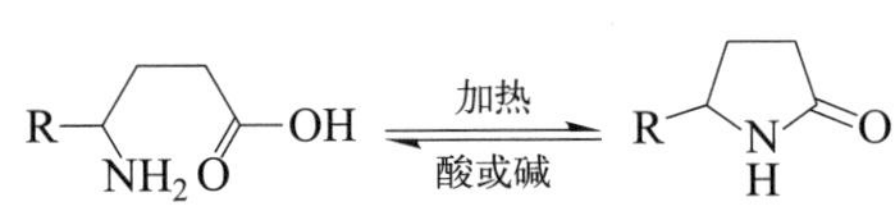

γ-内酰胺

γ-lactam

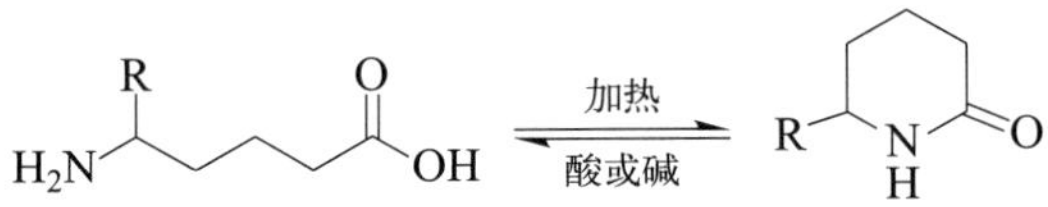

δ-内酰胺

δ-lactam

3. 与亚硝酸的反应

凡具有氨基的化合物都能与亚硝酸反应产生氮气。在众多氨基酸中除脯氨酸及羟脯氨酸含亚氨基外，其余的氨基酸都能与亚硝酸反应产生氮气。

$$\underset{\substack{|\\ {}^{+}NH_3}}{R-CHCOO^-} + HNO_2 \longrightarrow \underset{\substack{|\\ OH}}{R-CHCOOH} + N_2\uparrow + H_2O$$

该反应可定量释放出氮气，可定量地测定氨基酸的量，此法称为范斯莱克（van Slyke）氨基氮测定法，常用于氨基酸、蛋白质的分析。

4. 脱羧反应

α-氨基酸在体外[如加 $Ba(OH)_2$、加热]或体内酶的作用下，还可以发生脱羧反应，生成胺类：

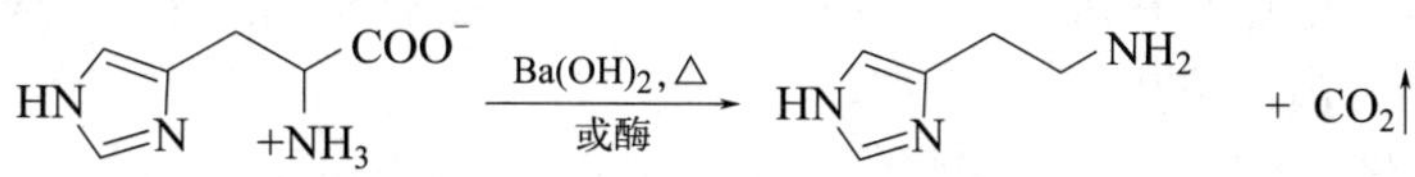

组氨酸 histidine　　组胺 histamine

此外，氨基酸含有氨基和羧基两个官能团，还可以发生酰化酯化等反应，例如：

$$\underset{\substack{|\\ {}^{+}NH_3}}{CH_3-CHCOO^-} + CH_3OH \xrightarrow[\triangle]{HCl} \underset{\substack{|\\ {}^{+}NH_3Cl^-}}{CH_3-CHCOOCH_3}$$

$$\underset{\substack{|\\ {}^{+}NH_3}}{(CH_3)_2CH-CHCOO^-} \xrightarrow[C_6H_5COCl]{OH^-} \underset{\substack{|\\ NHCOC_6H_5}}{(CH_3)_2CH-CHCOOH}$$

$$H_3N^+CH_2COO^- \xrightarrow[C_2H_5COCl]{OH^-} C_2H_5CONHCH_2COOH$$

5. 与茚三酮的显色反应

α-氨基酸与茚三酮的水合物在水溶液中共热时，可经一系列反应，最终生成蓝紫色的化合物，这个颜色反应常用于 α-氨基酸的比色测定和色谱分析的显色。

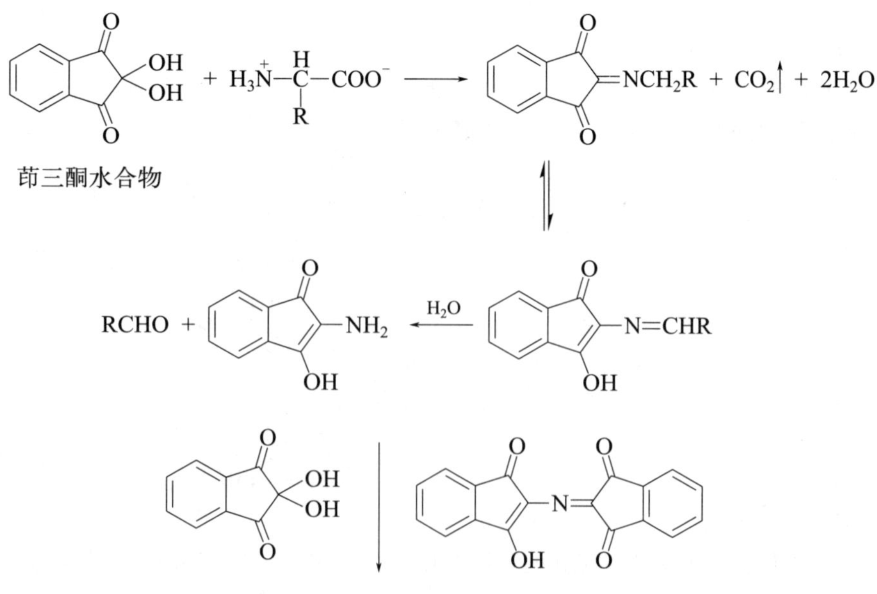

释放出的 CO_2 量与氨基酸的量成正比。因此，此反应中蓝紫色化合物的颜色深度或释放的二氧化碳体积可作为 α-氨基酸的定量分析方法。

6. 与 2,4-二硝基氟苯的反应

在温和的条件下，氨基酸中的氨基或多肽分子中 N 端含有游离的氨基，可以作为亲核试剂与 2,4-二硝基氟苯(DNFB)发生反应，生成黄色的 N 端带有 2,4-二硝基氟苯的氨基酸。若是肽则 N 端带有 2,4-二硝基氟苯生成(DNP)。然后再水解肽，分出含有 2,4-二硝基苯基取代基的氨基酸，即可知原来肽 N 端氨基酸的结构。DNFB 是英国化学家桑格(F. Sanger)于 1945 年首次使用的，因此称为桑格试剂。

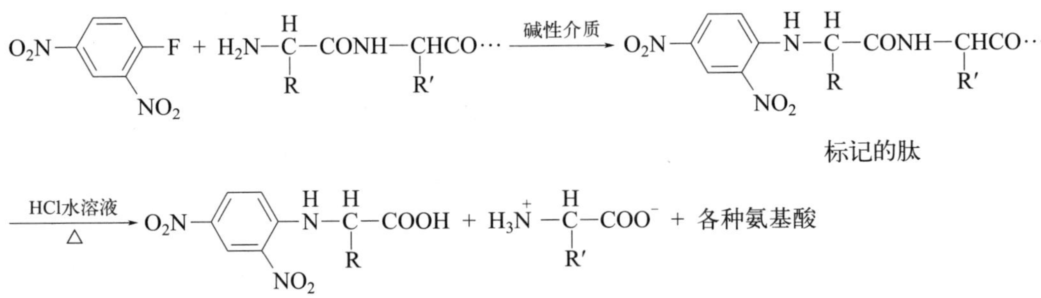

N-(2,4-二硝基苯基)氨基酸

7. 脱水生成肽

α-氨基酸分子中的羧基和另一 α-氨基酸分子中的氨基脱水生成的酰胺化合物称为肽(peptide)，氨基酸之间的酰胺键称为肽键(peptide bond)。由两分子氨基酸形成的肽称为二肽(dipeptides)；由三分子氨基酸形成的肽称为三肽(tripeptides)。由 10 个以内氨基酸相连而成的肽称为寡肽(oligopeptides)；更多氨基酸构成的肽称为多肽(polypeptides)。

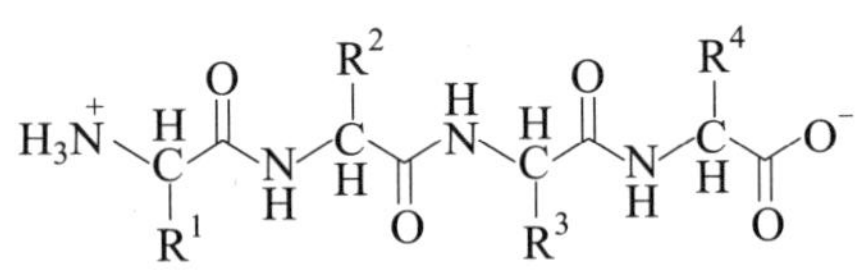

第二节 ▸ 多肽和蛋白质

肽类广泛存在于自然界中，并具有重要的生理作用，有些肽是重要的药物。例如谷胱甘肽存在于大多数细胞中，催产素是一种多肽，是机体脑下腺所分泌的一种激素，在产妇分娩时能激发子宫收缩；舒缓激肽也是一种九肽，存在于血浆之中，与血压调节有关。

多肽与蛋白质之间没有明显的界线，一种区分方法是以能透过一种天然的渗透膜的定为多肽的上限，相当于分子量 10000 左右。分子量 10000 以上的称为蛋白质。

一、多肽的结构和命名

多肽链两端有自由氨基的一端称为氨基末端或 N 端；有游离羧基的一端称为羧基末端或 C 端。多肽链就是由多个氨基酸构成的肽链(主链)和变化多端的侧链两部分组成，主链

常被称为骨架。肽链中的氨基酸因脱水缩合而基团不全，被称为氨基酸残基(residue)。

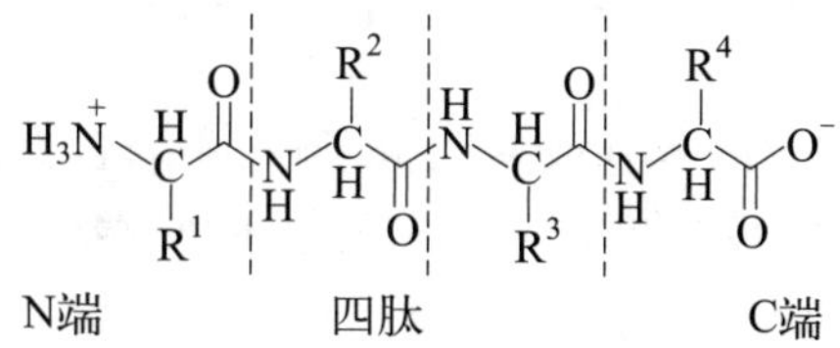

多肽的命名是从N端开始，按顺序直至C端。除C端氨基酸残基保留氨基酸原名外，其余每个氨基酸残基都用“酰”字代替“酸”字。例如由丙氨酸、甘氨酸和半胱氨酸组成的三肽，其结构和名称如下：

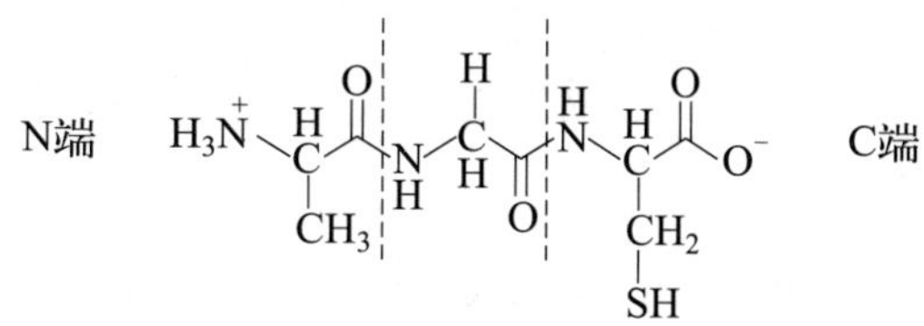

丙氨酰甘氨酰半胱氨酸(三肽)

书写或命名肽的结构时，也可用氨基酸的中文词头或英文缩写符号表示，氨基酸之间用“短直线”或“点”隔开。例如：上述三肽可缩写为丙•甘•半胱或Ala-Gly-Cys。

二、蛋白质

蛋白质(proteins)是指分子量很大(10000以上，有的高达数千万)的多肽。实际上蛋白质和多肽之间并没有严格的界线，蛋白质部分水解所得到的都是各种多肽的混合物。蛋白质的结构极其复杂，种类繁多，但其组成的主要元素是C、H、O、N四种。此外，大多数蛋白质含有S，少数含有P、Fe、Cu、Mn、Zn等。

1. 蛋白质的分类

蛋白质的种类繁多，据粗略的估计，人体内的蛋白质约有几百万种，但绝大多数蛋白质的化学结构尚没有搞清楚，因此只能根据蛋白质的组成、性状或生理作用进行分类。

① 根据蛋白质的形状可分成纤维蛋白(如丝蛋白、角蛋白、胶原蛋白等)和球蛋白(如蛋清蛋白、酪蛋白、胰岛素、酶等)。纤维蛋白的分子呈细长形，排列成纤维状，一般不溶于水。球蛋白的分子折叠，卷曲成球形或椭球形，一般能溶于水。

② 根据蛋白质的化学组成可分成仅由氨基酸组成的单纯蛋白(如球蛋白、谷蛋白等)和由单纯蛋白质与非蛋白质部分结合而成的结合蛋白质。结合蛋白质中的非蛋白质部分称为辅基。按辅基种类不同，结合蛋白质又可分为：脂蛋白(单纯蛋白质与脂类结合)；糖蛋白(单纯蛋白质与糖类结合)；磷蛋白(单纯蛋白质与磷酸结合)；色蛋白(单纯蛋白质与有色化合物结合)；核蛋白(单纯蛋白质与核酸结合)；血红蛋白(单纯蛋白质与血红素结合)；金属蛋白(单纯蛋白质与金属离子结合)等。

③ 根据不同蛋白质在机体的新陈代谢中起不同的作用又可分成以下几种：酶(起催化作用)；激素(起调节作用)；抗体(起免疫作用)；输送蛋白(起运输作用)；收缩蛋白(主管机体的运动)等。

2. 蛋白质的结构

蛋白质是由一条或多条肽链组成的，具有三维结构的复杂大分子，只有了解蛋白质的分子结构，才能了解其生物学功能的基础。蛋白质分子内氨基酸残基间的结合方式有两种：①在一条多肽链中，氨基酸残基间主要是以肽键相互结合的主链；②在两条肽链之间或一条肽链的不同部位之间相互结合时，存在其他类型的化学作用力如氢键、二硫键、盐键及酯键等。

丹麦科学家林德尔斯汤姆•莱恩(Linderstrom-Lang)于 1952 年首次提出蛋白质三级结构的概念，其内容包括：一级结构指蛋白质肽链中氨基酸的排列顺序；二级结构指多肽链骨架的局部空间结构或相互作用情况，没有考虑侧链的构象及整个肽链的空间排列；三级结构是指整个蛋白质分子肽链的折叠情况，即它的空间结构或三维结构。

1958 年，美国科学家贝尔耐(Bernal)研究蛋白质晶体结构时发现，不是所有蛋白质的结构仅具有所谓的三级结构水平，有些蛋白质还具有更复杂的结构，也就是说，蛋白质中具有三级结构的多肽链可形成亚基，由这些相同或不相同的亚基靠非共价键结合在一起，他将这种结构称为四级结构。

现在，国际生物化学与分子生物学协会(IUBMB)的生化命名委员会已经采纳蛋白质的一级、二级、三级和四级结构的概念。

(1)一级结构

蛋白质的一级结构通常是指蛋白质肽链中的氨基酸残基的排列顺序，又称为共价结构。蛋白质的一级结构是基础，它决定蛋白质的空间结构，并可由一级结构而获得有关蛋白质的高级结构信息。

我国科学家在世界上首先合成的具有生理活性的结晶牛胰岛素(图 13-2)就是由 A、B 两条多肽链通过二硫键连接而成的蛋白质。在 A 链的第六与第十一的两个半胱氨酸残基之间有一个二硫键相连。

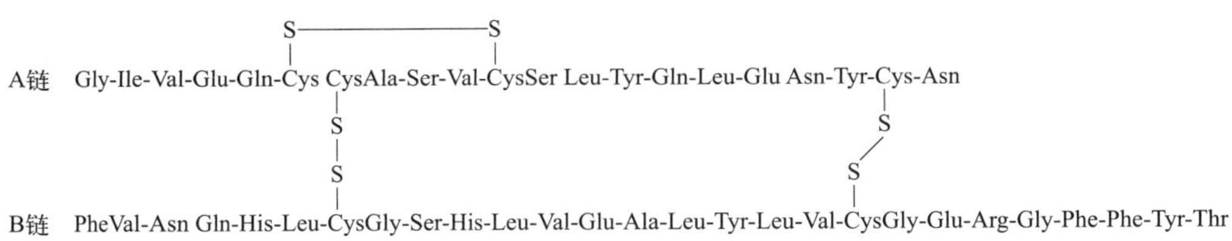

图 13-2　牛胰岛素的一级结构

案例 13-1　司美格鲁肽：减肥与降糖的双重利器

当我们进食后，体内的食物成分会刺激肠道分泌胰高血糖素样肽-1(GLP-1)，它通过抑制食欲、减慢胃排空速度以及增强胰岛素分泌等多重机制，帮助我们控制体重和血糖。而天然的 GLP-1 有一个致命的缺点：容易降解。它在体内不超过两分钟，便会被一种叫 DPP-4 的细胞表面丝氨酸蛋白酶水解。因此，科学家开发了更加稳定的 GLP-1 类似物，即司美格鲁肽。司美格鲁肽作为一种 GLP-1 受体激动剂，能够发挥同 GLP-1 等效的作用，但是不易被人体代谢降解，从而有效调节食欲和血糖水平。

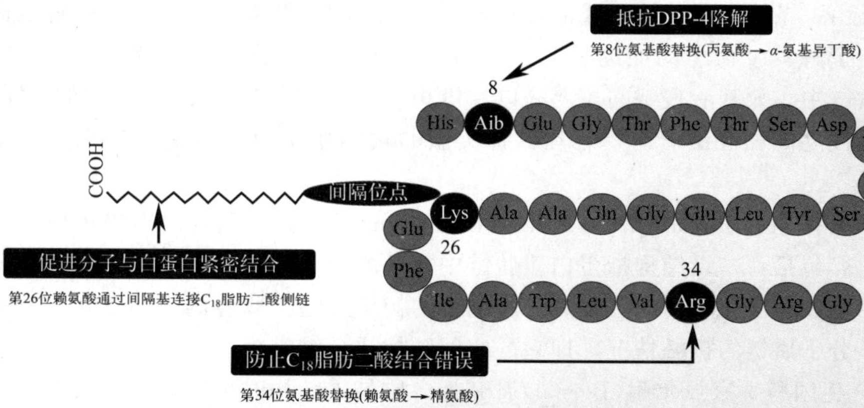

根据最新的临床研究，使用司美格鲁肽的 2 型糖尿病患者在治疗 30 周后，糖化血红蛋白(HbA1c)平均下降了 1.7%。而对于超重但没有糖尿病的人群，使用更高剂量的司美格鲁肽，体重平均减少可达 15.3 千克，BMI 降低 5.5。这一数据体现了司美格鲁肽的潜在减重作用。对于糖尿病患者，通常采用每周一次的皮下注射，而减重患者则需在剂量上有所调整。此外，司美格鲁肽片也仅用于血糖控制，服用时需注意空腹、不可咀嚼等要求，以确保药物的最佳效果。

但在司美格鲁肽存在潜在的副作用。研究发现，长期使用 GLP-1 类似物可能会导致甲状腺 C 细胞肿瘤的风险，尤其是在有甲状腺髓样癌(MTC)既往史或家族史的患者中。因此，使用司美格鲁肽前应咨询医生并进行全面评估。

(2)二级结构

蛋白质的二级结构是指肽链的空间构象和其所呈现的形状，是蛋白质复杂的三维立体结构的基础。肽链骨架中的羰基上电负性较大的氧原子与亚胺基上的氢之间的氢键是各类二级结构形成的基础，其他作用力如范德华力也有一定贡献。肽链间的氢键越多，它们形成的二级结构越稳定。

在蛋白质分子中有两种类型的二级结构：α-螺旋结构和 β-折叠结构。

① α-螺旋

1952 年鲍林(L. Pauling)和考里(E. J. Corey)用 X 射线法对纤维状蛋白质分子进行研究，首先提出了肽链的 α-螺旋结构。α-螺旋结构是由肽链之间的氢键所形成的(图 13-3)。天然蛋白质的 α-螺旋走向绝大多数是顺时针向上，即右螺旋的。

② β-折叠

鲍林等提出 α-螺旋后，又提出了 β-折叠肽链模型。β-折叠是肽链的一种伸展结构，在一条肽链的两段之间或两条肽键之间形成氢键，两条肽链可以是平行的(N 端到 C 端是同向的)，也可以是反平行的。从能量上看，一般反平行比较稳定。图 13-4 表示的是蛋白质肽链的 β-折叠结构。

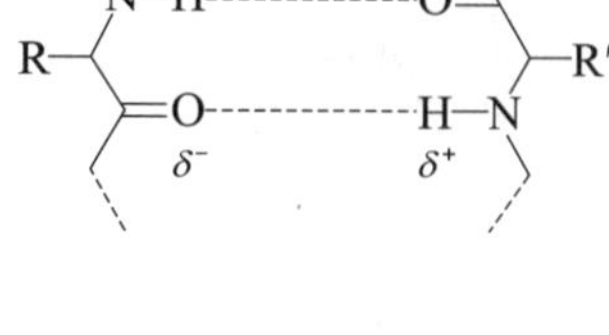

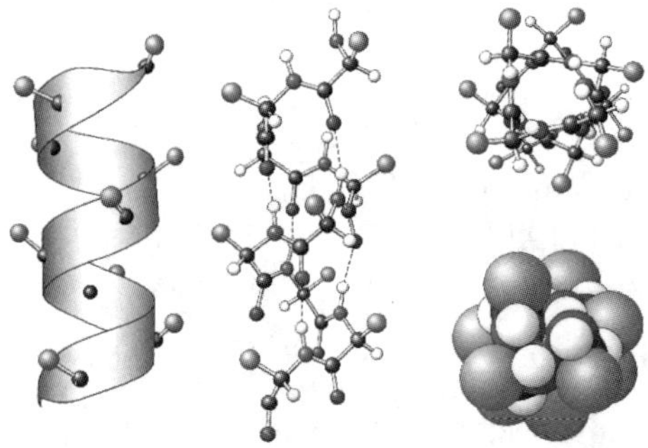

图 13-3　蛋白质的二级结构：α-螺旋

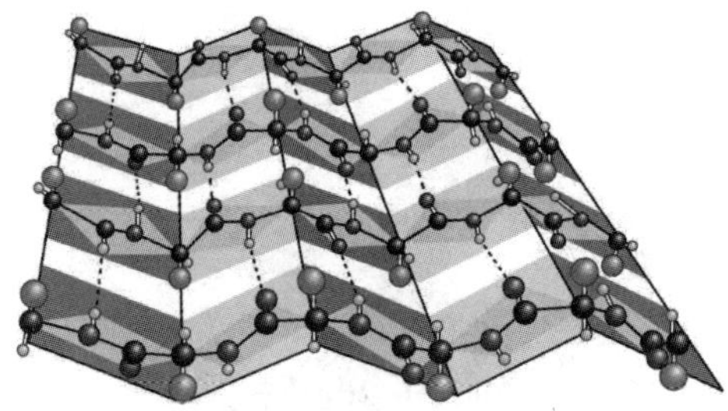

图 13-4　肽链的 β-折叠结构

在蛋白质的一条多肽链上，可以有部分肽段呈螺旋结构，部分呈层状结构，甚至部分呈不规则的线状。这主要取决于肽段上氨基酸残基侧链的长短。

(3)三级结构

在自然界中蛋白质分子不会以简单的 α-螺旋或 β-折叠结构存在，而是在二级结构的基础上进一步卷曲折叠，形成具有特定空间构象的紧凑结构，称为三级结构。维持三级结构的力来自氨基酸侧链之间的相互作用力，如氢键、正负离子间的静电引力(离子键)、二硫键、疏水基团间的亲和力(疏水键)等(见图 13-5)。图 13-6 为肌红蛋白的三级结构图。

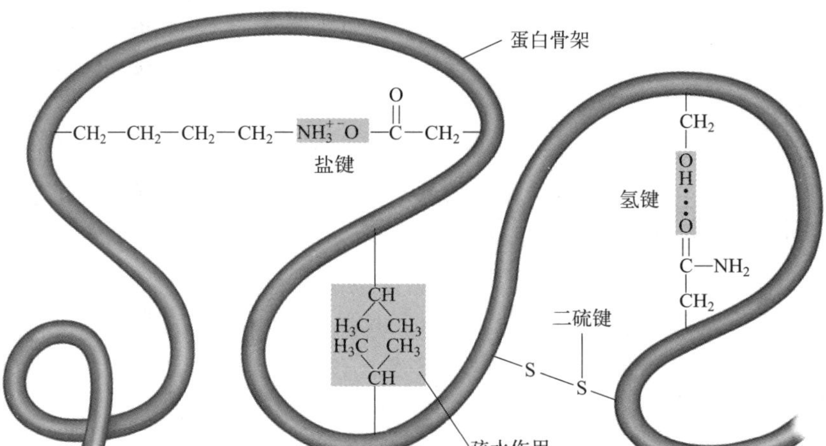

图 13-5　蛋白质三级结构中的相互作用力

二硫键是蛋白质三级结构中唯一的共价键，其断裂的能量较高，约需要 209.3～418.6 kJ·mol^{-1}。其他作用力都属范德华力范畴，作用力比较弱，较容易受到外界条件(温度、溶剂、pH、盐浓度等)影响而被破坏。蛋白质容易变性主要是其二级、三级结构被破坏的结果。

(4)四级结构

蛋白质由很多条肽链组成。由多条肽链(三级结构)聚合而形成特定空间构象的分子叫作蛋白质的四级结构。它的每一条肽链称为一个亚基。维持四级结构的主要力是静电引力，在亚基之间进行聚合时，必须在空间结构上满足镶嵌互补。

血红蛋白是由两种不同亚基的四聚体(α_1、α_2、β_1、β_2)组成的，每一个亚基都有一段肽链与一个血红素相连，它们以四面体的方式排列，形成一个非常紧凑的结构(见图 13-7)。

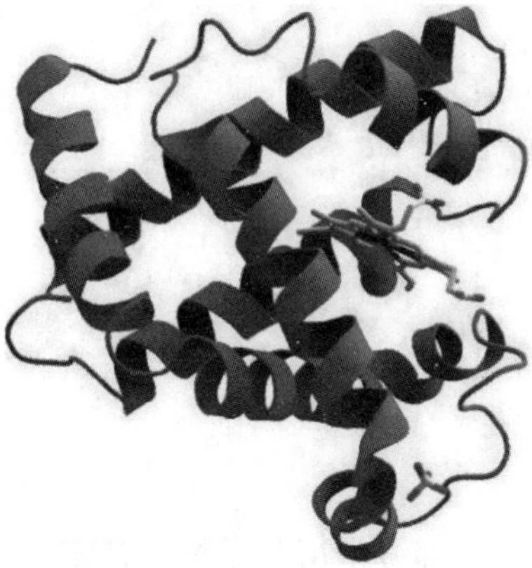

图 13-6 肌红蛋白的三级结构图

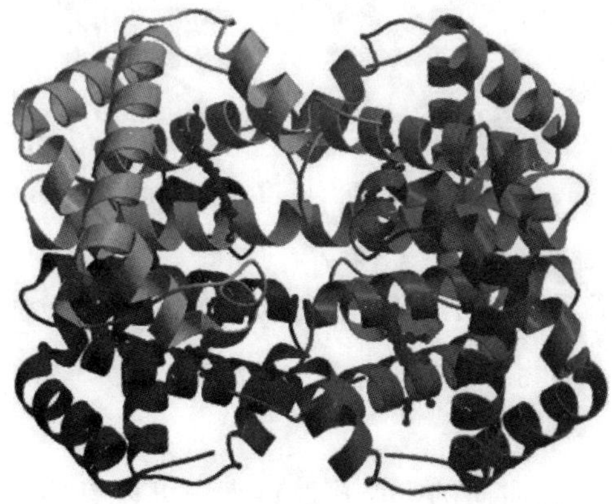

图 13-7 血红蛋白四级结构示意图

3. 性质

(1)两性与等电点

蛋白质是由许多氨基酸组成的，不管肽链有多长，一般两端仍有游离的氨基和羧基存在。在肽链的侧链中也有许多极性基团如赖氨酸的氨基，谷氨酸、天冬氨酸的羧基，半胱氨酸的巯基等。因此蛋白质和氨基酸类似，也是两性物质(在肽链中有 C 端的 COOH，N 端的 NH_2)，存在等电点。不同的蛋白质，等电点也不相同。与氨基酸相似，在等电点时，蛋白质在水中的溶解度最小，因此可以通过调节水溶液的 pH 值，使蛋白质从溶液中析出，达到分离和纯化的目的。

(2)胶体性质

蛋白质是高分子化合物，其分子颗粒的直径在胶体的范围内(0.001～0.1 μm)，如蛋白质在水溶液中可形成直径在 1～100 nm 的颗粒，具有胶体性质。所以蛋白质溶液不能通过半透膜。

蛋白质分散水中可形成稳定的高分子溶液。这是因为蛋白质分子表面有许多亲水性的极性基团，如氨基、羧基、羟基、羰基、亚氨基等，在水溶液中能够与水分子发生水合作用，使水溶液较稳定。

(3)沉淀和变性

蛋白质和水所形成的亲水胶体和其他胶体一样，并不很稳定。可以在各种不同的条件影响下析出沉淀。例如，向其水溶液中加入大量氯化钠等电解质，蛋白质会以沉淀析出，这种作用称为盐析。盐析是常用的纯化和分离蛋白质的手段。

当蛋白质受到外界的物理或化学因素(如光照、加热等)影响时，可破坏蛋白质二、三级结构的结合力，肽链松散，导致蛋白质在理化性质上的改变，这种现象称为蛋白质的变性。蛋白质变性后，其水中的溶解度降低，黏度变大，不易结晶，丧失生物活性等。

蛋白质变性的性质在现实生活中有时非常有用。例如在高温、高压下蒸煮医疗器皿或用酒精消毒，是为了使细菌蛋白质变性而杀灭细菌或病毒。临床上急救重金属盐中毒时，有时会给病人服用大量乳品或鸡蛋清，这样蛋白质在消化道中与重金属离子如汞盐结合成为变性的不溶解物质，从而阻止有毒的汞离子吸入体内。当然，有时则需要避免变性，例如预防接种的疫苗需贮存在冰箱中，以免温度过高，使蛋白质变性而失去生物活性。

(4)蛋白质的颜色反应

① 水合茚三酮反应：蛋白质的近中性水溶液与水合茚三酮加热呈现蓝紫色。蛋白质、肽类、氨基酸等具有自由氨基的化合物对茚三酮都呈阳性反应。

② 缩二脲反应：蛋白质溶液与碱性硫酸铜溶液反应，呈现紫色或紫红色，称为缩二脲反应(因缩二脲有这种颜色反应而得名)。生成的颜色与蛋白质的种类有关。

③ 蛋白黄反应：一些含有芳香环的氨基酸，特别是含有酪氨酸、色氨酸残基的蛋白质，由于分子中含有苯环，遇浓硝酸后可以在芳香环上发生硝化反应，从而产生白色沉淀，加热时白色沉淀变为黄色，称为蛋白黄反应。皮肤被硝酸沾污后变黄就是这个道理。

④ 米隆(Millon)反应：有些蛋白质与硝酸汞的硝酸溶液反应变为红色，这是因为酪氨酸中的酚羟基与汞离子形成有色化合物的缘故。利用这个反应可以检验蛋白质分子中有无酪氨酸的存在。

第三节 ▸ 核酸

核酸(nucleic acid)是生物细胞中最重要的组成部分，是一类含磷的高分子化合物，是存在于细胞核中的生物大分子，与人类生命活动，尤其与遗传密切相关。天然存在的核酸有两类，一类是脱氧核糖核酸(deoxyribonucleic acid，DNA)，存在于细胞核和线粒体内，能携带遗传信息，决定细胞和个体的基因型(genotype)；另一类是核糖核酸(ribonucleic acid，RNA)，存在于细胞质(90%)和细胞核内(10%)，可参与细胞内 DNA 遗传信息的表达，即蛋白质的生物合成。核酸的分子量巨大，结构也十分复杂，它们是决定生命遗传的重要物质，是生物化学研究的最广泛、最活跃的课题，下面从有机化学的角度，介绍有关的基本知识。

1869 年，瑞士生理学家米歇尔(F. Miescher)首次从细胞核中分离到一种酸性物质，当时曾被称为“核素”(nuclein)，但实际上是核蛋白。1889 年，奥特曼(R. Altmann)分离到了第一个不含蛋白质的核素，具有酸性，因此命名为核酸(nucleic acid)。可当时对其功能的认识并不是很全面。1944 年，埃佛雷(O. Avery)从致病肺炎球菌中分离得 DNA，并证实了 DNA 是生命遗传的物质基础。1953 年，沃森(J. Watson)和克里克(F. Crick)提出了 DNA 的双螺旋结构模型假说，从而在分子水平上揭示了生物界遗传性状得以世代相传的奥秘。

蛋白质的生物合成是受核酸控制的，在遗传学中长期使用的“基因”一词的含义，就是指 DNA 分子中某一区段的核苷酸的排列顺序，它可以经过复制遗传给下一代；也可以经转录和翻译，保证支持生命活动的各种蛋白质在细胞内的有序合成。因此，“基因表达调控”“基因重组与基因工程”“基因诊断与基因治疗”以及“人类基因组计划”都成为近代分子生物学和生物工程技术的热点研究方向。

本章着重介绍核酸的组成、分子结构和理化性质，并简单介绍它们的生物功能。

一、核酸的组成

将核酸部分水解可得到核苷酸和核苷；彻底水解则分解成最小碎片：戊糖、杂环碱(又称碱基)和磷酸。由此可以看出，核苷是由戊糖和杂环碱组成的；核苷酸是由核苷和磷酸组成的。而核酸则是核苷酸构成的多聚体。

1. 碱基

核酸中所含的杂环碱通常称为碱基。构成核苷酸的碱基主要有五种，分属嘌呤和嘧啶两类含氮杂环。腺嘌呤（adenine，A）和鸟嘌呤（guanine，G）属嘌呤类，它们在 DNA 和 RNA 中均存在；胞嘧啶（cytosine，C）、胸腺嘧啶（thymine，T）和尿嘧啶（uracil，U）属嘧啶类。胞嘧啶存在于 DNA 和 RNA 中；胸腺嘧啶存在于 DNA 中；尿嘧啶存在于 RNA 中。

核酸中 5 种碱基在结构中存在互变异构现象，如常见的是酮式-烯醇式或氨基-亚氨基的互变异构。在酮式-烯醇式的互变异构中，以酮式为主；氨基-亚氨基的互变异构中，以氨基为主。但体内或中性和酸性介质中存在的形式如下：

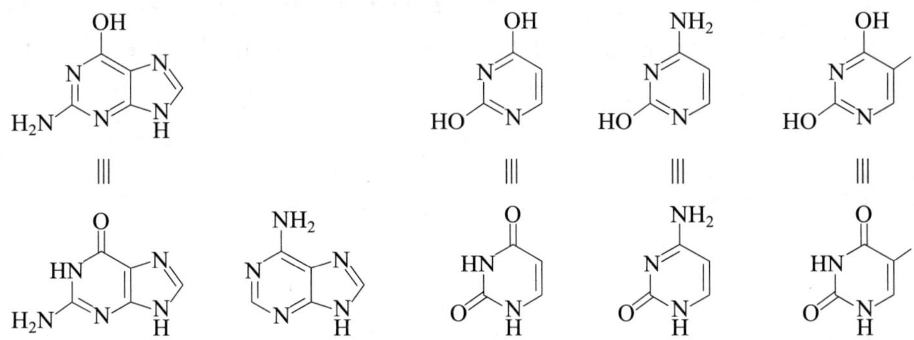

鸟嘌呤(G) guanine　　腺嘌呤(A) adeninc　　尿嘧啶(U) uracil　　胞嘧啶(C) cytosine　　胸腺嘧啶(T) thymine

嘌呤和嘧啶均为芳杂环，分子中均有共轭双键，因此，在紫外线波长 260nm 左右有较强吸收。此性质可用于核酸各组分的定量和定性分析。随着结构的不同碱基的吸收波长稍有差异。

2. 戊糖

组成核酸中的糖是五碳糖戊糖，分别是 β-D-核糖（RNA 中）和 β-D-2′-脱氧核糖（DNA 中）。戊糖中的碳原子标以 1′、2′……，这样可以区别碱基中碳原子的编号。

β-D-核糖 β-D-ribose　　β-D-2′-脱氧核糖 β-D-2′-deoxyribose

含有 2-脱氧核糖的核酸叫作脱氧核糖核酸（deoxyribonucleic acid，DNA）；含有核糖的核酸称为核糖核酸（ribonucleic acid，RNA）。其区别是戊糖的 2 位少一个羟基。DNA 存在于细胞核中，RNA 主要存在于细胞质中。

3. 核苷

核苷（nucleoside）是指由嘌呤类或嘧啶类的碱基 N-1 上的氢原子与戊糖（核糖或 2′-脱氧核糖）C-1 位的 β-半缩醛羟基脱水而成的氮苷。核苷包括腺嘌呤核苷（adenosine）、鸟嘌呤核苷（guanosine）、胞嘧啶核苷（cytidine）和尿嘧啶核苷（uridine）；脱氧核苷包括腺嘌呤脱氧核苷（deoxyadenosine）、鸟嘌呤脱氧核苷（deoxyguanosine）、胞嘧啶脱氧核苷（deoxycytidine）以及胸腺嘧啶脱氧核苷（thymidine）。核苷酸的结构如下：

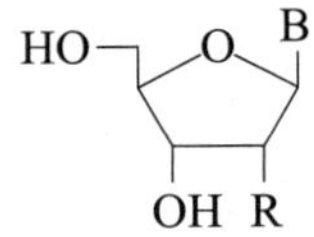

B＝碱基；R＝氢或羟基

核苷命名时，如果糖组分是核糖，词尾用“苷”字前面加上碱基名称(如尿苷)。如为脱氧核糖，则在词首加上“脱氧”(如 2′-脱氧腺苷)。

4. 核苷酸

核苷酸(nucleotide)是指核苷分子中核糖或脱氧核糖的 3′或 5′位上的羟基与磷酸生成的酯。在生物体内的核苷酸主要是 5′-磷酸酯。核苷酸的命名必须标明磷酸在戊糖上的位置。例如，腺苷酸(adenylic acid)是由腺苷核糖的 C-5′羟基与磷酸形成磷酸酯，故又称为腺苷-5′-磷酸(adenosine-5′-phosphate)或单磷酸腺苷(adenosine monophosphate，AMP)；脱氧胞苷酸(deoxycytidylic acid)又叫脱氧胞苷-5′-磷酸或单磷酸脱氧胞苷(deoxycytidine monophosphate，dCMP)。

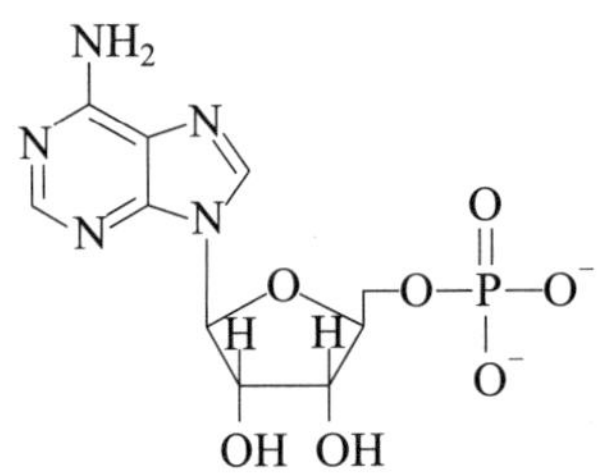

腺苷酸
adenylic acid

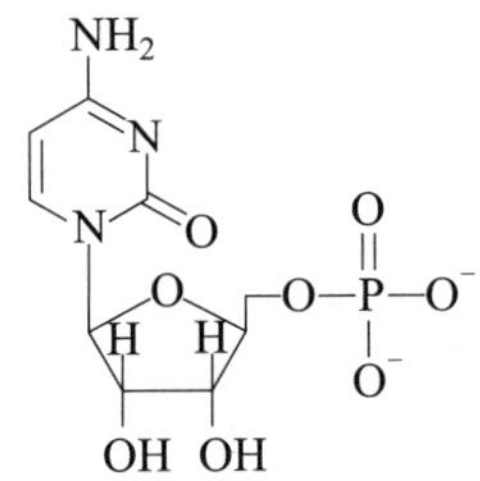

脱氧胞苷酸
deoxycytidylic acid

核苷酸的磷酸还可进一步与磷酸作用，脱去一分子水生成酸酐，如腺苷酸可与一分子磷酸形成二磷酸腺苷(ADP)，与两分子磷酸作用生成三磷酸腺苷(ATP)。

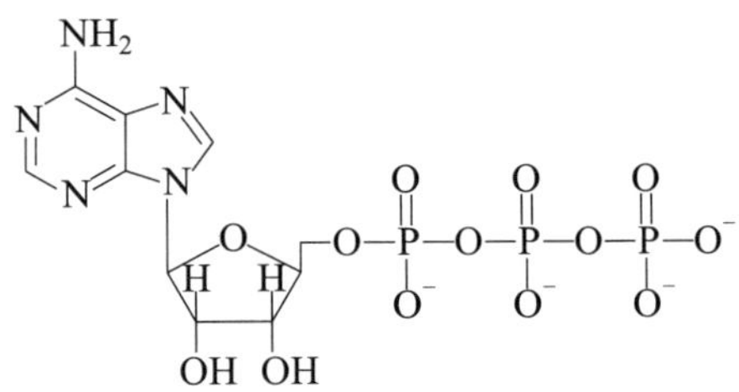

三磷酸腺苷
adenosine triphosphate(ATP)

ADP、ATP 在细胞代谢中作为高能化合物有广泛的生理生化功能，是能量的源泉，能量主要集中在磷酸酯键中，当磷酸酯键水解时，储存的能量被释放，传递给需要能量的反应(如合成肽链的反应)。

有些核苷酸衍生物是重要的辅酶，例如，辅酶 A 在糖、脂肪和氨基酸代谢中是酰基的携带者。辅酶烟酰胺腺嘌呤二核苷酸(NAD^+)在许多生物氧化还原反应中是不可缺少的物质。

二、核酸的结构和分类

1. 核酸的分类

根据核酸中所含戊糖的种类(核糖或 2′-脱氧核糖)，核酸可分为 DNA 和 RNA 两类。根据 RNA 在蛋白质合成中所起的作用，其又可分为三类(主要的)。

(1)核蛋白体 RNA(ribosomal RNA，rRNA)

也称为核糖体 RNA，是核蛋白体的组成成分。核蛋白体是蛋白质合成时的场所，参与蛋白质合成的各种成分都必须在核蛋白体上将氨基酸按特定顺序装配。

(2)信使 RNA(messenger RNA，mRNA)

其功能是把细胞核内 DNA 的遗传信息，抄录并转送至细胞质中，并翻译成蛋白质中氨基酸的排列顺序，是蛋白质合成的直接模板。

(3)转运 RNA(transfer RNA，tRNA)

其功能是在蛋白质合成中作为氨基酸的载体，并将氨基酸转交给 mRNA。

2. 核酸的结构

(1)核酸一级结构

核酸是核苷酸戊糖通过 C-3 羟基与另一个核苷酸戊糖的 C-5 羟基之间形成磷酸酯键而连接起来的，与蛋白质类似，将核苷酸连接在一起的分子中各种核苷酸排列的顺序即为核酸的一级结构。图 13-8 和图 13-9 分别表示的是 DNA 和 RNA 的片段结构。

在 DNA 和 RNA 分子中，除糖基不同外，碱基也有差异。DNA 中的碱基是 A、C、G、T；RNA 中的则为 A、C、G、U。

测定核酸一级结构的方法也和多肽的相似。一般是先将核酸进行部分水解，得到大小合适的核苷酸片段，再测定每一片段的末端碱基，然后通过逐步降解的方法，分析确定它们的核苷酸排列顺序。最后“搭拼”出核酸的一级结构。

在 20 世纪 70 年代初，桑格等用工具酶对 DNA 进行随机切割，测定了核酸中核苷酸的排列顺序。并在 1980 年第二次获得诺贝尔奖。我国科学工作者在 20 世纪 80 年代初创造了一种非随机的有序的 DNA 顺序测定法，利用 BAL31 水解双链 DNA，不需切割工具，避免了“随机性”，大幅度地缩短了测定时间，具有明显的优点，这说明着我国在这方面的研究工作达到了世界先进水平。

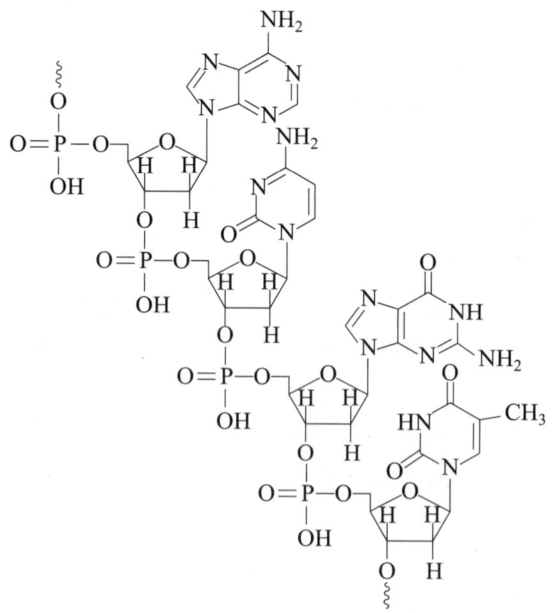

图 13-8 DNA 的多核苷酸结构

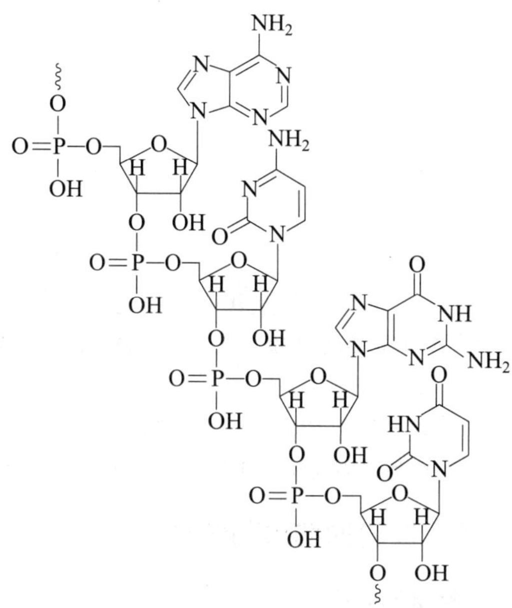

图 13-9 RNA 的多核苷酸结构

(2)二级结构

自从1869年米歇尔发现DNA，到完成多核苷酸结构的确定，大约花费了70年。直至20世纪40年代初，绝大部分科学家还错误地认为，遗传特征是染色体的蛋白质部分携带的。1944年，阿弗雷(O. T. Avery)等首次提出DNA是负责一代一代地传递遗传特征的物质，而不是染色体的蛋白质部分。阿弗雷的研究引起了广泛的注意，掀起了对核酸研究的浪潮。到20世纪40年代末，科学界对DNA是遗传物质已经没有任何异议了。

在认识了遗传物质之后，如何解释DNA在遗传中的作用，这个问题只有在阐明了DNA分子空间结构的基础上才能得到解答。

认识DNA的空间结构曾经历了复杂、曲折的过程。最初查伽夫(E. Chargaff)等详细研究了不同来源的DNA碱基的组成。他们发现不管是什么来源的DNA，腺嘌呤数目总是与胸腺嘧啶数目是相等的；胞嘧啶数和鸟嘌呤数也是相等的。即A/T或C/G之比都等于1。但这些碱基对的数目彼此是不相等的。查伽夫的研究结果对解决DNA空间结构奠定了基础。

随着仪器检测水平的提高，英国的威尔金斯(M. H. P. Wilkins)得到了不同来源DNA清晰的X射线衍射谱图。发现所有的DNA分子有相同的厚度，沿着分子每隔3.4 nm，有同样的图谱重现。

1953年沃森(Watson)和克里克(Crick)受鲍林的蛋白质α-螺旋结构理论的启发和鼓舞，总结和分析了查伽夫的研究结果和威尔金斯的X射线衍射数据，他们首次提出著名的DNA双螺旋结构模型(图13-10)。

(3)三级结构

事实上DNA在双螺旋结构(二级结构)的基础上还进一步缩成闭链环状、开链状或麻花状等形式的三级结构(图13-11)。关于RNA的三级结构，近年来也有研究。

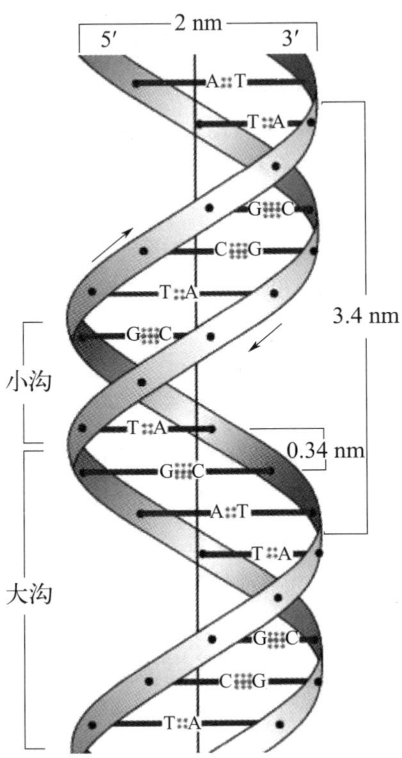

图13-10 DNA的双螺旋结构

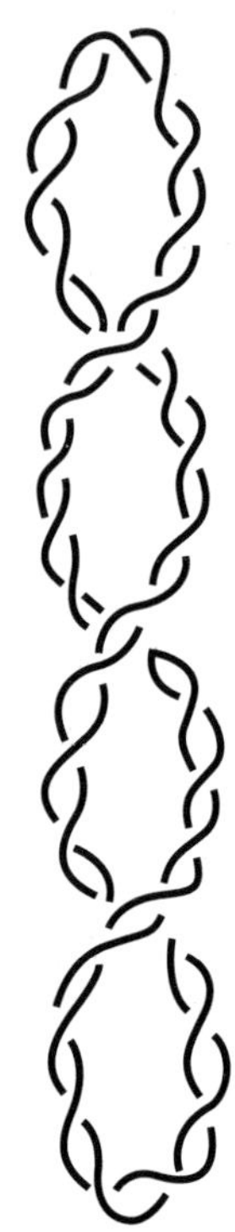

图13-11 多瘤病毒DNA的三级结构模式图

詹姆斯·沃森 James D.Watson 弗朗西斯·克里克 Francis Crick 1951—1953

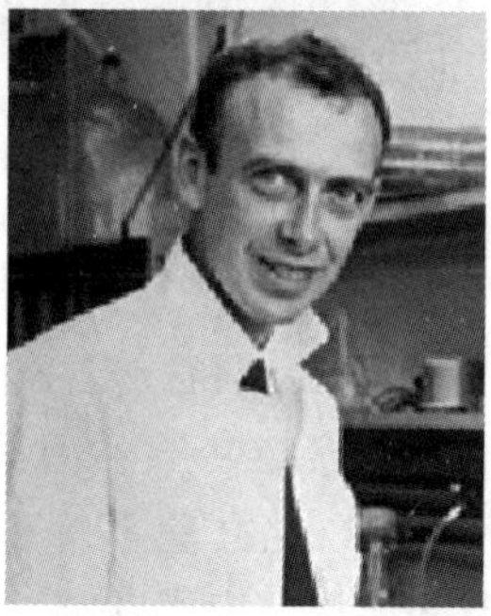

詹姆斯·沃森

詹姆斯·沃森（James D.Watson）与弗朗西斯·克里克（Francis Crick）于1951～1953年根据X射线对DNA晶体的衍射研究结果，DNA分子中碱基组成的规律和其他一些实验数据，在英国共同提出了DNA的双螺旋结构学说。这个学说不但阐明了DNA的基本结构，并且为一个DNA分子如何复制成两个结构相同DNA分子及DNA怎样传递生物体的遗传信息提供了合理的说明，DNA的双螺旋结构被认为是生物科学中具有革命性的发现，是20世纪最重要的科学成就之一。由于提出DNA的双螺旋模型学说，沃森和克里克获得了1962年诺贝尔生理学或医学奖。

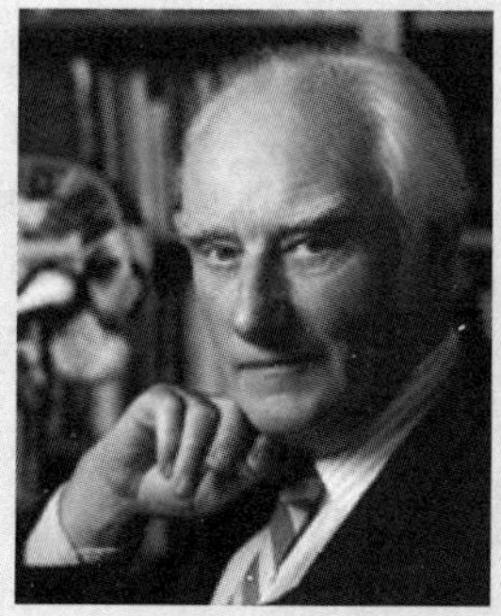

弗朗西斯·克里克

三、核酸的性质

1. 物理性质

DNA 为白色纤维状固体，微溶于水；RNA 为白色粉末，也微溶于水。由于存在互变异构，易溶于稀碱溶液中。均难溶于乙醇、乙醚、氯仿等有机溶剂中。

由于碱基是芳杂环结构，存在共轭系统，故在 260 nm 左右有较强的紫外吸收。DNA 是线型高分子，故黏度极大；RNA 分子量较小，黏度也小得多。

2. 酸碱性

核酸是两性分子，既有碱基部分，又有磷酸酯部分的游离磷酸根，但碱基的碱性很弱。对于碱基环上的氨基来说，与苯胺结构类似，氮原子上未共用电子对已离域到环上，降低了碱性，碱性比苯胺还弱，所以碱基的碱性主要反映在杂环内的氮原子上。在生理条件下，核苷和核苷酸的碱基部分是不带电的。

3. 稳定性

受外界因素(加热、机械力等)的影响，DNA 分子稳定的双螺旋结构会变为无规则的单链结构，此称为 DNA 的变性(denaturation)。变性过程其实是碱基对之间的氢键和碱基平面间的范德华作用力受到了影响；磷酸二酯键不受影响，所以变性并不影响一级结构。变性的结果可从紫外光谱中的增色效应观察到：DNA 由双链发生解链后，在 260 nm 处的吸收增强；溶液的黏度下降，沉降速度也增加。当然，变性必然影响到 DNA 的生物功能。但与蛋白质的变性不同，DNA 的变性是可逆的。在适当的条件下，两条互补链可重新恢复天然的双螺旋构象，此称为“复性”(renaturation)。DNA 的复性速率受温度影响较大，复性时温度缓慢下降效果较好，若温度变化太快，则几乎不可能发生复性。在复性过程中，若把不同的 DNA 单链分子放置在同一溶液中，或者将 DNA 单链和 RNA 放在一起，“复性”可发生在序列完全互补的核酸之间；也可能发生在碱基部分互补的不同 DNA 之间，还可能发生在 DNA 和 RNA 之间，这种现象称为核酸分子的杂交(hybridization)。这在生物工程技术领域是有着广泛应用的。

DNA 和 RNA 对碱性水解的敏感性不同。DNA 和 RNA 都具有磷酸二酯键的结构，可 DNA 对碱性水溶液的敏感性较差。例如，在 1 mol·L^{-1}的 NaOH 溶液中，100 ℃加热 1 h，DNA 不降解；但 RNA 在 1 mol·L^{-1}的 NaOH 溶液中，在室温下 25 min 后就有 50%的 RNA 降解。这与两者结构差异较大有关，特别是糖基的结构相差较大。在 RNA 中，核糖 2′-羟基在碱性条件下形成烷氧负离子，向 3′-位磷酸二酯键(磷氧双键)进行分子内的亲核取代反应，形成五元环的环状磷酸二酯，同时离去部分 RNA 片段。环状的磷酸二酯具有环张力，可进一步被碱水解，生成 2′-和 3′-磷酸酯。

DNA 分子中脱氧核糖 2′-位没有羟基，不发生分子内的亲核取代反应，没有环状二酯的生成。试剂 OH^- 与磷酸二酯中的游离磷酸根都带负电荷，相互排斥，使其不易接近磷氧双键，所以磷酸二酯对碱的水解是比较惰性的，DNA 在碱性溶液中较稳定。

四、三磷酸腺苷（ATP）

三磷酸腺苷简写为 ATP，结构为：

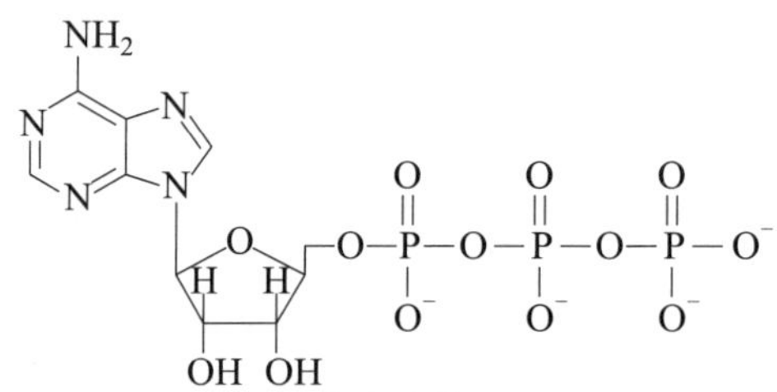

三磷酸腺苷
adenosine triphosphate (ATP)

ATP 分子的两个末端磷酸酯可以水解，同时释放出大量的能量。在标准条件下(pH 7.0)，末端两个磷酸酯键水解的 $\Delta G_{水解}$ 大约是 -31.2 kJ·mol^{-1}，在细胞内 $\Delta G_{水解}$ 约为 -50 kJ·mol^{-1}。因此 ATP 是一个高能化合物(一般人为规定的高能化合物是指在生理 pH 条件下，其 $\Delta G_{水解}$ 超过 -29.4 kJ·mol^{-1}或 $\Delta H_{水解}$ 超过 -25 kJ·mol^{-1}的物质)。通常把产生高能的键称为高能键，并以符号“～”表示。在 ATP 分子中有两个高能键。

高能来自 ATP 中磷酸酯的结构。事实上它相当于酸酐结构，酸酐具有比酯更高的水解(及其他亲核取代反应)能力。因此，ATP 是能量贮存库，它所释放的能量能提供给其他反应，使得复杂的生理生化反应能够进行。此外，ATP 常通过磷酸化反应，把潜在的能量转移给其他物质，增加后者的活性。如苯甲酸在体内的解毒途径，苯甲酸对人体有毒，在 ATP 作用下，可与体内大量存在的甘氨酸反应，生成无毒的马尿酸，从尿中排出。

反应机制：第一步是苯甲酸根负离子对 ATP 的 α 位磷氧键的亲核进攻，得到活性的混合酸酐和焦磷酸；第二步甘氨酸的氨基进攻混合酸酐，生成 *N*-苯甲酰甘氨酸(马尿酸)。显然，没有 ATP 的参与，苯甲酸的羧基与甘氨酸的氨基是难以直接形成酰胺的。ATP 与苯甲酸反应，通过形成混合酸酐，把能量转移给苯甲酸，使羧酸根转成反应活性高的酸酐，使反应顺利进行。反应产生的焦磷酸(PPi)非常容易水解，也可提供大量能量，促进反应进行。

通常在生物体内，凡是具有酸酐结构的键都属于高能键，都有较高的反应活性，例如 1,3-二磷酸甘油酸与 ADP(二磷酸腺苷)反应，生成 3-磷酸甘油酸和 ATP。

绿色荧光蛋白

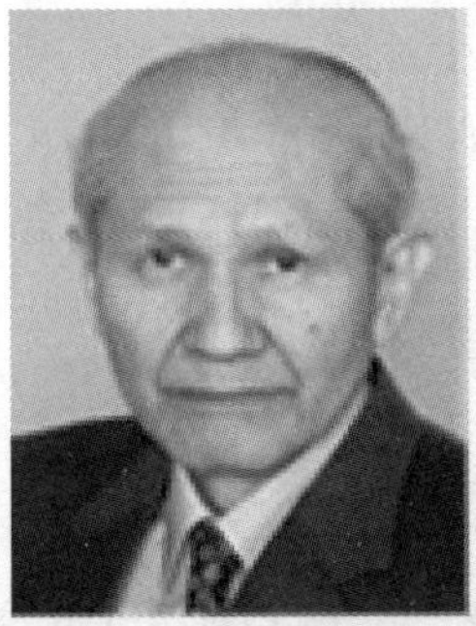

下村修

下村修（Osamu Shimomura），日本科学家。1962年，下村修和约翰森从维多利亚多管水母中分离生物发光蛋白——水母素时，意外地得到了一个副产物。在阳光下呈绿色，钨灯下呈黄色，紫外灯光下出现很亮的绿色荧光。1974年，他们得到了这个蛋白，当时称绿色蛋白，以后称绿色荧光蛋白（GFP）。GFP在水母中之所以能发光，是因为水母素和GFP之间发生了能量转移，水母素在钙刺激下发光，其能量可转移到GFP，刺激GFP发光。研究者们并没有意识到GFP的应用前景，慢慢就将其遗忘了。

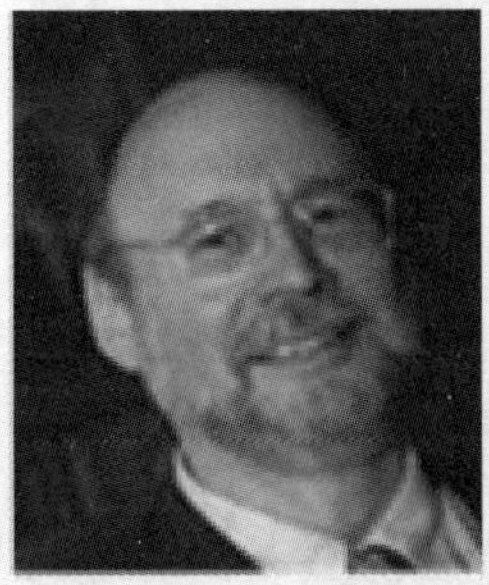

道格拉斯·普瑞舍

直到1985年，美国科学家道格拉斯·普瑞舍（Douglas C.Prasher）克隆了水母素基因，1992年，他又克隆出完整的有238个氨基酸编码的GFP基因，文章发表在《Gene》杂志上。但遗憾的是，两年后他没有申请到别的研究经费，无法就GFP能否通过基因工程在其他生物细胞内表达开展进一步研究。普瑞舍不得不关闭自己的实验室，离开科学界，为了生计做了一名时薪不到10美元的巴士司机。

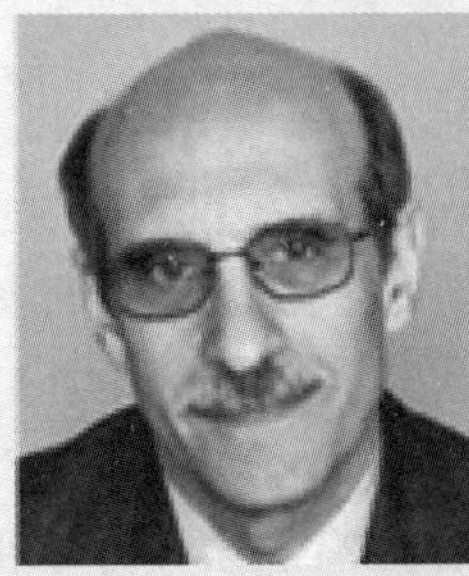

马丁·查尔菲

马丁·查尔菲（Martin Chalfie），美国科学家，从事的是有关小线虫神经细胞的研究。当他第一次听说到GFP时，十分激动地从利用分子遗传学方法来研究线虫问题，转移到GFP与有机体中蛋白质基因相融合的工作，并先后在两种小线虫中得到表达，即GFP在不同的有机体中显示出亮绿色荧光，因此确认了GFP可作为一种通用的基因标志应用于各种有机体中。接着，他还得到GFP在有机体的不同部位和不同时间发展下的表达结果。于1994年把这些研究结果发表在《Science》杂志上。

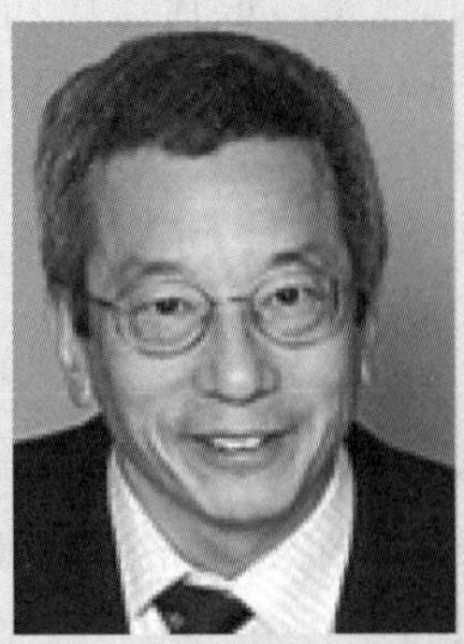

钱永健

钱永健（Roger Y.Tsien），美籍华裔科学家，钱学森的侄子，在GFP被普瑞舍成功克隆的第二年，通过实验解决了GFP在大部分生物中都能发出荧光的机制，破解了GFP的晶体结构。作为一个跨领域、对改造分子情有独钟的"化学家"，钱永健运用巧夺天工的设计开始了对GFP的改造。他在GFP的蛋白序列中引入突变，从发光颜色、成熟速度、发光亮度以及发光的稳定性方面对原始GFP进行了大规模的改造，让它成熟更快，发光更亮，更适合在活体生物上工作；他们还开发出了青色荧光蛋白和黄色荧光蛋白。这意味着除绿色外，还可以用其他颜色荧光蛋白标记不同的蛋白质和细胞。

下村修、马丁·查尔菲和钱永健三人因在绿色荧光蛋白作为发光的遗传标签的作用方面的卓越贡献，分获2008年诺贝尔化学奖。

习题

1. 写出分子式为 $C_4H_9O_2N$ 的氨基酸的同分异构体并命名，用 * 号标明分子中所含的手性碳原子。

2. 根据下列氨基酸的 pI，写出下列氨基酸在给定的 pH 值时，3 种离子的构造式及其相对浓度大小的排列次序。

（1）缬氨酸(pI=5.96)在 pH 值=6.0　　（2）苏氨酸(pI=5.60)在 pH 值=5.0

（3）蛋氨酸(pI=5.74)在 pH 值=8.0　　（4）天冬氨酸(pI=2.77)在 pH 值=7.0

（5）酪氨酸(pI=5.66)在 pH 值=4.0　　（6）赖氨酸(pI=9.74)在 pH 值=10.0

3. 写出下列肽的构造式，并指出其立体异构体的数目。

（1）甘氨酰亮氨酸　　（2）脯氨酰丝氨酸

（3）精氨酰丙氨酰苯丙氨酸　　（4）γ-谷氨酰半胱氨酰甘氨酸（谷胱甘肽）

4. 用化学方法区别下列各组化合物。

（1）A: $H_3C-CH(\overset{+}{N}H_3)-COO^-$　　B: $H_3C-CH(NHCOCH_3)-COO^-$

（2）A: $H_3C-CH(\overset{+}{N}H_3)-COO^-$　　B: $H_3C-CH(\overset{+}{N}H_2CH_3)-COO^-$

（3）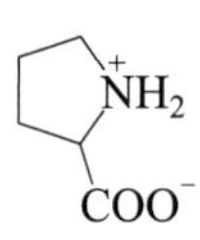 A　　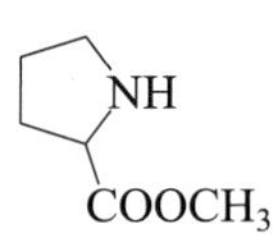 B

（4）A: $HOC_6H_4CH_2-CH(\overset{+}{N}H_3)COO^-$　　B: $CH_3CH_2CH(CH_3)-CH(\overset{+}{N}H_3)COO^-$

（5）A: $H_2N-C(=O)-NH-C(=O)-NH_2$　　B: $H_2NCH_2-C(=O)-NH-CH_2-C(=O)-OH$

5. 完成下列反应式。

（1）$HOCH_2-CH(NH_2)COOH + NaOH \longrightarrow ?$

（2）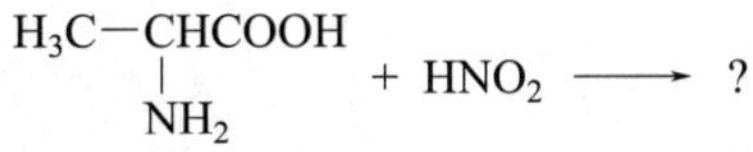

（3）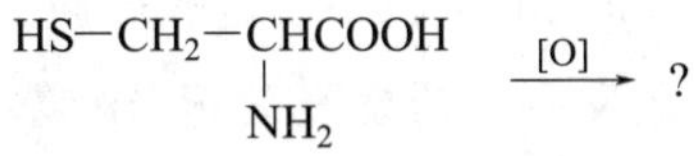

（4）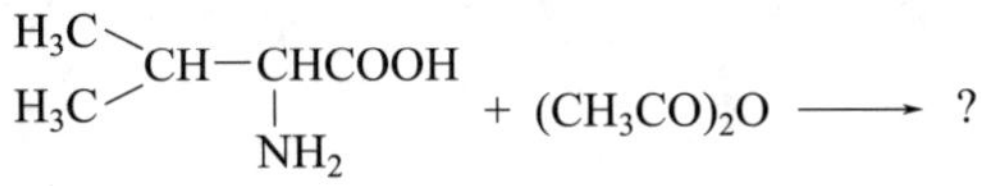

（5）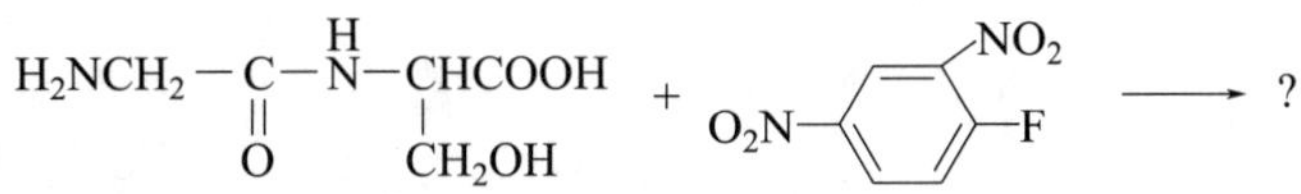

6. 写出苏氨酸各种立体异构体构型的费歇尔投影式及其系统命名。

7. 在下列各 pH 值的溶液中，丙氨酸、谷氨酸、组氨酸及精氨酸的阳离子与阴离子浓度相比较，何种离子浓度较大？各氨基酸在此 pH 值时电泳，将有何现象？

（1）pH 值 6.0　　（2）pH 值 3.0　　（3）pH 值 10.8

8. 下列化合物水解后，生成哪些化合物？

（1）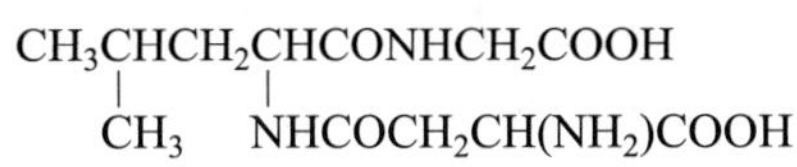

（2）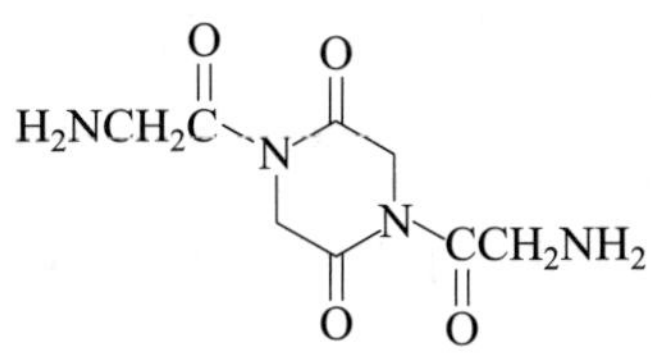

（3）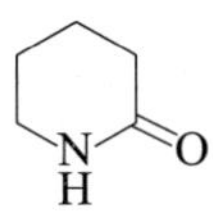

9. 在多肽或蛋白质分子中的主键是什么键，副键有哪些？

10. 蛋白质如何分类，有哪些主要性质？

11. 蛋白质的一级结构是什么？二级结构有哪些？以血红蛋白为例说明蛋白质的三级结构和四级结构。

12. 核酸如何分类，它们的分子组成如何？

13. 试写出 ATP 的构造式并指出其高能磷酸键。

第十四章

脂类、萜类和甾族化合物

脂类(lipid)一般存在于生物体内，它们包括油脂和类脂(lipoid)两大类。油脂是甘油与脂肪酸(主要是高级脂肪酸)生成的酯，包括脂肪和油。类脂是结构或理化性质类似油脂的化合物，主要有磷脂、糖脂、蜡以及甾族化合物中的甾醇、甾类激素和强心苷等。脂类的共同特征是：①难溶于水而易溶于乙醚、氯仿及苯等极性小的有机溶剂；②具有酯的结构或有成酯的可能；③都能被生物体所利用。

脂类化合物是构成生物体的重要成分，在生理上具有很重要的意义。油脂在人体内经氧化供给一部分能量，并作为能源的储备物；体表和脏器周围的脂肪具有保护脏器和维持适当体温的作用；油脂也是脂溶性维生素 A、维生素 D、维生素 E、维生素 K 等生物活性物质的良好溶剂，协助人体对这些维生素的吸收。类脂在细胞内与蛋白质结合成脂蛋白，组成细胞的各种膜，在细胞膜渗透性中起着重要的作用；有些类脂是生物体内的激素，具有调节代谢、控制生长发育的功能。

萜类(terpene)是一类天然的烃类化合物。许多植物挥发油的主要成分为萜类化合物。甾族化合物广泛地存在于动植物的组织中。例如，动植物内的胆固醇、胆汁酸、肾上腺皮质激素和性激素等；植物(中草药)中的强心苷及甾族生物碱等。它们在生理活动中都起着十分重要的作用。

第一节 ▸ 油脂和蜡

油脂是油(oil)和脂肪(fat)的总称。通常把来自植物体中常温下为液态的油脂称为油，如豆油、花生油和芝麻油等，而把来自动物体中常温下为固态或半固态的油脂称为脂肪。

一、油脂的组成、结构和命名

从化学结构来看，油脂是甘油和高级脂肪酸结合生成的三酰甘油(triacylglycerols)，三酰甘油在医学上称为甘油三酯(triglycerides)，其通式为：

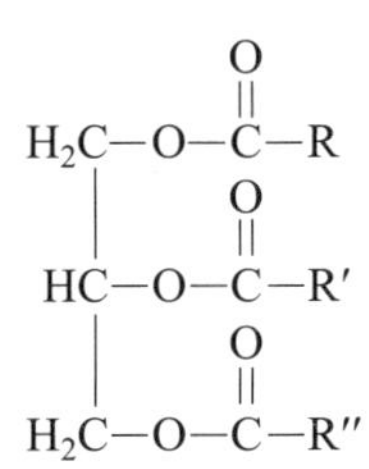

式中，R、R′、R″分别是脂肪酸的烃基，它们可以相同或不相同。如果相同，这种三酰甘油属于单三酰甘油；若不同，则属于混三酰甘油。天然的油脂多为混三酰甘油。三酰甘油

的命名可按多元醇的命名法称为甘油某酸酯。如果是混三酰甘油，则需将脂肪酸的位次标明（见图 14-1）。

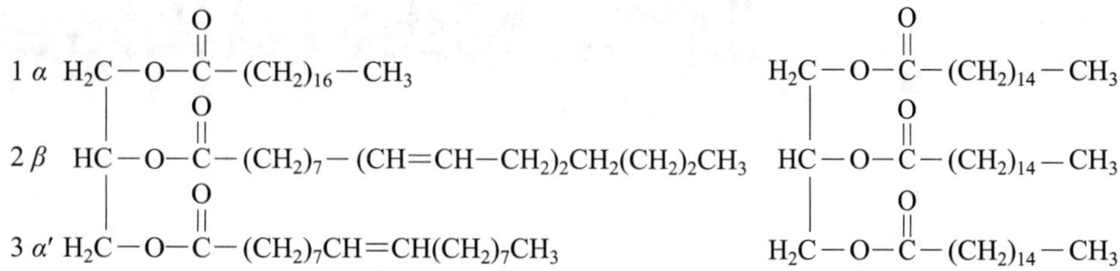

甘油-α-硬脂酸-β-亚油酸-α′-油酸酯
或 2-亚油酸-3-油酸-1-硬脂酸甘油酯

甘油三棕榈酸酯
或甘油三软脂酸酯

图 14-1　单三酰甘油和混三酰甘油的命名

组成油脂的脂肪酸种类很多，绝大多数是直链的含偶数碳原子的高级脂肪酸（见表 14-1），从 C_{12}～C_{26} 不等，其中以含十六和十八个碳原子的高级脂肪酸最多，这些脂肪酸包括饱和脂肪酸和不饱和脂肪酸。饱和脂肪酸主要是软脂酸和硬脂酸。不饱和脂肪酸可分别含有一个、两个、三个或四个双键，顺式居多，主要有油酸、亚油酸和亚麻酸等。

表 14-1　油脂中常见的重要脂肪酸

类别	名称	结构
饱和脂肪酸	月桂酸（十二烷酸）	$CH_3(CH_2)_{10}COOH$
	肉豆蔻酸（十四烷酸）	$CH_3(CH_2)_{12}COOH$
	软脂酸（十六烷酸）	$CH_3(CH_2)_{14}COOH$
	硬脂酸（十八烷酸）	$CH_3(CH_2)_{16}COOH$
	花生酸（二十烷酸）	$CH_3(CH_2)_{18}COOH$
	二十四酸（二十四烷酸）	$CH_3(CH_2)_{22}COOH$
不饱和脂肪酸	棕榈油酸（9-十六碳烯酸）	$CH_3(CH_2)_5CH=CH(CH_2)_7COOH$
	油酸（9-十八碳烯酸）	$CH_3(CH_2)_7CH=CH(CH_2)_7COOH$
	蓖麻油酸（12-羟基-9-十八碳烯酸）	$CH_3(CH_2)_5CHOHCH_2CH=CH(CH_2)_7COOH$
	亚油酸（9,12-十八碳二烯酸）	$CH_3(CH_2)_4CH=CHCH_2CH=CH(CH_2)_7COOH$
	亚麻酸（9,12,15-十八碳三烯酸）	$CH_3(CH_2CH=CH)_3(CH_2)_7COOH$
	花生四烯酸（5,8,11,14-二十碳四烯酸）	$CH_3(CH_2)_3(CH_2CH=CH)_4(CH_2)_3COOH$

多数脂肪酸能在人体内合成，只有亚油酸、亚麻酸不能合成，必须由食物提供，而花生四烯酸人体只能合成少量，多数需从食物中获得，故这三者又称为必需脂肪酸。常见油脂脂肪酸的组成见表 14-2。

表 14-2　常见油脂脂肪酸的组成

油脂	脂肪酸（质量分数）/%						
	月桂酸	肉豆蔻酸	软脂酸	硬脂酸	油酸	亚油酸	亚麻酸
猪油		1～2	25～30	12～16	40～50	5～10	1
奶油①	2～5	8～14		9～12	25～35	2～5	
牛油		3～5		20～30	40～50	1～5	
椰子油②	45～48	16～18	8～10	2～4	5～8	1～2	

续表

油脂	脂肪酸(质量分数)/%						
	月桂酸	肉豆蔻酸	软脂酸	硬脂酸	油酸	亚油酸	亚麻酸
橄榄油			8～16	2～3	70～85	5～15	
豆油			10	3	25～30	50～55	4～8
棉籽油		1	20～25	1～2	20～30	45～50	
红花油			6	3	13～15	75～78	
亚麻子油					20～35	15～25	40～60

①尚含有3%～4%丁酸及C_6、C_8、C_{10}酸各1%～3%；②尚含有C_8、C_{10}酸各5%～9%。

二、油脂的物理性质

纯净的油脂是无色、无味、无臭的。但一般的油脂，尤其是植物油脂，常因含有维生素和色素等杂质而有不同的气味和颜色。油脂比水轻，难溶于水，易溶于苯、丙酮或乙醚等极性较小的有机溶剂，难溶于冷乙醇而能溶于热乙醇。从动植物组织中提取油脂，可选用这类溶剂。天然油脂是混合物，没有确切的熔点和沸点。

三、油脂的化学性质

1. 水解

油脂在酸、碱或酶(如胰脂酶等水解酶)的作用下会水解成一分子的甘油和三分子的脂肪酸。

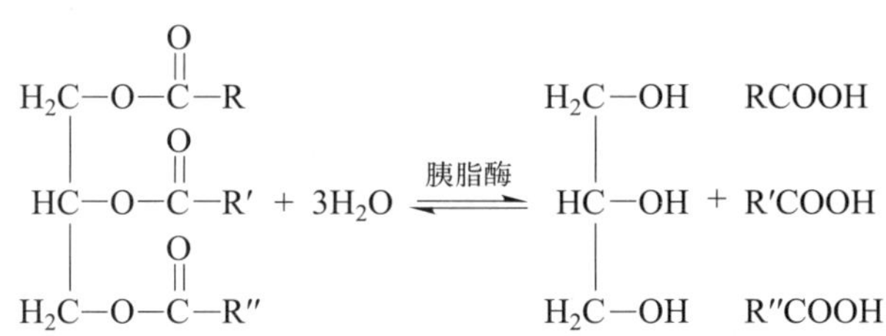

由于油脂的水解是可逆的，所以一般在碱(氢氧化钠或氢氧化钾)溶液中水解，生成甘油和高级脂肪酸盐。这种高级脂肪酸盐通常称为肥皂。油脂在碱性溶液中的水解反应又叫作皂化反应(saponification)。

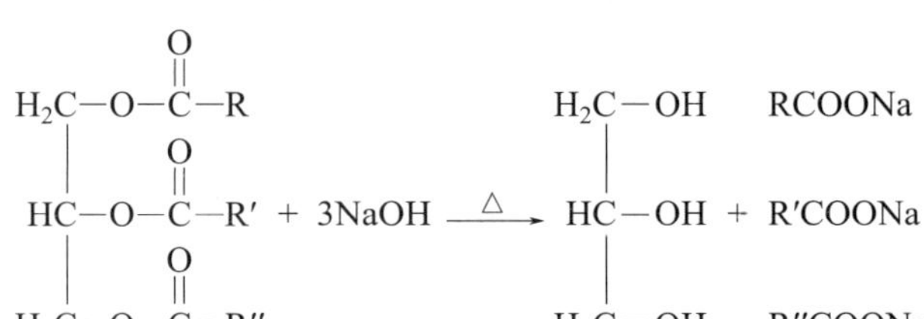

常用的普通肥皂是各种高级脂肪酸钠盐的混合物。在医药上常用于洗净皮肤的叫软肥皂，它是高级脂肪酸钾盐。

使1 g油脂完全皂化所需要的氢氧化钾的质量(以mg为单位)叫作皂化值。根据皂化值的大小可以判断油脂中所含甘油酯的平均分子量。皂化值愈小，则表示1 g油脂中所含甘油酯的物质的量愈少，也表示该油脂中甘油酯的平均分子量较高，含较高级的脂肪酸较多。各种油脂都有一定的皂化值范围，因此也可以用皂化值来检验油脂的纯度。

人体食进的油脂主要在小肠中催化水解，此过程称为油脂的消化。水解产物透过肠壁被吸收(少量油脂微粒同时被吸收)，进一步合成人体自身的脂肪。这种吸收后的脂肪除一部分氧化供给能量(脂肪在体内完全氧化放出的热量为 28.9 $kJ \cdot g^{-1}$)外，大部分储存在皮下、肠系膜处的组织中。

2. 加成

(1)加氢

含不饱和脂肪酸较多的油脂，因其中的不饱和脂肪酸含有碳碳双键，容易氧化变质。通过催化加氢，可以使天然油脂中的不饱和键转变成饱和键，原来液态的油变为半固态或固态的脂肪。因此，油脂的催化氢化也叫作油脂的硬化。硬化后的油脂不但有利于储存和运输，又能扩大应用范围，而且不易氧化变质。

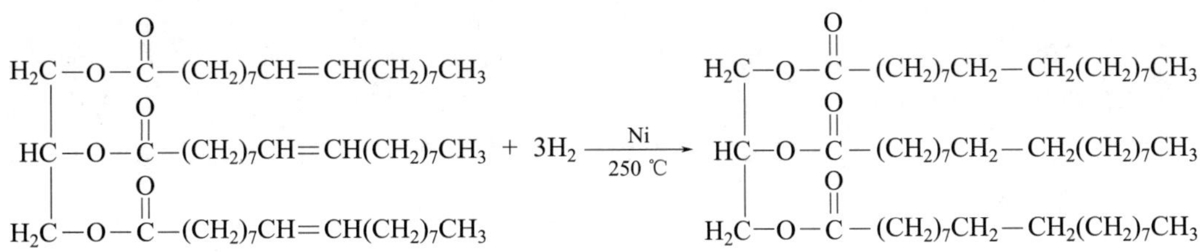

(2)加碘

油脂的不饱和程度可通过其与碘的加成反应进行定量测定，核心指标为碘值。100 g 油脂所能吸收碘的质量(以 g 为单位)称为碘值。碘值越大，则表示油脂的不饱和程度越高。通常碘不易与碳碳双键直接进行加成，所以在实际测定中常用氯化碘(ICl)或溴化碘(IBr)的冰醋酸溶液作试剂与油脂反应。

3. 酸败

油脂在空气中长期放置，便会变质，产生难闻的气体，这个过程称为酸败(rancidity)。引起油脂酸败的主要原因有两个方面。

(1)氧化分解

油脂中不饱和脂肪酸的碳碳双键，易与空气中的氧反应，生成过氧化物，过氧化物继续氧化或分解，则产生有臭味的低级醛和羧酸(见图 14-2)。光、热、湿气或霉菌都能促进油脂的酸败。

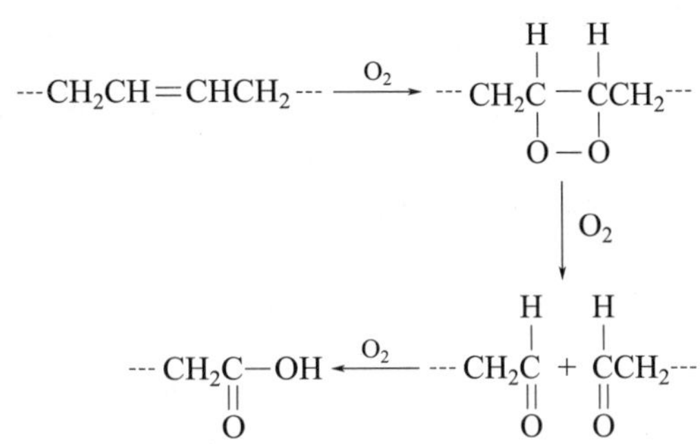

图 14-2 油脂的自然氧化过程

(2)微生物或酶的氧化分解

微生物和酶能使油脂水解成甘油和脂肪酸，再经过各种复杂的变化，脂肪酸转变成 β-酮酸，β-酮酸再经脱羧或氧化生成有臭味的低级酮和酸等化合物(见图 14-3)。

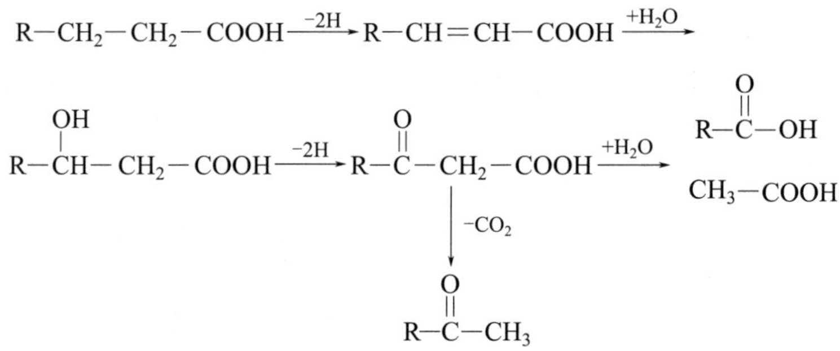

图 14-3　微生物分解油脂的氧化过程

检定油脂中游离脂肪酸的含量增加与否是判断油脂酸败的重要依据。常用酸值来表示油脂中的游离脂肪酸，中和 1 g 油脂中的游离脂肪酸所需氢氧化钾的质量(以 mg 为单位)称为油脂的酸值。若酸值过高，表明油脂中游离的脂肪酸含量较高，油脂酸败严重。一般食用油脂的酸值应在 6.0 以下。密封、冷藏和添加抗氧剂都是防止油脂酸败的方法。

蜡(wax)的主要成分是长链脂肪酸和长链一元醇所形成的酯。组成蜡的脂肪酸和醇大多数含偶数个碳原子。有些蜡还含有游离的高级脂肪酸和高级一元醇等。例如蜂蜡是由棕榈酸和三十碳醇形成的酯。

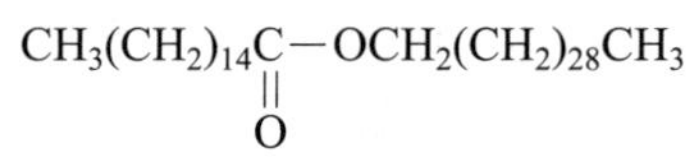

棕榈酸三十醇酯

蜡广泛存在于动植物中，动物蜡有鲸蜡、虫胶蜡和羊毛蜡；植物蜡有棕榈蜡。鸟的羽毛和植物的叶子以及果皮上一般有一层蜡，它能形成保护层，具有抑制蒸发、防水、抵制细菌侵入的作用。

第二节 ▸ 磷脂

生物体内除油脂外，还含有许多类似油脂的化合物，它们通称为类脂。类脂包括磷脂、糖脂及甾族化合物。

磷脂(phospholipid)是含磷酸酯类结构的类脂，它们广泛存在于动物的脑、肝、神经组织、蛋黄及植物的种子中，是构成细胞的重要组成部分。常见的磷脂多属磷酸甘油酯，有卵磷脂和脑磷脂等。它们水解后的产物是脂肪酸、磷酸、含氮有机碱和甘油或其他醇。

卵磷脂(lecithin)存在于动物组织与器官中，在脑、神经组织、肝、肾上腺、红细胞中含量较多，尤其是蛋黄中含量最为丰富，占 8%～10%。L-α-卵磷脂的结构式如下：

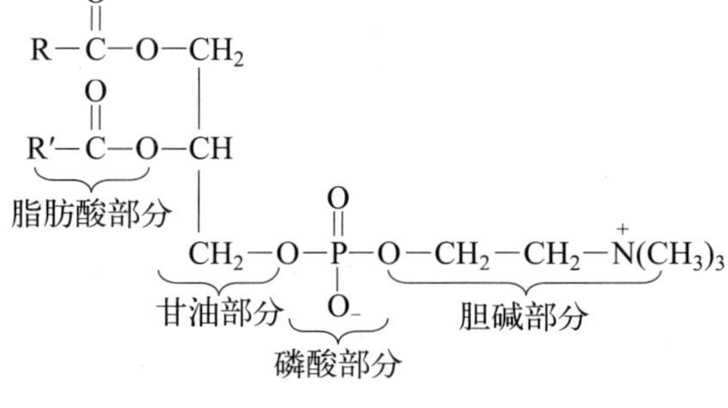

该结构中 C-2 是手性碳，具有旋光性，它有 D 和 L 两种构型，天然的卵磷脂都是 L 型的，且 β 位所连的脂肪酸常是不饱和脂肪酸。卵磷脂有 α 和 β 两种异构体，在天然卵磷脂的结构中，磷酸和胆碱都是连接在 α 位上的，是 α 体。用酶水解卵磷脂时，可得到具有旋光性的 α-磷酸甘油。而磷酸和胆碱都是连接在 β 位上的，是 β 体。

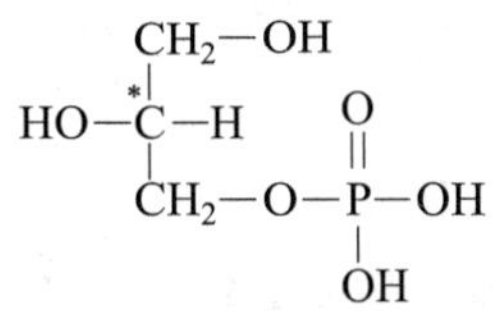

α-磷酸甘油

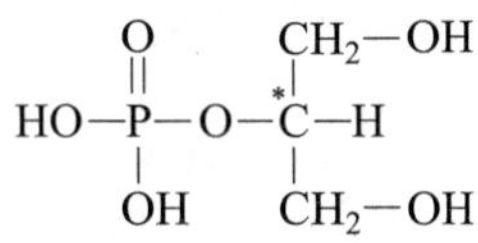

β-磷酸甘油

卵磷脂完全水解后，得到甘油、磷酸、胆碱和脂肪酸。天然卵磷脂水解后的脂肪酸可以有硬脂酸、油酸、亚油酸和花生四烯酸等。

卵磷脂是白色蜡状固体，易吸水但不溶于水，也不溶于丙酮，易溶于乙醚、乙醇和氯仿中。卵磷脂放置在空气中会被氧化而变为黄色，久置颜色加深。

磷脂中的磷酸部分尚有一个羟基具有较强的酸性，可与含氮的碱性基团形成离子偶极键。故磷脂的分子结构可分为两部分：一部分是长链的非极性的烃基，是疏水部分；另一部分是亲水的偶极离子。如果将磷脂放在水中，可排成两列，它的极性基团指向水面，而疏水性基团因受水的排斥而由范德华力聚集在一起，尾尾相连，与水隔开，形成脂双分子层(图 14-4)。磷脂的这种结构和特性，能够与蛋白质结合成脂蛋白，构成细胞膜，发挥重要的生理作用。

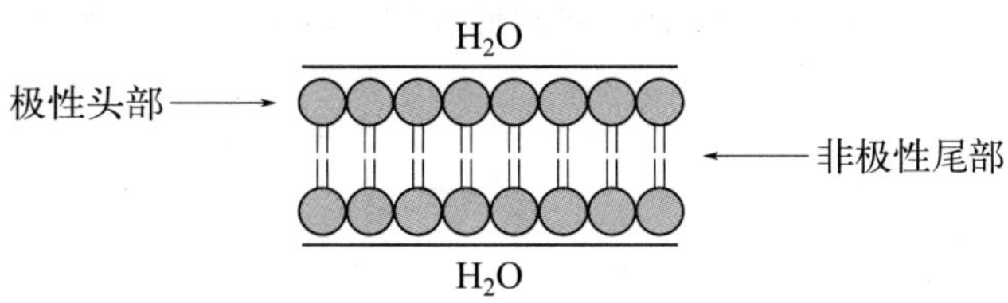

图 14-4 磷脂双分子层

卵磷脂在肝脏内能促进脂肪的转运，可作为抗脂肪肝药物。

脑磷脂(cephalin)也存在于动物的组织和器官中，在脑组织中含量最高。L-α-脑磷脂的结构如下：

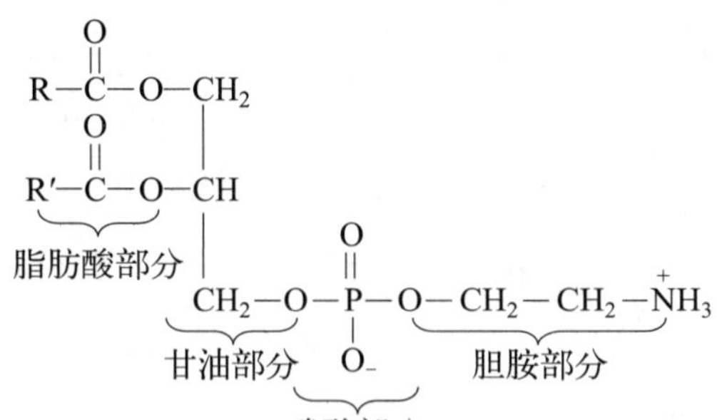

天然的脑磷脂也是 L 型的，磷酸和胆胺也是连在 α 位上的。脑磷脂水解的产物是甘油、磷酸、脂肪酸与胆胺或丝氨酸。组成脑磷脂中的脂肪酸主要是软脂酸、硬脂酸和油酸等。

脑磷脂的理化性质与卵磷脂很相似，但它在乙醇中的溶解度要比卵磷脂小得多，借此可以将两者分离。脑磷脂不仅是组成组织和器官的重要成分，也是血小板中凝血活酶的重要成分，因此，它与血液的凝固有关。由于卵磷脂和脑磷脂的结构中包括了非极性基团和极性基团两大部分，因而它们是具有生理活性的表面活性剂。

脑和神经含有大量的（神经）鞘磷脂（sphingomyelin），肝、脾及其他组织中含量较少。鞘磷脂的组成和结构与卵磷脂、脑磷脂不同，其分子中含有一个长链不饱和醇，即（神经）鞘氨（基）醇（sphingol），而不是甘油。

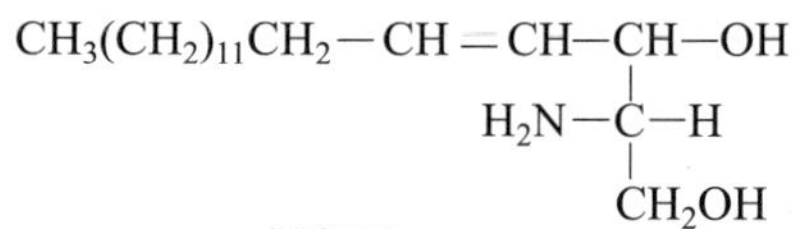

鞘氨醇

在鞘磷脂中，鞘氨醇的氨基与脂肪酸以酰胺键相连接，以 1 位上的羟基与磷酸成酯，磷酸又以酯的形式与胆碱相结合。

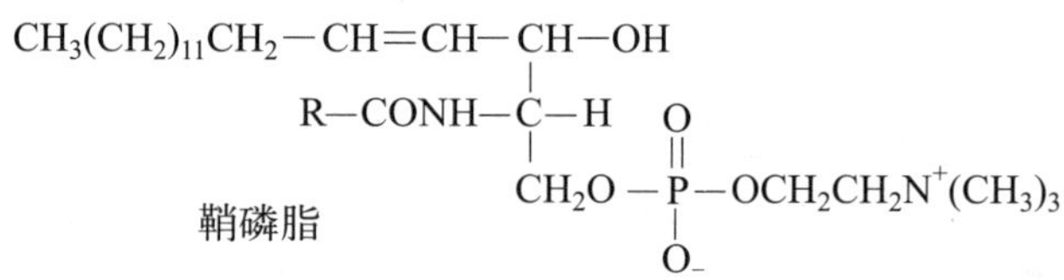

鞘磷脂

由于鞘磷脂的前 3 个碳所连的基团类似于甘油，剩余的烃基长链与高级脂肪酸相近，所以鞘磷脂在大小、形状和极性方面都与卵磷脂、脑磷脂相似。它是神经鞘的主要成分。在机体不同组织中发现的鞘磷脂的成分不同，水解鞘磷脂可得到鞘氨醇、脂肪酸、磷酸和胆碱。其中脂肪酸 R 有棕榈酸、硬脂酸、二十四烷酸、神经酸（二十四碳烯酸）等。鞘磷脂是白色结晶，在光的作用下或空气中不易氧化，比较稳定，不溶于丙酮及乙醚，而溶于热乙醇中，这是鞘磷脂与卵磷脂和脑磷脂的不同之处。

糖脂（glycolipid）分子中含糖（半乳糖或葡萄糖）、长链脂肪酸和鞘氨醇，但不含磷酸，故称为糖脂。它是细胞结构中包括神经髓鞘的组成部分，也是构成血型物质及细胞抗原的重要成分。它在脑和神经髓鞘中含量最多，近年来很受重视。重要的糖脂有脑苷脂、神经节苷脂等。

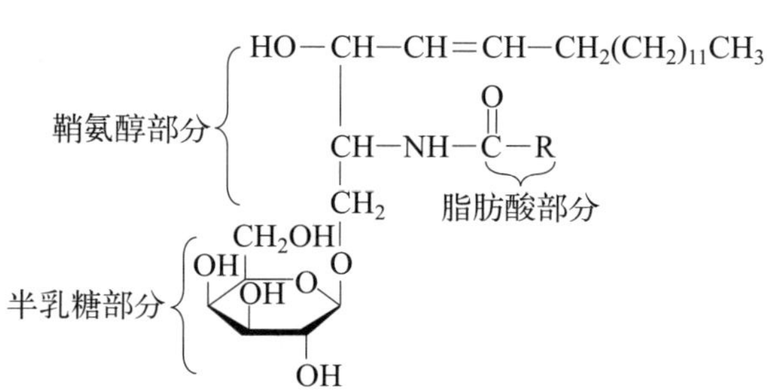

半乳糖脑苷脂

糖脂水解后可得己糖（半乳糖、葡萄糖等）、鞘氨醇（有的为二氢鞘氨醇）和脂肪酸（主要有二十四烷酸、α-羟基二十四烷酸、α-羟基神经酸等）。

糖脂为白色蜡状物，溶于热乙醇、丙酮、苯和氯仿中，而不溶于乙醚和冷乙醚。在酸性条件下煮沸可使脑苷脂分解。在体内各种糖脂的分解需要各自专一的水解酶，缺乏任何一种酶均引起糖脂在组织中的沉积而患病。

第三节 ▸ 萜类化合物

萜类(terpene)是一类天然的烃类化合物。许多植物挥发油的主要成分为萜类化合物，例如松节油中的α-蒎烯，柠檬油中的苧烯，其结构特点是含有两个异戊二烯单位，按不同方式首尾相连而成。萜类化合物通式为$(C_5H_8)_n$。

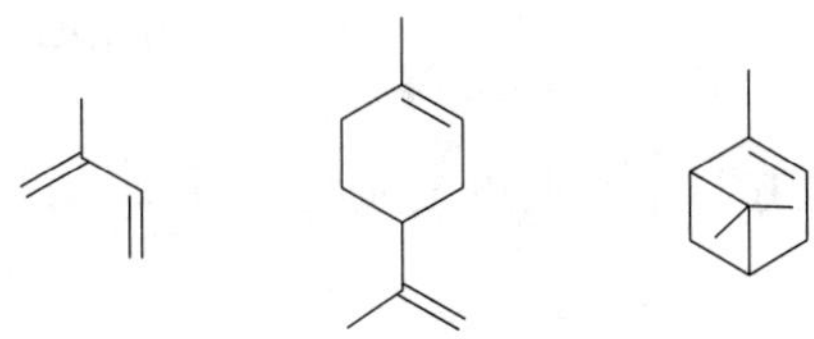

异戊二烯　　苧烯　　α-蒎烯

其他萜类化合物分子的碳架也包含有两个或多个异戊二烯单位，可看作是异戊二烯的聚合体，这种现象称为萜类化合物的“异戊二烯规律”。

根据分子所含异戊二烯单位数目，萜类化合物可分类见表 14-3。

表 14-3　萜类化合物的分类

异戊二烯单位数	分子式	类别
2	$C_{10}H_{16}$	单萜类
3	$C_{15}H_{24}$	倍半萜类
4	$C_{20}H_{32}$	二萜类
6	$C_{30}H_{48}$	三萜类
8	$C_{40}H_{64}$	四萜类
>8	$(C_5H_8)_n(n>8)$	多萜类

各种异戊二烯的聚合体，以及它们的氢化物，含氧衍生物统称为萜类化合物(terpenoid)。

一、单萜类

根据分子中两个异戊二烯单位相互连接的不同方式，单萜类化合物又可分为链状单萜、单环单萜与双环单萜。很多链状单萜是香精的主要成分，例如月桂油中的月桂烯，玫瑰油中的香叶醇，橙花油中的橙花醇，柠檬油中的α-柠檬醛(香叶醛)与β-柠檬醛(橙香醛)等。

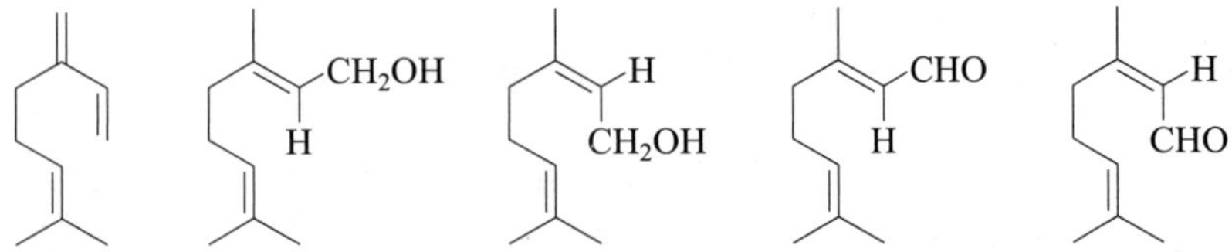

月桂烯　　香叶醇　　橙花醇　　α-柠檬醛　　β-柠檬醛

二、倍半萜类

倍半萜类是含有 3 个异戊二烯单位的萜类化合物，具有链状、单环或双环结构。例如：愈创木薁，熔点为 30.5 ℃。存在于满山红、香樟或桉叶等的挥发油中，它能促进烫伤创面的愈合，是某些烫伤膏的主要成分。

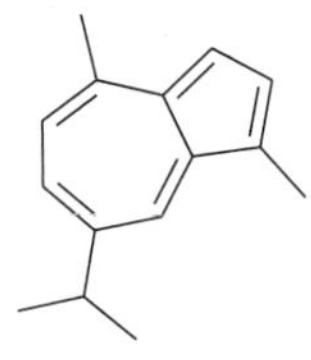

愈创木薁

三、二萜类

维生素 A 是单环二萜类化合物，熔点为 62～64 ℃，不溶于水，可溶于甲醇、无水乙醇、氯仿或乙醚中。并易被空气氧化，遇紫外光或高温也易被破坏。维生素 A 的制剂储存过久，可因构型转化影响其活性。

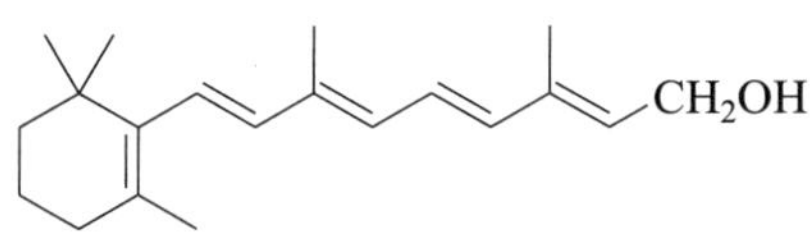

维生素A

四、三萜类

存在于鲨鱼肝油、橄榄油、菜籽油、麦芽与酵母中的角鲨烯具有链状三萜的结构，其在生物体内可环化成羊毛甾醇，最后转化成胆甾醇。

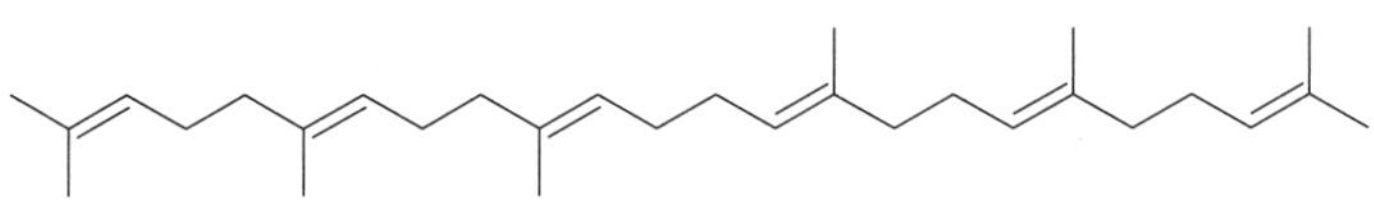

角鲨烯

五、四萜类

在植物色素中，四萜色素是含 40 个碳的共轭多烯烃或其含氧衍生物，分子中含有 8 个异戊二烯单位，是四萜类化合物，它们显示颜色且对人体无害，可作食品色素用。例如存在于胡萝卜中的 α-胡萝卜素(熔点 188 ℃)，存在于番茄及其他水果中的番茄红素(熔点 168～169 ℃)等。

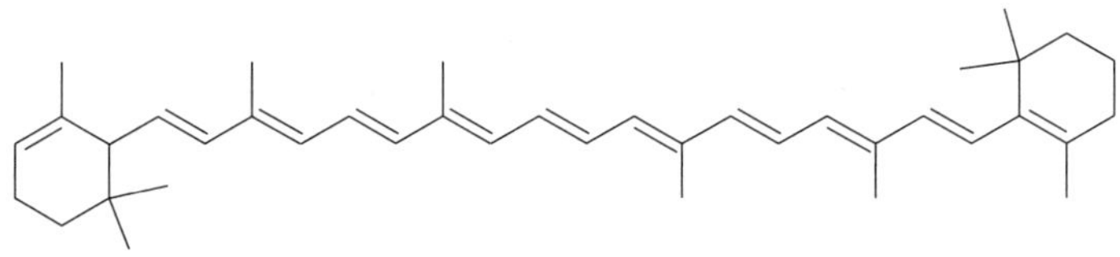

α-胡萝卜素

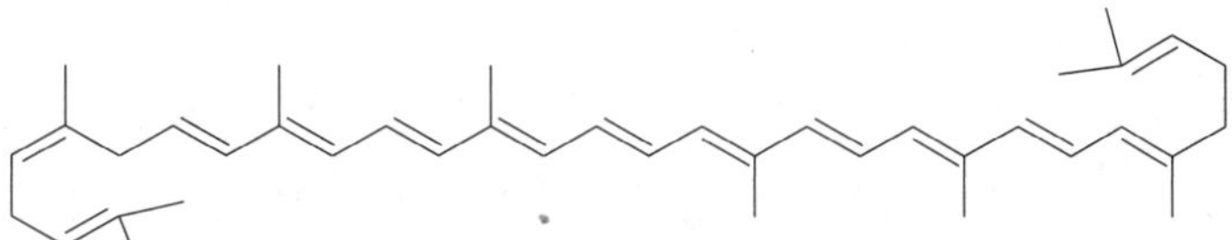

番茄红素

广泛存在于胡萝卜等植物体内的β-胡萝卜素(熔点 184 ℃)，整个分子有一个对称平面，位于多烯碳链中间的烯键(见下面结构式中虚线圈内)很容易断裂，在人体的肝脏内受酶的作用后就在此处裂解并被氧化成两分子维生素 A。所以β-胡萝卜素能在体内显示出维生素 A 的活性，称它为维生素 A 原。

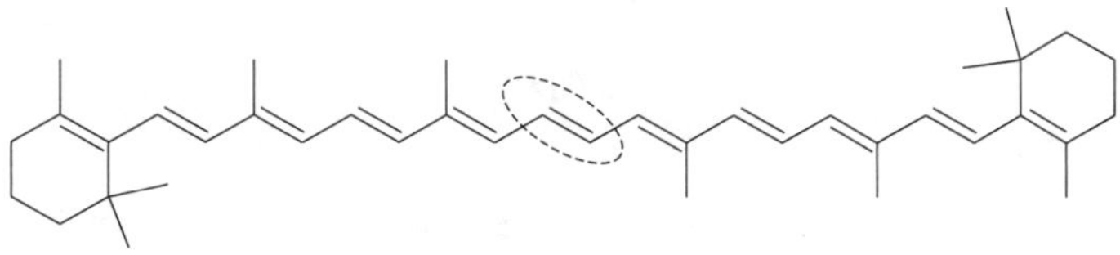

β-胡萝卜素

第四节 ▶ 甾族化合物

甾族化合物(steroid)又称类固醇化合物，广泛存在于动植物体内，具有多种生理活性，包括维生素 D、甾醇、胆汁酸、肾上腺皮质激素和性激素等。它们的基本骨架是环戊烷多氢菲，4 个环分别用 A、B、C、D 表示，环上的 17 个碳原子按如下顺序编号：

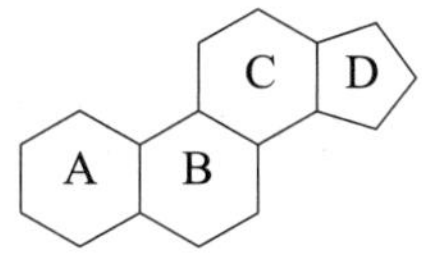

环戊烷多氢菲

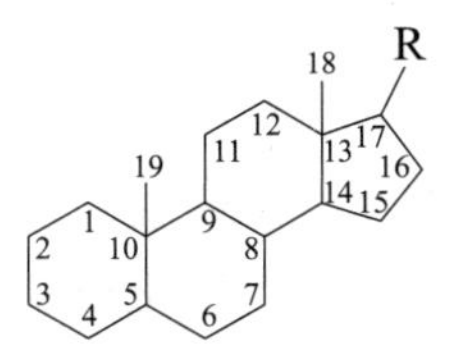

甾族化合物的基本结构

一般，在 C-13、C-10 上分别连有 1 个甲基，称为角甲基，这两个角甲基的碳原子编号分别为 C-18、C-19；在 C-17 上连有烃基、含氧基团或其他基团，在 C-3 上通常连有羟基。这样，构成了各种不同的甾族化合物。

在甾族化合物的基本结构中可以找出 7 个手性碳，即 C-5、C-8、C-9、C-10、C-13、C-14 及 C-17，理论上应有 $2^7=128$ 个旋光异构体。但由于 4 个环并联在一起而互相牵制，实际上天然的甾族化合物只有少数构型较稳定的异构体。

甾族化合物的 4 个碳环之间，每 2 个环若以单键稠合时，由于碳原子所连的原子或原子团在空间排布不同，可形成顺、反异构体。目前已知的重要甾族化合物中，B、C 两环都是反式的，C、D 两环也几乎都是反式的，只有 A、B 两环有顺反 2 种稠合方式。因此甾族化合物可分为两系，即正系和异系。如 A、B 两环以顺式稠合(相当于顺式十氢化萘的构型)，即在 C-5 上的氢原子与 C-10 上的角甲基处于同侧，都伸向环系平面的上方，用实线表示时，称为正系(或 5β-)，以粪甾烷为代表；如 A、B 两环以反式稠合(相当于反式十氢化萘的构型)，即 C-5 上的氢原子与 C-10 上的角甲基不在同侧，而是伸向环系平面的下方，用虚线表示，称为异系(或 5α-)，以胆甾烷为代表。

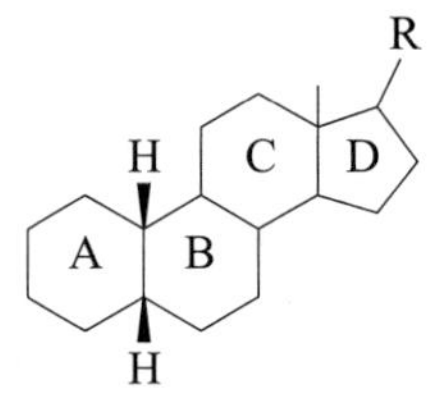

正系，A/B顺式

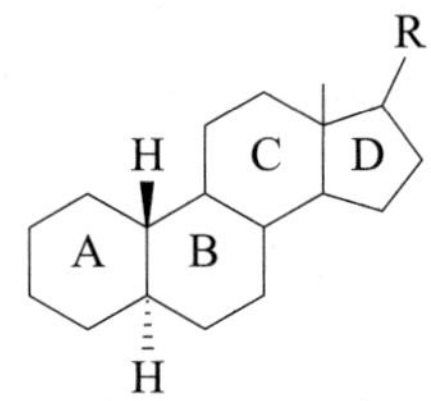

异系，A/B反式

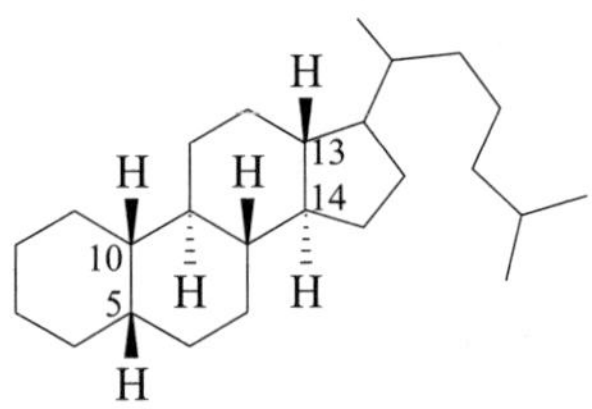

粪甾烷，A/B顺式

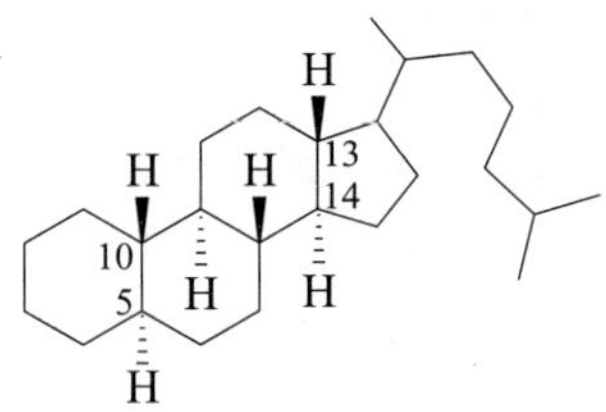

胆甾烷，A/B反式

胆甾烷和粪甾烷的构象如下：

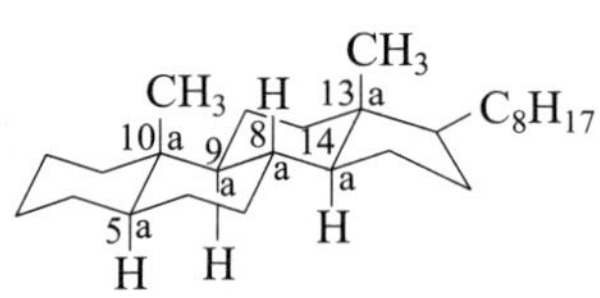

胆甾烷

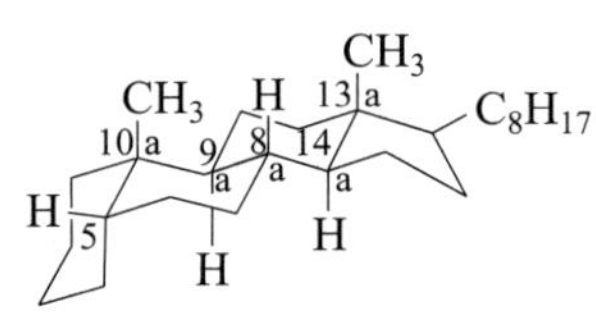

粪甾烷

甾族化合物除基本骨架稠合的环有顺反异构关系外，环上若有其他取代基，则它们在空间也有 2 种取向，即有 α 和 β 两种构型。这两种构型在生理活性上差别很大。环上取代基与 2 个角甲基取向相同的(即都在环平面上方)则称为 β 构型，用实线表示；环上取代基与 2 个角甲基取向相反的(即在环平面下方)则称为 α 构型，用虚线表示。如果取代基的构型未定，则用波纹线“～”表示，称为“ζ”(读 Xi)。例如胆甾醇(胆固醇)的 3-羟基属于 β 构型；A/B 顺式胆甾酸(胆酸)的 C-3、C-7、C-12 位上 3 个羟基则属于 α 构型。

胆甾醇(β 构型)和胆酸(α 构型)的构象：

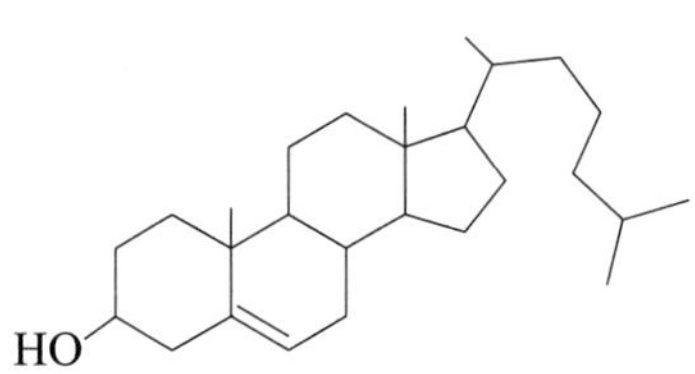

胆甾醇(β 构型)

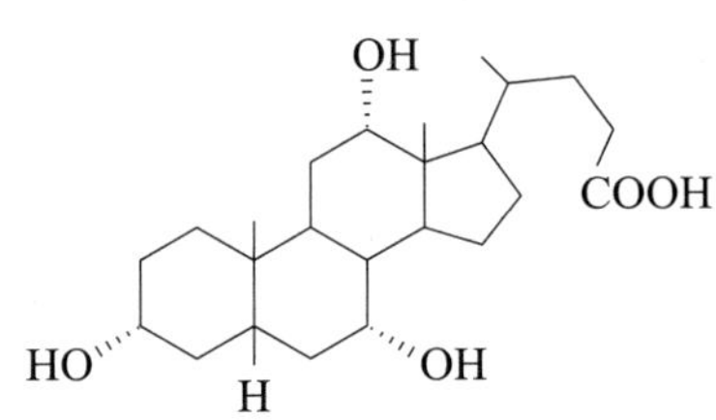

胆酸(α 构型，A/B顺式)

环上的取代基位于平伏键(e 键)时比直立键(a 键)稳定。实验也证明，在环上的羟基位于 a 键时难以酰化。例如，胆甾醇分子中，C-3 羟基是 e 键，所以易酰化。胆酸分子中有 3 个羟基，它们分别位于 C-3、C-7、C-12 上，其中只有 C-3 上的羟基处于 e 键，最易酰化。

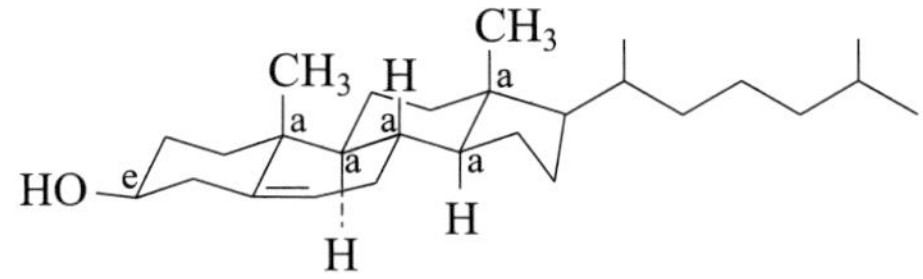

胆甾醇(β 构型)

在一般情况下，甾族化合物中的 C-10、C-13 的两个角甲基不变，C-17 上的 R 可以是不同基团；分子中所含双键、羟基及其他取代基的数目及位置可以不同；骨架环和取代基的立体构型也有不同的类型。因此，甾族化合物的种类很多，天然存在的甾族化合物按其来源及生理作用不同，一般可以分为甾醇、胆甾醇、甾类激素(性激素和肾上腺皮质激素)和强心苷等。

1. 甾醇

甾醇(sterol)又称固醇，根据其来源不同，甾醇分为动物甾醇和植物甾醇。天然的甾醇能以游离状态、与高级脂肪酸成酯、与蛋白质结合成脂蛋白或与糖结合成苷等形式存在。

(1)胆甾醇

胆甾醇(cholesterol)又名胆固醇，是人体中含量最多的甾类化合物，主要集中在脑和神经组织中。人体组织细胞能自己合成，也能从动物性食物中摄取。血液中的胆甾醇以游离状态和酯的形式存在，当胆甾醇代谢发生障碍时，血液中胆甾醇及其酯的含量增加，并从血浆中析出后，沉积于动脉血管壁上，是造成动脉血管硬化的因素之一。若胆汁中胆甾醇过多或胆汁酸盐过少，胆甾醇会在胆道中沉积，易形成胆结石。

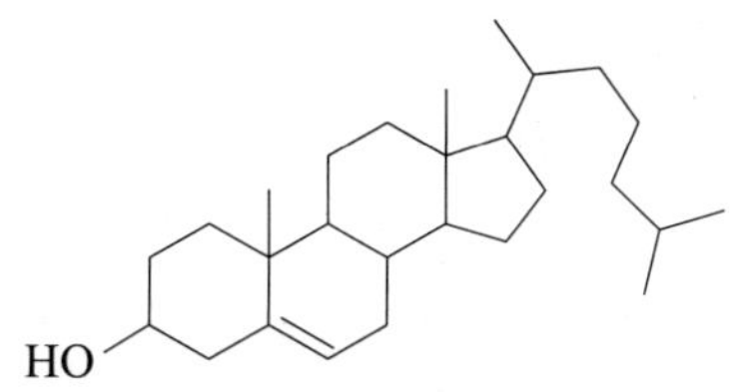

胆甾醇

胆甾醇为无色或浅黄色的蜡状固体，难溶于水，易溶于有机溶剂。它的氯仿溶液中加入乙酸酐和浓硫酸，则发生颜色变化，先呈浅红，再变为蓝紫，最终转为绿色。这个反应称为李伯曼-布查(Lieberman-Burchard)反应。临床上常利用此反应来测定血清中胆甾醇的含量。胆甾醇与三氯化铁溶液及浓硫酸作用，则有紫色呈现，根据其颜色的深浅，也可以对胆甾醇进行定性或定量检测。

(2)7-脱氢胆甾醇与麦角甾醇

7-脱氢胆甾醇存在于人体的皮下，经紫外线的照射，B 环打开，成为维生素 D_3。

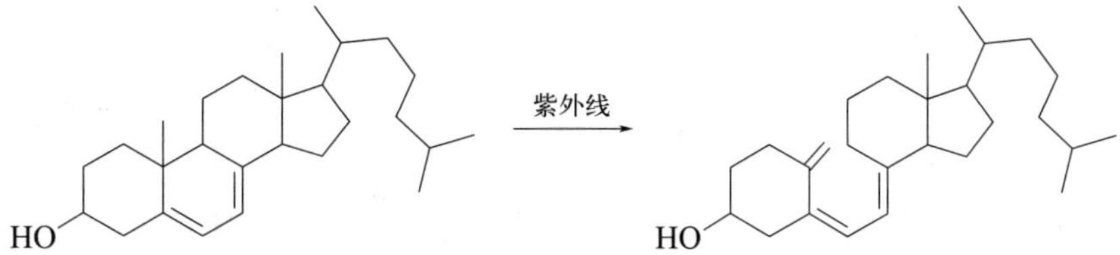

胆甾醇　　　　维生素D_3

麦角甾醇属于植物甾醇，存在于酵母及某些植物中，它的 C-17 侧链比 7-脱氢胆甾醇多了 1 个甲基和 1 个双键。经紫外线照射后，B 环打开，生成维生素 D_2。

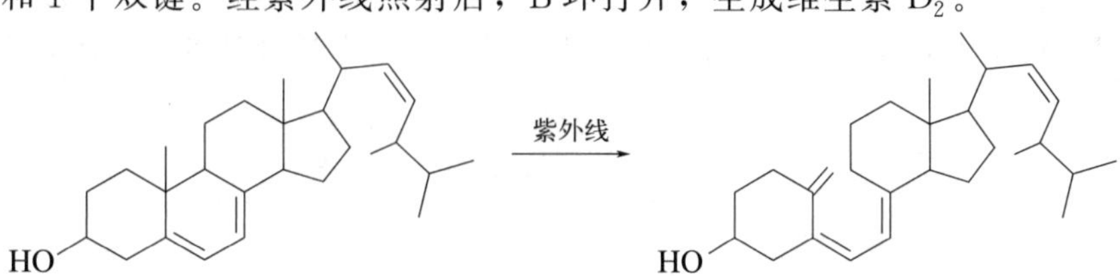

麦角甾醇　　　　维生素D_2

维生素 D_2 和维生素 D_3 都属 D 族维生素，在人体内能促进肠道对钙和磷的吸收，故可用于防治小孩的佝偻病和软骨病。维生素 D_2、维生素 D_3 在鱼类的肝脏、牛奶和蛋黄中含量较高，经常食用这类食品，也能起到防治佝偻病的作用。

2. 胆甾酸

胆甾酸是人和动物胆汁中的几种甾类化合物，包括胆酸、脱氧胆酸、鹅胆酸和石胆酸等，其中胆酸最为重要。这几种胆甾酸在胆汁中与甘氨酸或牛磺酸结合后为混合物，总称胆汁酸(bile acid)。在碱性胆汁中，胆汁酸是以钠盐或钾盐的形式存在。

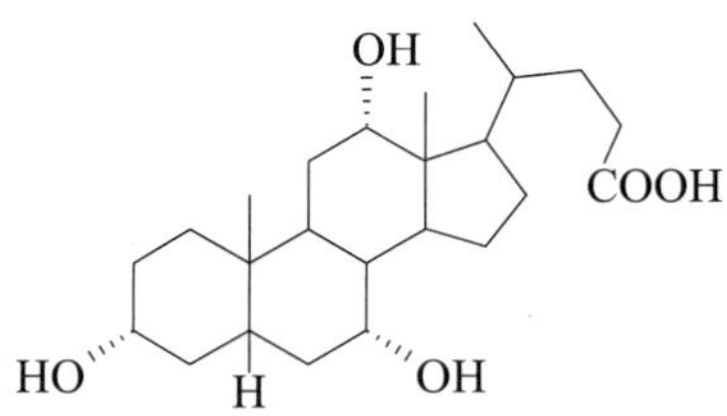

胆酸

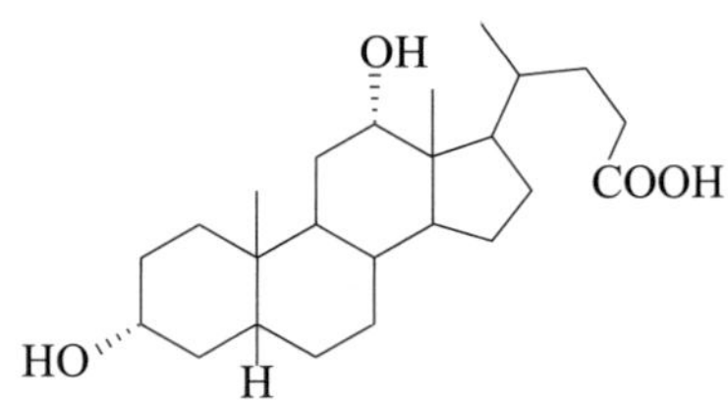

脱氧胆酸

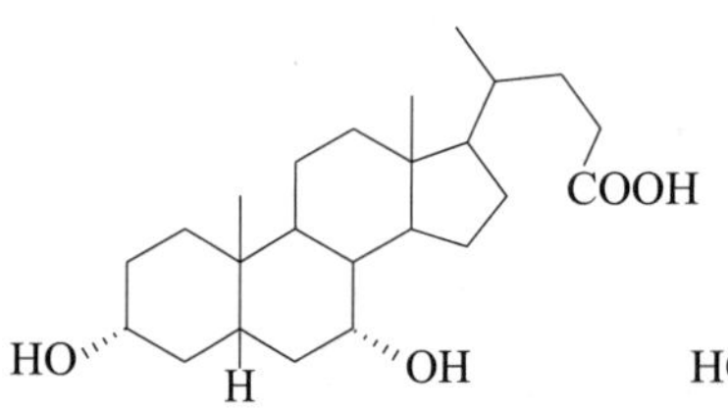

鹅胆酸

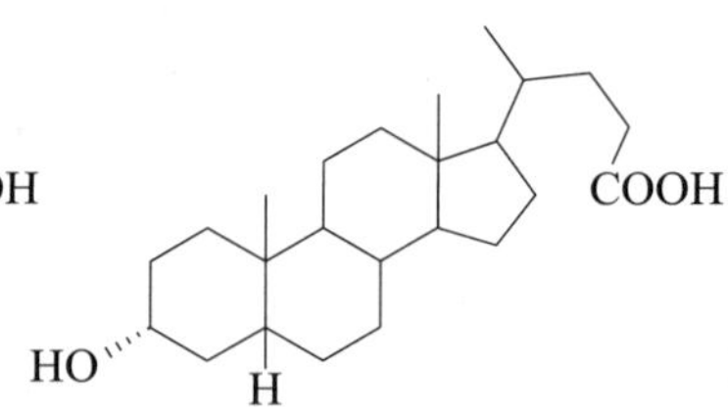

石胆酸

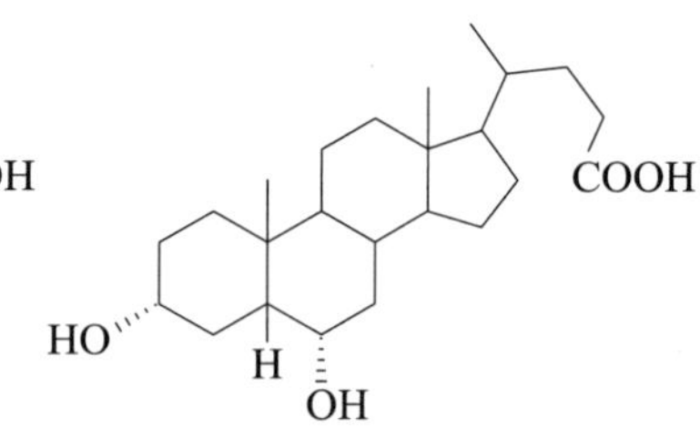

猪脱氧胆酸

胆汁酸盐分子中有亲水的羟基和羧基，也有疏水的甾环，故能使油脂在肠中乳化，使其易于水解、消化与吸收。利胆药胆酸钠是甘氨胆酸钠和牛磺胆酸钠的混合物，可用于因胆汁分泌不足而引起的疾病。

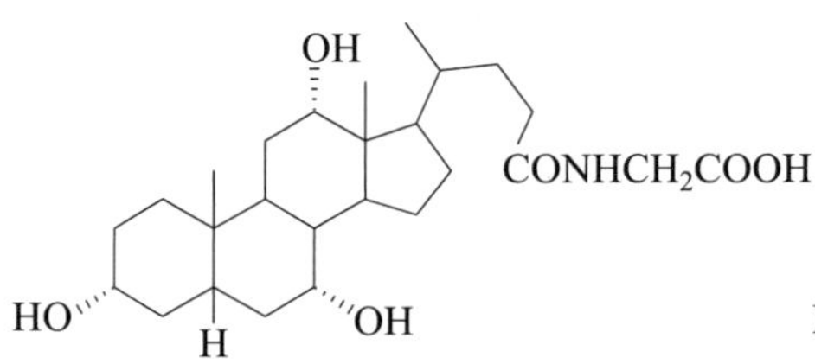

甘氨胆酸

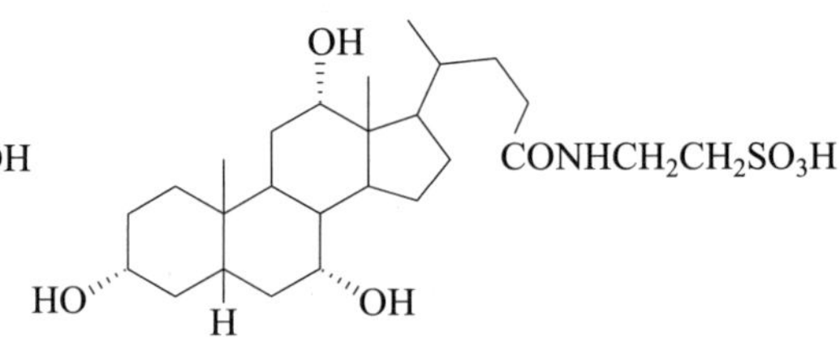

牛磺胆酸

3. 甾体激素

激素(hormone)是人体各种内分泌腺分泌的具有很强生理活性的物质，它们包括甾体激素与含氮激素两大类。甾体激素按其来源不同，又可分为肾上腺皮质激素和性激素两类。

(1)肾上腺皮质激素

肾上腺皮质激素(adrenocortical hormone)是产生于肾上腺皮质的一类激素。目前已从肾上腺皮质中分离出数十个甾族化合物，其中一些化合物生理活性较强。具有调节糖代谢作用的化合物称为糖皮质激素，如可的松等；能控制体内水和电解质平衡的化合物称为盐皮质激素，如醛固酮等。

可的松和氢化可的松等药物具有抗炎症、抗过敏、抗病毒、抗休克的作用，可用于控制严重的中毒性感染和治疗类风湿等疾病。

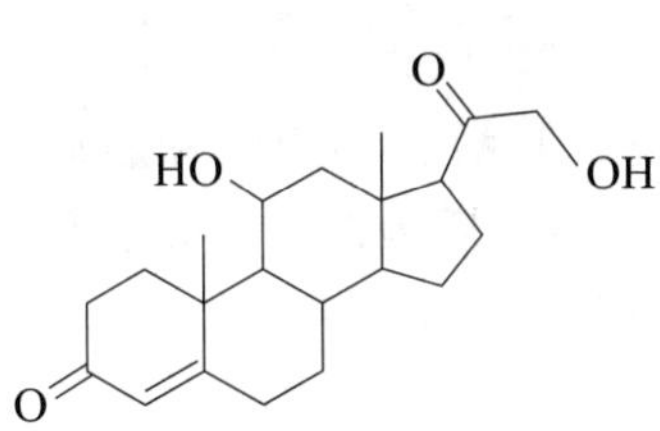

皮质酮

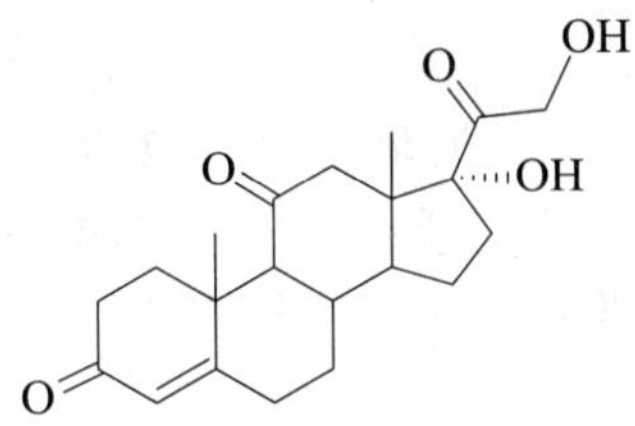

可的松

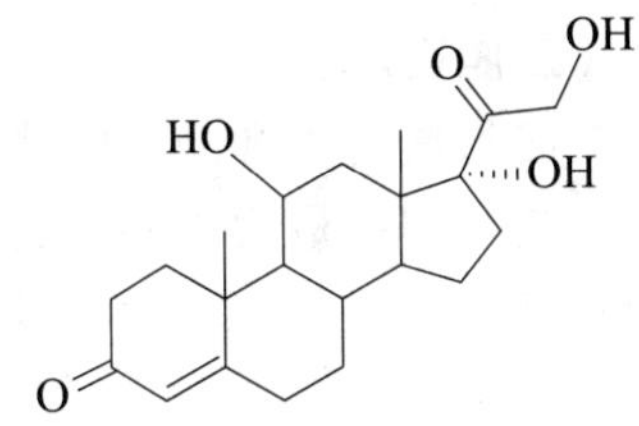

氢化可的松

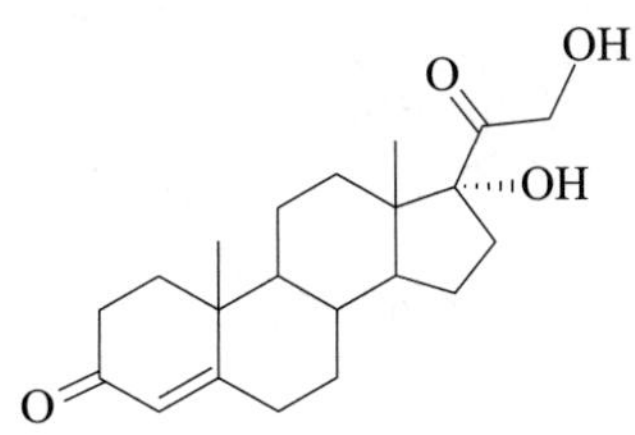

11-去氧皮质醇

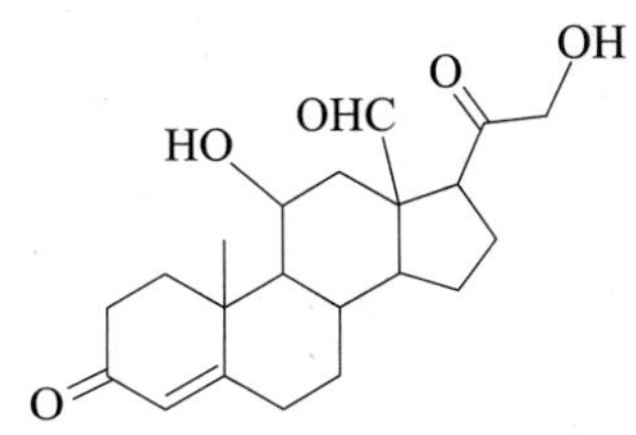

醛固酮

(2)性激素

从睾丸中分泌的雄激素和从卵巢内分泌的雌激素合称为性激素(sex hormone)，它们对生育和第二性征如声音、体态等的变化起着决定性的作用。其结构特点是：C-4 与 C-5 间有双键，C-17 上是 β-羟基或酮基。

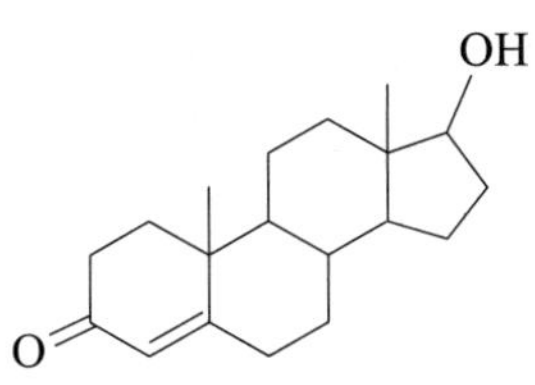

睾酮

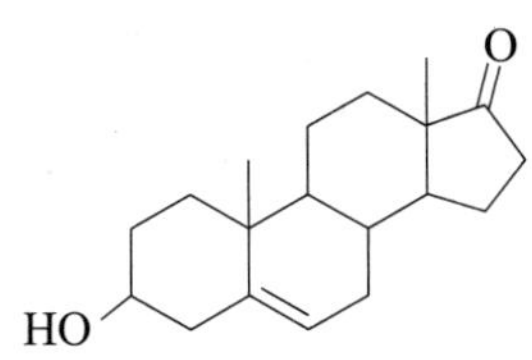

脱氢表雄甾酮

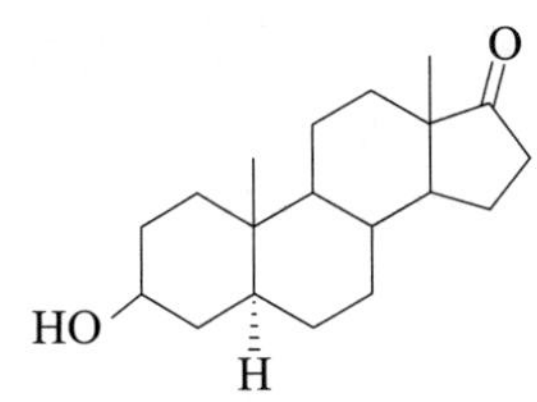

5α-雄甾酮

雄激素中睾酮的生理活性最强，它能促进和控制雄性器官和第二性征的生长发育。临床上常用人工合成的甲基睾酮和睾酮丙酸酯。

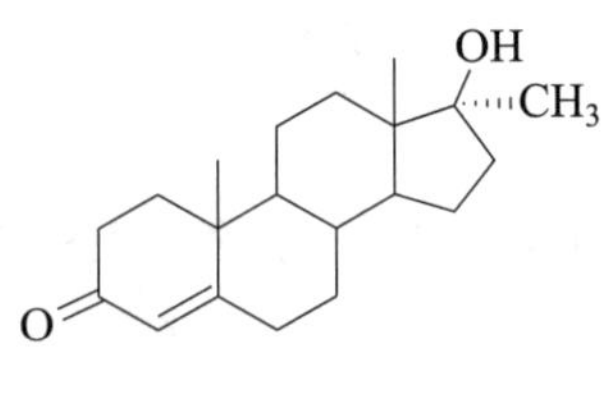

甲基睾酮

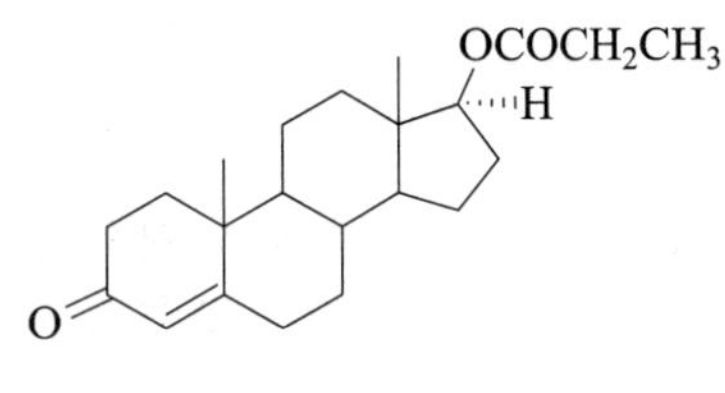

睾酮丙酸酯

雌性激素包括雌激素和孕激素。

雌激素由卵巢中成熟的卵泡和黄体所分泌，其中以雌二醇-17β 活性最强，雌酮次之，雌三醇最弱。

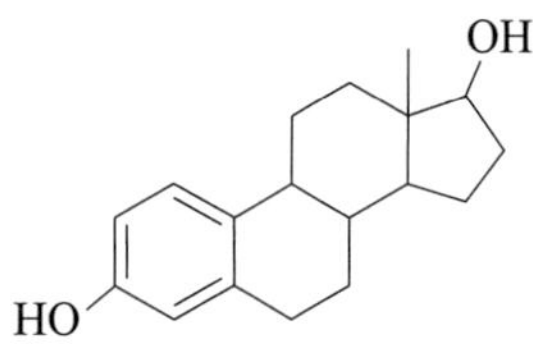

雌二醇

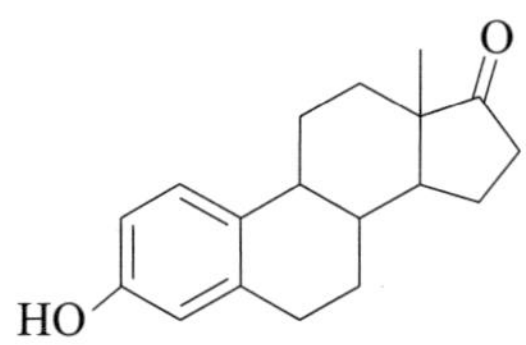

雌酮

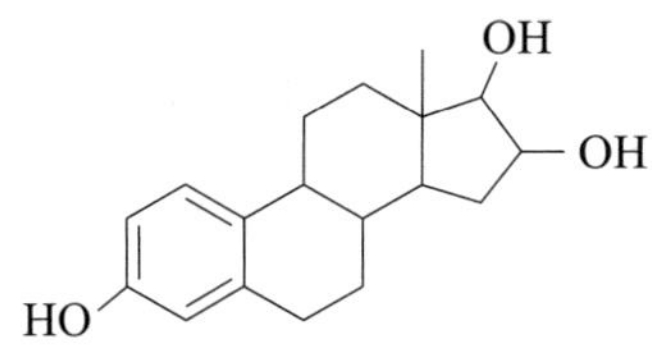

雌三醇

雌激素的结构特征是含 C_{18} 的甾环，A 环为苯环，故 C-3 上为酚羟基，有酸性。C-10 上无角甲基，C-17 上为酮基或羟基，少数 C-16 上有羟基。C-3 上的酚羟基和 C-17 上含氧基团的存在是生物活性所必需的，且 C-17 上 β-羟基的生理活性比 α-羟基强得多。

雌二醇-17β 是白色结晶性粉末，较稳定，几乎不溶于水，但溶于醇、丙酮及氢氧化钠溶液。它微溶于植物油，可制成针剂供肌内注射。临床上用于卵巢机能不全所引起的病症，如子宫发育不全、月经失调等的治疗。

孕激素有很多种，人体内主要是孕酮，由卵巢中的黄体分泌，故又称黄体酮。

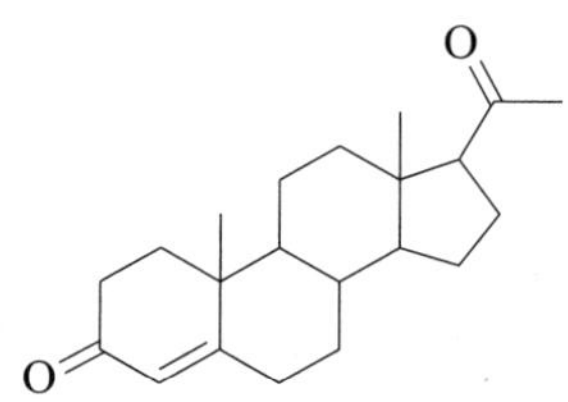

孕酮

孕酮的结构与睾酮极为相似，其区别仅在于 C-17 上所连的基团，睾酮是羟基，孕酮是乙酰基，但它们的生理作用完全不同。孕酮的作用是抑制排卵，并使受精卵在子宫中发育。临床上用于治疗习惯性流产、子宫功能性出血、痛经和月经失调等。

习题

1. 写出下列化合物的构造式(或构型)。

(1) 油酸　　(2) 花生四烯酸(全顺式)

(3) 棕榈酸油酸卵磷脂　　(4) (神经)鞘氨(基)醇

(5) 亚油酸糖脂　　(6) 硬脂酸胆甾醇酯

(7) 牛磺胆酸　　(8) 醋酸可的松

(9) 丙酸睾酮　　(10) 黄体酮

2. 完成下列反应式。

(1) 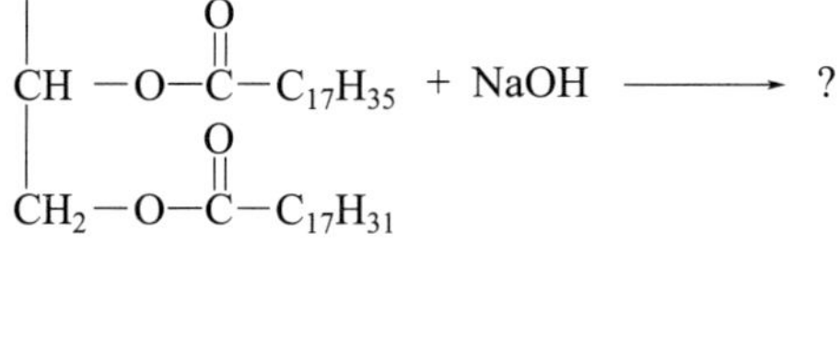

(2) 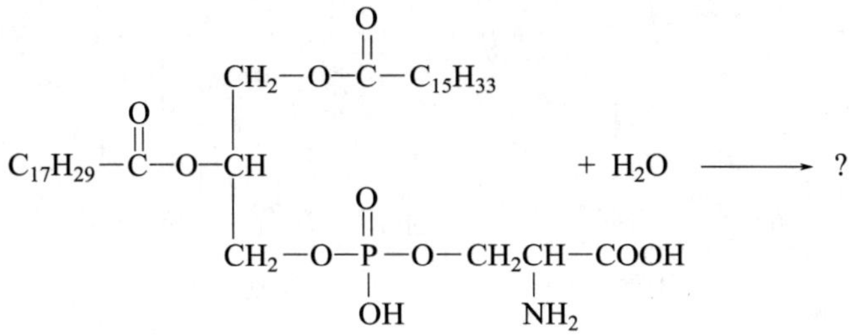

(3) 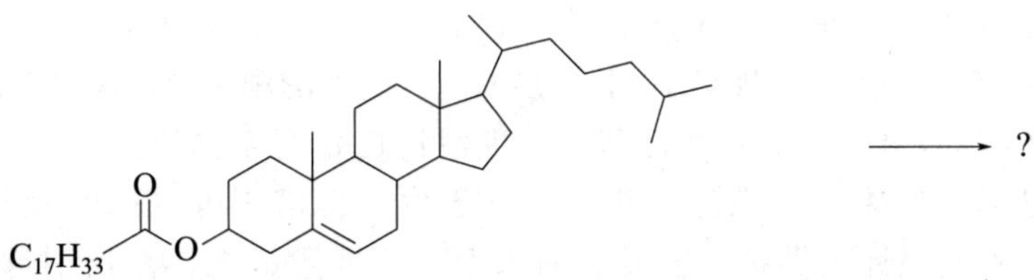

(4) 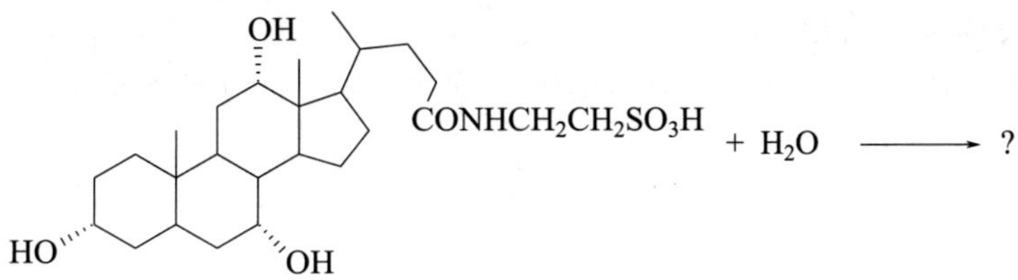

3. 卵磷脂、脑磷脂及鞘磷脂的结构有何异同？

4. 在甾族化合物中，何谓正系、异系、α 构型和 β 构型？

附录一 常见官能团作为取代基的中英文名称对照

结构	英文名	中文名	英文俗名	中文俗名
$—CH_3$	methyl	甲基		
$—CH_2CH_3$	ethyl	乙基		
$—CH_2CH_2CH_3$	propyl	丙基		
$—CH_2CH_2CH_2CH_3$	butyl	丁基		
$—CH(CH_3)_2$	propan-2-yl	丙-2-基	*iso*-propyl	异丙基
$—CH_2CH(CH_3)_3$	2-methylpropyl	2-甲基丙基	*iso*-butyl	异丁基
$—CH(CH_3)CH_2CH_3$	butan-2-yl	丁-2-基	*sec*-butyl	仲丁基
$—C(CH_3)_3$	1,1-dimethyl ethyl	1,1-二甲基乙基	*tert*-butyl	叔丁基
$—CH_2—$	methylene	甲叉基	methylene	亚甲基
$—CH{=}CH_2$	ethenyl	乙烯基	vinyl	乙烯基
$=CH_2$	methylidene	甲亚基	methylene	亚甲基
$—CH_2CH{=}CH_2$	prop-2-enyl	丙-2-烯基	allyl	烯丙基
$—C{\equiv}CH$	ethynyl	乙炔基	acetenyl	乙炔基
$—CH_2C{\equiv}CH$	prop-2-ynyl	丙-2-炔基	propargyl	炔丙基
$—C_6H_5$	phenyl	苯基		
$—CH_2C_6H_5$	phenylmethyl	苯甲基	benzyl	苄基
$—CO_2H$	carboxyl	羧基		
$—SO_3H$	sulfo	磺酸基		
$—NO_2$	nitro	硝基		
—CN	cyano	氰基		
—CHO	formyl	甲酰基		
=O	oxo	氧亚基		氧代
—OH	hydroxy	羟基		
$—NH_2$	amino	氨基		
$—NR_2$	amino	胺基		
—F	fluoro	氟		
—Cl	chloro	氯		
—Br	bromo	溴		
—I	iodo	碘		

附录二 多官能团化合物命名优先次序

优先次序	官能团	结构	优先次序	官能团	结构
1	羧基	$R—CO_2H$	5	酰卤	R—COX
2	磺酸基	$R—SO_3H$	6	酰胺	R—CONH—R
3	酸酐	$(RCO)_2O$	7	氰基	R—CN
4	酯	$R—CO_2—R$	8	醛基	R—CHO

续表

优先次序	官能团	结构	优先次序	官能团	结构
9	酮基	R—CO—R	15	烯基	R—C═C—R
10	醇羟基	R—OH	16	醚基	R—O—R
11	酚羟基	Ar—OH	17	卤素	R—X
12	氨(胺)基	R_3N	18	硝基	$R—NO_2$
13	芳烃基	Ar—R	19	烷烃	C—C
14	炔基	R—C≡C—R			

附录三　重要元素及基团的电负性

元素及基团名称	符号	电负性	元素及基团名称	符号	电负性
钾	K	0.8	氯	Cl	3.0
钠	Na	0.9	氮	N	3.0
钙	Ca	1.0	氧	O	3.5
锂	Li	1.0	氟	F	4.0
铝	Al	1.5	三氟甲基	$—CF_3$	3.64
硅	Si	1.8	硝基	$—NO_2$	3.49
镍	Ni	1.8	羧基	$—CO_2H$	3.12
硼	B	2.0	羟基	—OH	3.08
氢	H	2.1	氰基	—CN	2.96
磷	P	2.1	醛基	—CHO	2.96
碳	C	2.5	甲氧基	$—OCH_3$	2.81
硫	S	2.5	氨基	$—NH_2$	2.78
碘	I	2.5	苯基	—Ph	2.67
溴	Br	2.8	甲基	$—CH_3$	2.63

注：$\Delta E>1.8$，则为离子键。

附录四　重要的鉴别反应

序号	化合物	鉴别试剂	现象
1	卤代烃	$AgNO_3$ 醇溶液	卤化银沉淀
2	烯、炔	Br_2/CCl_4 溶液	褪色
3	端炔	$AgNO_3$ 氨溶液	白色炔化银浊液
4	烯、炔、乙二酸、伯/仲醇	$KMnO_4$ 溶液	褪色
5	伯/仲/叔醇	卢卡斯 Lucas 试剂	浑浊速率：叔醇>仲醇>伯醇
6	邻二醇	碱性稀 $CuSO_4$	绛蓝色
7	苯酚、烯醇	$FeCl_3$ 溶液	紫色
8	苯酚等酚类	溴水	褪色
9	醛、酮	2,4-二硝基苯肼	黄色沉淀
10	醛、α-羟基酸、还原糖	托伦(Tollens)试剂	银镜
11	脂肪醛、还原糖	费林(Fehling)试剂	砖红色沉淀
12	甲基酮、乙醛及其还原醇	I_2/OH^-	黄色沉淀
13	羧酸	$NaHCO_3$	CO_2 气体

续表

序号	化合物	鉴别试剂	现象
14	伯/仲/叔胺	磺酰氯	沉淀及在碱性中溶解否
15	芳香胺、酚	重氮盐	有色偶氮化合物
16	氨基酸、肽、蛋白质	茚三酮	紫色/黄色
17	两个及以上肽键化合物	碱性 $CuSO_4$	紫红色/紫色
18	醛糖、酮糖	溴水	褪色
19	淀粉、糖原	碘	蓝紫色/红色
20	胆固醇、某些甾体化合物	乙酸酐-浓硫酸	红-紫-褐-绿色

附录五　芳环亲电取代定位及活化基

类别	邻、对位定位基				间位定位基
	第一类			第二类	第三类
强度	强	中	弱	弱	强
取代基	$—NR_2$ —OH —OR	—NHCOR —OCOR	—R $—CH_3$	—X $—CH_2X$	$—NO_2$，—CN —COR，—CHO $—CO_2R$，$—CONR_2$ $—SO_3H$，$—CX_3$
特点	直接相连原子不含不饱和键，多数带有孤对电子				直接相连原子，多数含不饱和键
电子效应	(—N、—O)吸电子诱导＜给电子共轭 (—C)给电子诱导＋给电子共轭			吸电子诱导＞给电子共轭	吸电子诱导＋(吸电子共轭)
性质	活化基团			钝化基团	

参考文献

[1] 邢其毅，等. 基础有机化学 [M]. 4 版. 北京：北京大学出版社，2016.

[2] 戴立信，等. 有机化学：结构与功能 [M]. 8 版. 北京：化学工业出版社，2020.

[3] 陆涛，等. 有机化学[M]. 9 版. 北京：人民卫生出版社，2022.

[4] 高鸿宾，等. 有机化学 [M]. 5 版. 北京：高等教育出版社，2014.

[5] 陆阳，等. 有机化学 [M]. 10 版. 北京：人民卫生出版社，2024.

[6] 周健民，等. 医用有机化学 [M]. 北京：高等教育出版社，2021.

[7] David Klein. 克莱恩有机化学(全球版). 郑艳，等译. [M]. 北京：高等教育出版社，2022.

[8] 汪秋安，等. 高等有机化学 [M]. 4 版. 北京：化学工业出版社，2022.

[9] 白仁仁. 有机化学：100 个必备反应机理 [M]. 北京：化学工业出版社，2023.

[10] 陈锡安，等. 有机化学课程思政案例 [M]. 北京：化学工业出版社，2024.

[11] 张岩. 生活中的有机化学 [M]. 北京：化学工业出版社，2025.

[12] 中国化学会有机化合物命名审定委员会. 有机化合物命名原则 [M]. 北京：科学出版社，2018.